Kulturen der Sorge

Harm-Peer Zimmermann ist Professor für Populäre Literaturen und Medien am Institut für Sozialanthropologie und Empirische Kulturwissenschaft der Universität Zürich.

Harm-Peer Zimmermann (Hg.)

Kulturen der Sorge

Wie unsere Gesellschaft ein Leben mit Demenz ermöglichen kann

Campus Verlag
Frankfurt/New York

MIX
Papier aus verantwortungsvollen Quellen
FSC
www.fsc.org
FSC® C089473

ISBN 978-3-593-50894-8 Print
ISBN 978-3-593-43864-1 E-Book (PDF)
ISBN 978-3-593-43868-9 E-Book (EPUB)

Umschlaggestaltung: Fabian Iseli, Grafikdesign, Zürich
Umschlagmotiv: © Fabian Iseli, Grafikdesign, Zürich
Satz: publish4you, Bad Tennstedt
Gesetzt aus der Garamond
Druck und Bindung: Beltz Grafische Betriebe GmbH, Bad Langensalza
Printed in Germany

www.campus.de

Inhalt

II. Lebensweltliche Arrangements bei Demenz

III. Mediale Repräsentationen von Demenz

IV. Gesellschaft und Zivilgesellschaft: Who cares?

Vorwort
Kulturen der Sorge – bei Demenz: Kulturwissenschaftliche Gesichtspunkte

Alzheimer-Demenz: neurofibrilläre Tangles und senile Plaques; vaskuläre Demenz: hypoxisch-ischämische Hirnläsionen – so lauten die neurophysiologischen Schlüsselbegriffe für die beiden häufigsten Formen von Demenz. – Und nun? Was besagen solche Klassifikationen und Kodierungen von Demenzdiagnosen (ICD-10-GM 2016; DSM-5 2013/14) über das Leben eines Menschen mit Demenz, fragt der amerikanische Schriftsteller Jonathan Franzen angesichts seines demenzkranken Vaters (Franzen 2007: 26; dazu Pott 2014). Bei allem Respekt vor der Medizin und der Hirnforschung, so Franzen: Über die Komplexität einer Persönlichkeit noch im fortgeschrittenen Stadium der Erkrankung können neurochemische Koordinaten und Prozesse allein keine Auskunft geben.[1]

Störungen von »Gedächtnis, Denken, Orientierung, Auffassung, Rechnen, Lernfähigkeit, Sprache und Urteilsvermögen« (ICD-10-GM, 2016: F00.-*) – solche klinischen Beschreibungen von kognitiven Symptomen kommen schon näher an die Lebenswirklichkeit heran. Aber auch damit ist noch nicht allzu viel gesagt über konkrete Erfahrungen, Intentionen und Reaktionen einzelner Menschen, über ihre Befindlichkeiten und Möglichkeiten der Lebensgestaltung in vielfältigen Situationen und Umgebungen des Alltags (Pott 2014: 175).[2] Das wissen Mediziner, zumal Hausärzte, durchaus selbst: Mit medizinischen Diagnosen und Indikationen ist es nicht getan: Gedächtnisleistungen zum Beispiel sind wesentlich vom kulturellen Umfeld und sozialen Milieu abhängig, worin sich ein Mensch mit Demenz bewegt

1 Ganz abgesehen davon, dass die Forschung bisher weder präzis herausgefunden hat, was Demenz verursacht, noch, was sie heilen könnte. Demenz ist »eine primär degenerative zerebrale Krankheit mit unbekannter Ätiologie«, lautet die fachterminologische Umschreibung dieser medizinischen Hilfslosigkeit (DGPPN/DGN 2009: 15).

2 Symptomkataloge operieren abgehoben von einzelnen Menschen und ihren Lebenskontexten. Wie sollte es auch anders sein? Darin besteht die Bedeutung von Symptomatiken: Sie markieren, generalisieren und klassifizieren Defizite. Dabei sehen sie notwendigerweise von besonderen Situationen und einzelnen Lebensumständen ab.

(Wißman/Gronemeyer 2008: 147)[3]. Und Erinnerungen sind nicht nur im Kopf, sondern auch im Körper gespeichert: in Haltungen, Mimik, Gestik, Bewegungen (Kontos/Martin 2013; Martin et al. 2013; Downs 2013; Whitehouse 2000), nicht zuletzt in Kleidungsstilen (Twigg/Buse 2013; Ward/Campbell 2013). Kurz gesagt: Wir brauchen mehr Studien, die das alltägliche Leben von Menschen mit Demenz in den Mittelpunkt stellen, vor allem Mikrostudien, in denen Betroffene selbst ausführlich zu Wort kommen. Und wir brauchen mehr Untersuchungen zu kulturellen Fragen.

Der Band *Kulturen der Sorge – Wie unsere Gesellschaft ein Leben mit Demenz ermöglichen kann* dokumentiert 29 Beiträge von Demenzforscherinnen und Demenzforschern aus unterschiedlichen Disziplinen: Kulturwissenschaft, Gerontologie, Soziologie, Theologie, Medizingeschichte, Literaturwissenschaft, Pflegewissenschaft, Medizin, Ethik, Rechtswissenschaft. Bei aller Disparatheit der Ansätze haben sich alle Beiträgerinnen und Beiträger darauf eingelassen, aus der Warte ihrer Disziplin zugleich einen kulturwissenschaftlichen Fokus zu entwickeln, sodass Demenz jeweils unter einer kulturellen Perspektive betrachtet wird. Die Beiträge sind als Referate auf dem 2. Kongress Kulturwissenschaftliche Altersforschung gehalten und diskutiert worden, der vom 18. bis 20. November 2016 vom Institut für Sozialanthropologie und Empirische Kulturwissenschaft der Universität Zürich ausgerichtet wurde. Was aber hat Demenz mit Kultur zu tun? Und inwiefern brauchen wir eine Kultur der Sorge, wenn es um Menschen mit Demenz geht? Und inwiefern ist Sorge eine kulturelle Frage?

Kultur

Kulturwissenschaftliche Forschungsansätze gehen davon aus: Menschen mit Demenz sind und bleiben selbstverantwortlich handelnde Persönlichkeiten, aktiv und kreativ, und sie haben eine »Stimme«, die gehört werden sollte: Was berichten und erzählen sie über ihre Erfahrungen und Gefühle? Wie deuten, gestalten und organisieren sie ihren Lebensalltag? Welche *life story narratives* entwickeln sie (im Überblick: Völk 2017)? Und welche Rolle spielt dabei der jeweilige lebensgeschichtliche Hintergrund (Van Gorp/Vercruysse 2012; Beard et al. 2009)? Aber auch: Wie reagiert das familiäre

3 Vgl. dazu die Gedächtnistheorien von Halbwachs (1985) und Assmann (1992).

und weitere Umfeld? Und inwiefern sind diese Reaktionen situationsabhängig? Welche Verständigungsformen und Narrative sind dort anzutreffen? Welche Netzwerke der Selbsthilfe und Sorge bilden sich infolge einer Demenzdiagnose?

Solche soziokulturellen Fragen werden insbesondere in den *dementia studies* (Innes 2009) untersucht. Hier geht es darum, alltägliche Dimensionen des Lebens mit Demenz zu erkunden und zu verbessern. Dazu gehört auch, vorherrschenden Bildern der Bedrohung und Bedrückung entgegenzuwirken (Grebe et al. 2013; Grebe 2015). Es geht um Kritik an einer öffentlichen Debatte, die vor allem von Belastungen spricht: Wer soll die zunehmende Zahl von Menschen mit Demenz versorgen und pflegen? Wer soll das alles bezahlen? Solche Fragen bleiben stets die Antwort schuldig: Was wäre denn die Alternative? Soll man Menschen mit Demenz sich selbst überlassen? Oder sie zu Low-Budget-Konditionen versorgen?

Zugleich geht es um Kritik an einer öffentlichen Debatte, die vor allem von Verlusten spricht: Demenz führe zum totalen »Persönlichkeitsverlust«, liest man nicht selten; Demenz bedeute den unaufhaltsamen »Absturz ins Nichts« (Grebe et al. 2013; Grebe 2015). Mit solchen Metaphern machen wir Menschen mit Demenz zu anderen, fremdartigen, verworfenen Wesen. Solche Metaphern sorgen für eine einschneidende Unterscheidung zwischen uns und ihnen: hier wir, die Gesunden, Geistesgegenwärtigen, voll bei Sinnen (wenigstens nach vorherrschendem Selbstverständnis); dort sie, die Geistesabwesenden, Teilnahmslosen, Hirnverbrannten, die eine Sphäre des »Nichts« verkörpern, des Nichtlebbaren – als wären sie Untote (Zimmermann 2016).

In einer neoliberalen Ökonomie und Gesellschaft, die extrem auf individuelle Selbstständigkeit und kognitive Leistungsfähigkeit baut, wird Demenz zur Metapher, die versinnbildlicht, wovor wir uns von Grund auf fürchten: vor Kontroll- und Autonomieverlust. Aber damit machen wir uns nur selbst verrückt: Wir schüren Ängste, anstatt sie zu lindern. Ja, wir nehmen Menschen mit Demenz die Würde: Ein Leben mit Demenz sei »kein Leben« mehr, wird immer wieder behauptet; ein Mensch mit Demenz sei im Grunde »kein Mensch mehr«, sondern eine »leere Hülle« (Grebe et al. 2013; Grebe 2015). Was wird denn mit solchen Schlagworten implizit gesagt? Sieh zu, dass du rechtzeitig abtrittst? *Exit*?

Kulturen der Sorge – der Titel plädiert dafür, vielfältige Lebensmöglichkeiten für Menschen mit Demenz aufzuzeigen. Es geht um eine Kultur der Ermöglichung und Ermutigung. Kulturwissenschaftliche Ansätze gehen davon aus, dass sich solche Möglichkeiten zuallererst im Nahbereich eröffnen

(O'Connor et al. 2010): in Familien und Nachbarschaften, in Kommunen und Kirchen, in Vereinen und Selbsthilfegruppen, in ambulanten und stationären Betreuungs- und Pflegeeinrichtungen. Allgemein gesprochen: in verlässlichen Beziehungen und Umfeldern des Respekts.

Demenz wirkt sich vor allem auf die Fähigkeit zur »Alltagsbewältigung« aus (Förstl 2011: 6). Sie macht sich zuerst im Alltagsleben bemerkbar, und zwar als Irritation von tagtäglichen Routinen: den Namen des Enkelkindes vergessen? Das Unterhemd über dem Oberhemd angezogen? Die Brille im Kühlschrank deponiert? Demenzielle Symptome treten in der Differenz zu bestimmten soziokulturellen Anforderungen und Ordnungen in Erscheinung. Dass jemand Schwierigkeiten bei der Orientierung oder beim Rechnen hat, wird in dem Maße auffällig, wie eine Kultur Orientierungs- und Rechenleistungen entwickelt und von allen verlangt, um einen routinierten Ablauf des Alltagslebens zu gewährleisten. Das ist von Epoche zu Epoche und von Kultur zu Kultur unterschiedlich. Deswegen heißt das, was wir ›Demenz‹ nennen, keineswegs jederzeit und überall so (Cohen 1998; Henderson/Henderson 2002). Früher hätte man gesagt: der ist senil, die ist ziemlich durcheinander, verkalkt, meschugge (Lyman 1989; Cohen 2006).

Aber nicht nur Namen und Metaphern, sondern auch Wahrnehmungen und Bewertungen von Vergesslichkeit und Verwirrtheit sind unterschiedlich. Nicht jederzeit und überall werden sie als Störung und Krankheit wahrgenommen. Sogar positive Sichtweisen kommen vor, und zwar gar nicht so selten: Vergesslichkeit und Verwirrtheit zum Beispiel werden religiös als Fenster zu einer anderen Welt gedeutet (O'Connor et al. 2010). Sie werden vor allem auch in der Poesie und Kunst als »Erfahrung einer erweiterten Wirklichkeit« gewürdigt, sagt der Schweizer Literaturwissenschaftler Peter von Matt (1991: 185f.). Ja, vom Vergessen ist sogar behauptet worden, es sei konstitutiv für unsere Kultur (Nietzsche 1999 [1874]). Und Verwirrtheit sei es, die »neuen Gedanken« und neuen »Wertschätzungen« den Weg bahne (Nietzsche 1999 [1881]: 26–28). Friedrich Nietzsche hat so gedacht. Und nicht nur Michel Foucault (1973) hat diesen Gedanken fortgeführt (dazu Bohrer 1989: 257, 272). – Für eine kulturwissenschaftliche Demenzforschung können wir daraus zwei Schlussfolgerungen ziehen:

1. Demenzielle Symptome treten an den Naht- und Bruchstellen zwischen Individuum und Gesellschaft in Erscheinung. Was wir als Krankheit deuten, zeigt zugleich an, dass soziokulturelle Erwartungen, Anforderungen, Normen infrage stehen.

2. Demenzielle Störungen geben uns Anlass, neuen Gedanken und Wertschätzungen den Weg zu bahnen. Wir können Demenz als eine Herausforderung ansehen, die durchaus Positives bewirken kann, weil sie uns auf die Probe stellt. Demenz führt uns in eine Grenzsituation, in der wir über unser Zusammenleben nachdenken und uns öffnen können für neue Lösungen.

Auf demenzielle Störungen reagieren wir typischerweise mit zwei Formen der Problembewältigung: Exklusion und Inklusion. Exklusion bedeutet, Menschen mit Demenz aus bestimmten Bereichen herauszuhalten, wenn sie deren Abläufe nachhaltig stören (Milne 2010; Bartlett/O'Connor 2007). Hiermit aber entwickeln wir keine neuen Lösungen, sondern bedienen uns alter Muster: Wer stört, fliegt raus, zumindest aus sensiblen Bereichen. Wobei die öffentliche Akzeptanz für Exklusionen steigt, wenn diese nach professionellen Gesichtspunkten vorgenommen werden, und das heißt heute vor allem: sauber, qualitätsgesichert, transparent.[4] Inklusion aber – und sie ist die weitaus anspruchsvollere Möglichkeit – besteht darin, auf Irritationen mit operativen Öffnungen zu reagieren, nämlich soziokulturelle Handlungs- und Wertehorizonte mehr und mehr auszuweiten. Auf diesem Weg werden Teilhabe und Anerkennung von Menschen mit Demenz fortschreitend besser gewährleistet. Denn der Weg der Inklusion macht die Herausforderung Demenz nicht primär an der betroffenen Person fest[5], sondern begreift diese Krankheit vor allem auch als kulturelle Frage und Aufgabe.

Inklusion kann sowohl sozial als auch ethisch geschehen. Sozial heißt, man erfährt und erkennt, dass Inklusion von Menschen mit Demenz das Alltagshandeln keineswegs schwächen muss, sondern es sogar stärken kann. Was wir an Inklusionsmöglichkeiten für Menschen mit Demenz schaffen, kann für alle von Vorteil sein. Wir stärken damit unsere solidarischen Lebensformen (Wißmann/Gronemeyer 2008; Basting 2012). Ethisch aber können wir Demenz exemplarisch nehmen für eine Situation, die der große Theoretiker der Gerechtigkeit, John Rawls, »Schleier der Unwissenheit« ge-

4 Zu Disziplinierungs- und Kontrollpraktiken noch in heutigen Einrichtungen für Menschen mit Demenz vgl. Newerla (2012) und Aquilina/Hughes (2006).

5 Unsere Kultur und Gesellschaft ist darauf angelegt, Irritationen und Devianzen auf individuelle Defizite zurückzuführen und dabei kulturelle Aspekte auszublenden (vgl. Sontag 1981).

nannt hat.[6] Geben wir es zu: Keine/r von uns weiß, ob sie oder er nicht über kurz oder lang von einer Demenz betroffen sein wird. Wir leben im Ungewissen. Wie also möchten wir leben, sollte uns eine Demenz ereilen?

Sorge

Mit welchen kulturellen Werten und sozialen Institutionen möchtest du es zu tun haben, solltest du an Demenz erkranken? – Mit einer *Kultur der Sorge* ist die Antwort, die auf dem Kongress in Zürich vorgeschlagen und ausgelotet wurde. Wobei vom Plural ausgegangen wurde: Es gibt nicht nur eine Antwort, sondern viele und vielschichtige *Kulturen der Sorge.*

Sorge ist ein Begriff, der in der Gerontologie immer häufiger anzutreffen ist (Klie 2014; BMFSFJ 2014; Kruse 2013; 2014; Blinkert/Klie 2008; Höpflinger/Hugentobler 2005; Kemp et al. 2013; Bude 2010). Er erweitert dasjenige, was wir bisher unter den Begriffen Pflege und *Care* diskutiert haben. Im Englischen gibt es kein Äquivalent; deshalb bleibt es hier bei *Care*, aber mit semantischer Expansion: *Cultures of Care.*[7] Den Kern bildet eine *new ethics of care.* Sie sieht den einzelnen Menschen in Verhältnisse gegenseitiger Verantwortlichkeit und Anerkennung eingebunden.[8] Und sie sieht, dass ein Mensch aus mehr besteht als aus einem normal funktionierenden Gehirn: Wir soll-

6 Das ist eine Situation, »in der niemand seinen Platz in der Gesellschaft, seine Klassenzugehörigkeit [und sein Geschlecht] oder seinen sozialen Status kennt. Noch kennt irgendjemand sein Schicksal bei der Zuteilung natürlicher Vermögen und Fähigkeiten wie Intelligenz, Körperkraft«, Gesundheit und dergleichen (Rawls 1979: 12).

7 Der Begriff Sorge wird seit der Antike im doppelten Sinne verstanden: sich um sich selbst und sich um andere kümmern. Einerseits geht es um eine »Ethik des Selbstbezugs«, der Selbstsorge als Lebenskunst. Für diese Seite finden wir maßgeblich Anregungen bei Michel Foucault (1986). Das Sich-Kümmern um andere ist hier weniger präsent, wenngleich Foucault es anspricht: »die Kultur seiner selbst entwirft ihre Werte und Praktiken nicht im Gegensatz zum tätigen Leben« (ebd.: 117). Andererseits geht es um das »tätige Leben«, um eine Ethik des verantwortlichen Handelns gegenüber anderen. Für diese Seite finden wir grundlegende Anregungen bei Hannah Arendt (1981) und Emmanuel Lévinas (1991).

8 Seit den 1980er Jahren geht damit eine Kritik an der kognizentristischen Vernunftethik einher. Im Hinblick auf Demenz vgl. Post (2002): »hypercognitive societies«. Dieser Kognizentrismus klammere wichtige Bereiche der menschlichen Existenz aus, vor allem den Leib und die Gefühle, so die Pädagogin und Feministin Nel Noddings. Heute gehe es darum, eine »Ethik auf dem Sorgen« für die ganze Menschennatur aufzubauen (Noddings 2009: 451). Philosophisch haben Seyla Benhabib (1995) und Martha Nussbaum (2002) in dieser Richtung argumentiert.

ten im Zusammenhang mit Demenz nicht nur über den Geist, sondern auch über die Seele und über den Leib sprechen, über emotionales und körperliches Wohlbefinden, über nonverbale und sinnliche Formen der Kommunikation und Verständigung (Walmsley/McCormack 2014; Killick/Allan 2001).

Jemandem behilflich sein, einander nah sein, sich zuhören, berühren, umarmen, trösten, ermutigen – das sind die Grundlagen für ein gelingendes Leben im hohen Alter, sagt der Philosoph und Altersethiker Thomas Rentsch (1992; auch Honneth 2008). Demenz ist demnach ein existenzielles Lehrstück für uns alle. Sie bringt uns in eine Grenzsituation, in der wir darüber nachdenken müssen, wie wir leben wollen: Demenz lehrt uns, dass wir eben nicht nur Egos sind, soziale Ich-AGs, kognitive Hochleistungsaggregate, wie eine neoliberale Ideologie es uns weismachen will. Demenz lehrt uns, dass wir in Beziehung stehen mit anderen, dass wir auf Hilfe und Solidarität angewiesen sind, dass wir füreinander Verantwortung und Sorge tragen sollen – und zwar nicht nur dann, wenn wir krank sind.

In der Gerontologie und Pflegewissenschaft[9] wird inzwischen vermehrt auf solche verantwortungsethischen, kommunikativen und leib-seelischen Aspekte der Sorgeethik zurückgegriffen (Klie 2014; BMFSFJ 2014; Kruse 2013; 2014). Es geht um mehr als fachgerechte Pflege; es geht nicht zuletzt um Möglichkeiten von Kommunikation, Teilhabe und Anerkennung, zumal im fortgeschrittenen Stadium der Erkrankung (Kruse 2006: 53; Astell/Ellis 2010; Walmsley/McCormack 2014). Damit verbunden ist ein *Lifeworld Approach*, der zwischen *care* und *cure* unterscheidet (Galvin/Todres 2013). Die höchste Lebensqualität für Menschen mit Demenz ergibt sich demnach aus dem Zusammenspiel von professioneller Pflege und lebensweltlicher Sorge in »sorgenden Gemeinschaften«, »demenzfreundlichen Kommunen« (Klie 2014; Wißmann/Gronemeyer 2008). Dem entsprechen Überlegungen zu einer neuen Bürgerbewegung mit dem Kristallisationsthema »Sorge« (Dörner 2012), wobei insbesondere das vielfältige kirchliche Engagement einbezogen wird (Olk/Hartnuß 2011; Eglin et al. 2009; Roy 2013).

Inzwischen wird außerdem von dem Beitrag gesprochen, den Menschen mit Demenz selbst zu einer Kultur der Sorge leisten (Kruse 2014). Menschen mit Demenz sind keineswegs bloß passive Nutznießer von Sorgetransfers, sondern sie sind aktiv handelnde Personen (Gubrium 1986; Sabat 2001). Menschen mit Demenz haben eine Stimme und tragen vielfach Verantwor-

9 Eine »Ethik des Helfens oder der Fürsorglichkeit« gilt in der Ausbildung professioneller Pflegekräfte inzwischen als Leitbild (Körtner 2004: 84).

tung und Sorge für sich selbst und für andere.[10] Deswegen sollten wir mehr *mit* demenzkranken Menschen sprechen als *über* sie. Und das geschieht ja bereits, vor allem in Studien, die sich darum bemühen, the »voices of people with dementia« hörbar zu machen (grundlegend: Goldsmith 1996). *Give sorrow words*, heißt es bei Shakespeare (im *Macbeth*). Wir können das beim Wort und als Motto nehmen:

Give sorrow words.
The grief that does not speak.
Whispers the o'er-fraught heart
and bids it break.

Gib Worte deinem Schmerz.
Sorge, die nicht spricht,
drückt das beladene Herz
bis dass es bricht.

Kulturen der Sorge – der Zürcher Kongress hat versucht, Möglichkeiten für ein gelingendes Leben mit Demenz aufzuzeigen: kulturelle und soziale, lebensweltliche, alltägliche und situative, geistige, seelische und körperliche Möglichkeiten. Das ist unter vier Aspekten geschehen, die nun die vier Kapitel dieses Bandes bilden:

I. Kulturen der Sorge: Unter diesem Aspekt wird gefragt, in welche Richtungen Überlegungen und Theorien zur Sorge bei Demenz in unterschiedlichen Disziplinen wie Kulturwissenschaft, Gerontologie, Soziologie und Theologie weisen. *Andreas Kruse* (Heidelberg) untersucht Sorge bei Demenz grundlegend in ihren kulturellen und ethischen Dimensionen. *Eberhard Wolff* (Zürich) problematisiert Sorge als normativ schillernden Begriff und lotet Möglichkeiten für neue kulturwissenschaftliche Annäherungen aus. *Christine Matter* (Olten) widerspricht der These von der Ausgrenzung des hohen Alters und arbeitet Inklusionspotenziale in Kultur und Gesellschaft heraus. *Klaus R. Schroeter* (Olten) fragt nach Formen anderen Alterns und zeigt damit zugleich Wege für einen anderen Umgang mit Demenz auf. *Heinz Rüegger* (Zollikerberg) setzt einer Kultur des Anti-Aging eine Kultur der Sorge entgegen. *Ralph Kunz* (Zürich) plädiert für eine Entmedikalisierung der Demenzdebatte und

10 Gemeint sind Bedürfnisse und Bestrebungen von Menschen mit Demenz, einen Beitrag für andere zu leisten, das eigene Leben mit Demenz zu akzeptieren und auf die Hilfe anderer zu vertrauen. Dies wird in der Gerontologie unter Begriffen wie »Generativität«, »Integrität« und »bewusst angenommene Abhängigkeit« diskutiert (vgl. Kruse 2010).

am Beispiel der Hiob-Erzählung für andere Geschichten über Demenz. Um die Würde von Menschen mit Demenz zu wahren, argumentiert *Renée L. Beard* (Worcester) gegen medizinischen Reduktionismus und zeigt Diskriminierungen auf, die mit medizinischen Diagnosen verbunden sein können.

II. Lebensweltliche Arrangements bei Demenz: Unter diesem Aspekt geht es um alltägliche Sorgen von hochbetagten Menschen mit und ohne Demenz und um Sorgen ihres Umfeldes, das heißt: um Probleme und Nöte, aber auch um Formen gelingenden Lebens mit Demenz. *Annette Leibing* (Montreal) stellt am Beispiel einer jungen Brasilianerin, die sich mit Hingabe um ihre an Demenz erkrankte Großmutter kümmert, den Belastungs-Diskurs insgesamt infrage. *Andrea Newerla* (Gießen) plädiert am Beispiel eines hessischen Modellprojekts dafür, Menschen mit Demenz als Expert/innen ihrer Situation wahr- und ernst zu nehmen und bei auftretenden Problemen kreative Lösungen zu suchen. *Heinrich Grebe* (Zürich) arbeitet eben solche kreativen Lösungen am Beispiel der familialen Demenzsorge heraus. *Esther Gajek* (Regensburg) untersucht den Alltag von Ehepaaren, bei denen ein Partner an Demenz erkrankt ist, und spricht von »Alltagskunst« im Umgang mit der Krankheit. *Nina Wolf* und *Yelena Wysling* (Zürich) zeigen, wie differenziert Angehörige denken und handeln, wenn es darum geht, die Autonomie eines Menschen mit Demenz im Alltag aufrechtzuerhalten. *Irene Götz* und *Petra Schweiger* (München) konzentrieren sich auf Sorgen von alleinlebenden Frauen in prekären sozialen Verhältnissen, die gleichwohl Vorsorge treffen. *Cordula Endter* (Hamburg) untersucht das Gedächtnistraining als Vorsorgestrategie und beobachtet Nutzer/innen im Trainingsstress. *Mone Spindler* (Tübingen) stellt selektive Türschließsysteme in Heimen für Menschen mit Demenz infrage.

III. Mediale Repräsentationen von Demenz: Unter diesem Aspekt geht es um Darstellungen von Demenz in den Medien, insbesondere in Filmen und populären Literaturen. *Ulla Kriebernegg* (Graz) zeigt anhand des Romans *Flee, Fly, Flown* (2013) auf, wie populäre Demenznarrative einerseits stereotype Sichtweisen bestätigen, andererseits diese aufbrechen und widerlegen können. *Susanne Christ* (Gießen) legt am Beispiel der Erzählung *Ichs Heimweg macht alles alleine* (2006) dar, wie Literatur dazu beitragen kann, Demenz narrativ erfahrbar und kommunizierbar zu machen. Unter den Kriterien Einfühlung, Verfremdung, Versinnbildlichung und ethische Implikationen vergleicht *Mark Schweda* (Göttingen) verschiedene zeitgenössische Spielfilme im Hinblick auf die Inszenierung von Demenz. *Dirk H. Medebach* (Gießen) untersucht populäre Normierungen von Demenz am Beispiel der Lebenserinnerungen des Fußballmanagers Rudi Assauer (2012) und der literarisch-biografischen Antwort seiner Tochter Bettina Michel (2014). *Malte Völk* (Zürich) weist anhand von Tagebüchern auf die Bedeutung des biografischen Schreibens für den Umgang von Betroffenen und Angehörigen mit Demenz hin.

IV. Gesellschaft und Zivilgesellschaft: Who cares? Unter diesem Aspekt geht es um lebensweltliche Beispiele für zukunftsweisendes Sorgehandeln, aber auch um Kritik an allzu optimistischen Erwartungen. *Hans Rudolf Schelling* (Zürich) stellt Ergebnisse aus dem *Demenzbarometer Schweiz* vor, die Vorstellungen, Einstellungen und Erfahrungen zu Altern und Demenz in der Bevölkerung betreffen. *Thomas Klie* (Freiburg) weist auf die grundlegende Bedeutung lokaler Politik hin, um auf kommunaler Ebene plurale Lebensmöglichkeiten für Menschen mit Demenz zu schaffen. *Reimer Gronemeyer* (Gießen) plädiert für demenzfreundliche Kommunen, um insbesondere die Teilhabe und Sichtbarkeit von Menschen mit Demenz in den Gemeinden zu sichern. *Peter Wißmann* (Stuttgart) wendet sich gegen Scheinangebote für Menschen mit Demenz, zum Beispiel: künstliche Bushaltestellen, virtuelle Bahnabteile und sogenannte Demenzdörfer. In häuslichen Pflege- und Betreuungsarrangements spielen Migrantinnen aus Osteuropa eine immer größere Rolle. *Marianne Egger de Campo* (Berlin) deckt die neokolonialistischen Arbeitsverhältnisse auf, die in solchen Arrangements vorherrschen. *Pia Kontos, Alisa Grigorovich, Alexis P. Kontos, Karen-Lee Miller* (Toronto) plädieren für eine Demenzsorge, die auf körperliche Aspekte des Selbst anspricht und dafür vor allem künstlerische Mittel nutzt (wie Tanz, Theater, Musik und nicht zuletzt *Clowning*).

Unter allen vier Aspekten und insgesamt kann der Titel dieses Buches durchaus normativ verstanden werden: Die Autorinnen und Autoren wollen ausloten, welche Ressourcen unsere Kultur und Gesellschaft bereithält, um ein Leben mit Demenz zu ermöglichen – und es geht ihnen um Ausweitung und Verbesserung dieser Möglichkeiten. – Für Hilfe und Unterstützung bei der Ausrichtung der Kongresses und beim Lektorat dieses Bandes danke ich meinen Mitarbeiterinnen und Mitarbeitern Stella Noak, Nina Wolf, Yelena Wysling, Heinrich Grebe und Malte Völk.

Zürich, im Frühling 2018
Harm-Peer Zimmermann

Literatur

Aquilina, Carmelo/Hughes, Julian C. (2006), The return of the living dead. Agency lost and found?, in: Julian C. Hughes/Stephen Louw/Stephen R. Sabat (Hg.), *Dementia. Mind, meaning, and the person*, New York, S. 143–162.

Arendt, Hannah (1958), *The Human Condition*, Chicago IL.

Arendt, Hannah (1981), *Vita activa oder Vom tätigen Leben*, München/Zürich.

Assmann, Jan (1992), *Das kulturelle Gedächtnis. Schrift, Erinnerung und politische Identität in frühen Hochkulturen*, München.

Astell, Arlene Jean/Ellis, Maggie P. (2010), Communication and personhood in advanced dementia, *Healthcare Counselling and Psychotherapy Journal*, Jg. 10, S. 32–35.

Bartlett, Ruth/O'Connor, Deborah (2007), From personhood to citizenship: Broadening the lens for dementia practice and research, *Journal of Aging Studies*, Jg. 21, S. 107–118.

Basting, Anne Davis (2012), *Das Vergessen vergessen. Besser leben mit Demenz*, Bern.

Beard, Renée L./Knauss, Jenny/Moyer, Don (2009), Managing disability and enjoying life: How we reframe dementia through personal narratives, *Journal of Aging Studies*, Jg. 23, H. 4, S. 227–235.

Benhabib, Seyla (1995), *Selbst im Kontext. Kommunikative Ethik im Spannungsfeld von Feminismus, Kommunitarismus und Postmoderne*, Frankfurt/M.

Blinkert, Baldo/Klie, Thomas (2008), Soziale Ungleichheit und Pflege, *Aus Politik und Zeitgeschichte*, Jg. 58, H. 12/13, S. 25–33.

BMFSFJ (2016), Bundesministerium für Familie, Senioren, Frauen und Jugend (Hg.), *Siebter Bericht zur Lage der älteren Generation in der Bundesrepublik Deutschland. Sorge und Mitverantwortung in der Kommune – Aufbau und Sicherung zukunftsfähiger Gemeinschaften und Stellungnahme der Bundesregierung*, Berlin. Online verfügbar unter: https://www.siebter-altenbericht.de

Bohrer, Karl Heinz (1989), *Die Kritik der Romantik. Der Verdacht der Philosophie gegen die literarische Moderne*, Frankfurt/M.

Bude, Heinz (2010), Selbständigkeit und Sorge, *Merkur*, Jg. 64, S. 935–943.

Cohen, Lawrence (1998), *No aging in India*, Berkeley.

Cohen, Lawrence (2006), Introduction. Thinking about dementia, in: Annette Leibing/Lawrence Cohen (Hg.), *Thinking about dementia. Culture, loss, and the anthropology of senility*, New Brunswick, S. 1–19.

DGPPN/DGN (2009), Deutsche Gesellschaft für Psychiatrie, Psychotherapie und Nervenheilkunde/Deutsche Gesellschaft für Neurologie (Hg.), S3-Leitlinie »Demenzen«. Online verfügbar unter: http: www.dggpp.de/documents/s3-leitlinie-demenz-kf.pdf

DSM-5 (2013/14), *Diagnostic and Statistical Manual of Mental Disorders/Diagnostisches und Statistisches Manual Psychischer Störungen DSM-5*, Bern.

Dörner, Klaus (2012), *Leben und sterben, wo ich hingehöre*, Neumünster.

Downs, Murna (2013), Embodiment. The implications for living well with dementia, *Dementia*, Jg. 12, S. 368–374.

Eglin, Anemone/Huber, Evelyn/Rüegg, Annette/Schröder, Brigitta/Stahlberger, Klaus/Wuillemin, Roland (2009), *Tragendes entdecken. Spiritualität im Alltag von Menschen mit Demenz*, Zürich.

Förstl, Hans (Hg.) (2011), *Demenzen in Theorie und Praxis*, Berlin/Heidelberg.

Foucault, Michel (1973), *Wahnsinn und Gesellschaft. Eine Geschichte des Wahns im Zeitalter der Vernunft*, Frankfurt/M.

Foucault, Michel (1986), *The Care of the Self. The History of Sexuality, Vol. 3.*, New York.

Foucault, Michel (1986), *Die Sorge um sich. Sexualität und Wahrheit 3*, Frankfurt/M.

Franzen, Jonathan (2002), My Father's Brain, in: Ders., *How to Be Alone. Essays*, New York, S. 7–38.

Franzen, Jonathan (2007), Das Gehirn meines Vaters, in: Ders., *Anleitung zum Alleinsein. Essays*, Reinbek bei Hamburg, S. 13–46.

Galvin, Kathleen/Todres, Les (2013), *Caring and Well-being*, Abingdon/New York.

Goldsmith, Malcom (1996), *Hearing the voice of people with dementia*, London.

Grebe, Heinrich (2015), Die Wiederbelebung der »leeren Hülle«. Zur metaphorischen Ko-Konstruktion von Demenz in potenzialorientierten Kontexten, *Zeitschrift für Volkskunde*, Jg. 11, S. 236–256.

Grebe, Heinrich/Otto, Welf-Gerrit/Zimmermann, Harm-Peer (2013), »The Journey into the Land of Forgetfulness«. Metaphors of Aging and Dementia in Media, in: Ulla Kriebernegg/Roberta Maierhofer (Hg.), *The Ages of Life. Living and Aging in Conflict?*, Bielefeld, S. 89–106.

Gubrium, Jaber F. (1986), *Oldtimers and Alzheimer's. The descriptive organisation of senility*, Greenwich/London.

Halbwachs, Maurice (1985), *Das Gedächtnis und seine sozialen Bedingungen*, Frankfurt/M.

Henderson, J. Neil/Henderson, Carson (2002), Cultural Construction of disease: A »supernormal« construct of dementia in an American Indian tribe, *Journal of Cross-Cultural Gerontology*, Jg. 17, S. 197–212.

Höpflinger, François/Hugentobler Valérie (2005), *Familiale, ambulante und stationäre Pflege im Alter – Perspektiven für die Schweiz*, Bern.

Honneth, Axel (2008), *Kampf um Anerkennung. Zur moralischen Grammatik sozialer Konflikte*, Frankfurt/M.

ICD-10-GM (2016), Internationale statistische Klassifikation der Krankheiten und verwandter Gesundheitsprobleme 10. Revision German Modification. Online verfügbar unter: https://www.dimdi.de/static/de/klassi/icd-10-gm/kodesuche/onlinefassungen/htmlgm2016/

Innes, Anthea (2009), *Dementia Studies. A Social Science Perspective*, London.

Kemp, Candace L./Ball, Mary M./Perkins, Molly M. (2013), Convoys of care: Theorizing intersections of formal and informal care, *Journal of Aging Studies*, Jg. 27, S. 15–29.

Killick, Jon/Allan, Kate (2001), *Communication and the care of people with dementia,* Buckingham.

Klie, Thomas (2014), *Wen kümmern die Alten. Auf dem Weg in eine sorgende Gesellschaft,* München.

Körtner, Ulrich H. J. (2004), *Grundkurs Pflegeethik*, Stuttgart.

Kontos, Pia/Martin, Wendy (2013), Embodiment and dementia: Exploring critical narratives of selfhood, surveillance, and dementia care, *Dementia*, Jg. 12, S. 288–302.

Kruse, Andreas (2006), Ethische und sozialpsychologische Implikationen von Alzheimerdemenz und Alzheimer-Erkrankung, in: Nationaler Ethikrat (Hg.), *Alzheimerdemenz und Morbus Alzheimer. Medizinische, gesellschaftliche und ethische Herausforderungen*, Hamburg, S. 51–62.

Kruse, Andreas (2010), Menschenbild und Menschwürde als grundlegende Kategorien der Lebensqualität demenzkranker Menschen, in: Ders. (Hg.), *Lebensqualität bei Demenz? Zum gesellschaftlichen und individuellen Umgang mit einer Grenzsituation im Alter,* Heidelberg, S. 3–25.

Kruse, Andreas (2013), *Alternde Gesellschaft – eine Bedrohung?* Freiburg.

Kruse, Andreas (2014), Der Ältesten Rat. Generali Hochaltrigenstudie: Teilhabe im hohen Alter. Eine Erhebung des Instituts für Gerontologie der Universität Heidelberg mit Unterstützung des Generali Zukunftsfonds. Online verfügbar unter: http://www.uni-heidelberg.de/md/presse/news2014/generali_hochaltrigenstudie.pdf

Lévinas, Emmanuel (1991), *Zwischen uns. Versuche über das Denken an den Anderen,* München.

Lyman, Karen A. (1989), Bringing the Social Back in. A Critique of the Biomedicalization of Dementia, *The Gerontologist*, Jg. 29, S. 597–605.

Martin, Wendy/Kontos, Pia/Ward, Richard (2013), Embodiment and Dementia, *Dementia*, Jg. 12, S. 283–287.

Matt, Peter von (1991), *Liebesverrat. Die Treulosen in der Literatur*, München.

Milne, Alison (2010), The »D« word: Reflections on the relationship between stigma, discrimination and dementia, *Journal of Mental Health*, Jg. 19, S. 227–233.

Newerla, Andrea (2012), *Verwirrte pflegen, verwirrte Pflege? Handlungsprobleme und Handlungsstrategien in der stationären Pflege von Menschen mit Demenz. Eine ethnographische Studie*, Berlin.

Nietzsche, Friedrich (1999 [1874]), Unzeitgemäße Betrachtungen. Zweites Stück: Vom Nutzen und Nachtheil der Historie für das Leben [1874], in: Ders., *Kritische Studienausgabe*, Bd. 1, hg.von Giorgio Colli und Mazzino Montinari, Neuausgabe, Berlin, S. 243–334.

Nietzsche, Friedrich (1999 [1881]), Morgenröte. Gedanken über die moralischen Vorurteile, in: Ders, *Kritische Studienausgabe*, Bd. 3, hg. von Giorgio Colli und Mazzino Montinari, Neuausgabe, Berlin, S. 9–331.

O'Connor, Deborah/Phinney, Alison/Hulko, Wendy (2010), Dementia at the intersections. A unique case study exploring social location, *Journal of Aging Studies*, Jg. 24, S. 30–39.

Olk, Thomas/Hartnuß, Birger (Hg.) (2011), *Handbuch Bürgerschaftliches Engagement,* Weinheim.

Noddings, Nel (2009), Warum sollten wir uns ums Sorgen sorgen?, in: Robin Celikates/Stefan Gosepath (Hg.), *Philosophie der Moral,* Frankfurt/M., S. 437–451.

Nussbaum, Martha C. (2002), *Konstruktion der Liebe, des Begehrens und der Fürsorge,* Stuttgart.

Post, Stephen G. (2002), *The Moral Challenge of Alzheimer Disease. Ethical Issues from Diagnosis to Dying,* Baltimore/London.

Pott, Hans-Georg (2014), Altersdemenz als kulturelle Herausforderung, in: Henriette Herwig (Hg.), *Merkwürdige Alte. Zu einer literarischen und bildlichen Kultur des Alter(n)s,* Bielefeld, S. 153–201.

Rawls, John (1971), *A Theory of Justice,* Cambridge.

Rentsch, Thomas (1992), Philosophische Anthropologie und Ethik der späten Lebenszeit, in: Paul Baltes/Jürgen Mittelstraß (Hg.), *Zukunft des Alterns und gesellschaftliche Entwicklung,* Berlin/New York, S. 283–304.

Roy, Lena-Katharina (2013), *Demenz in Theologie und Seelsorge,* Berlin/Boston.

Sabat, Steven R. (2001), *The experience of Alzheimer's disease. Life through a tangled veil,* Oxford.

Sontag, Susan (1978), *Illness as Metaphor,* New York.

Sontag, Susan (1981), *Krankheit als Metapher,* Frankfurt/M.

Twigg, Julia/Buse, Christina E. (2013), Dress, dementia and the embodiment of identity, *Dementia,* Jg. 12, S. 326–336.

Van Gorp, Baldwin/Vercruysse, Tom (2012), Frames and counter-frames giving meaning to dementia. A framing analysis of media content, *Social Science & Medicine,* Jg. 74, S. 1274–1281.

Völk, Malte (2017), Driving, not Losing, the Plot: Narrative Patterns in Implicit and Explicit Fictional Representations of Dementia, *Open Cultural Studies,* Jg. 1, S. 55–65

Walmsley, Bruce D./McCormack, Lynne (2014), The dance of communication: Retaining familiy membership despite severe non-speech dementia, *Dementia,* Jg. 13, S. 626–641.

Ward, Richard/Campbell, Sarah (2013), Mixing methods to explore appearance in dementia care, *Dementia,* Jg. 12, S. 337–347.

Whitehouse, Peter J. (2000), History and the Future of Alzheimer disease, in: Ders./Konrad Maurer/Jesse F. Ballenger (Hg.), *Concepts of Alzheimer Disease. Biological, Clinical, and Cultural Perspectives,* Baltimore, S. 291–305.

Wißmann, Peter/Gronemeyer, Reimer (2008), *Demenz und Zivilgesellschaft – eine Streitschrift,* Frankfurt/M.

Zimmermann, Harm-Peer (2016), Alienation and alterity: Age in the existentialist discourse on others, *Journal of Aging Studies,* Jg. 39, S. 83–95.

Preface
Cultures of Care – Facing Dementia: Cultural Studies Perspectives

In neurophysiological terms, the two most common forms of dementia, Alzheimer's and vascular dementia, are referred to mainly as ›neurofibrillary tangles‹ and ›senile plaques‹ (for the former) and hypoxic ischemic encephalopathy (for the latter). So far, so medical. What, though, do these classifications and codings of dementia diagnoses (ICD-10-GM 2016; DSM-5 2013/14) say about the life actually lived by a person with dementia? This was the question US author Jonathan Franzen posed after his father was diagnosed with dementia (2002). Giving his own response, Franzen notes that, with all due respect for the medical profession and for brain research, neurochemical coordinates and processes alone tell us nothing about the complexity of a person and their personhood, even at an advanced stage of the disease.[1]

Clinical descriptions of cognitive symptoms – disorders of »memory, thinking, orientation, comprehension, calculation, the ability to learn, language and judgement« (ICD-10-GM, 2016: F00.-*) – do at least go some way towards capturing the lived reality of dementia. Yet even these descriptions do not really tell us much about individuals' actual experiences, intentions and responses, about their feelings in various everyday situations and environments or the way they live their life despite the difficulties they encounter (Pott 2014: 175).[2] Medics – especially general practitioners – are themselves aware of this: medical diagnoses and indications are only one side of the story. What a person with dementia does or does not remember, for example, depends crucially on the cultural environment and social milieu in

1 Quite apart from the fact that researchers have so far not discovered precisely what causes dementia or what might heal it, dementia is »a primarily degenerative cerebral disease of unknown aetiology« – this being the specialist terminology used to describe the medics' helplessness (DGPPN/DGN 2009: 15).

2 Catalogs of symptoms operate at one remove from individual people and the contexts of their lives. How could it be any different? This is the very definition of symptomatic descriptions: they mark, generalize and classify shortcomings, necessarily ignoring special situations and individual circumstances in the process.

which they find themselves (Wißman/Gronemeyer 2008: 147; cf. the memory theories of Halbwachs 1985 and Assmann 1992). Furthermore, memories are not located solely in our heads but also in our bodies – in our posture, our facial expressions, our gestures, our movements (Kontos/Martin 2013; Martin et al. 2013; Downs 2013; Whitehouse 2000) and, not least, in our styles of dress (Twigg/Buse 2013; Ward/Campbell 2013). In other words, we need more studies that focus on people's everyday lives, especially micro-studies in which people with dementia themselves talk about their situation at length. And we need more studies on cultural issues.

The present volume *Cultures of Care – Making our society dementia-inclusive* contains 29 articles written by dementia researchers from different disciplines: cultural studies, gerontology, sociology, theology, the history of medicine, literary studies, nursing studies, medicine, ethics, and law. Despite their disparate approaches, all the authors agreed to adopt a cultural studies focus even while writing from within their own discipline, so that each looks at dementia from a cultural perspective as well. The articles presented here started life as papers delivered and discussed at the 2nd Congress on *Cultural Studies Research on Age and Aging* organized by the *Institute for Social Anthropology and Empirical Cultural Studies* at the University of Zurich from 18 to 20 November 2016. Let us first return to the basics, though: what does dementia have to do with culture? And in what sense do we need a culture of care with regard to people with dementia? To what extent is care a cultural issue?

Culture

Cultural studies research starts out from the assumption that people with dementia are individuals capable of acting creatively and responsibly and that they have a voice that should be heard: what do they tell us about their experiences and feelings? How do they interpret their everyday life, what do they do with it and how do they organize it? What kinds of life story narratives do they develop (for an overview, cf. Völk 2017) and how are these narratives influenced by the experiences they have had during their lifetime? (Van Gorp/Vercruysse 2012; Beard et al. 2009) In addition, though, how do family members and people in their wider environment respond? To what extent are these responses situational? What kinds of communication and what narratives are found there? What kinds of self-help and care networks emerge when a person is diagnosed with dementia?

Socio-cultural questions of this kind are explored in particular in dementia studies (Innes 2009). The aim here is to look at everyday aspects of living with dementia and to consider ways of improving the experience. This includes countering prevailing images that portray dementia as a threat or an oppressive affliction (Grebe et al. 2013; Grebe 2015). It involves directing critique at a public debate usually conducted in terms of burdens: who is supposed to provide and care for the growing number of people with dementia? Who is going to pay the bill? Questions of this sort are never answered – after all, what would be the alternative? Are we to leave people with dementia to their own devices or organize some kind of low budget provision?

In addition to countering a narrative of burdens, it is also necessary to question the narrative of loss in public debate. Dementia, we often read, leads to a complete and permanent »loss of personality«; it heralds an inexorable »decline into nothingness« (Grebe et al. 2013; Grebe 2015). When we use metaphors like this, we transform people with dementia into beings who are different from »us«, who are alien and outcast. Such metaphors create a radical distinction between us and them – »us« being those who are healthy, who still have presence of mind and are in full possession of our faculties (at least according to prevailing understandings), and »them« being those who are absent-minded, lifeless, crazy, who embody a sphere of »nothingness«, of non-livableness – as if they were the walking dead (Zimmermann 2016).

In a neoliberal economy and society fundamentally dependent on personal independence and robust cognitive capacity, dementia becomes a metaphor that symbolizes what we fear most: loss of autonomy and control. Yet all we are doing is driving ourselves frantic: we are fueling fears instead of easing them. Indeed, we are depriving people with dementia of dignity: living with dementia, so it is repeatedly claimed, is »no kind of life«; a person with dementia is basically »not a person anymore« but an »empty shell« (Grebe et al. 2013; Grebe 2015). And what are phrases of this sort implicitly saying? – Make sure you don't hang on too long? Head for the exit?

The title of the congress – *Cultures of Care* – constitutes an appeal to throw a spotlight on the many and varied options available to people with dementia to continue living their life as fully as possible. It is about creating a culture that enables and encourages. Cultural studies research assumes that, in the first instance, such options will open up in the person's immediate environment (O'Connor et al. 2010): in families and neighbourhoods, in local communities and churches, in clubs and self-help groups, in institutions that offer day care or residential care and nursing provision – or, to put it in general terms, in dependable relationships and environments based on respect.

What dementia effects above all is a person's ability to »cope with everyday life« (Förstl 2011: 6). It manifests initially in daily life as a perplexing disruption to daily routines: forgetting the name of your grandchild; pulling on your vest over the top of your shirt; putting your glasses in the refrigerator. Dementia symptoms become apparent when the associated behaviors diverge from certain socio-cultural expectations and accepted ways of doing things. If a person has difficulty orienting themselves or performing arithmetic tasks, it only becomes noticeable in relation to a culture in which such skills have been developed and are required of everyone to ensure that everyday tasks can be performed routinely. This varies from one era to another and from culture to culture: what we call »dementia« has not necessarily been called this at all times and in all places (Cohen 1998; Henderson/Henderson 2002). Not so long ago we would have said: he's senile, she's a bit confused, his arteries have hardened, she's gone barmy (Lyman 1989; Cohen 2006).

But it is not just names and metaphors that vary in time and place. So too does the way we perceive or judge forgetfulness and confusion. The latter are not always and everywhere perceived as a disorder or a disease. Positive perspectives also exist – and not as rarely as one might think. In some religious contexts, for example, forgetfulness and confusion are interpreted as a window to another world (O'Connor et al. 2010). They are honored, especially in poetry and art, as an »experience of an expanded reality«, as Swiss literary scholar Peter von Matt (1991: 185f.) points out. It has even been claimed, indeed, that forgetting is constitutive of our culture (Nietzsche 1999 [1874]) and that confusion forges a path towards »new ideas« and new »appreciations« (Nietzsche 1999 [1881]: 26–28). This was Friedrich Nietzsche's way of thinking. Among others, Michel Foucault (1973) and others have taken this notion further (Bohrer 1989: 257, 272).

On this basis, then, we can draw two conclusions for cultural studies research on dementia:

1. Dementia symptoms become apparent at the joints and fractures that exist between individual and society. What we interpret as a disease is simultaneously an indication that socio-cultural expectations, requirements and norms are being called into question.
2. Dementia-related disruptions give us an opportunity to forge a path for new ideas and appreciations. We can regard dementia as a challenge that

may well bring forth positive things because it puts us to the test. Dementia leads us into a borderline situation where we reflect upon our co-existence and can open ourselves to new solutions.

We typically respond to the disruptions caused by dementia with two forms of coping: exclusion and inclusion. Exclusion means keeping people with dementia away from certain areas of society if their presence is persistently disruptive (Milne 2010; Bartlett/O'Connor 2007). In doing so, however, we develop no new ways of dealing with such situations but resort instead to old patterns: anyone making trouble is thrown out – at least from sensitive areas. Furthermore, public acceptance of exclusionary practices grows if they are conducted in a professional manner – and nowadays that translates into clear-cut, quality assured, transparent.[3] In contrast to this, inclusion (the far more demanding option) consists in responding to disruptions by opening up practical possibilities – in other words, by progressively expanding socio-cultural horizons of action and perceptions of value. This is the better way to guarantee people with dementia ever greater participation and respect. How so? Because the path of inclusion associates the challenge of dementia not primarily with the person affected[4] but sees the disease first and foremost as a cultural issue to be tackled by society.

Inclusion can be achieved at both a social and an ethical level. In social terms, it means experiencing and acknowledging that including people with dementia need not be a hindrance to everyday life and work but can indeed enrich it. Anything we manage to achieve in terms of including people with dementia can be beneficial for everyone: what we are doing is enhancing our capacity to live in solidarity with one another (Wißmann/Gronemeyer 2008; Basting 2012). As far as ethics is concerned, we can view dementia as a situation akin to that referred to by the great philosopher of justice, John Rawls, as a »veil of ignorance«.[5] Let us be honest, readers: not a single one of us knows whether or not she or he will be affected by dementia at some

3 On practices of disciplining and control that still exist in institutions for people with dementia even today, cf. Newerla (2012) and Aquilina/Hughes (2006).

4 Our culture and society is geared towards attributing disruptions and deviance to individual shortcomings, thereby ignoring cultural factors (cf. Sontag 1978).

5 This is a situation in which »no one knows his place in society, his class position [or his gender] or social status; nor does he know his fortune in the distribution of natural assets and abilities his intelligence and strength, and the like« (Rawls 1971: 118).

point in our lives. We live amidst uncertainty. How would we like to live, therefore, if dementia were to catch up with us?

Care

What kinds of cultural values and social institutions would make it easier for you to cope with dementia if you yourself were affected by it? The answer put forward for discussion in Zurich was a »culture of care« – although the plural form was assumed to apply: there is not just a single answer but many, multi-layered »cultures of care«.

The German term *Sorge* (which approximates most closely to English ›care) is one encountered increasingly frequently in German-language gerontology (Klie 2014; BMFSFJ 2014; Kruse 2013; 2014; Blinkert/Klie 2008; Höpflinger/Hugentobler 2005; Kemp et al. 2013; Bude 2010). It constitutes an extension of what has been discussed up to now under the heading of *Pflege*, or nursing care. Since there is no direct English equivalent of *Sorge*, we retain the term ›care‹ but extend it semantically by referring to »cultures of care«.[6] At the core of this idea is a *new ethics of care*. It sees the individual as being located within a web of relationships of mutual responsibility and respect.[7] And it sees that there is more to a human being than a brain that functions normally. When we speak of dementia, we should speak not only of the mind but also of the soul and the lived body (*Leib*), of emotion-

6 The term ›care‹ has been understood in a dual sense since Antiquity: to care for oneself and to take care of others. On the one hand, it is a matter of an »ethics of self-relation«, of care of self as an art of living. In this regard, Michel Foucault has provided us with a number of key ideas (Foucault 1986). The notion of taking care of others is less present here, even if Foucault does mention it: »die Kultur seiner selbst entwirft ihre Werte und Praktiken nicht im Gegensatz zum tätigen Leben« (ibid.: 117). On the other hand, it is a matter of »actual living«, of an ethics of responsible action towards others. Hannah Arendt and Emmanuel Lévinas have contributed fundamental ideas in regard to this aspect (Arendt 1958; Lévinas 1991).

7 This has been accompanied since the 1980s by a critique of the cognicentric ethics of reason. The latter, argues feminist pedagogue Nel Noddings, brackets out important spheres of human existence, especially the body (*der Leib*) and the feelings. What we need to do today is build an »ethics based on caring« for human nature as a whole (Noddings 2009: 451). Seyla Benhabib and Martha Nussbaum have argued along these lines from a philosophical perspective (Benhabib 1995; Nussbaum 2002: 163–233).

al and physical well-being, and of non-verbal, sensory forms of communication and understanding (Walmsley/McCormack 2014; Killick/Allan 2001).

Being of help to a person, being close to one another, listening to one another, touching, embracing, consoling, encouraging – these are the foundations of a life lived well in very old age, says philosopher and ethicist Thomas Rentsch (1992; cf. also Honneth 2008). In this sense, dementia is an existential lesson for us all. It places us in a boundary situation in which we have to consider how we want to live. Dementia teaches us that we are not just an Ego, a social ›Me Inc.‹ or a cognitive high-performance aggregate, as neoliberal ideology would have us believe. Dementia teaches us that we exist in relationship to other people, that we depend upon one another's support and solidarity, and that we should take responsibility for and care for each other – not just when we are ill.

Research in gerontology and the nursing sciences[8] increasingly refers to issues of responsibility, communication and body-and-soul in relation to the care ethic (Klie 2014; BMFSFJ 2014; Kruse 2013; 2014). It is more than merely a matter of providing expert nursing care; it is not least about possibilities for communication, participation and respect – even at advanced stages of the illness (Kruse 2006: 53; Astell/Ellis 2010; Walmsley/McCormack 2014). Linked to this is a lifeworld approach that distinguishes between care and cure (Galvin/Todres 2013). The best quality of life for people with dementia arises out of the interplay between professional nursing care and lifeworld care in »caring communities«, »dementia-friendly municipalities« (Klie 2014; Wißmann/Gronemeyer 2008). This is complemented by the idea of a new citizens' movement focused on the issue of »care« (Dörner 2012), including the many and varied forms of involvement provided through churches (Olk/Hartnuß 2011; Eglin et al. 2009; Roy 2013).

Meanwhile, the contribution made by people with dementia themselves to a culture of care is also being recognized and discussed (Kruse 2014). People with dementia are by no means merely passive beneficiaries of »care transfers«: they are acting individuals (Gubrium 1986; Sabat 2001). People with dementia have a voice and often take responsibility and care for themselves and for others.[9] This is why we should talk more *with* dementia sufferers than *about* them. Indeed, this is already happening, especially in stud-

---

8 An »ethics of support and care« has now become established as an ideal in the training of professional nursing carers (Körtner 2004: 84).

9 This refers to the needs and efforts of people with dementia to contribute towards others' well-being, to accept their own life with dementia, and to trust in the support given by

ies that seek to enable the »voices of people with dementia« to be heard (Goldsmith 1996). »Give sorrow words« wrote Shakespeare (in *Macbeth*). We would do well to take this as our motto:

Give sorrow words.
The grief that does not speak.
Whispers the o'er-fraught heart
and bids it break.

The congress *Cultures of Care* sought to highlight possibilities for living well with dementia: cultural and social possibilities, lifeworld and everyday possibilities, mental, emotional and physical possibilities. This was done in relation to four themes that constitute the four chapters of the present volume:

I. Cultures of care: The first section addresses the trajectories carved out by ideas and theories about dementia care in disciplines such as cultural studies, gerontology, sociology and theology. *Andreas Kruse* (Heidelberg) examines dementia care in terms of its foundational cultural and ethical dimensions. *Eberhard Wolff* (Zurich) problematizes care as a dazzling normative concept and explores the possibilities for approaching dementia in new ways from a cultural studies perspective. *Christine Matter* (Olten) disputes the notion that old age necessarily entails social exclusion and elaborates potential opportunities for inclusion in culture and society. By looking into ways of growing old differently, *Klaus R. Schroeter* (Olten) highlights ways of dealing differently with dementia. *Heinz Rüegger* (Zollikerberg) counters the anti-aging culture with a culture of care, while *Ralph Kunz* (Zurich) appeals for the de-medicalization of the dementia debate and – using the biblical story of Job as an example – for other, different narratives about dementia. With a view to maintaining the dignity of people with dementia, *Renée L. Beard* (Worcester) argues against medical reductionism and highlights some of the discriminatory effects that may be connected with medical diagnoses.

II. Lifeworld arrangements around dementia: The authors writing in this section consider the everyday cares of very old people – with and without dementia – and the cares and concerns of those around them, in other words, their problems and needs – as well as ways of living well with dementia. Us-

others. This is referred to in gerontology by terms such as »generativity«, »integrity« and »consciously accepted dependence« (cf. Kruse 2010).

ing the example of a young Brazilian woman who is devoted to caring for her grandmother, a dementia sufferer, *Annette Leibing* (Montreal) poses a fundamental challenge to the dementia-as-burden discourse. *Andrea Newerla* (Giessen) describes a model project underway in Hesse that prompts her to appeal for people with dementia to be perceived and taken seriously as experts in their own situation and for creative solutions to be sought when problems arise. It is precisely such creative solutions that *Heinrich Grebe* (Zurich) carves out by looking at family-based dementia care. *Esther Gajek* (Regensburg) studies the everyday lives of married couples of whom one partner suffers from dementia, speaking of »the art of everyday living« in relation to dealing with the disease. *Nina Wolf* and *Yelena Wysling* (Zurich) demonstrate the differentiated ways dementia sufferers' relatives think and act when it comes to maintaining the autonomy of a person with dementia in their daily life. *Irene Götz* and *Petra Schweiger* (Munich) focus on the cares of single women in precarious social circumstances who nonetheless take precautionary action to prepare for their own well-being in old age. *Cordula Endter* (Hamburg) looks at memory training as a precautionary strategy and observes those who use it in challenging training situations. *Mone Spindler* (Tübingen) questions the appropriateness of selective door locking systems in homes for people with dementia.

III. Media and narrative representations of dementia: The essays in this section look at representations of dementia in the media, especially in films and popular literature. By reference to the novel *Flee, Fly, Flown* (2013), *Ulla Kriebernegg* (Graz) shows how popular dementia narratives can confirm stereotypical views on the one hand and simultaneously disrupt and refute them on the other. *Susanne Christ* (Giessen) shows how literature can enable dementia to be experienced and communicated by narrative means, using the story *Ichs Heimweg macht alles alleine* (*I's journey home does everything on its own*, 2006) as an example. Using the criteria of compassion, alienation, symbolization and ethical implications, *Mark Schweda* (Göttingen) compares various contemporary films in terms of the way they portray dementia. *Dirk H. Medebach* (Giessen) studies popular modes of norming dementia using the example of football manager Rudi Assauer's memoirs (2012) and the literary-biographical response given by his daughter Bettina Michel (2014). *Malte Völk* (Zurich) highlights the importance of biographical writing in the way dementia sufferers and their relatives deal with dementia, using diary writing as an example.

IV. Society and civil society: Who cares? The essays contained in the fourth and final section of the book provide lifeworld examples of future-oriented caring even as they caution against overly optimistic expectations. *Hans Rudolf Schelling* (Zurich) presents some results from Switzerland's ›dementia barometer‹ (*Demenzbarometer Schweiz*) on people's ideas, attitudes and experiences in relation to aging and dementia. *Thomas Klie* (Freiburg) points out the fundamental importance of local politics in terms of creating a range of livable opportunities for people with dementia at local level. *Reimer Gronemeyer* (Giessen) calls for dementia-friendly local authorities in order to ensure the participation and visibility of people with dementia in local communities. *Peter Wissmann* (Stuttgart) expresses opposition to ›sham facilities‹ for people with dementia, meaning things such as ›pretend‹ bus stops, virtual railway carriages and so-called dementia villages. Migrant women from Eastern Europe play an increasing role in domestic care and support arrangements; *Marianne Egger de Campo* (Berlin) reveals the neo-colonialist labor relations that prevail in such arrangements. *Pia Kontos, Alisa Grigorovich, Alexis P. Kontos, Karen-Lee Miller* (Toronto) call for dementia care that addresses the physical aspects of the self, arguing that artistic aids should be used first and foremost (such as dance, theater, music and, not least, clowning).

Readers are invited to see these four themes, and indeed the title of the book itself, in normative terms: the authors want to know what resources are available in our culture and society for making them dementia-inclusive – and they want to explore how these resources can be expanded and improved.

I would like to thank my colleagues Stella Noack, Nina Wolf, Yelena Wysling, Heinrich Grebe and Malte Völk for their assistance and support in organizing and running the congress and in copy-editing this book.

Zurich, spring 2018
Harm-Peer Zimmermann

References

Aquilina, Carmelo/Hughes, Julian C. (2006), The return of the living dead. Agency lost and found?, in: Julian C. Hughes/Stephen Louw/Stephen R. Sabat (Hg.), *Dementia. Mind, meaning, and the person*, New York, S. 143–162.

Arendt, Hannah (1958), *The Human Condition*, Chicago IL.

Arendt, Hannah (1981), *Vita activa oder Vom tätigen Leben*, München/Zürich.

Assmann, Jan (1992), *Das kulturelle Gedächtnis. Schrift, Erinnerung und politische Identität in frühen Hochkulturen*, München.

Astell, Arlene Jean/Ellis, Maggie P. (2010), Communication and personhood in advanced dementia, *Healthcare Counselling and Psychotherapy Journal*, Jg. 10, S. 32–35.

Bartlett, Ruth/O'Connor, Deborah (2007), From personhood to citizenship: Broadening the lens for dementia practice and research, *Journal of Aging Studies*, Jg. 21, S. 107–118.

Basting, Anne Davis (2012), *Das Vergessen vergessen. Besser leben mit Demenz*, Bern.

Beard, Renée L./Knauss, Jenny/Moyer, Don (2009), Managing disability and enjoying life: How we reframe dementia through personal narratives, *Journal of Aging Studies*, Jg. 23, H. 4, S. 227–235.

Benhabib, Seyla (1995), *Selbst im Kontext. Kommunikative Ethik im Spannungsfeld von Feminismus, Kommunitarismus und Postmoderne*, Frankfurt/M.

Blinkert, Baldo/Klie, Thomas (2008), Soziale Ungleichheit und Pflege, *Aus Politik und Zeitgeschichte*, Jg. 58, H. 12/13, S. 25–33.

BMFSFJ (2016), Bundesministerium für Familie, Senioren, Frauen und Jugend (Hg.), *Siebter Bericht zur Lage der älteren Generation in der Bundesrepublik Deutschland. Sorge und Mitverantwortung in der Kommune – Aufbau und Sicherung zukunftsfähiger Gemeinschaften und Stellungnahme der Bundesregierung*, Berlin. Online verfügbar unter: https://www.siebter-altenbericht.de

Bohrer, Karl Heinz (1989), *Die Kritik der Romantik. Der Verdacht der Philosophie gegen die literarische Moderne*, Frankfurt/M.

Bude, Heinz (2010), Selbständigkeit und Sorge, *Merkur*, Jg. 64, S. 935–943.

Cohen, Lawrence (1998), *No aging in India*, Berkeley.

Cohen, Lawrence (2006), Introduction. Thinking about dementia, in: Annette Leibing/Lawrence Cohen (Hg.), *Thinking about dementia. Culture, loss, and the anthropology of senility*, New Brunswick, S. 1–19.

DGPPN/DGN (2009), Deutsche Gesellschaft für Psychiatrie, Psychotherapie und Nervenheilkunde/Deutsche Gesellschaft für Neurologie (Hg.), S3-Leitlinie »Demenzen«. Online verfügbar unter: http: www.dggpp.de/documents/s3-leitlinie-demenz-kf.pdf

DSM-5 (2013/14), *Diagnostic and Statistical Manual of Mental Disorders/Diagnostisches und Statistisches Manual Psychischer Störungen DSM-5*, Bern.

Dörner, Klaus (2012), *Leben und sterben, wo ich hingehöre*, Neumünster.

Downs, Murna (2013), Embodiment. The implications for living well with dementia, *Dementia*, Jg. 12, S. 368–374.

Eglin, Anemone/Huber, Evelyn/Rüegg, Annette/Schröder, Brigitta/Stahlberger, Klaus/Wuillemin, Roland (2009), *Tragendes entdecken. Spiritualität im Alltag von Menschen mit Demenz*, Zürich.

Förstl, Hans (Hg.) (2011), *Demenzen in Theorie und Praxis*, Berlin/Heidelberg.

Foucault, Michel (1973), *Wahnsinn und Gesellschaft. Eine Geschichte des Wahns im Zeitalter der Vernunft*, Frankfurt/M.

Foucault, Michel (1986), *The Care of the Self. The History of Sexuality, Vol. 3.*, New York.

Foucault, Michel (1986), *Die Sorge um sich. Sexualität und Wahrheit 3*, Frankfurt/M.

Franzen, Jonathan (2002), My Father's Brain, in: Ders., *How to Be Alone. Essays*, New York, S. 7–38.

Franzen, Jonathan (2007), Das Gehirn meines Vaters, in: Ders., *Anleitung zum Alleinsein. Essays*, Reinbek bei Hamburg, S. 13–46.

Galvin, Kathleen/Todres, Les (2013), *Caring and Well-being*, Abingdon/New York.

Goldsmith, Malcom (1996), *Hearing the voice of people with dementia*, London.

Grebe, Heinrich (2015), Die Wiederbelebung der »leeren Hülle«. Zur metaphorischen Ko-Konstruktion von Demenz in potenzialorientierten Kontexten, *Zeitschrift für Volkskunde*, Jg. 11, S. 236–256.

Grebe, Heinrich/Otto, Welf-Gerrit/Zimmermann, Harm-Peer (2013), »The Journey into the Land of Forgetfulness«. Metaphors of Aging and Dementia in Media, in: Ulla Kriebernegg/Roberta Maierhofer (Hg.), *The Ages of Life. Living and Aging in Conflict?*, Bielefeld, S. 89–106.

Gubrium, Jaber F. (1986), *Oldtimers and Alzheimer's. The descriptive organisation of senility*, Greenwich/London.

Halbwachs, Maurice (1985), *Das Gedächtnis und seine sozialen Bedingungen*, Frankfurt/M.

Henderson, J. Neil/Henderson, Carson (2002), Cultural Construction of disease: A »supernormal« construct of dementia in an American Indian tribe, *Journal of Cross-Cultural Gerontology*, Jg. 17, S. 197–212.

Höpflinger, François/Hugentobler Valérie (2005), *Familiale, ambulante und stationäre Pflege im Alter – Perspektiven für die Schweiz*, Bern.

Honneth, Axel (2008), *Kampf um Anerkennung. Zur moralischen Grammatik sozialer Konflikte*, Frankfurt/M.

ICD-10-GM (2016), Internationale statistische Klassifikation der Krankheiten und verwandter Gesundheitsprobleme 10. Revision German Modification. Online verfügbar unter: https://www.dimdi.de/static/de/klassi/icd-10-gm/kodesuche/onlinefassungen/htmlgm2016/

Innes, Anthea (2009), *Dementia Studies. A Social Science Perspective*, London.

Kemp, Candace L./Ball, Mary M./Perkins, Molly M. (2013), Convoys of care: Theorizing intersections of formal and informal care, *Journal of Aging Studies*, Jg. 27, S. 15–29.

Killick, Jon/Allan, Kate (2001), *Communication and the care of people with dementia*, Buckingham.

Klie, Thomas (2014), *Wen kümmern die Alten. Auf dem Weg in eine sorgende Gesellschaft*, München.

Körtner, Ulrich H. J. (2004), *Grundkurs Pflegeethik*, Stuttgart.

Kontos, Pia/Martin, Wendy (2013), Embodiment and dementia: Exploring critical narratives of selfhood, surveillance, and dementia care, *Dementia*, Jg. 12, S. 288–302.

Kruse, Andreas (2006), Ethische und sozialpsychologische Implikationen von Alzheimerdemenz und Alzheimer-Erkrankung, in: Nationaler Ethikrat (Hg.), *Alzheimerdemenz und Morbus Alzheimer. Medizinische, gesellschaftliche und ethische Herausforderungen*, Hamburg, S. 51–62.

Kruse, Andreas (2010), Menschenbild und Menschwürde als grundlegende Kategorien der Lebensqualität demenzkranker Menschen, in: Ders. (Hg.), *Lebensqualität bei Demenz? Zum gesellschaftlichen und individuellen Umgang mit einer Grenzsituation im Alter*, Heidelberg, S. 3–25.

Kruse, Andreas (2013), *Alternde Gesellschaft – eine Bedrohung?* Freiburg.

Kruse, Andreas (2014), Der Ältesten Rat. Generali Hochaltrigenstudie: Teilhabe im hohen Alter. Eine Erhebung des Instituts für Gerontologie der Universität Heidelberg mit Unterstützung des Generali Zukunftsfonds. Online verfügbar unter: http://www.uni-heidelberg.de/md/presse/news2014/generali_hochaltrigenstudie.pdf

Lévinas, Emmanuel (1991), *Zwischen uns. Versuche über das Denken an den Anderen*, München.

Lyman, Karen A. (1989), Bringing the Social Back in. A Critique of the Biomedicalization of Dementia, *The Gerontologist*, Jg. 29, S. 597–605.

Martin, Wendy/Kontos, Pia/Ward, Richard (2013), Embodiment and Dementia, *Dementia*, Jg. 12, S. 283–287.

Matt, Peter von (1991), *Liebesverrat. Die Treulosen in der Literatur*, München.

Milne, Alison (2010), The »D« word: Reflections on the relationship between stigma, discrimination and dementia, *Journal of Mental Health*, Jg. 19, S. 227–233.

Newerla, Andrea (2012), *Verwirrte pflegen, verwirrte Pflege? Handlungsprobleme und Handlungsstrategien in der stationären Pflege von Menschen mit Demenz. Eine ethnographische Studie*, Berlin.

Nietzsche, Friedrich (1999 [1874]), Unzeitgemäße Betrachtungen. Zweites Stück: Vom Nutzen und Nachtheil der Historie für das Leben [1874], in: Ders., *Kritische Studienausgabe*, Bd. 1, hg.von Giorgio Colli und Mazzino Montinari, Neuausgabe, Berlin, S. 243–334.

Nietzsche, Friedrich (1999 [1881]), Morgenröte. Gedanken über die moralischen Vorurteile, in: Ders, *Kritische Studienausgabe*, Bd. 3, hg. von Giorgio Colli und Mazzino Montinari, Neuausgabe, Berlin, S. 9–331.

O'Connor, Deborah/Phinney, Alison/Hulko, Wendy (2010), Dementia at the intersections. A unique case study exploring social location, *Journal of Aging Studies*, Jg. 24, S. 30–39.

Olk, Thomas/Hartnuß, Birger (Hg.) (2011), *Handbuch Bürgerschaftliches Engagement*, Weinheim.

Noddings, Nel (2009), Warum sollten wir uns ums Sorgen sorgen?, in: Robin Celikates/Stefan Gosepath (Hg.), *Philosophie der Moral*, Frankfurt/M., S. 437–451.

Nussbaum, Martha C. (2002), *Konstruktion der Liebe, des Begehrens und der Fürsorge*, Stuttgart.

Post, Stephen G. (2002), *The Moral Challenge of Alzheimer Disease. Ethical Issues from Diagnosis to Dying*, Baltimore/London.

Pott, Hans-Georg (2014), Altersdemenz als kulturelle Herausforderung, in: Henriette Herwig (Hg.), *Merkwürdige Alte. Zu einer literarischen und bildlichen Kultur des Alter(n)s*, Bielefeld, S. 153–201.

Rawls, John (1971), *A Theory of Justice*, Cambridge.

Rentsch, Thomas (1992), Philosophische Anthropologie und Ethik der späten Lebenszeit, in: Paul Baltes/Jürgen Mittelstraß (Hg.), *Zukunft des Alterns und gesellschaftliche Entwicklung*, Berlin/New York, S. 283–304.

Roy, Lena-Katharina (2013), *Demenz in Theologie und Seelsorge*, Berlin/Boston.

Sabat, Steven R. (2001), *The experience of Alzheimer's disease. Life through a tangled veil*, Oxford.

Sontag, Susan (1978), *Illness as Metaphor*, New York.

Sontag, Susan (1981), *Krankheit als Metapher*, Frankfurt/M.

Twigg, Julia/Buse, Christina E. (2013), Dress, dementia and the embodiment of identity, *Dementia*, Jg. 12, S. 326–336.

Van Gorp, Baldwin/Vercruysse, Tom (2012), Frames and counter-frames giving meaning to dementia. A framing analysis of media content, *Social Science & Medicine*, Jg. 74, S. 1274–1281.

Völk, Malte (2017), Driving, not Losing, the Plot: Narrative Patterns in Implicit and Explicit Fictional Representations of Dementia, *Open Cultural Studies*, Jg. 1, S. 55–65

Walmsley, Bruce D./McCormack, Lynne (2014), The dance of communication: Retaining familiy membership despite severe non-speech dementia, *Dementia*, Jg. 13, S. 626–641.

Ward, Richard/Campbell, Sarah (2013), Mixing methods to explore appearance in dementia care, *Dementia*, Jg. 12, S. 337–347.

Whitehouse, Peter J. (2000), History and the Future of Alzheimer disease, in: Ders./ Konrad Maurer/Jesse F. Ballenger (Hg.), *Concepts of Alzheimer Disease. Biological, Clinical, and Cultural Perspectives*, Baltimore, S. 291–305.

Wißmann, Peter/Gronemeyer, Reimer (2008), *Demenz und Zivilgesellschaft – eine Streitschrift*, Frankfurt/M.

Zimmermann, Harm-Peer (2016), Alienation and alterity: Age in the existentialist discourse on others, *Journal of Aging Studies*, Jg. 39, S. 83–95.

I.
Kulturen der Sorge

Sorge bei Demenz

Andreas Kruse

1. Selbstgestaltung und Weltgestaltung bei Demenz als Ausdruck verwirklichter Würde

In der vom Florentiner Gelehrten Pico della Mirandola im Jahre 1427 verfassten Schrift *De hominis dignitate* (dt: *Über die Würde des Menschen*) – in der Philosophiegeschichte als eine der ersten grundlegenden Schriften zur Menschenwürde eingeordnet – wird als ein zentrales Merkmal der Menschenwürde die Fähigkeit des Individuums zur Selbst- und Weltgestaltung genannt. Pico leitet diese – übrigens von den damaligen Kirchenoberen scharf kritisierte, verworfene und auf den Index gesetzte – Schrift mit folgenden Aussagen ein, die die Fähigkeit zur Selbstgestaltung und Weltgestaltung ganz in das Zentrum rückt:

»Endlich beschloss der höchste Künstler, dass der, dem er nichts Eigenes geben konnte, Anteil habe an allem, was die Einzelnen jeweils für sich gehabt hatten. Also war er zufrieden mit dem Menschen als Geschöpf von unbestimmter Gestalt, stellte ihn in die Mitte der Welt und sprach ihn so an: ›Wir haben dir keinen festen Wohnsitz gegeben, Adam, kein eigenes Aussehen noch irgendeine besondere Gabe, damit du den Wohnsitz, das Aussehen und die Gaben, die du selbst dir ausersiehst, entsprechend deinem Wunsch und Entschluss habest und besitzest. Die Natur der übrigen Geschöpfe ist fest bestimmt und wird innerhalb von uns vorgeschriebener Gesetze begrenzt. Du sollst dir deine ohne jede Einschränkung und Enge, nach deinem Ermessen, dem ich dich anvertraut habe, selber bestimmen. Ich habe dich in die Mitte der Welt gestellt, damit du dich von dort aus bequemer umsehen kannst, was es auf der Welt gibt. Weder haben wir dich himmlisch noch irdisch, weder sterblich noch unsterblich geschaffen, damit du wie dein eigener, in Ehre frei entscheidender, schöpferischer Bildhauer dich selbst zu der Gestalt ausformst, die du bevorzugst.‹« (Pico 1990: 6f.)

Warum wähle ich diese Aussage aus *De hominis dignitate* als Einleitung meines Beitrags? Dies hat folgenden Grund: Die *Verwirklichung der Menschen-*

würde (man kann auch sagen: ›die gelebte Menschenwürde‹) ist auch an die *Fähigkeit zur Selbstgestaltung und Weltgestaltung* gebunden, und dies heißt: *Kulturen der Sorge bei Demenz* müssen sich notwendigerweise von dem Ziel leiten lassen, den demenzkranken Menschen in allen Phasen der Krankheit darin zu unterstützen, sein Leben, aber auch die ihn umgebende Welt *in Freiheit zu gestalten*. Hier sei klargestellt: Ich gehe davon aus, dass jeder Mensch *qua Mensch* Würde besitzt (wie ich übrigens auch von einer Würde des Tieres ausgehe). Diese Würde ist nicht an Eigenschaften, nicht an Leistungen gebunden. Sie ist vielmehr *a priori* gegeben. Ich gehe weiterhin davon aus, dass jeder Mensch eine individuelle Vorstellung von seiner Würde besitzt, das heißt implizit oder explizit Kriterien aufstellt, die erfüllt sein müssen, damit ihm das eigene Leben als ein würdevolles erscheint (Caspari u.a. 2014; Kruse 2010b). Hier, mit dem Bezug auf Pico della Mirandola, ist für mich vor allem die *Verwirklichung von Würde* angesprochen, das heißt, es wird eine Bedingung genannt, unter der die Würde des Menschen ›lebendig‹ wird. Und diese Bedingung lautet: die *Möglichkeit zur Selbstgestaltung und Weltgestaltung* (Kruse 2017). Dabei stellt sich die Frage: Inwieweit leitet diese Vorstellung von verwirklichter, gelebter Menschenwürde die Arbeit mit demenzkranken Menschen? Können wir mit Blick auf das Individuum in einer solchen Grenzsituation überhaupt noch von dem Potenzial zur Selbstgestaltung und Weltgestaltung sprechen oder überhöhen wir hier nicht künstlich dessen Fähigkeiten bei gleichzeitiger Abschattung seiner Grenzen?

Meine grundlegende Annahme, die sich auf zahlreiche Forschungsarbeiten unseres Instituts stützen kann, lautet: Das Ziel, Menschen in ihrer Selbstgestaltung und Weltgestaltung zu unterstützen, sollte in keiner Phase der Demenz aufgegeben werden; auch wenn sich die Gestaltungsmöglichkeiten mit zunehmender Krankheitsschwere immer weiter verringern und am Ende des Lebens nur noch in Ansätzen erkennbar sind (Kruse 2012). Die Thematisierung der Selbstgestaltung und Weltgestaltung ist in den frühen Phasen der symptomatisch gewordenen Krankheit sogar von größter Bedeutung, geht es doch darum, zu erwägen, in welchem Maße, auf welche Weise bei einer solchen Krankheit das Motiv zur Selbst- und Weltgestaltung aufrechterhalten und verwirklicht werden kann. Im Zusammenhang mit Selbst- und Weltgestaltung erweist sich vielleicht folgende Überlegung als hilfreich: Selbstgestaltung hat sehr viel mit Selbstständigkeit und Selbstverantwortung zu tun. Die Selbstständigkeit im Alltag weitgehend zu erhalten oder wiederherzustellen, ist Aufgabe der Rehabilitation. Über die Selbstständigkeit hinaus ist die Selbstverantwortung zu beachten. Diese wiederum hat viel mit dem ›Antworten-Können‹ des Individuums zu tun, das heißt mit der Ermöglichung seiner Antworten auf die Situationen, in denen es steht. Aus der Folge von Antworten, die das Individuum gibt – zum Beispiel welche Situationen es präferiert, welche es ablehnt –, kann sich in diesem mehr und mehr das Erleben oder die Erkenntnis der Verantwortung für sich selbst einstellen. In der Folge kontinuierlicher Antworten vermittelt sich dem Menschen, wer er ist, was er will, wohin er will. Auch deswegen ist es so wichtig, dass dem Menschen immer wieder die Möglichkeit gegeben wird, ›zu antworten‹, so zum Beispiel zwischen Alternativen zu wählen, sich für eine bestimmte Handlung ›zu entscheiden‹. In dieser Folge von Antworten stellt sich – mit Blick auf die eigene Person – das Erleben von Selbstverantwortung und Selbstgestaltung ein.

Die Interaktion, die diesem Antworten-Können zugrunde liegt, muss nun nicht (allein) verbaler, sondern kann auch nonverbaler Natur sein. Aus der Mimik und Gestik des Menschen können wir – bei genauer Beobachtung – *Präferenzen* ablesen; und die Befolgung dieser Präferenzen unsererseits gibt diesem das Gefühl, in seinen Antworten auf Situationen verstanden und respektiert zu werden: abermals eine Grundlage erlebter Selbstverantwortung, erlebter Selbstgestaltung. Die in den Aussagen von Pico hervorgehobene Weltgestaltung (wie ich dies nennen mag) geht jedoch nicht vollumfänglich im Begriff der Selbstverantwortung auf. Es tritt das Moment des *Gebunden-Seins an die Welt*, das Gefühl der *Zugehörigkeit zur Welt* hinzu. Es sei hervorgehoben, dass die Arbeit mit demenzkranken Menschen nicht von der Annahme ausgehen darf, dass diese grundsätzlich kein Gebunden-Sein an die Welt, kein Gefühl der Zugehörigkeit zeigten, mithin abgewandt von der Welt lebten. Das schöpferische, innovative Moment dieser Arbeit sehe ich zum einen darin, *immer wieder nachzuspüren*, an welche Bereiche von Welt das Individuum gebunden ist und in welchen sozialen Netzwerken (innerhalb wie außerhalb der Familie), in welchen Sorgestrukturen es das Gefühl der Zugehörigkeit erkennen lässt – welches nicht nur aus verbalen Äußerungen, sondern auch und mit zunehmender Krankheits- und Symptomschwere immer mehr aus Mimik und Gestik erschlossen werden kann bzw. muss. Das schöpferische, innovative Moment dieser Arbeit erkenne ich zum anderen in einer Art der Sozialraumgestaltung, in der das Individuum sensorische, kognitive und emotionale *Anregungen* erfährt, in der diesem Respekt und Achtung bezeugt werden, in der es sich auch in seiner Verletzlichkeit zeigen, quasi »aus der Hand geben kann« (Arendt 1960). Mit Tom Kitwood (2002) gesprochen: in der es nicht auf die Pathologie eingeengt und festgelegt wird, sondern Beziehungen leben kann, die ein hohes Maß an Offenheit, an emotionaler Fluidität zeigen.

2. Behinderung oder Einengung der Selbst- und Weltgestaltung als Form der Demütigung

Damit stehen wir bei dem Einfluss, den andere Menschen und Institutionen durch ihre Einstellung, durch ihr Verhalten gegenüber demenzkranken Menschen auf deren Selbstachtung ausüben. Ich hatte bereits dargelegt, dass die Verwirklichung von Würde an die Möglichkeit zur Selbstgestaltung und Weltgestaltung gebunden ist. Dies heißt umgekehrt: Wo sich diese Möglichkeit nicht bietet, ja, wo diese geradezu eingeengt wird, ist auch die Verwirklichung von Würde erkennbar erschwert. Die Beschneidung des Individuums in seinen Möglichkeiten zur Selbstgestaltung und Weltgestaltung ist auch als ein *Akt der Demütigung* zu verstehen. In seiner Schrift *Politik der Würde. Über Achtung und Verachtung* (im englischsprachigen Original: *The decent society*) definiert der israelische Philosoph Avishai Margalit eine »anständige Gesellschaft« wie folgt:

»Eine Gesellschaft ist dann anständig, wenn ihre Institutionen die Menschen nicht demütigen. Ich möchte dabei zwischen einer anständigen und einer zivilisierten Gesellschaft unterscheiden. In einer zivilisierten Gesellschaft demütigen die Menschen einander nicht, während es in einer anständigen Gesellschaft die Institutionen sind, die den Menschen nicht demütigen. [...] Gesellschaftliche Institutionen lassen sich auf zweierlei Weise beschreiben: abstrakt durch ihre Regeln und Gesetze oder konkret durch ihre tatsächlichen Verhaltensweisen.« (2012: 15)

Und an anderer Stelle nimmt Margalit eine Definition von Demütigung vor:

»Unter Demütigung verstehen wir alle Verhaltensformen und Verhältnisse, die einer Person einen rationalen Grund geben, sich in ihrer Selbstachtung verletzt zu sehen. [...] Als Grund für das Gefühl der Demütigung – und das ist hier das Entscheidende – ist alles anzusehen, was Folge des Verhaltens anderer Menschen ist. [...] Natürlich erleiden Menschen nicht nur durch Verhaltensweisen Demütigungen; auch die Bedingungen, unter denen sie leben, können berechtigte Gründe für das Gefühl der Demütigung sein.« (Ebd.: 23)

Die fehlende Unterstützung demenzkranker Menschen bei der Verwirklichung des Motivs der Selbstgestaltung und Weltgestaltung, die alleinige

Konzentration auf die mit der Demenzerkrankung einhergehende Psychopathologie, die Rückführung aller Auffälligkeiten und Störungen in der Interaktion mit demenzkranken Menschen auf deren Erkrankung, schließlich die grundlegende Infragestellung der sozialen Bezogenheit und des Erlebens von Zugehörigkeit bei weiter fortgeschrittener Erkrankung sind in meinen Augen Formen (institutioneller) Demütigung. Auf diese Formen der Demütigung – in denen sich letztlich auch fehlender Respekt vor der Würde des demenzkranken Menschen und mangelnde Fähigkeit oder Bereitschaft, »sich von dessen Antlitz berühren zu lassen« (Lévinas 1995), widerspiegeln – reagiert dieser vielfach verstört, mit Niedergeschlagenheit, Agitation und Rückzug. Und die Gefahr ist, dass die soziale Umwelt dieses Verhalten nicht als Reaktion auf Demütigung, sondern höchst vereinfachend als psychopathologisches Syndrom interpretiert.

3. Drei Sorgeperspektiven

Der Band steht unter dem Begriff *Kulturen der Sorge bei Demenz*. Für meine weitere Argumentation sind hier drei Perspektiven wichtig. Die *erste* Perspektive ist jene der demenzkranken Menschen selbst: Inwieweit sind demenzkranke Menschen in der Lage, für sich selbst zu sorgen, mithin Verantwortung für sich selbst zu übernehmen? Dabei ist zu berücksichtigen, dass sich Grade und Formen der Selbstverantwortung im Prozess der Demenz verändern. Und doch ist es – vor allem mit Blick auf die emotionale Befindlichkeit, die Lebensqualität und die ›gelebte‹ Würde des Individuums – bedeutsam, die Erhaltung von Selbstverantwortung als Aufgabe von Behandlung, Betreuung und Begleitung niemals aufzugeben. Die *zweite* Perspektive ist jene des sozialen Nahumfeldes demenzkranker Menschen: Inwieweit unterstützt dieses das Individuum darin, seine Selbstverantwortung aufrechtzuerhalten, inwieweit zeigt es jenes Maß an Mitgefühl, das notwendig ist, wenn eine dem Individuum angemessene Balance zwischen Unterstützung einerseits, Selbstständigkeit und Selbstverantwortung andererseits verwirklicht werden soll? Wenn hier vom Nahumfeld gesprochen wird, so sind damit nicht nur die nächsten Angehörigen gemeint. Zu berücksichtigen sind hier auch Freunde, Bekannte und Nachbarn des demenzkranken Menschen, die in Zusammenarbeit mit den Angehörigen – und dabei unterstützt von hauptamtlich tätigen Personen (Medizinerinnen und Mediziner,

Pflegefachpersonen, Sozialarbeiterinnen und Sozialarbeiter, um die wichtigsten Berufsgruppen zu nennen) – eine »sorgende Gemeinschaft« (Klie 2010) bilden können.

Dabei ist allerdings zu berücksichtigen, dass eine ›sorgende Gemeinschaft‹ eher als ein Ideal denn als eine für unsere Gesellschaft(en) repräsentative Sorgestruktur anzusehen ist. Und doch sollte nicht übersehen werden, dass Sorgestrukturen existieren, die dieses Ideal umsetzen und demenzkranken Menschen Heimat bieten. Wichtig ist mit Blick auf diese zweite Perspektive, dass sich ein derartiger Nahraum auch in stationären Einrichtungen bilden kann – zu nennen sind hier Mitbewohnerinnen und Mitbewohner, die einem demenzkranken Menschen emotional so nahestehen können, dass sie in dessen Erleben »Stabilisatoren« (Herbert Plessner) bilden, die zum Heimatgefühl beitragen. Dies ist vor allem der Fall, wenn es Mitarbeiterinnen und Mitarbeiter verstehen (und wenn sie über die notwendigen fachlichen, emotionalen und zeitlichen Ressourcen verfügen), solche wachsenden Sorgestrukturen mitfühlend zu begleiten, zu stützen, zu fördern. An dieser Stelle sei ausdrücklich festgehalten, dass das Leben zu Hause nicht notwendigerweise dem Leben in einer stationären Einrichtung, die von ihren räumlichen und sozialen Bedingungen wie auch von ihrer Atmosphäre her Merkmale des »Wohnens« verwirklicht, vorzuziehen ist. Welche Wohnform im Einzelfall zu wählen ist, hängt von dem Eingebundensein des Individuums in emotional nahestehende soziale Netzwerke ab, schließlich auch von dem Krankheits- und dem Symptomverlauf (Deutsche Alzheimer Gesellschaft 2011).

Die *dritte* Perspektive adressiert Gesellschaft und Kultur: Inwieweit erkennt eine Gesellschaft ihre besondere Verantwortung für eine fachlich und ethisch anspruchsvolle Behandlung, Betreuung und Begleitung ihrer ›schwächsten‹ Glieder? Inwieweit finden diese in einer Gesellschaft in gleicher Weise Gehör wie die ›starken‹ und ›stärksten‹ Glieder? Hier wird der Sorgebegriff zu einem politischen Begriff. Die *amor mundi* (Liebe zur Welt), von der Hannah Arendt (1993) spricht, ist ohne die besondere Verantwortung (Sorge) einer Gesellschaft für ihre ›schwächsten‹ Glieder eigentlich gar nicht denkbar. (Hier sei übrigens auf die Präambel der Schweizer Verfassung hingewiesen.) Und dabei ist zu thematisieren, inwieweit sich die Kultur in ihrem Selbstverständnis und in ihrer Rede vom Menschen auch von der Situation jener Menschen beeinflussen und leiten lässt, die in einer gesundheitlichen Grenzsituation stehen und – vor allem aufgrund ihrer kognitiven Einbußen – vielleicht dem in einer Kultur bestehenden Ideal des erfolgreichen Alterns (wenn man überhaupt diesen Begriff verwenden will) *nicht* entsprechen. Man kann es auch wie folgt ausdrücken: Sieht eine Gesellschaft und Kultur in der Existenz von Menschen, bei denen eine Demenz besteht, vielleicht auch eine *Chance*, zu einem ›Gegenentwurf‹ zum ›Immer schneller, immer besser, immer weiter‹ zu gelangen? Solche Fragen sind nicht nur für das Selbstverständnis der Gerontologie in Forschung und Praxis, sondern auch für jenes der Psychiatrie des Alters von großer Bedeutung (Lauter 2010). Denn sie helfen, ein einseitiges, auch ein eindimensionales (primär an der kognitiven Leistungsfähigkeit orientiertes) Menschenbild zugunsten eines Menschenbildes aufzugeben, das das Individuum immer auch in seiner Verletzlichkeit begreift und das neben der kognitiven Dimension die weiteren Dimensionen der Person berücksichtigt, mithin die emotionale, spirituelle, empfindungsbezogene, alltagspraktische, sozialkommunikative und körperliche Dimension.

4. Die Sorge des demenzkranken Menschen um und für sich selbst

Ich beginne mit der ersten Perspektive, nämlich der Sorge des demenzkranken Menschen um und für sich selbst (Selbstverantwortung). Diese Perspektive gewinnt besonderes Gewicht im zeitlichen Umfeld der ersten Untersuchung und Diagnosestellung. Dieses zeitliche Umfeld ist vielfach bestimmt von Ängsten demenzkranker Menschen vor dieser Erkrankung, aber eben auch vielfach bestimmt von der Ahnung, an einer solchen Erkrankung zu leiden. Die Erwartung der kognitiven Veränderungen (in aller Regel verbunden mit Einbußen in der Sprachproduktion, mit Vergesslichkeit, mit Aufmerksamkeits- und Konzentrationsstörungen), der Veränderungen in der alltagspraktischen Kompetenz (in aller Regel verbunden mit Einbußen in der zeitlichen und räumlichen Orientierung), der Brüchigkeit der eigenen Identität (in aller Regel verbunden mit wachsender Selbstentfremdung) wie auch der zunehmenden Unsicherheit in den Beziehungen zum persönlichen Nahumfeld (in aller Regel verbunden mit dem Gefühl emotionaler Verletzlichkeit und Unterlegenheit) sind zentrale Inhalte dieser Ängste (Kitwood 2002). Nicht wenige demenzkranke Frauen und Männer äußern vor der ersten Untersuchung und Diagnosestellung die angstbesetzte Erfahrung, nicht mehr ›Herr im eigenen Hause zu sein‹, an einer Krankheit zu leiden, die am Fundament des eigenen Selbst, der eigenen Identität (›Wer bin ich?‹) rührt und große Unsicherheit in der Beziehung zur Welt hinterlässt. Hier also wird besonders deutlich, was mit der ›Sorge des demenzkranken Menschen um und für sich selbst‹ gemeint ist: zum einen die Sorge, das Leben zukünftig nicht mehr in der Art und Weise führen zu können wie bisher – was einem Bruch der biografischen Kontinuität gleichkommt – und mehr und mehr die Fähigkeit zur Selbstgestaltung wie auch zur Weltgestaltung einzubüßen; zum anderen die innere Auseinandersetzung mit der Frage, was er bzw. sie selbst tun kann, um (möglichst lange) selbstständig und selbstverantwortlich zu leben (Autonomie), um an der Welt teilzuhaben (Partizipation), um den befürchteten Bruch der Kontinuität, wenn möglich, zu überwinden oder in seinen Folgen zu lindern.

Hier nun bewährt sich die *fachliche* und *ethische* Qualität der Behandlung, Betreuung und Begleitung des demenzkranken Menschen: Inwieweit gelingt es, auf mitfühlende Art und Weise die Möglichkeiten und Grenzen der Therapie wie auch der Rehabilitation (hier verstanden als das Gesamt an Bildungs-, Übungs- und Trainingsmaßnahmen zur möglichst langen Erhaltung von Fertigkeiten und Funktionen wie auch zur Kompensation bleibend geschädigter oder verlorener Fertigkeiten und Funktionen) aufzuzeigen und zu verdeutlichen, welche ›äußere‹ (also verhaltensbezogene) und ›innere‹ (also emotionale und motivationale) Beteiligung des demenzkranken Menschen an den Therapie- und Rehabilitationsmaßnahmen notwendig ist? Inwieweit gelingt es, dem demenzkranken Menschen ein differenziertes und umfassendes Menschenbild nahezubringen, das zum einen die sozialkulturellen Vorstellungen von einem ›erfolgreichen‹ Alter relativiert (nämlich zugunsten der persönlichen Entwürfe eines Lebens in Grenzsituationen), das zum anderen die bereits genannten Dimensionen der Person betont und zugleich dazu motiviert, in die Selbst- und Weltgestaltung vermehrt alle Dimensionen bewusst einzubeziehen? Inwieweit gelingt es, mit dem demenzkranken Menschen ein ›Arbeitsbündnis‹ zu schließen, das diesem die Gewissheit gibt, sich auf kompetente Ansprechpartner verlassen zu können, die kontinuierlich (und eben nicht nur sporadisch) behandeln, betreuen, begleiten? Und schließlich ist auf die Angehörigen einzugehen, für die die Demenzdiagnose ebenfalls eine Krise, ebenfalls einen Bruch in der biografischen Kontinuität, ebenfalls eine Grenzsituation darstellt.

Damit diese Qualitäten in Behandlung, Betreuung und Begleitung verwirklicht werden, ist es von größter Bedeutung, dass Ärzte, Psychologen, Pflegefachpersonen, Sozialarbeiter und Seelsorger über drei zentrale psychologische Ressourcen verfügen: über die Fähigkeit, mit einem Menschen zu fühlen, wobei Mitgefühl sehr viel mehr meint als Einfühlungsvermögen: nämlich die Fähigkeit, sich in das Erleben des bzw. der Anderen immer wieder aufs Neue einzuschwingen und innere Prozesse feinfühlig zu begleiten. Weiterhin über die Fähigkeit, dem bzw. der Anderen gegenüber immer wieder jenen Respekt zu zeigen, der eine Grundlage für dessen bzw. deren ›gelebte Würde‹ bildet. Schließlich die Fähigkeit und Bereitschaft, sich von dem Antlitz des bzw. der Anderen berühren zu lassen, wie dies – darauf wurde schon hingewiesen – Lévinas (1995) ausgedrückt hat. – Was diese Aussagen zeigen: Die Sorge des demenzkranken Menschen – wie auch seiner Angehörigen – um sich selbst, darüber hinaus dessen Motivation, für sich selbst zu sorgen, mithin das Leben *in* schwerer Krankheit möglichst selbstständig und selbstverantwortlich zu gestalten (und zwar sowohl im Sinne der Selbst- als auch im Sinne der Weltgestaltung), ist ohne die mitfühlende Behandlung, Betreuung und Begleitung gar nicht denkbar. Damit bewegen wir uns in Richtung auf die zweite Perspektive: jene des sozialen Nahumfeldes des demenzkranken Menschen.

5. Die Sorge Anderer für den demenzkranken Menschen (›sorgende Gemeinschaft‹)

Hier ist der Begriff der ›sorgenden Gemeinschaft‹ (siehe auch BMFSFJ 2016) in das Zentrum zu rücken. In der heutigen Diskussion wird die Unterstützung demenzkranker Menschen primär als eine Aufgabe der Familie – unterstützt durch Pflegefachpersonen – interpretiert. Angesichts der Tatsache, dass heute in Deutschland ca. zwei Drittel aller Demenzkranken innerhalb der Familie betreut werden, erscheint diese Deutung angemessen. Allerdings ist auch zu berücksichtigen, dass die familiären Hilfe- und Pflegeressourcen kontinuierlich zurückgehen. Bis zum Jahre 2030, so wird in Pflegeszenarien (zum Beispiel in jenem von Rothgang u.a. 2012) aufgezeigt, werden die familiären Ressourcen in einem Maße abnehmen, dass die Versorgung pflegebedürftiger Menschen – dabei auch demenzkranker Menschen – nicht mehr gewährleistet ist, wenn man sich ausschließlich auf die Kooperation familiärer Pflege und hauptamtlicher Pflege (ambulante Pflegedienste, stationäre Pflege) verlässt. Es muss, so wird in diesen Szenarien dargelegt, ein weiteres wichtiges Element in die Pflege integriert werden: jenes der *nachbarschaftlich und bürgerschaftlich geleisteten Hilfe*. Dabei wird den Kommunen wie auch den Wohlfahrtsverbänden und Kirchen besonderes Gewicht bei der Organisation von *Sorgestrukturen* beigemessen, in denen Familienangehörige, Nachbarn und bürgerschaftlich engagierte Personen – unterstützt durch Pflegefachpersonen – zusammenarbeiten. ›Sorgende Gemeinschaften‹ dieser Art werden auch im Sinne eines neuen *Subsidiaritätsverständnisses* gedeutet, insofern sich in ihnen das Prinzip der geteilten Verantwortung ausdrückt – diese Argumentation findet sich prominent in dem im Jahre 2016 veröffentlichten *Siebten Altenbericht der Bundesregierung* der Bundesrepublik Deutschland, auch wenn dort vom Gebrauch des Begriffs ›Sorgende Gemeinschaft‹ abgesehen wird (siehe auch: Heinze u. a. 2015).

Meiner Auffassung nach ist der Begriff der ›sorgenden Gemeinschaft‹ für die sozialethische und sozialpolitische Diskussion von großem Wert. Mit diesem Begriff wird verdeutlicht, dass in Bezug auf Hilfe- und Pflegeleistungen nicht mehr von einem ›engen‹ Familienbegriff ausgegangen werden kann, sondern vielmehr ein ›erweiterter‹ Familienbegriff gewählt werden sollte, der von einer ›Mischung‹ aus Angehörigen, Nachbarn, bürgerschaftlich engagierten Personen ausgeht. Wie schon dargelegt, ist ein derartiges Hilfemodell schon heute zu beobachten und wird in Zukunft zunehmend an Bedeutung gewinnen. Dabei sei auch auf die hohe Engagementbereitschaft eines vergleichsweise großen Anteils der älteren Bevölkerung hingewiesen (mehrere repräsentative Studien sprechen von bis zu 40 Prozent der über 60-jährigen Bevölkerung), wobei ausdrücklich auch das ›stille‹ Engagement zu berücksichtigen ist, das in nachbarschaftlichen Beziehungen erbracht wird. Das soziale Nahumfeld – idealiter im Sinne einer ›sorgenden Gemeinschaft‹ – ist deswegen von großer Bedeutung für emotionale Befindlichkeit und Lebensqualität demenzkranker Menschen, weil es das *Gefühl der Zugehörigkeit* zu vermitteln vermag, welches eine Einflussgröße von emotionaler Befindlichkeit und Lebensqualität bildet.

6. Gesellschaftliche Verantwortung für eine gute Ansprache demenzkranker Menschen

Eine Anforderung an die Gesellschaft besteht darin, die infrastrukturellen Rahmenbedingungen für eine fachlich und ethisch anspruchsvolle Behandlung, Betreuung und Begleitung demenzkranker Menschen und ihrer Angehörigen zu schaffen – damit ist die dritte Perspektive angesprochen. Hinzu treten Anforderungen an die Kultur: nämlich auch in den öffentlich vermittelten Alters- und Menschenbildern die Verletzlichkeit (Fragilität) und Endlichkeit der menschlichen Existenz zu berücksichtigen und gleichzeitig zu vermitteln, dass potenziell jeder Mensch im hohen Alter an einer Demenz erkranken kann – auch dann, wenn er im Lebenslauf hohe körperliche, kognitive und emotionale Ressourcen aufgebaut hat (Kruse 2013).

Um zur Schaffung von infrastrukturellen Rahmenbedingungen zu kommen: Es besteht heute immer noch die Gefahr, dass mit zunehmender Krankheitsschwere eine anspruchsvolle medizinische Diagnostik, Therapie und Beratung immer weiter aufgegeben wird. Zu den infrastrukturellen Rahmenbedingungen für eine gute Pflege (nicht nur) bei Demenz gehören: eine ausreichende Besoldung der Pflegefachpersonen, ansprechende Fort- und Weiterbildungsangebote, ein Personalschlüssel, der ein ausreichendes Maß an Fachlichkeit sicherstellt, in stationären Kontexten Wohnbedingungen für Bewohnerinnen und Bewohner, die sich vom Prinzip des Wohnens – mit seinen Komponenten: Heimatgefühl, Teilhabe, Zugehörigkeitsgefühl, Intimität, sensorische, emotionale, kognitive und soziale Stimulation – leiten lassen, schließlich eine enge Kooperation der Pflege mit den verschiedenen medizinischen Disziplinen, mit Sozialarbeit, Psychologie und Seelsorge (Kruse 2015). Zudem ist das Angebot an stationären Einrichtungen durch Wohngruppen im Quartier zu ergänzen, um auf diese Weise einen Beitrag zur Aufrechterhaltung von Teilhabe im vertrauten Umfeld und in vertrauten sozialräumlichen Kontexten zu schaffen. Diese infrastrukturellen Rahmenbedingungen sind anspruchsvoll. Und doch darf nicht übersehen werden, dass gerade in Phasen hoher oder höchster Verletzlichkeit das Angewiesensein des Menschen auf eine fachlich wie ethisch anspruchsvolle Pflege, auf ansprechende Wohnbedingungen, auf eine ansprechende Kommunikation deutlich größer ist als in einer Zeit weitgehend erhaltener Kompetenz und Selbstständigkeit.

Zudem muss berücksichtigt werden, dass auch am Ende des Lebens eine Entwicklungsnotwendigkeit gegeben ist und Entwicklungspotenziale bestehen können: Die Entwicklungsnotwendigkeit ergibt sich im Hinblick auf die Akzeptanz eigener Verletzlichkeit und Endlichkeit als Voraussetzung dafür, dass die letzte Lebensphase (im Sinne der Selbstgestaltung und Weltgestaltung) *gestaltet* werden kann. Von Entwicklungspotenzialen ist insofern auszugehen, als es Menschen auch in dieser Grenzsituation gelingen kann, ihr Leben zu einer Rundung zu bringen. Vielfach ist man wegen der zahlreichen Krankheitssymptome und der funktionalen Einschränkungen, die am

Lebensende dominieren, geneigt, die seelisch-geistige Dimension des Menschen aus den Augen zu verlieren – und mit dieser die Entwicklungsnotwendigkeit wie auch die Entwicklungspotenziale. Dabei sollte die Konzentration auf ebendiese Dimension als wichtige Aufgabe jeder Form der Begleitung schwerstkranker und sterbender Menschen verstanden werden.

Um zu den Anforderungen an die Kultur zu kommen: Eine pflegefreundliche Kultur lässt sich von dem Grundsatz leiten, dass Menschen auch in ihrer größten Verletzlichkeit von ihrer Freiheit und ihrer Würde her verstanden und in dieser angesprochen werden müssen. Dies heißt, dass alles dafür zu tun ist, die Selbstverantwortung des Menschen – auch dann, wenn diese nur noch in ihren Resten erkennbar ist (ich spreche hier von ›Inseln des Selbst‹ [Kruse 2011a]) – anzuerkennen und dieser zur Verwirklichung zu verhelfen. Dies heißt weiterhin, dass man neben einer grundlegenden Anerkennung der Würde des Menschen alles dafür tut, dass sich diese *verwirklichen*, dass diese *leben* kann, was eine konzentrierte, empathische und kontinuierliche Zuwendung erfordert. Bei der Schaffung anspruchsvoller Rahmenbedingungen, die notwendigerweise mit höheren Investitionen verbunden sind, ist immer auch von einer Anthropologie auszugehen, die die Verletzlichkeit des Menschen wie auch dessen Entwicklungspotenziale selbst in Phasen hoher und höchster Verletzlichkeit erkennt und anerkennt (grundlegend dazu: Beiträge in Brandenburg u.a. 2015). Solange man Pflegebedürftigkeit, Demenz und zum Tode führende Erkrankungen als ›inferiore‹ Ausdrucksformen menschlichen Lebens und nicht als Widerspiegelung der – biologisch gegebenen – Verletzlichkeit der menschlichen Natur begreift, wird man die Schaffung anspruchsvoller Rahmenbedingungen nicht als notwendig ansehen. Erkennt man hingegen in diesen die mit unserer Existenz gegebene Begrenztheit, Verletzlichkeit und Endlichkeit und erkennt man an, dass sich Menschen auch in diesen Grenzsituationen seelisch-geistig weiterentwickeln können, dann wird man ein lebendiges Interesse daran haben, anspruchsvolle Rahmenbedingungen zu schaffen, unter denen eine fachlich wie ethisch hochstehende Pflege eher gelingt.

Zu diesen Rahmenbedingungen gehört die *Stärkung der rehabilitativen Pflege*, das heißt die stärkere Integration physiotherapeutischer, krankengymnastischer, ergotherapeutischer sowie bewegungs- und sportbezogener Elemente in den Pflegeprozess (Becker u.a. 2017). Dies gilt ausdrücklich auch für Menschen, die an einer Demenz erkrankt sind, sowie für Menschen, bei denen die Pflege mehr und mehr von palliativen Konzepten und Strategien bestimmt ist. Dabei ist zu bedenken: Auch in palliativen Kontexten kann sich das rehabilitative Element der Pflege als wertvoll erweisen, wenn es nämlich darum geht, Bedingungen zu schaffen, die den schwerstkranken oder sterbenden Menschen dabei unterstützen, die letzte Lebensphase bewusst zu gestalten (grundlegend dazu: Beiträge in Kojer/Schmidl 2016). Auch in der Schaffung derartiger Bedingungen drückt sich der Respekt vor der Selbstverantwortung dieses Menschen aus – selbst wenn diese nur noch in ihrer basalen Form erkennbar ist.

7. Die Antizipation des weiteren Krankheitsverlaufs und die Erörterung von Strategien zur Vermeidung oder Linderung von Belastungen in verschiedenen Krankheitsphasen

Mit der Eröffnung des Befundes ›Demenz‹ ist nicht nur die Notwendigkeit einer differenzierten Beschreibung der Krankheit und ihres (möglichen) Verlaufs verbunden. Zugleich ergibt sich die Notwendigkeit mehrerer Gespräche mit Patienten und Angehörigen über das gegebene Potenzial zur Selbst- und Weltgestaltung wie auch über Möglichkeiten (und Grenzen) der Beeinflussung des Symptomverlaufs durch eigenes Handeln und Verhalten. Es ist eines der wichtigsten Bedürfnisse der Patientinnen und Patienten, die Überzeugung aufrechtzuerhalten, trotz der schweren Erkrankung die weitere Entwicklung mitgestalten zu können; und schon in den ersten Gesprächen ist es notwendig, diese Gestaltungsoptionen – auch mit Blick auf die individuelle Lebenssituation – aufzuzeigen und zu erörtern. Dabei ist hervorzuheben, dass sich die Selbst- und Weltgestaltungsmöglichkeiten im Krankheitsverlauf ändern und in späten Phasen der Krankheit immer weiter zurückbilden. Und doch darf nicht verschwiegen werden, dass demenzkranke Menschen auch in späten Phasen der Erkrankung in der Lage sind, auf Stimulation und Aktivation emotional zu antworten (Berendonk/Stanek 2010). Die *Emotionen* bilden eine *zentrale Ressource* demenzkranker Menschen, und dies über alle Phasen der Erkrankung. Auch wenn diese Ressourcen mit zunehmender Krankheitsschwere schwächer werden: Ganz verloren gehen sie nie. Dies zeigen uns (auch eigene) Untersuchungen, die sich der Methode der mimischen Analyse bedienen, um zu einer möglichst differenzierten Einschätzung des mimischen Ausdrucksverhaltens eines demenzkranken Menschen zu gelangen – wobei die Mimik durchaus als Königsweg zur Erfassung des emotionalen Status verstanden werden darf.

Vor dem Hintergrund des Selbst- und Weltgestaltungsmotivs ist es bedeutsam, gemeinsam mit demenzkranken Menschen und deren Angehörigen zu erörtern, wie sehr Menschen mit Demenz in früheren Phasen der symptomatisch (klinisch manifest) gewordenen Erkrankung durch geistige, körperliche, sozialkommunikative, alltagspraktische, ästhetische Aktivität dazu beitragen können, dass sie über einen längeren Zeitraum in der Lage sind, ein selbstständiges, selbstverantwortliches, partizipatives und persönlich sinnerfülltes, emotional stimmiges Leben zu führen. Zudem ist es notwendig – und auch dies ist zu thematisieren –, dass sich demenzkranke Menschen in diesen früheren Phasen möglichst offen und intensiv der Welt, der Kultur, der Natur zuwenden, um auf diese Weise Funktionen (zum Beispiel emotionale, empfindungsbezogene oder ästhetische), die sie in ihrer Biografie nur in geringerem Maße beachtet und entwickelt haben, differenzierter wahrzunehmen und zu stärken. Dies ist ein Beitrag zum Ressourcenaufbau, von dem Patienten in späteren Phasen der Demenz profitieren können. Und schließlich ist es wichtig, dass demenzkranke Menschen lernen, ihre soziale Umwelt möglichst intensiv an ihrer Tages- und Lebensgestaltung teilhaben zu lassen und diese auf dem Wege eines Tagesbuches darüber aufzuklären, welche Interessen, Bedürfnisse, Werte und Ziele sie verfolgen. Damit versetzen sie ihre Bezugspersonen in die Lage, dann, wenn sie ihr Erleben nicht mehr verbal mitteilen können, mehr und mehr durch die Analyse von Mimik, Gestik und Verhalten zu *erschließen*, wie ihnen aktuell zumute ist, wonach sie aktuell streben. Dabei ist zu bedenken, dass demenzkranke Menschen bis sehr weit in die Krankheit hinein Emotionen und Affekte mimisch ausdrücken können. Der emotionale Ausdruck kann geradezu als Kompass im Umgang mit demenzkranken Menschen – auch in späten Krankheitsstadien – dienen: Welche Situationen sucht dieser auf, welche meidet er? In unseren eigenen Untersuchungen (Becker u.a. 2010; Kruse 2010a) half uns dieser Kompass, die Selbstverantwortung der Patienten in ihrer *basalen Form* (im Sinne: »Ich bin es, der etwas will und tut, und nicht ein anderer«) anzusprechen und zu stützen. Dies zeigt uns, dass die Umwelt sehr viel dafür tun kann, dass demenzkranke Menschen auch in späteren Stadien ihre Selbstständigkeit und ihre Selbstverantwortung nicht völlig verlieren, sondern zumindest in ihrer basalen Form bewahren. Für den möglichst langen Erhalt dieser basalen Form einzutreten, ist eine bedeutende Aufgabe der Rehabilitation und rehabilitativen Pflege, unterstützt durch Therapie, Neuropsychologie, soziale Arbeit und – so der Patient dies wünscht – Seelsorge. An die Stelle der Thematisierung des völligen Verlusts der Selbstständigkeit und Selbstbestimmung kann somit eine intensive Erörterung jener Techniken treten, mit denen dazu beigetragen werden kann, basale Formen von Selbstständigkeit und Selbstbestimmung zu erhalten.

Mit Blick auf eine motivierende und aktivierende Ansprache des Demenzkranken ist der Prozess der *Selbstaktualisierung* zentral, die meiner Definition zufolge (die auf klassischen Arbeiten – zum Beispiel jenen von Kurt Goldstein – aufbaut) die grundlegende Tendenz des Psychischen umschreibt, sich auszudrücken, sich mitzuteilen, sich zu differenzieren (Kruse 2011b). Wir beobachten in unseren Untersuchungen immer wieder, wie sehr Demenzkranke auf eine mitfühlende Ansprache, auf die Möglichkeit, einer selbstgewählten Aktivität nachzugehen, überhaupt auf Aktivation und Stimulation mit positiv valenten Emotionen antworten – und dies auch in späten Phasen der Erkrankung. Dies ist für uns Ausdruck von Selbstaktualisierung. Zugleich erkenne ich darin das Fortbestehen von Resten oder ›Inseln‹ des Selbst. Es ist eindeutig zu beobachten, dass das Selbst – als das Zentrum der Persönlichkeit – mit zunehmender Krankheitsschwere mehr und mehr an Kohärenz und Differenziertheit verliert. Doch lässt sich genauso beobachten, dass jene Erlebnisse, Erfahrungen, Neigungen, Tätigkeiten, Personen und Weltausschnitte, die für das Individuum im Laufe der Biografie besondere Bedeutung gewonnen haben, selbst in späten Phasen der Demenz emotionale und verhaltensbezogene Reaktionen hervorrufen – hier sprechen wir von den ›Inseln des Selbst‹. Damit ist auch ein wichtiges Fundament der Biografiearbeit genannt. *Advance care planning* (Brinkman-Stoppelenburg u.a. 2014; van der Steen u.a. 2014) kann und muss sich auch an solchen Entwicklungen, an solchen Befunden und Überlegungen orientieren.

Es ist, um mich hier ausdrücklich zu wiederholen, von größter Bedeutung, dem Patienten wie auch seinen Angehörigen möglichst früh nahezubringen, was eine Ressourcenperspektive, was Selbstgestaltung, Selbstaktualisierung und ›Inseln des Selbst‹ im Prozess der Demenz bedeuten, ihnen nahezubringen, wie der Patient selbst, wie aber auch seine Bezugspersonen dazu beitragen können, dass noch in späten Phasen der Krankheit Selbstaktualisierungstendenzen verwirklicht, ›Inseln des Selbst‹ angesprochen, positiv valente Emotionen ausgelöst werden, sodass auch in diesen späten Phasen immer wieder Situationen eintreten können, in denen Wohlbefinden und Zufriedenheit erfahren werden, vielleicht sogar Freude. Natürlich handelt es sich hier immer um *aktuelle, passagere Zustände*, die auch wieder rasch vergessen werden. Aber die Tatsache, dass solche Zustände eintreten, wenn die entsprechenden Rahmenbedingungen gegeben sind – hier ist vor allem die wahrhaftige, konzentrierte, mitfühlende Kommunikation wichtig –, zeigt, dass auch in späten Krankheitsphasen die emotionale Befindlichkeit demenzkranker Menschen komplexer und differenzierter ist, als man dies gemeinhin glaubt.

Auf eine entsprechende Sensibilisierung für derartige Prozesse muss *vom Zeitpunkt der Befunderöffnung an* hingewirkt werden – in der Ansprache und Beratung des Patienten selbst wie auch seiner Bezugspersonen. Folgende Aspekte sind hier zentral: (a) Die Sensibilisierung der Patienten und ihrer Angehörigen für die bestehenden Möglichkeiten, zur Erhaltung von Selbstständigkeit und Selbstverantwortung – wenn auch in den späten Krankheitsphasen nur in ihren basalen Formen – beizutragen; (b) die Sensibilisierung der Patienten und Angehörigen dafür, dass durch ein förderndes, unterstützendes, lebensbejahendes, mitfühlendes und kommunikationsfreundliches Umfeld eine bedeutende Grundlage für Wohlbefinden und Augenblicke der Freude auch bei fortgeschrittener Demenz geschaffen wird; (c) die fachlich und persönlich feinfühlige Begleitung demenzkranker Menschen und ihrer Angehörigen mit dem Ziel, den psychologischen Prozess des Sich-Einstellens auf stärker werdende oder neue Krankheitssymptome zu fördern; schließlich (d) die kontinuierliche Unterstützung der Patienten und ihrer Angehörigen durch Fachdienste wie auch durch freiwillige Helfer.

Die in Zukunft deutlich wachsende Anzahl demenzkranker Menschen (Alzheimer's Disease International 2013; Heinrich/Wübker 2016) führt uns noch einmal vor Augen, dass sich die medizinischen und pflegerischen Versorgungssysteme, dass sich Palliativmedizin und Hospizdienste in deutlich stärkerem Maße, als dies heute der Fall ist, auf die Begleitung, Betreuung und Versorgung demenzkranker Menschen einstellen müssen.

8. Verletzlichkeit im Alter: Die Perspektive palliativer Versorgung schwer kranker Menschen

In der Palliativmedizin wird zwischen drei charakteristischen Krankheitsverläufen in der letzten Lebensphase differenziert (Murray u. a. 2005). (1) Onkologische Erkrankungen (diese sind zunächst durch eine relativ lange Zeit mit wenigen Einschränkungen im Alltag charakterisiert; innerhalb weniger Monate treten körperlicher Abbau, Funktionsverlust und Tod ein); (2) Herz-, Lungen- oder Nierenerkrankungen (diese erstrecken sich über mehrere Jahre mit mehr oder minder stark ausgeprägten Einschränkungen im Alltag; gelegentlich treten akute Verschlechterungen ein, die einen Krankenhausaufenthalt notwendig machen; die sich anschließende Erholung erreicht das frühere Funktions- und Leistungsniveau nicht mehr); (3) Gebrechlichkeit, vielfach mit einer demenziellen Erkrankung einhergehend (diese ist mit einem über mehrere Jahre bestehenden, kontinuierlich steigenden Niveau der Hilfsbedürftigkeit verbunden). Im hohen und höchsten Alter führen immer seltener die onkologischen Erkrankungen zum Tode (die vor allem für die letzte Lebensphase im mittleren Erwachsenenalter charakteristisch sind); vielmehr treten unter den zum Tode führenden Erkrankungen die Herz-, Lungen- und Nierenerkrankungen, vor allem aber die Gebrechlichkeit immer mehr in den Vordergrund.

In Untersuchungen über das Krankheits- und Symptomspektrum von Patientinnen und Patienten auf einer geriatrischen Palliativstation waren die häufigsten Diagnosen nichtonkologischer Natur (Oster u. a. 2010). Zu diesen Diagnosen zählten der Schlaganfall, die Pneumonie, die Demenz und die Herzinsuffizienz. Die Patientinnen und Patienten waren funktionell stark beeinträchtigt (bei knapp 60 Prozent bestand Pflegebedarf) und wiesen im Durchschnitt fünf Begleiterkrankungen auf. Diese Patienten hatten ein höheres Lebensalter als die geriatrischen Tumorpatienten. Während bei Letzteren die Schmerzsymptomatik im Vordergrund stand (fast 90 Prozent dieser Patienten litten an Schmerzen), waren es bei Ersteren Schluckstörungen, Fieber, Verstopfung, Unruhe, Atemnot. Wenn eine Schmerzsymptomatik bestand, so ließ sich diese bei den nichtonkologischen Patientinnen und Patienten mit konservativen Mitteln gut behandeln. Die Mortalität der nichtonkologischen Patienten in der Palliativstation war höher; aufgrund des häufigen Auftretens von Schluckstörungen in dieser Gruppe gewann die Frage nach einer möglichen Therapiebegrenzung besondere Bedeutung. Die Autoren heben vor dem Hintergrund dieser Befunde hervor, dass in der palliativmedizinischen Geriatrie große Unterschiede zur onkologisch geprägten, auf Schmerztherapie und Krankheitsbewältigung ausgerichteten Palliativmedizin bestehen.

Die Versorgung sterbender Menschen im hohen und höchsten Lebensalter stellt eine wachsende Herausforderung ambulanter und stationärer Einrichtungen der Alten- und Krankenpflege wie auch der im ambulanten und stationären Bereich spezialisierten palliativen Versorgungsdienste dar (Remmers/Kruse 2014). Dieses Thema gewinnt zunehmend an Aktualität, da durch den Einsatz intensivmedizinischer Maßnahmen jene Schwerstkranken, die in vergangenen Jahrzehnten die bestehende Krankheit nicht überlebt hätten, nun über Monate oder Jahre mit der Krankheit leben können, wobei allerdings auch das Risiko gegeben ist, dass die Patienten viele Monate, wenn nicht sogar Jahre schwere körperliche und psychische Symptome wie auch stark ausgeprägte funktionelle Einschränkungen verarbeiten müssen – und dabei auf medizinische und umfassende pflegerische Hilfe angewiesen sind. Dieses Thema gewinnt aber noch aus anderen Gründen an Aktualität: Die Familien können vielfach die Versorgung schwerstkranker und sterbender Menschen nicht leisten – sei es, weil aufgrund der gestiegenen Erwerbstätigkeit von Frauen in der Lebensmitte potenzielle pflegerische Ressourcen nicht mehr vorhanden sind, oder sei es, weil die Familien aufgrund gewachsener räumlicher Mobilität zunehmend multilokale Wohnformen zeigen, die sowohl die instrumentelle als auch die emotionale Unterstützung in Notfällen erschweren (siehe dazu die Beiträge in Doblhammer/Scholz 2010). Und schließlich ist durch gesundheitsökonomische und versorgungspolitische Entscheidungen ein weiteres Problem gegeben: Die palliative Versorgung wird sich voraussichtlich mehr und mehr von der Klinik in pflegerische Einrichtungen verlagern. Entsprechend wird die Bedeutung professioneller Pflege, sowohl im stationären als auch im ambulanten Sektor, wachsen, um eine bedarfsgerechte, an den Bedürfnissen älterer Menschen und ihren Vorstellungen von Lebensqualität orientierte Betreuung am Lebensende zu gewährleisten (Kruse 2016).

Ungefähr 90 Prozent aller Patientinnen und Patienten spezialisierter palliativer Einrichtungen und Hospize leiden unter Krebserkrankungen im Endstadium (Schneider 2006). Angesichts der Tatsache, dass auch ein erheblicher Teil der nicht unter bösartigen, inkurablen Erkrankungen leidenden Patienten Belastungen durch Schmerz- und Stresszustände aufweist, die jenen von Krebspatienten im Endstadium vergleichbar sind, und somit einen ganz ähnlichen Bedarf an ganzheitlicher, nicht zuletzt auch sozial-kommunikativer und emotionaler Unterstützung zeigt, wird eine *Ausweitung von Palliative Care auf geriatrische Patienten* seit längerer Zeit diskutiert (grundlegend dazu: Sandgathe Husebø/Husebø 2001). Diese Forderung liegt nicht zuletzt auch wegen der gemeinsamen Wurzeln von Geriatrie und Palliativmedizin nahe, die insbesondere (a) in einem umfassenden, auf die Abbildung von individuellen Problemen, Ressourcen, Zielen, Werten und Unterstützungsmöglichkeiten zielenden Assessment, (b) in dem Bemühen um die

Förderung von Selbstständigkeit, Selbstverantwortung und Lebensqualität durch die Integration von kurativen, rehabilitativen und palliativen Behandlungsanteilen sowie (c) im Leitbild einer interdisziplinären Zusammenarbeit zu sehen sind. Des Weiteren bildet die Sterbebegleitung einen wichtigen Bestandteil von Geriatrie und Palliativmedizin.

Jene älteren Menschen, die an den Folgen einer Demenzerkrankung oder nichtmaligner Erkrankungen sterben, werden europaweit am häufigsten zu Hause oder aber in stationären Altenpflegeeinrichtungen ohne Kooperation mit in *Palliative Care* ausgebildeten Fachkräften versorgt. Vorliegende Untersuchungen sprechen für die Annahme, dass die in Deutschland wie auch in anderen Ländern übliche medizinische Versorgung der Heimbewohner durch Hausärzte gerade in Phasen erhöhter Symptombelastung oder im Sterbeprozess keinesfalls ausreicht, da Hausärzte für die speziellen Anforderungen palliativer Versorgung oft nicht qualifiziert sind. Die Notwendigkeit palliativer Konsultationsteams, die in ambulanten oder in stationären Betreuungssituationen unterstützend tätig werden könnten, wird von in *Palliative Care* involvierten Geriatern hervorgehoben; der Ausbau entsprechender Angebote auch für nicht an Krebs erkrankte Patienten im ambulanten und stationären Sektor wird europaweit als gesundheitspolitische Priorität gewertet.

Eine Implementierung von *Palliative Care* in Einrichtungen der stationären Altenhilfe ist mit einer Reihe von prinzipiellen Herausforderungen verbunden, denen – auf Leitungs- wie auf Mitarbeiterebene – durch die Entwicklung einer *palliativen Kultur* begegnet werden muss. An dieser Stelle sei erwähnt, dass eine Integration der Hospizidee schon dadurch erschwert wird, dass in Pflegeeinrichtungen eben nicht vorwiegend onkologische Patienten aller Altersgruppen, sondern ältere Menschen, die vor allem unter Demenz, kardiovaskulären und hämatologischen Erkrankungen sowie Erkrankungen des Bewegungsapparates leiden, versorgt werden müssen. Die genannten Erkrankungen sind in ihrem zeitlichen Verlauf häufig sehr viel schlechter zu prognostizieren, sodass sich im Einzelfall die Frage stellt, wann mit *Palliative Care* begonnen werden soll. Gerade wenn demenzielle Erkrankungen vorliegen, ist nicht nur die Beteiligung der Betroffenen an allen Entscheidungen, sondern auch die Beurteilung der Angemessenheit spezifischer Maßnahmen mit Blick auf die Verbesserung von Lebensqualität erschwert (Remmers 2010). Hinzu kommt, dass Bewohnerinnen und Bewohner stationärer Einrichtungen vielfach keine Angehörigen im Nahbereich haben, mit denen notwendige ethische Entscheidungen gemeinsam abgewogen werden könnten. Mit Blick auf die für eine Implementierung von *Palliative Care* in stationären Einrichtungen der Altenhilfe notwendigen Qualifizierungsmaßnahmen ist hervorzuheben, dass anders als in Hospizen und Palliativstationen ein großer Teil der Versorgung von Pflegehilfskräften geleistet wird, die nicht immer in Qualifizierungsprogramme einbezogen werden. Die Notwendigkeit solcher Qualifizierungsmaßnahmen verdeutlichen die Ergebnisse zahlreicher Befragungen von in der Altenpflege tätigen Personen aus Pflegeheimen, in denen bis zu ein Viertel der Befragten Schwierigkeiten nennen, mit Bewohnern über deren herannahenden Tod zu sprechen, und bis zu ein Drittel angeben, im Gespräch mit Angehörigen die Thematisierung des nahenden Todes von Bewohnern zu scheuen.

9. Anforderungen an die Betreuung demenzkranker Menschen im Sterbeprozess

Demenzkranke Menschen sind auch in den letzten Lebenswochen und Lebenstagen erlebnisfähig und aufnahmefähig. Bei kontinuierlicher, konzentrierter und sensibler Zuwendung lässt sich beobachten, dass die meisten demenzkranken Menschen im zeitlichen Vorfeld des Sterbens auf die Stimme wie auch auf die vorsichtige Berührung reagieren, sodass eine – wenn auch sehr eingeschränkte – Kommunikation möglich ist, die ihrerseits auf die besondere Verantwortung der Mitmenschen für ein würdiges Leben im Sterben verweist. Es zeigt sich in *allen* Phasen der Demenz, also auch in der präfinalen und terminalen Phase, wie wichtig die kontinuierliche, konzentrierte und sensible Zuwendung für das Wohlbefinden und die Lebensqualität eines demenzkranken Menschen ist – ein Gesichtspunkt, der bei der Konzeption palliativpflegerischer Maßnahmen ausdrücklich berücksichtigt werden muss.

In diesem Kontext sei zunächst auf regelmäßig veröffentlichte Verlautbarungen der *Deutschen Alzheimer Gesellschaft* Bezug genommen, in denen Aufgaben genannt werden, die bei der Begleitung demenzkranker Menschen ausdrücklich zu berücksichtigen sind. In diesen Verlautbarungen (2017) stehen sechs Aufgaben im Zentrum: (a) die sensible Ansprache des demenzkranken Menschen – diese Aufgabe gründet auf der bis zum Tode erhaltenen Erlebnis- und Aufnahmefähigkeit; (b) die differenzierte Stimulation des demenzkranken Menschen – diese Aufgabe gründet auf den bis zum Tode leistungsfähigen Sinnesorganen; (c) die Berücksichtigung der Biografie – diese Aufgabe gründet auf der Tatsache, dass biografische Einflüsse auf Erleben und Verhalten des demenzkranken Menschen selbst in der Phase des Sterbens erkennbar sind, so zum Beispiel Präferenzen für bestimmte Formen der Ansprache und Stimulation wie auch Präferenzen für bestimmte Bezugspersonen; (d) die Berücksichtigung möglicher spiritueller Bedürfnisse – dabei ist zu bedenken, dass frühere spirituelle Bedürfnisse in der Grenzsituation des Sterbens wieder an Bedeutung gewinnen können, dies gilt für demenzkranke Menschen ebenso wie für körperlich erkrankte Menschen; (e) eine fachlich wie ethisch reflektierte Auseinandersetzung darüber, ob dem demenzkranken Menschen im Falle einer akuten körperlichen Krise wirklich ein Ortswechsel (Verlegung in eine Klinik) zugemutet werden darf; (f) die Fähigkeit und Bereitschaft ›loszulassen‹, das heißt, bei erkennbarer Zunahme der Pflegebedürftigkeit des demenzkranken Menschen die Pflege mehr und mehr in professionelle Hände zu geben und bei dem bevorstehenden Tod in das Sterben des demenzkranken Menschen bewusst einzuwilligen.

In Beiträgen zu den Perspektiven der palliativen Geriatrie wird die Forderung nach Integration kontinuierlich geführter, qualitativ orientierter Interviews erhoben, und dies mit dem Ziel, gerade bei kognitiv eingeschränkten Menschen mögliche Veränderungen im Lebenswillen wie auch in den Bedürfnissen differenziert abzubilden (Oster u.a. 2010). Dabei wird betont, dass sich in der Grenzsituation des Sterbens die früher gezeigte Einstellung gegenüber den verschiedenen Formen der Sterbehilfe (einschließlich Suizid) erkennbar wandeln kann, sodass es notwendig ist, die in der Gegenwart dominierende Einstellung des Patienten zu seinem Sterben und zu den verschiedenen Formen der Sterbehilfe zu erfassen. Dies ist bei kognitiv eingeschränkten Menschen aber nur möglich, wenn man sich diesen in Interviews sensibel, offen für alle verbalen und nonverbalen Zeichen zuwendet. Wenn die Kommunikation mit einem Patienten gar nicht mehr möglich ist, gewinnt das *ethische Fallgespräch* eine noch größere Bedeutung als in jenen Fällen, in denen sich Möglichkeiten dieser Kommunikation bieten. An diesem Fallgespräch sind sowohl der Betreuer bzw. der Bevollmächtigte des Patienten als auch Mitglieder des Behandlungsteams (Stationsarzt, Oberarzt, Pflegefachperson, behandelnde Therapeuten, Seelsorger) beteiligt. In einem solchen Fallgespräch wird in aller Regel eine Lösung bezüglich des zukünftig zu wählenden medizinisch-pflegerischen Vorgehens erreicht. Diese Lösung wird (im Sinne einer Zweitmeinung) von einem nicht an der Behandlung beteiligten Facharzt überprüft.

Die Forderung, in solche Entscheidungsprozesse auch die Angehörigen einzubeziehen, sei an dieser Stelle hervorgehoben. Denn vielfach beklagen Angehörige nach dem Tod des Familienmitglieds deutliche Defizite in der Kommunikation mit Ärzten und Pflegefachpersonen während der Sterbebegleitung. Untersuchungen in Pflegeheimen, in denen mögliche Effekte einer sensiblen, offenen Kommunikation mit den Angehörigen über den möglichen weiteren Verlauf der Demenz wie auch über die Lebenssituation des demenzkranken Pflegeheimbewohners im Prozess des Sterbens erfasst wurden, machen deutlich, dass eine derartige Kommunikation mit einem deutlichen Rückgang an Interventionen einhergeht, die für den schwer kranken oder sterbenden Bewohner mit hohen Belastungen verbunden sind und deren Gewinn für den Patienten umstritten ist. Spezifische Anforderungen, die sich im Kontext der Sterbebegleitung stellen, zentrieren sich vor allem um die Frage der Schmerzerfassung, der Ernährung, der Kommunikation und der Selbstbestimmung.

Schmerzerleben und Schmerzerfassung

Die Annahme, dass bei einer weit fortgeschrittenen Demenz die Schmerzsensibilität verringert sei, somit eine schmerztherapeutische Behandlung im Kontext der palliativen Versorgung demenzkranker Menschen nicht jenes Gewicht besitze wie im Kontext der Versorgung jener Menschen, die ausschließlich an (zum Tode führenden) körperlichen Erkrankungen leiden, ist falsch (Lukas u. a. 2012). Der Anteil demenzkranker Menschen, bei denen Schmerzen nachweisbar sind, deckt sich mit dem Anteil körperlich erkrankter alter Menschen, die an Schmerzen leiden. Dieser Anteil wird mit bis zu 75 Prozent angegeben. Zudem konnte in methodisch anspruchsvollen Interventionsstudien der Nachweis erbracht werden, dass eine systematisch ausgeführte schmerztherapeutische Behandlung bei Pflegeheimbewohnern mit einer Demenz zu einer Abnahme der inneren Erregung (Agitation) führt, was ebenfalls darauf hindeutet, dass Schmerzen auch bei demenzkranken Menschen ein sehr bedeutsames Symptom darstellen. Mit Blick auf die *Schmerzerfassung* ist hervorzuheben, dass in den späten Phasen der Demenz die Fähigkeit, Schmerzen verbal auszudrücken und nach Ort und Intensität zu charakterisieren, nicht mehr gegeben ist. Aus diesem Grunde sind die Selbstbewertungsinstrumente durch Fremdbewertungsinstrumente zu ersetzen, wobei für die täglich vorgenommene Schmerzerfassung PAINAID

(Pain Assessment in Advanced Dementia Scale) und für Kontrollen in Intervallen PACSLAC (Pain Assessment Checklist for Seniors with Limited Ability to Communicate) empfohlen werden – bei Hervorhebung methodischer Schwächen, die diese Instrumente aufweisen.

In diesem Kontext kommt der erhöhten Aufmerksamkeit für körpersprachliche Signale (Mimik, Gestik, nonverbaler Ausdruck inneren Erlebens) wie auch deren korrekter Deutung besondere Bedeutung zu, wobei hier die Notwendigkeit betont wird, dem Schmerzerleben und Schmerzverhalten des demenzkranken Menschen eine je individuelle Aspektivität zuzuordnen. Dies ist bei einem demenzkranken Menschen auch dadurch zu leisten, dass auf Basis der Gespräche mit dessen Bezugspersonen eine ›biografisch-rekonstruktive Einordnung‹ des aktuell gegebenen Schmerzausdrucks versucht wird. Die *Agitation*, die bei demenzkranken Menschen nicht selten zu beobachten ist, wird als eine mögliche Manifestation von Schmerz beschrieben. Dabei wird deutlich, dass schon eine mittlere physische Aktivität dazu beiträgt, die Agitation erkennbar zu verringern, was auch als Bestätigung der Annahme gedeutet wird, in der Agitation drückten sich Schmerzen aus. Vor allem aber konnte nachgewiesen werden, dass eine systematische Schmerztherapie bei Pflegeheimbewohnern mit Demenz zu einer signifikanten Abnahme von Agitation führt, was die Bedeutung der Agitation als Ausdruck von Schmerzen noch einmal unterstreicht.

Ernährung

Häufig wird die Annahme vertreten, dass sich die Ernährung durch PEG (perkutane endoskopische Gastrostomie) bei Menschen mit weit fortgeschrittener Demenz positiv auf deren Ernährungsstatus wie auch auf deren allgemeinen körperlichen Zustand auswirke. Diese Annahme führt dazu, dass ungefähr ein Drittel aller Pflegeheimbewohner, bei denen eine weit fortgeschrittene Demenz vorliegt, über eine PEG-Sonde ernährt wird, obwohl in den meisten Fällen davon auszugehen ist, dass mit dieser Intervention *keine* wirkliche Verbesserung des Ernährungsstatus wie auch des funktionelles Status erreicht werden kann (Zieschang u.a. 2012); zudem wird eine hohe Komplikationsrate beim Einsatz einer PEG-Sonde berichtet; der berichtete Anteil variiert zwischen 30 und 70 Prozent (siehe schon: Finucane u.a. 1999). Mit Blick auf die Ernährung wird übereinstimmend argumentiert, dass die persönliche Darreichung des Essens eine ganz andere Qualität für die Kommunikation besitzt als der Einsatz von Ernährungssonden. Ernährungssonden zeigen vielfach unerwünschte Nebenwirkungen (zum Beispiel lokale oder systemische Infektionen); zudem ist bei deren Einsatz die Aspirationsgefahr erhöht. Gerade im Falle einer schweren Demenz ist der Einsatz einer Sonde mit einem sehr hohen Mortalitätsrisiko verbunden, das mit 54 Prozent im ersten Monat und mit 90 Prozent im Laufe eines Jahres angegeben wird (Sanders u. a. 2000). Im Falle eines belastenden Durstgefühls ist die fachgerechte Mundpflege dringend geboten; der Verzicht auf eine künstliche Flüssigkeitszufuhr in der terminalen Phase ist nicht selten mit einer generellen Erleichterung des Sterbeprozesses wie auch mit verringertem Schmerzerleben assoziiert.

Zusammenfassend lässt sich die Expertenmeinung zur Aufnahme von Nahrung und Flüssigkeit wie folgt charakterisieren: Die verringerte Aufnahme von Nahrung und Flüssigkeit sollte als Teil des natürlichen Sterbeprozesses gedeutet werden; die künstliche Ernährung und Flüssigkeitszufuhr trägt nur in den seltensten Fällen zu einer Verbesserung des Wohlbefindens des Sterbenden bei. Auch wird dadurch nicht dessen Lebenserwartung erhöht. Aus diesem Grunde sollte man sich vor allem an den Bedürfnissen orientieren, wie der Patient diese aktuell ausdrückt. Dies bedeutet vor allem beim demenzkranken Patienten, sich in dessen ›nonverbale Textur‹ ausführlich ›einzulesen‹, um zu einer differenzierten Einschätzung aktuell bestehender Bedürfnisse auf dem Wege der mimischen, gestischen und Verhaltensbeobachtung zu gelangen. Die Unsicherheiten im Hinblick auf die Frage, wie die Nahrungs- und Flüssigkeitszufuhr im Prozess des Sterbens erfolgen sollte, ebenso wie die falschen Annahmen mit Blick auf mögliche Effekte der Nahrungs- und Flüssigkeitszufuhr, sind auch dadurch bedingt, dass vielfach die nonverbale Textur eines zur verbalen Kommunikation nicht mehr fähigen Patienten nicht wirklich verstanden wird, nicht wirklich gelesen werden kann.

Kommunikation

Mit Blick auf die Kommunikation ist zunächst hervorzuheben, dass Lebensqualität und Wohlbefinden des demenzkranken Menschen in allen Phasen der Erkrankung in hohem Maße von dem Schutz wie auch von der Sicherheit und der unbedingten Annahme beeinflusst sind, die dieser in der Kommunikation mit wichtigen Bezugspersonen (seien dies Angehörige, seien dies

Freunde und Bekannte oder seien dies professionell und ehrenamtlich tätige Personen) erfährt. Die konzentrierte, kontinuierlich gegebene, offene und sensible Zuwendung zum demenzkranken Menschen bildet dabei den entscheidenden Weg, um das Erleben von Schutz, Sicherheit und unbedingter Annahme zu fördern. Im Prozess des Sterbens gewinnt dabei die »zwischenleibliche Kommunikation« (Fuchs 2000), das heißt die Kommunikation auf der Basis von körperlichen Berührungen, mehr und mehr an Bedeutung. Gerade diese zwischenleibliche Kommunikation versetzt Bezugspersonen in die Lage, den Ausdruck des Demenzkranken noch differenzierter erfassen, ihn noch tiefer erleben zu können. Zudem birgt diese Form der Kommunikation bemerkenswerte Potenziale mit Blick auf die Anregung (Aktivation) und Beruhigung des demenzkranken Menschen wie auch mit Blick auf die immer wieder anzustrebende, zumeist nur temporär zu verwirklichende, basale Verständigung mit diesem.

Gerade vor dem Hintergrund dieser ›pathischen‹ Anteile menschlicher Wahrnehmung wird auch deutlich, wie sehr die Fähigkeit zur Begleitung demenzkranker Menschen in der letzten Phase ihres Lebens an emotionale und kommunikative Qualitäten der Begleiter gebunden ist. Ja, die hohe Verletzlichkeit eines demenzkranken Menschen – die schon in einem mittleren Krankheitsstadium deutlich erkennbar ist –, rechtfertigt die Aussage, dass die Begleitung Demenzkranker nur von Personen geleistet werden sollte, die über ein hohes Maß an Mitschwingungsfähigkeit und Sensibilität verfügen, das sie in die Lage versetzt, die pathischen Elemente der Wahrnehmung tatsächlich zu verwirklichen. Schließlich sollte bedacht werden, dass die Kommunikation mit demenzkranken Menschen – speziell am Ende ihres Lebens – ein hohes Maß an Kontinuität und Zeit erfordert. Aus diesem Grunde gewinnt die Bezugspflege gerade mit Blick auf die Betreuung demenzkranker Menschen eine besondere Bedeutung. Sie kommt deren Bedürfnissen nach Sicherheit, Schutz und unbedingter Annahme in besonderer Weise entgegen. Kritisch ist feststellen, dass die hohe Zeitbeschränkung in der Pflege gerade den Bedürfnissen demenzkranker Menschen – vor allem in der Endphase ihres Lebens – widerspricht. Aus diesem Grunde ist immer wieder zu fragen, inwieweit die – vor allem ethisch fundierte – Forderung, wonach der Mensch auch in der letzten Phase seines Lebens die Möglichkeit haben muss, *seine Würde zu leben*, mit den konkreten Arbeitsbedingungen in Pflegeeinrichtungen in Übereinstimmung zu bringen ist. Denn die Verwirklichung der Menschenwürde bedeutet gerade in Phasen hoher Verletzlichkeit *ein Leben in Beziehungen.*

10. Abschluss: Die innere Vorbereitung auf Anforderungen im Alter

Abschließend möchte ich auf ein Gedicht des Schriftstellers Josef von Eichendorff (1788–1857) eingehen, das in meinen Augen als ›Altersgedicht‹ gedeutet werden kann; in diesem werden die Vergangenheits-, die Gegenwarts- und die Zukunftsperspektive integriert. Die Zukunftsperspektive ist dabei auch im Sinne *möglicher Anforderungen* zu deuten, die das hohe Alter an das Individuum richtet; die Antizipation ebendieser Anforderungen wie auch die Entwicklung von Strategien und Maßnahmen, die helfen, vor möglichen negativen Folgen dieser Anforderungen zu schützen, bildet eine bedeutende psychologische Aufgabe im hohen Alter. Zugleich aber kann der Blick in die Zukunft zur Bewusstwerdung der Reife-Potenziale führen, die ich vor allem in der vermehrten Introversion mit Introspektion, in der Offenheit für neue, auch transzendentale oder kosmische Orientierungen, in der Sorge für und um andere Menschen – vor allem der jungen Generation – sowie in der Wissensweitergabe sehe, wie ich in meinem Buch *Lebensphase hohes Alter – Verletzlichkeit und Reife* (Kruse 2017) ausführlich dargelegt habe. Die Bewusstwerdung und Verwirklichung dieser Reife-Potenziale – auch in Grenzsituationen – ist ein genauso wichtiger Aspekt der Zukunftsperspektive wie jene möglichen Anforderungen, die zur erhöhten Verletzlichkeit führen können.

Mein Gott, Dir sag ich Dank,
Daß Du die Jugend mir bis über alle Wipfel
In Morgenrot getaucht und Klang,
Und auf des Lebens Gipfel,
Bevor der Tag geendet,
Vom Herzen unbewacht
Den falschen Glanz gewendet,
Dass ich nicht taumle ruhmgeblendet,
Da nun herein die Nacht.
dunkelt in ernster Pracht.

Man stelle sich hier einen alten Menschen – am Ende des Lebens stehend – vor, der auf seine Biografie blickt, zunächst auf das Jugendalter, das ihm rückblickend als Zeit der Hoffnung und Erfüllung, ja, der Leichtigkeit des Seins erscheint. Hier sei betont: Sie *erscheint* dem Betrachter in seiner Erinnerung als eine solche Zeit, muss aber nicht in dieser Weise erlebt worden sein, denn heißt es doch: »dass Du die Jugend mir bis über alle Wipfel in

Morgenrot getaucht und Klang«. Dem Blick auf das Jugendalter folgt der Blick auf das Erwachsenenalter, also auf eine Lebensphase, in der man Zustimmung und Anerkennung erfahren hat, wobei Zustimmung und Anerkennung mit der Gefahr verbunden sind, sich vom »falschen Glanz« blenden zu lassen – Gott wird Dank dafür gesagt, dass er geholfen hat, diesen falschen Glanz zu wenden, bevor das Individuum in das hohe Alter eintritt. Hier finden wir einen eindrucksvollen Appell an den Menschen, spätestens im Erwachsenenalter zu einer differenzierten, die persönlichen Kräfte und Schwächen erkennenden und akzeptierenden Selbstsicht zu gelangen, die ihm hilft, die Entwicklungsaufgaben und Entwicklungsanforderungen im hohen Alter zu bewältigen. Die »ernste Pracht« der »Nacht, die nun hereindunkelt«, lässt sich in zweifacher Hinsicht deuten: Zum einen im Sinne von Anforderungen, die das hohe Alter mit sich bringt (»Nacht«), zum anderen im Sinne eines im hohen Alter erreichbaren, klaren und unverstellten Überblicks über die Erhabenheit und Schönheit der menschlichen Natur wie auch der Natur schlechthin (»ernste Pracht«).

Literatur

Alzheimer's Disease International (Hg.) (2013), *Word Alzheimer Report 2013. Journey of caring. An analysis of long-term care for dementia*, London.

Arendt, Hannah (1960), *Vita activa oder Vom tätigen Leben*, Stuttgart.

Arendt, Hannah (1993), *Was ist Politik?* München.

Becker, Gabriele/Kruse, Andreas/Natus, Anna/Wetzel, Andrea (2017), *Rehabilitative Pflege: Ergebnisse eines Modellversuchs zur Integration rehabilitativer Module in den Pflegeprozess*, Heidelberg.

Becker, Stefanie/Kaspar, Roman/Kruse, Andreas (2010), *H.I.L.DE. Heidelberger Instrument zur Erfassung der Lebensqualität demenzkranker Menschen*, Bern.

Berendonk, Charlotte/Stanek, Silke (2010), Positive Emotionen von Menschen mit Demenz fördern. Die Gestaltung individuell bedeutsamer Alltagssituationen durch Pflegefachpersonen und pflegende Angehörige, in: Andreas Kruse (Hg.), *Lebensqualität bei Demenz? Zum gesellschaftlichen und individuellen Umgang mit einer Grenzsituation im Alter*, Heidelberg, S. 157–176.

BMFSFJ (2016), Bundesministerium für Familie, Senioren, Frauen und Jugend (Hg.), *Siebter Bericht zur Lage der älteren Generation in der Bundesrepublik Deutschland. Sorge und Mitverantwortung in der Kommune – Aufbau und Sicherung zukunftsfähiger Gemeinschaften und Stellungnahme der Bundesregierung*, Berlin. Online verfügbar unter: https://www.siebter-altenbericht.de

Brandenburg, Hermann/Güther, Helen/Proft, Ingo (Hg.) (2015), *Kosten kontra Menschlichkeit. Herausforderungen an eine gute Pflege im Alter*, Ostfildern.

Brinkman-Stoppelenburg, Arianne/Rietjens, Judith A./van der Heide, Agnes (2014), The effects of advance care planning on end-of-life care: a systematic review, *Palliative Medicine*, Jg. 28, H. 8, S. 1000–1025.

Caspari, Synnøve/Lohne, Vibeke/Rehnsfeldt, Arne Wilhelm/Sæteren, Berit/Slettebø, Åshild/Heggestad, Anne Kari Tolo/Lillestø, Britt/Høy, Bente/Råholm, Mai-Britt/Lindwall, Lillemor/Aasgaard, Trygve/Nåden, Dagfinn (2014), Dignity and existential concerns among nursing homes residents from the perspective of their relatives, *Clinical Nursing Studies*, Jg. 2, H. 3, S. 22–33.

Deutsche Alzheimer Gesellschaft (2011), *Allein leben mit Demenz – Herausforderung für Kommunen. Alleinlebende kommen zu Wort, Schulung in der Kommune, Erfahrungen aus der Praxis*, Berlin.

Deutsche Alzheimer Gesellschaft (Hg.) (2017), Empfehlungen zur Begleitung von Demenzkranken in der Sterbephase. Online verfügbar unter: https://www.deutsche-alzheimer.de/fileadmin/alz/pdf/empfehlungen/empfehlungen_sterbephase.pdf

Doblhammer, Gabriele/Scholz, Rembrandt (Hg.) (2010), *Ageing, Care Need and Quality of Life*, Wiesbaden.

Finucane, Thomas E./Christmas, Colleen/Travis, Kathy (1999), Tube feeding in patients with advanced dementia: a review of the evidence, *Journal of the American Medical Association*, Jg. 282, S. 1365–1370.

Fuchs, Thomas (2010), Das Leibgedächtnis in der Demenz, in: Andreas Kruse (Hg.), *Lebensqualität bei Demenz? Zum gesellschaftlichen und individuellen Umgang mit einer Grenzsituation im Alter*, Heidelberg, S. 231–242.

Heinrich, Nils/Wübker, Ansgar (2016), Demenz – Welche Entwicklung erwarten wir? *Public Health Forum*, Jg. 24, S. 112–114.

Heinze, Rolf G./Klie, Thomas/Kruse, Andreas (2015), Subsidiarität revisited, *Sozialer Fortschritt*, Jg. 64, S. 131–138.

Kitwood, Tom (2002), *Demenz: Der Personen-zentrierte Umgang mit verwirrten Menschen*, Bern.

Klie, Thomas (2010), Reflexionen zur zivilgesellschaftlichen Dimension des Alterns, in: Andreas Kruse (Hg.), *Leben im Alter. Eigen- und Mitverantwortlichkeit in Gesellschaft, Kultur und Politik*, Heidelberg, S. 245–260.

Kojer, Marina/Schmidl, Martina (Hg.) (2016), *Demenz und Palliative Geriatrie in der Praxis*, 2. Aufl., Heidelberg.

Kruse, Andreas (Hg.) (2010a), *Lebensqualität bei Demenz? Zum gesellschaftlichen und individuellen Umgang mit einer Grenzsituation im Alter*, Heidelberg.

Kruse, Andreas (2010b), Menschenbild und Menschenwürde als grundlegende Kategorien der Le-bensqualität demenzkranker Menschen, in: Andreas Kruse (Hg.), *Lebensqualität bei Demenz? Zum gesellschaftlichen und individuellen Umgang mit einer Grenzsituation im Alter*, Heidelberg, S. 160–196.

Kruse, Andreas (2011a), Selbst und Selbstaktualisierung bei Demenz, in: Alexis von Poser/Jürg Wassmann (Hg.), *Zugänge zur Person*, Heidelberg, S. 143–168.

Kruse, Andreas (2011b), Selbst und Selbstaktualisierung, in: Marina Kojer/Martina Schmidl (Hg.), *Demenz und palliative Geriatrie in der Praxis. Heilsame Betreuung unheilbar demenzkranker Menschen*, Heidelberg, S. 295–309.

Kruse, Andreas (2012), Das Selbst im Prozess der Demenz, in: Alexis von Poser/Thomas Fuchs/Jürg Wassmann (Hg.), *Formen menschlicher Personalität: Eine interdisziplinäre Gegenüberstellung*, Heidelberg, S. 48–67.

Kruse, Andreas (2013), *Alternde Gesellschaft: eine Bedrohung? Ein Gegenentwurf*, Freiburg.

Kruse, Andreas (2015), Was ist eine gute Institution? Das Pflegeheim im Kontext einer Betrachtung des hohen Alters und der Demenz, in: Hermann Brandenburg/Helen Güther/Ingo Proft (Hg.), *Kosten kontra Menschlichkeit. Herausforderungen an eine gute Pflege im Alter*, Ostfildern, S. 237–262.

Kruse, Andreas (2016), Die besonderen Anforderungen des hohen Alters im Prozess des Sterbens, *Bundesgesundheitsblatt*, Jg. 59, *S.* 412–420.

Kruse, Andreas (2017), *Lebensphase hohes Alter. Verletzlichkeit und Reife*, Heidelberg.

Lauter, Hans (2010), Demenzkrankheiten und menschliche Würde, in: Andreas Kruse (Hg.), *Lebensqualität bei Demenz? Zum gesellschaftlichen und individuellen Umgang mit einer Grenzsituation im Alter*, Heidelberg, S. 27–42.

Lévinas, Emmanuel (1995), *Zwischen uns. Versuche über das Denken an den Anderen,* München.

Lukas, Albert/Schuler, Matthias/Fischer, Thomas W./Gibson, Stephen J. Savvas, Steven M./Nikolaus, Thorsten/Denkinger, Michael (2012), Pain and dementia. A diagnostic challenge, *Zeitschrift für Gerontologie und Geriatrie*, Jg. 45, S. 45–49.

Margalit, Avishai (2012), *Politik der Würde. Über Achtung und Verachtung*, Frankfurt.

Murray, Scott A./Kendall, Marilyn/Boyd, Kirsty/Sheikh, Aziz (2005), Illness trajectories and palliative care, *British Medical Journal*, Jg. 330, S. 1007–1011.

Oster, Peter/Schneider, Nils/Pfisterer, Mathias (2010), Palliative Perspektive in der Geriatrie, in: Andreas Kruse (Hg.), *Leben im Alter – Eigen- und Mitverantwortlichkeit in Gesellschaft, Kultur und Politik*, Heidelberg, S. 295–299.

Pico della Mirandola, Giovanni (1990), *De hominis dignitate.* (dt. Über die Würde des Menschen), Hamburg.

Remmers, Hartmut (2010), Der Beitrag der Palliativpflege zur Lebensqualität demenzkranker Menschen, in: Andreas Kruse (Hg.), *Lebensqualität bei Demenz? Zum gesellschaftlichen und individuellen Umgang mit einer Grenzsituation im Alter*, Heidelberg, S. 117–133.

Remmers, Hartmut/Kruse, Andreas (2014), Gestaltung des Lebensendes – End of Life Care, in: Hans-Werner Wahl/Andras Kruse (Hg.), *Lebensläufe im Wandel. Sichtweisen verschiedener Disziplinen*, Stuttgart, S. 215–231.

Rothgang, Heinz/Müller, Rolf/Unger, Rainer (2012), *Themenreport Pflege 2030. Was ist zu erwarten – was ist zu tun*, Gütersloh.

Sanders, David S./Carter, Martyn J./D'Silva, Julie/James, G./Bolton, R.P./Bardhan, Karna D. (2000), Survival analysis in percutaneous endoscopic gastrostomy feeding: a worse outcome in patients with dementia, *American Journal of Gastroenterology*, Jg. 95, S. 1472–1475.

Sandgathe Husebø, Bettina/Husebø, Stein (2001), Palliativmedizin – auch im hohen Alter? *Schmerz*, Jg. 15, S. 350–356.

Schneider, Nils (2006), Health care in seniority: crucial questions and challenges from the perspective of health services research, *Zeitschrift für Gerontologie und Geriatrie*, Jg. 39, S. 331–335.

van der Steen, Jenny T./van Soest-Poortvliet, Mirjam C./Hallie-Heierman, Meertje/Onwuteaka-Philipsen, Bregje D./Deliens, Luc/de Boer, Marike E./Van den Block, Lieve/van Uden, Nicole/Hertogh, Cees M. P. M./de Vet, Henrica C. W. (2014), Factors associated with initiation of advance care planning in dementia: a systematic review, *Journal of Alzheimer's Disease*, Jg. 40, H. 3, S. 743–757.

Zieschang, Tania/Oster, Peter/Pfisterer, Mathias/Schneider, Nils (2012), Palliativversorgung von Menschen mit Demenz, *Zeitschrift für Gerontologie und Geriatrie*, Jg. 45, S. 50–54.

»Sorge« – Kulturwissenschaftliche Annäherungen an einen schillernden Begriff

Eberhard Wolff

Das Thema dieses Beitrags zielt auf den Kern des Titels dieses Bandes: auf die *Kulturen der Sorge*. Mein Eindruck ist, dass der Begriff der ›Sorge‹ im medizinischen und pflegerischen Diskurs häufig in einem engen Verständnis sowie, damit zusammenhängend, recht emotional und aufgeladen mit Wertvorstellungen verwendet wird. Der Titel *Kulturen der Sorge* ist mir deshalb gleich in zweifacher Hinsicht sympathisch. Zum einen, weil Sorge hier nicht als ein eindeutiges, essenzielles Etwas dasteht, sondern als etwas Kulturelles. Das heißt: Sie basiert auf je spezifischen Normen, sie hat je spezifische Funktionen, sie hat symbolische Gehalte, sie wird in der Praxis hergestellt, sie besitzt eine eigene Historizität – alles das, was ein Phänomen zu einem *kulturellen* Phänomen macht. Zum anderen ist mir der Plural sympathisch: Der Titel spricht nicht von *einer* Kultur der Sorge, sondern von unterschiedlichen Kultur*en* der Sorge. Mit der Pluralisierung von Sorge meine ich allerdings mehr als die lexikalische Bedeutungsvielfalt des Begriffes ›Sorge‹. Mein Thema liegt weit jenseits der Unterscheidung zwischen dem ›*Für*-etwas-Sorgen‹ und dem ›Sich-*um*-etwas-Sorgen‹. Mein Thema liegt auch jenseits der Unterscheidung von Sorge als emotionalem Zustand einerseits und als Tätigkeit andererseits. Beide lassen sich in der Praxis ohnehin nicht trennscharf auseinanderhalten.

Unter ›Sorge‹ lässt sich ein komplexes Feld von Praktiken und Vorstellungen fassen, das weit über private, emotionale Zuwendung und den engen, an (medizinische) Pflege angelehnten Begriff der Sorge hinausführt (ähnlich Thelen 2014). Meine These ist die Folgende: Es gibt keinen ›neutralen‹ Begriff der Sorge. Wer ihn verwendet, verwendet mit ihm immer auch ein jeweils anderes Modell mitsamt zugehörigen Sorgeimplikationen. Wer den Begriff ›Sorge‹ benutzt, verwendet eine Lesart des Begriffes in der Regel auf eine strategische Art. Wer ihn benutzt, versucht in der Regel damit auch sein Modell von Sorge oder bestimmte Sorgetätigkeiten zu legitimieren und andere zu delegitimieren. Es geht also nicht darum, auf die Suche nach einem neutralen, vielleicht verloren gegangenen Sorgebegriff zu gehen, sondern darum, die jeweiligen unvermeidlichen normativen Vorstellungen hinter den vielen verwendeten Sorgebegriffen zu erkennen und zu benennen. Vereinfacht und dramatisierend könnte man sagen: Wir sollten den Begriff ›Sorge‹ als eine terminologische Handgranate betrachten. Das möchte ich an zwei für die übliche Pflegeforschung ungewöhnlichen Beispielen illustrieren. Beide stammen aus Praktiken und Medien des populären Alltags, dem Quellenarsenal der Kulturwissenschaften. Sie könnten aber unterschiedlicher kaum sein: Eines geht 200 Jahre in die Geschichte zurück, das andere in die Zukunft. Das eine stammt aus Archiven, das andere aus einer Videothek.

1. Sorge als kulturelles Missverständnis: Ein historisches Beispiel

Das erste, historische Beispiel soll zeigen, was für unterschiedliche Vorstellungen hinter dem Begriff ›Sorge‹ stehen können. Historische Beispiele haben den Vorteil, dass durch die Distanz des Betrachtenden zum Gegenstand die analytische Distanz zur Problematik leichter hergestellt werden kann. Ich entlehne das Beispiel meiner Dissertation aus den 1990er Jahren (Wolff 1998).

Die um 1800 entdeckte und schnell in die Medizin eingeführte Pockenschutzimpfung war eine erste, zumindest einigermaßen effiziente medizinische Präventionsmaßnahme gegen eine damals sehr verbreitete, gefährliche Seuche. Die aufklärerisch gesonnene Ärzteschaft verfiel darüber in eine Art Taumel euphorischer Begeisterung angesichts der erwarteten neuen medizinischen Interventionsmöglichkeiten. Als sie die Impfung aber bei der Bevölkerung anwenden wollte, traf sie dort – vor allem auf dem Land – auch auf unerwartete, erhebliche Widerstände, die sehr komplexe Hintergründe hatten. Unter anderem wurde die Ablehnung der Impfung mit ihren befürchteten unerwünschten Wirkungen begründet. Die damaligen Ärzte beschrieben diese Ablehnung der Impfung durch die Landbevölkerung in ihren Berichten mit Begriffen wie Gleichgültigkeit, Indolenz, Nachlässigkeit, Fatalismus oder eben: »Sorglosigkeit«,[1] als seien die entsprechenden Eltern nicht um das

1 Von manchen Historikern wurde diese Interpretation unkritisch aus den Quellen übernommen (Wolff 1998: 377). Ähnlich der Vorwurf des Fatalismus (ebd.).

Wohlergehen ihrer Kinder besorgt. Der pauschale Vorwurf der »Sorglosigkeit« hinderte die Ärzte aber nicht, in den gleichen Beschreibungen, teils nur wenige Zeilen später, die »Besorgnis« der Eltern festzuhalten, dass ihre Kinder durch die Impfung krank werden oder gar sterben könnten. Oder sie schrieben, wie »ängstlich besorgt« die Eltern um eine richtige Therapie ihrer Kinder seien, wenn sie denn an den Pocken erkrankt waren, womit sie ihnen dann doch »Sorge« attestierten.

Eine breite Analyse der Motive für Impfablehnung zeigt viele Beispiele einer bewussten elterlichen Sorge um das Wohlergehen bzw. der »Versorgung« (also der materiellen Dimension von Sorge) des Impflings, ihrer Kinder oder der ganzen Familie (Wolff 1998: 296, 314, 393–398, 410, 413f., 417, 419, 445, 451). Es war nur einfach eine andere Form von Sorge aus einem vormodernen Denkkosmos heraus. Die unterstellte »Gleichgültigkeit« gegenüber der Impfung musste angesichts von Zweifeln gegenüber dem Nutzen und der Sicherheit des Eingriffs nicht *per se* eine Gleichgültigkeit gegenüber der Gesundheit generell sein.

Was sich in diesem knappen historischen Beispiel zeigt, ist ein klassisches ›kulturelles Missverständnis‹ zweier unterschiedlicher ›Kulturen der Sorge‹. Für die Impfärzte um 1800, die sich über angeblich sorglose Eltern echauffierten, meinte Sorge für die Kinder ein interventionistisches, professionelles und medikalisiertes Modell kollektiver medizinischer Prävention. »Sorglos« waren für sie zum Teil ganz einfach diejenigen Eltern, die nicht zum Arzt gingen, um ihre Kinder impfen zu lassen. Für die entsprechenden impfskeptischen Eltern dieser Zeit bedeutete Sorge eher ein traditionelles oder traditionalistisches, eher reaktives Modell von Gesundheit, welches das Individuum vor den Gefahren einer wenig bekannten medizinischen Innovation schützen sollte. »Sorglos« dürften für sie die Ärzte gewesen sein, welche die Folgen ihrer Interventionen nicht genug bedachten. Keine der beiden Vorstellungen von Sorge ist für sich richtig. Beide sind geleitet von ihren kulturellen Einbettungen und je spezifischen Interessen. Ich plädiere dafür, solche unterschiedlichen Vorstellungen und Modelle von Sorge als solche zu akzeptieren und ihnen nicht vorderhand Sinn und Gültigkeit zu- oder abzusprechen. Normative Vorausannahmen und Positionierungen, soweit sie sich vermeiden lassen, sind in einem kulturwissenschaftlichen Analyseprozess des Verstehens von Zusammenhängen meines Erachtens nicht sehr förderlich. Normativität ist dagegen eine legitime Eigenschaft der Quellen bzw. des Untersuchungsfeldes.

2. Vier Kulturen der Sorge in einem Science-Fiction-Beispiel

Mein zweites Beispiel ist einer imaginierten Zukunft entnommen. *Baymax* ist der Titelheld des gleichnamigen animierten Disney-Films aus dem Jahr 2014, der in einer unbestimmten Zukunft spielt. *Baymax* ist ein Roboter. Er stellt sich selber mit den Worten vor: »Hallo, ich bin *Baymax*, Ihr persönlicher Gesundheitsbegleiter.« *Baymax* ist eine knuddelige, ziemlich rundliche Aufblasfigur. *Baymax* ist kein Mensch und doch ein guter Freund, der allen aus der Patsche hilft. *Baymax* opfert sich am Ende selbst – wie es sich für ein Disney-Skript gehört –, um seine Freunde zu retten und überlebt dann doch als das, was er immer war: ein Computerprogramm.

Baymax scannt ständig den Gesundheitszustand der Menschen um ihn herum und kann sie auch therapieren. In seinen Händen hat er gleichzeitig ein antibakterielles Spray und einen Defibrillator. *Baymax* ermahnt die Menschen ständig, sinnvoll auf ihren jeweiligen Gesundheitszustand zu reagieren. *Baymax* warnt immer alle vor bestehenden gesundheitlichen Risiken. *Baymax* ist überprotektiv, unbedarft und monoman und geht damit seinem Freund und Besitzer, dem 14-jährigen Hiro, reichlich auf die Nerven. *Baymax* hört erst auf zu nerven, wenn man gesagt hat: »Ich bin mit der Behandlung zufrieden.« In einer Szene (zwei sehr sehenswerte Minuten, ab Minute 25) fällt Hiro ein schwerer Gegenstand auf den Fuss, was *Baymax* aus dem Stand-by weckt. Für Hiro ist die Sache sofort wieder abgeschlossen, aber *Baymax* hört nicht auf, nach dem Befinden von Hiro zu fragen. Er tut dies so penetrant, dass er dadurch neue Missgeschicke bei Hiro produziert, die *Baymax* noch mehr veranlassen, nach Hiros Gesundheitszustand zu fragen und gegen seinen Willen seinen Gesundheitszustand zu scannen. Was auch immer Hiro tut, es führt zu neuen fürsorgerischen Übergriffen durch *Baymax*.

Die für uns wichtigste Eigenschaft von *Baymax* ist, dass er sich ständig um sein Gegenüber sorgt. Er ist eine einzige Inkarnation von fürsorglicher Zuwendung. Er ist *die* Sorge schlechthin in einem engen, klassischen Sinn von ›Sorge‹. *Baymax* repräsentiert aber gleichzeitig auch mehrere, sehr gegensätzliche Modelle oder Kulturen von Sorge. Das macht ihn hier besonders interessant. *Baymax* repräsentiert erstens das Klischee (oder Zerrbild) einer klassischen Kultur der Sorge respektive Pflege. Er ist ständig für den anderen da, ist selbstlos, opfert sich auf, gibt körperliche und seelische Wärme, wenn nicht gar Empathie und braucht nur selten ein wenig Strom. Eine heilige Florence Nightingale des digitalen Zeitalters und deshalb natürlich immer auch ironisch gebrochen. *Baymax* ist zweitens aber auch die Kehrseite dieses

Klischees. Indem er penetrant den Gesundheitszustand seines Gegenübers scannt, gesundheitliche Probleme nennt und Gesundheitsvorschläge macht, versucht er ständig in die Autonomie seines Gegenübers einzugreifen. Er spielt das übliche Spiel von Sorge und Pflege als Machtausübung, als »fürsorglicher Belagerung«,[2] solange er dies als Roboter kann und darf. Sorge erscheint hier als versuchter überprotektiver Paternalismus.

Zum Dritten ist *Baymax'* ständige Sorge um die Gesundheit der anderen auch ein Musterbeispiel für die Sorgekultur im Zeichen des heutigen Gesundheitsimperativs, ständig an seine Gesundheit denken zu sollen und zu müssen. Es repräsentiert die Kultur einer Selbst-Sorge, die unter dem englischen Stichwort »Healthism«[3] gehandelt und von Gesundheitspolitikern immer wieder gefordert wird. In diesem Sinne ist es auch kein Wunder, wenn *Baymax* seiner Umgebung mit seiner Sorge immer wieder ziemlich auf die Nerven geht. Er ist ein unglaublich penetranter Gesundheitsbegleiter. Die Sorge, die *Baymax* praktiziert, ist zum vierten aber auch das, was wir heute wohl als Algorithmus bezeichnen würden. Seine Sorge ist schematisch, vorhersehbar. Alles, was *Baymax* macht, macht er als Folge eines Computerprogramms. Seine einzige Aufgabe, »die Heilung von Kranken und Verletzten«, entspringt einem Gesundheitschip. Er ist eine von Menschen gemachte Maschine, die von Menschen (in gewissem Umfang) fremdgesteuert wird. *Baymax* opfert sich, weil sein Programm ihm sagt: »Du bist mein Patient.

2 Dies in einer ähnlichen Dialektik von Sorge, wie sie Heinrich Böll in seinem gleichnamigen Roman von 1979 beschrieben hat. Wissenschaftlich vgl. Frevert (1985).

3 Obwohl der Begriff seit Jahrzehnten in Fachkreisen verwendet wird, kann hier auf keinen rundum befriedigenden Referenztext zu seinem Inhalt verwiesen werden. Als knappste Definition verstehe ich unter »Healthism« eine individuelle Haltung, bei der die Lebensführung in dominanter Weise von Gesundheitsüberlegungen bestimmt ist und Gesundheit als ein primärer, sich selbst legitimierender Wert (etwa als Ersatz für Religion als Sinnsystem) verstanden wird. In einer wissenschaftlich nicht tragfähigen Begrifflichkeit wird das Phänomen heute häufig als »Gesundheitswahn« beschrieben. »Healthism« geht von einem sehr individualisierten Gesundheitsverständnis aus. Aus gesellschaftlicher Perspektive wäre »Healthism« die gesellschaftliche oder politische Forderung an die Individuen, Gesundheitsüberlegungen diesen Wert beizumessen. Die Forschung entdeckt hierbei Tendenzen zu einem gesellschaftlichen oder politischen Zwang für das Individuum, gesund zu leben. Viele konkrete Phänomene der letzten Jahrzehnte können als Beispiel von »Healthism« betrachtet werden, etwa verschiedenste Bewegungen, die Ernährung praktisch ausschließlich unter dem Gesundheitsaspekt betrachten. Der Begriff wird in der Regel recht normativ-kulturkritisch verwendet. Siehe zu den verschiedenen Verständnissen des Begriffes und seiner Geschichte den (englischsprachigen) Wikipedia-Artikel. Einer der ersten Texte zum Konzept ist Crawford (1980). Vgl. außerdem Blackmann (2008).

Deiner Gesundheit gilt mein einziges Interesse.« Und er kann dann doch überleben und neu gebaut werden, weil er eine Maschine ist und sein Algorithmus überlebt hat.

Auch diese jeweiligen Modelle oder Lesarten von Sorge sind geleitet von ihren je spezifischen Interessen. Sie betrachten das komplexe Phänomen Sorge aus unterschiedlichen, oft konkurrierenden Perspektiven. Die Variablen der Unterscheidung sind hier indes andere als beim Beispiel der Pockenschutzimpfung. Das Modell von Sorge als individuelle Aufopferung verteidigt eher traditionelle Vorstellungen von Pflege oder berufspolitische Interessen und versteht Sorge affirmativ. Das Modell der Sorge als »Belagerung« versucht gerade dies zu relativieren und verweist statt der Affirmation auf die Problematik von Sorge und richtet die Perspektive auf die Empfänger von Sorge und deren allfällige Interessen. Die Integration der ›Selbst-Sorge‹ in die Sorge rückt die ›Besorgten‹ als Handelnde in den Mittelpunkt. Das Interesse kann dabei genauso von einer Fremdführung im Sinne von Gouvernementalität wie auf die Selbst-Ermächtigung der ›Besorgten‹ abzielen. Die Vorstellung, Sorge könne nur durch Menschen erbracht werden, verteidigt Sorge gegen die Welt der Technik. Das Modell der Sorge durch Roboter kommt dem Interesse entgegen, Maschinen und Technik in die Sorge zu integrieren und Sorge vom rein ›Humanen‹ zu lösen.

3. Sorge als Problem

Ich hätte hier andere, für die Pflegeforschung weniger ausgefallene Beispiele von unterschiedlichen Kulturen der Sorge heranziehen können. Solche, die im Fachdiskurs geläufiger sind: Kulturen der Sorge als religiöse Verpflichtung, als Aufgabe sozialpolitischer Daseinsvorsorge, als familiäre Praxis, als gegenderte weibliche Domäne, als Selbstlegitimation eines professionalisierten Berufs, als ethnisierte Praxis, als Ausdruck eines pathologischen Helfersyndroms oder als responsabilisierte private Pflicht.[4] Vielleicht ermöglichen es die ausgefallenen Beispiele aber eher, hinter gewohnte, auch politisch vorgeformte und problematische Argumentationsstrukturen zurückzutreten.

4 Siehe zum Beispiel die 2016 in Hamburg durchgeführte Tagung *Politics of Care. Politiken der Für_Sorge – Für_Sorge als Politik*. Vgl. http://www.d-g-v.org/kommissionen/geschlechterforschung/nachrichten/programm-der-kom-missions-tagung-2016-politics-care

Wofür ich plädiere, ist (als ersten Schritt), einen engen Begriff der ›Sorge‹ so weit wie möglich zu öffnen und zu vervielfältigen – das zu tun, was die Impfärzte um 1800 nicht vermochten: Sie konnten sich nicht in die Sorgekonstellation der impfskeptischen Eltern hineinversetzen. Es widersprach ihren eigenen, in diesem Fall berufsspezifischen Interessen zu sehr. Ich plädiere deshalb für einen zunächst radikal kulturrelativistischen Begriff von ›Kulturen der Sorge‹. Unter diesem Dach kann für mich zum Beispiel auch die heute so oft problematisierte Impfgegnerschaft eine Kultur der Sorge sein, obwohl ich persönlich meine Kinder habe regulär impfen lassen.

Wofür ich auch plädiere, ist zum Beispiel, Sorge nicht ausschließlich als positiv verstandene, von Menschen praktizierte, emotionale und altruistisch intendierte Zuwendung zu verstehen. In einem breiten Verständnis von Sorge kann dann auch eine Maschine, ein Roboter wie *Baymax* oder die Kuschelrobbe *Paro* Sorge praktizieren und eine spezifische Kultur der Sorge darstellen. Es gibt für mich durchaus eine Kultur der Sorge, die durch Maschinen oder Computer ausgeführt werden kann. Diese *a priori* aus den Kulturen der Sorge auszuschließen, würde uns einige Dimensionen des Verstehens verschließen (Wöhlke/Wolff 2015). Das fiktive Beispiel *Baymax* kann uns dann zeigen, welche unterschiedlichen Modelle von Sorge es gibt. Und es kann uns zum Beispiel zeigen, wie nahe der Sorgealgorithmus von *Baymax* der nervigen »fürsorglichen Belagerung« des traditionellen Modells paternalistisch-autoritärer Pflege kommen kann. Die gleiche Koinzidenz findet sich übrigens auch in einem anderen fiktiven Pflegeroboter, *Vera,* aus der schwedischen Fernsehserie *Real Humans.* Sorge ist nicht nur Lösung. Sorge kann auch das Problem sein.

Als zweiten Schritt können wir die kulturelle, soziale, politische Einbettung unterschiedlicher Sorgebegriffe herausarbeiten. Nicht um sich in einen genehmen Sorgebegriff hineinzubegeben, sondern um die Begriffe von ›oben‹ akademisch zu betrachten.[5] Nur ein Beispiel: Eine Sorge mit und durch Roboter kann einerseits als Sorgesystem verknappter Ressourcen verstanden werden, das humane Sorge spart. Eine Sorge mit oder durch Roboter kann aber andererseits auch verstanden werden als Sorge, die einer Umwelt angepasst ist, in der Mensch und Technik ohnehin immer selbstverständlicher interagieren und sich vermischen (Wolff 2013). Keiner dieser Sorgebegriffe ist ›neutral‹, wertfrei oder umfassend. Aber wenn wir uns

5 An diesem Punkt unterscheidet sich mein Ansatz von dem des SNF-Projekts, aus dem der vorliegende Band hervorgegangen ist, speziell etwa die »potential-orientierte« Suche nach der »gelungenen Pflege« (vgl. Wolf/Wysling 2016).

ihrer jeweiligen normativen Implikationen bewusst sind und sie mitdenken und aussprechen, können wir reflektierter, distanzierter und kompetenter mit diesen Modellen umgehen und Impfgegner, *Baymax* oder vielleicht auch unterschiedliche Umgangsformen mit dementen Menschen besser verstehen. Ein beherzter und möglichst unvoreingenommener Sprung in den Dschungel der Alltagskultur sowie die Anwendung kulturwissenschaftlicher Perspektiven und Methoden (Wolff 2016) eignen sich besonders für dieses Unterfangen. Abstrakt zusammengefasst würde ich für ein solches Vorgehen die folgenden Schritte vorschlagen:

- *Sorge so breit wie möglich verstehen:* Nicht einfach als individuelle Pflege, sondern als ein breites Set von Handlungen und Einstellungen mit dem Ziel des Wohlergehens, nicht nur der Gesundheit. Inhalt und Richtung sind dabei völlig offen. Selbst die Unterlassung einer Handlung kann Sorge sein. Sorge in einem weiten Verständnis geht nicht einmal zwingend von Menschen aus und kann auch von Maschinen ausgeübt werden.
- *Sorge als kulturelles Phänomen betrachten,* das durch Einstellungen und Handlungen in vielfältigen Formen hergestellt wird.
- *Sorge als Ausdruck ihres kulturellen Umfelds analysieren:* Welche Einstellungen oder Tätigkeiten überhaupt als Sorge oder als angemessene Sorge angesehen werden, ist abhängig vom jeweiligen kulturellen Setting, in dem Sorge entsteht.
- *Sorge perspektivisch relativieren:* Sorge kann unterschiedlich erscheinen, wenn sie zum Beispiel statt aus der Perspektive der Sorgenden aus derjenigen der Besorgten betrachtet wird.
- *Sorge als grundsätzlich wertenden Begriff verstehen:* Es gibt keinen neutralen Begriff der Sorge. Hinter unterschiedlichen Sorgebegriffen stehen unterschiedliche normative Vorstellungen, die es zu erkennen und zu benennen gilt. Sorge kann wertend ebenso als Fürsorge wie auch als Paternalismus erscheinen oder betrachtet werden.
- *Sorge als grundsätzlich interessengeleitet verstehen:* Auf welche Bereiche von Sorge die Schwerpunkte gelegt werden, aus welcher Perspektive sie betrachtet werden und welche Bewertungen daraus entstehen, ist von den jeweiligen Interessen derjenigen geprägt, die Sorge thematisieren. Sie haben das Ziel, diese Perspektiven zu legitimieren oder zu delegitimieren.

Die Aufgabe kulturwissenschaftlicher Forschung zu Sorge besteht darin, die kulturelle und perspektivische Relativität von Sorge und den Begriff von

Sorge als Problem zu erfassen, dieses bewusst zu machen und im Detail zu analysieren.

Literatur

Blackman, Lisa (2008), *The Body: The Key Concepts*, London/New York.

Böll, Heinrich (1979), *Fürsorgliche Belagerung*, Köln.

Crawford, Robert (1980), Healthism and the medicalization of everyday life, *International Journal of Health Services*, Jg.10, H. 3, S. 365–388.

Frevert, Ute (1985), Fürsorgliche Belagerung, *Geschichte und Gesellschaft*, Jg. 11, H. 4, S. 420–446.

Thelen, Tatjana (2014), *Care/Sorge. Konstruktion, Reproduktion und Auflösung bedeutsamer Bindungen*, Bielefeld.

Wöhlke, Sabine/Wolff, Eberhard (2015), Real Humans – Echte Menschen? Ein interdisziplinäres Gespräch über Roboter, Pflege und Film, *Kulturen*, Jg. 9, H. 2, S. 9–22.

Wolf, Nina/Wysling, Yelena (2016), Sorge um Demenz – von Befürchtungen bis Fürsorge. Ein Einblick in das Forschungsprojekt *Sorge-Figurationen bei demenziellen Erkrankungen in der Schweiz, Schweizer Volkskunde*, Jg. 106, H. 2, S. 46–51.

Wolff, Eberhard (1996), Der »willkommene Würgeengel« – Verstehende Innenperspektive und »genaue« Quelleninterpretation – am Beispiel des erwünschten Kindertods in den Anfängen der Pockenschutzimpfung, in: Martin Dinges/Thomas Schlich (Hg.), *Neue Wege in der Seuchengeschichte*, Stuttgart, S. 105–141.

Wolff, Eberhard (1998), *Einschneidende Maßnahmen. Pockenschutzimpfung und traditionale Gesellschaft im Württemberg des frühen 19. Jahrhunderts*, Stuttgart.

Wolff, Eberhard (2013), Über Sturzmelder und andere Pflegeroboter, *Schweizerische Ärztezeitung*, Jg. 94, H. 49, S. 1884.

Wolff, Eberhard (2016), Perspektiven kulturwissenschaftlicher Gesundheitsforschung, in: Christina Niem/Thomas Schneider/Mirko Uhlig (Hg.), *Erfahren – Benennen – Verstehen. Den Alltag unter die Lupe nehmen. Festschrift für Michael Simon zum 60. Geburtstag*, Münster, S. 439–447.

»Fremdes« Alter – Ausgrenzungen, Selbstsorge, Sorge

Christine Matter

Das Alter tritt uns gegenwärtig in sehr unterschiedlichen Erscheinungsformen entgegen. Zum einen handelt es sich um eine Lebensphase, die vor Kraft und Zuversicht strotzt, als würde sie eher den Beginn als das Ende des Lebens markieren. Aufbrüche verschiedenster Art gehen mit diesem Alter einher: Reiseprojekte, Sport- und Fitnessunternehmungen, soziale Aktivitäten. Das Alter steht hier für eine biografische Phase, die das Tor aufstößt zur Verwirklichung von Wünschen, für die das Arbeitsleben zuvor keine Zeit ließ. Von einer Verlangsamung des Lebenstempos, von Ruhe oder gar von Rückzug ist nichts zu sehen oder zu hören. Diese Form bzw. dieses Bild des Alters scheint in unserer gegenwärtigen Gesellschaft gegenwärtig zu dominieren. Viel weniger prominent findet sich jedoch ein anderes Altersbild, welches uns das Alter als Phase der Gebrechlichkeit und der Krankheit, der Schwäche und des Lebensendes nahelegt. Dieses Alter geht nicht einher mit Eigeninitiative und Aktivität, sondern mit fehlender Selbstständigkeit, mit Unterstützungsbedarf und mit Sorge. Zu den sich zurückziehenden Lebensgeistern gesellt sich hier meist auch die Vorstellung, dass ein solches Alter – in der Regel sehr reich an Jahren – von Gefühlen der Einsamkeit geprägt ist. Wie auch immer sich das Alter in Vorstellungen und Bildern präsentiert, eines scheint dabei klar zu sein: Das Alter ist kein Phänomen, welches die Gesellschaft nur vorübergehend interessiert. Beim Alter handelt es sich im Gegenteil um eines der großen gesellschaftlichen Themen, die uns auf lange Sicht beschäftigen werden – dies natürlich nicht zuletzt aufgrund des treibenden demografischen Wandels und einer damit einhergehenden Angst vor der Überalterung der Gesellschaft.[1]

Beide Altersbilder verfolgen je eigene, übergeordnete Zwecke. So werden die aktiven, ›jungen Alten‹ seit den 1990er Jahren in Deutschland vom aktivierenden Wohlfahrtsstaat in die Pflicht genommen; von ihnen wird ein

1 Zur Dauerhaftigkeit der Angst vor dem demografischen Wandel im 20. Jahrhundert siehe Etzemüller (2007).

Beitrag zur Entlastung des Sozialstaates und zum Zusammenhalt der Generationen erwartet.[2] Auf der anderen Seite werden Hochaltrige aufgrund ihrer Gebrechlichkeit und Fragilität ausgegrenzt und fungieren als Statthalter von Tod und Endlichkeit. Oft als »verworfenes« oder »abjektives« Alter bezeichnet, erhält dieses die Funktion zugeschrieben, als ›Außen‹ des Lebens diesem sein Ende vor Augen zu führen. In der Verdrängung dieses Alters als ›Außen‹ des Lebens soll das Leben vor seiner Vergänglichkeit geschützt oder bewahrt werden. In dieser doppelten Funktion konfrontiert das fragile Alter alles Menschliche trotz aller gesellschaftlichen Verdrängungsbemühungen immer auch mit seinem ›Anderen‹, eben mit Endlichkeit und Tod. Sozial- und kulturwissenschaftliche Analysen, die diese Doppelfunktion untersuchen, berufen sich in erster Linie auf einen vom Poststrukturalismus inspirierten Diskursstrang, der an anderen gesellschaftlichen Themen entwickelt wurde (*gender*, ›*race*‹) (vgl. Butler 2014 [1997]). Ob die gesellschaftlichen Realitäten und die verfügbaren Altersbilder die diesen Diskursen abgewonnene Radikalität mittragen, scheint eine offene Frage zu sein und muss sich erst durch empirische Studien erweisen. Zunächst aber ist bemerkenswert, dass sich seit einiger Zeit im Schnittpunkt der beiden oben beschriebenen Altersbilder ein weiterer diskursiver Aspekt eingenistet hat – jener, welcher sich mit der *Sorge um sich* beschäftigt.

Selbstsorge

In enger Anlehnung an Michel Foucault wird das Konzept der Selbstsorge für das Alter fruchtbar gemacht. Mit der *Sorge um sich* ist eine Praxis des Subjekts gemeint, welches sich mit sich selbst befasst, sich um sich selbst kümmert und sein Handeln und Denken einer permanenten Prüfung unterzieht. Für Foucault, der Entstehung und Wandel des Konzepts der *Sorge um sich* durch die Geschichte verfolgt, handelt es sich dabei um eine »Intensivierung des Selbstbezugs, durch den man sich als Subjekt seiner Handlungen konstituiert« (Foucault 1995: 57), und um eine anzustrebende »Intensität der Selbstbeziehungen, das heißt der Formen, in denen man sich selbst zum Erkenntnisgegenstand und Handlungsbereich nehmen soll, um

2 Zur Rekonstruktion der Sozialfigur der ›jungen Alten‹ siehe van Dyk/Lessenich (2009: 11f.).

sich umzubilden, zu verbessern, zu läutern, sein Heil zu schaffen« (ebd.: 59). Dazu gehören ein Sich-Erkennen, ein Sich-Umbilden und ein Sich-Verbessern und damit eine Arbeit an sich selber, die zu einer eigentlichen (am entsprechenden antiken Diskurs gewonnenen) »Kultur seiner selber« führt. Diese richtet sich sowohl auf den Körper als auch auf die Seele. Von besonderer Bedeutung ist dabei die Kunst der Selbsterkenntnis, die sich entlang von drei Bereichen entfaltet: dem Erproben von Unabhängigkeit gegenüber Verzichtbarem, dem Gewissen und dem Denken. Der erste Punkt betrifft die Souveränität über sich selbst, indem man in der Lage ist, auf alles Überflüssige zu verzichten. Es geht nicht um den Verzicht *per se*, sondern um einen Gradmesser für die Unabhängigkeit. Um herauszufinden, wo man bezüglich der Unabhängigkeit gegenüber Überflüssigem steht, braucht es jedoch ein konkretes Erproben im Alltagsleben, beispielsweise beim Essen, und hier in der Zurückhaltung gegenüber einem Genießen von Nahrung über den Hunger hinaus. Dabei spielen, zumindest wenn wir mit Foucault Epikur folgen, zwei Aspekte eine wichtige Rolle: zum einen, »wie man in dieser Befriedigung der elementarsten Bedürfnisse eine vollere, reinere, beständigere Lust finden könnte als in dem Gelüst an allem Überflüssigem«, zum anderen soll die Probe dazu dienen, »die Schwelle zu bezeichnen, ab der der Entzug schmerzhaft werden konnte« (ebd.: 82).

Neben diesen praktischen Erprobungen richtet sich die Kunst der Selbsterkenntnis auf das Gewissen. Diesmal heißt Foucaults Gewährsmann Seneca, und dieser plädiert vor allem für eine Prüfung des Selbst am Abend nach vollbrachtem Tag. Dabei soll man auf die Suche nach Hinweisen auf die Verbesserung der Person gehen, auf Fehler achten, bei denen es gelungen ist, sie für einmal nicht mehr zu begehen. Eine Art von Gerichtsverhandlung scheint sich hier abzuspielen oder »eine Art verwaltungsmäßige Kontrolle« (ebd.: 84f.). Es geht vor allem darum, sich zu vergegenwärtigen, welches die legitimen Zwecke der eigenen Existenz und des eigenen Handelns sind, und nach adäquaten Mitteln zu suchen, die die Zwecke zu erreichen helfen: »Die Prüfung rührt nicht an der Verfehlung, um eine Schuld zuzuweisen oder Gewissensbisse hervorzurufen, sondern um ausgehend von der erinnerten und überdachten Feststellung eines Scheiterns die Ausstattung der Vernunft, die für ein besonnenes Verhalten sorgt, zu verstärken.« (Ebd.: 86)

Der dritte Aspekt der Selbsterkenntnis betrifft die Notwendigkeit einer Arbeit des Denkens an ihm selbst. Dabei handelt es sich um eine ständige Haltung gegenüber sich selbst. Diese Notwendigkeit der Arbeit des Denkens an ihm selbst »muss die Gestalt einer fortwährenden Filterung der Vorstellungen annehmen, muss sie prüfen, kontrollieren und sortieren« (ebd.) – und so gleichsam als eine »Polizei« die Seele inspizieren. Das besondere antike Reflexionspotenzial besteht dabei nicht in einer tieferen Sinn- oder Wahrheitssuche, sondern darin, durch beobachtende Distanz die Beziehung zwischen dem Selbst und seinen Vorstellungen in den Blick zu bekommen, mit dem Ziel, »im Bezug zu sich selbst nur das zu akzeptieren, was von der freien und vernünftigen Wahl des Subjekts ausgehen kann« (ebd.: 88).

Seit einiger Zeit lässt sich beobachten, wie dieses Konzept der Sorge insbesondere auch im Altersdiskurs Einzug hält. Es dient dabei oft einer kritischen Reflexion des im Zusammenhang mit dem Bild der jungen Alten stehenden Aktivitätsparadigmas, welches die Älteren als nützliche Subjekte der Gesellschaft versteht und sie mehr oder weniger bruchlos weiterhin als aktive Teilnehmerinnen und Teilnehmer am gesellschaftlichen Leben – nicht zuletzt auch als potente Konsumenten – anspricht. Gegenüber diesem Druck zur aktiven Teilnahme sollen ältere Menschen verstärkt als selbstbestimmte, autonome Subjekte wahrgenommen werden, die sich auf ihre eigene Art und ihren eigenen Bedürfnisse entsprechend um sich selber sorgen, um so den *Dispositiven der Macht* (Foucault) zu widerstehen. Das ist jedoch, gerade, wenn man Foucaults Analysen folgt, keine einfache Aufgabe. Sie erfordert Energie und Zeit. Im dauernden Dialog mit sich selbst, aber auch in der aktiven Pflege von Beziehungen zu anderen Menschen sollen alte Menschen einerseits herausfinden, wer sie sind und worin ihre Bedürfnisse bestehen; andererseits gilt es, aus der Gedankenarbeit eine entsprechende Handlungspraxis für das tägliche Leben abzuleiten und zu entwickeln, die der (sozialverträglichen) Verbesserung der eigenen Person dient. Hier scheint zunächst einmal tatsächlich mehr Selbstbestimmung und Autonomie möglich zu sein. Je mehr jedoch die *Sorge um sich* zu einem gesellschaftlichen Imperativ wird, der sich sowohl im wissenschaftlichen wie auch im medialen Diskurs abbildet, umso stärker fügt sich das Konzept da ein, wogegen es eigentlich angetreten ist: in das Aktivitätsparadigma. Wie herausfordernd die *Sorge um sich* im Kern ist, lässt sich erkennen, wenn wir Foucault nochmals kurz selbst das Wort geben:

> »Ich meine, dass man die philosophische Askese [die antike Askese] als eine bestimmte Weise verstehen muss, in der sich das Subjekt wahrer Erkenntnis als das Subjekt rechten Handelns konstituiert. Und indem man sich zugleich als Subjekt wahrer Erkenntnis und als Subjekt rechten Handelns konstituiert, siedelt man sich in einer Welt an und gibt man sich selbst eine Welt als Korrelat, die als Prüfung wahrgenommen, anerkannt und gehandhabt wird.« (Foucault 2009: 591f.)

Ob es sich bei der *Sorge um sich* um ein eigentliches Gegenkonzept zum Aktivitätsparadigma handelt oder doch eher um einen seiner Erfüllungsgehilfen, sei dahingestellt. Eine Antwort darauf hängt sicherlich auch davon ab, welche der von Foucault ins Spiel gebrachten Aspekte man in die Altersdiskussion einbringt. Schwierig wird die Vorstellung der Selbstsorge jedoch dann, wenn wir es mit sehr alten und zugleich sehr fragilen Menschen zu tun haben, etwa mit Menschen, die an einer fortgeschrittenen Demenzerkrankung leiden. Ihnen eine Selbstsorge zuzumuten, welche Unabhängigkeit, gewissenhafte Selbstbeobachtung und eine reflexive Denkhaltung fordert, scheint zumindest problematisch. Hier greift die *Sorge um sich* nicht mehr, da diese Menschen auf fremde Sorge und Pflege angewiesen sind und sich in ihrer Autonomie weitgehend eingeschränkt sehen.

Das zweite oben angeführte Altersbild der fragilen Hochaltrigkeit, welches das Alter als »Verworfenes« ausgrenzt, steht dem Konzept der Selbstsorge grundsätzlich entgegen. Im Unterschied zur *Sorge um sich*, welche die Subjekte gesellschaftlich inkludiert, haben wir es beim Diskurs um das Alter als »Verworfenes« oder ›Abjektives‹ mit gesellschaftlicher Exklusion zu tun – so zumindest legt es der Diskurs um das »verworfene« Alter nahe (van Dyk 2015: 140f.). Als Fremdes und Bedrohliches wird das höchste und fragile Alter aus dem Bereich des Menschlichen ausgeschlossen, gleichsam de-humanisiert und extrem diskriminiert. Dem »aktiven, erfolgreichen, produktiven Alter« steht das »hochaltrige, fragile, hilfsbedürftige Alter« entgegen, wobei Letzterem in der logischen Folgerung poststrukturalistischer Argumentation die Hilfe von der Gesellschaft verweigert wird.

Der Diskurs um das ausgegrenzte Alter

Altersbilder vom aktiven und vom fragilen Alter haben sich im wissenschaftlichen Diskurs in den Konzepten eines ›dritten‹ und eines ›vierten‹ Alters niedergeschlagen: Ein junges wird von einem alten Alter unterschieden. Alter ist also längst nicht mehr gleich Alter. Die Diskussion um ein drittes Alter hat im englischsprachigen Raum Peter Laslett angestoßen mit seinem 1989 erschienen Buch *A Fresh Map of Life* (dt. 1995, *Das dritte Alter*). Wie der englische Originaltitel deutlich macht, geht es hier um einen biografischen Neuanfang. Entlang der Leitidee des modernen, sich selbst entwerfenden und verwirklichenden Individuums zeichnet Laslett für die jungen Alten am Übergang vom Erwerbsleben in den Ruhestand ein reiches Aufgabenfeld kreativer Aktivitäten. Allerdings sehen sich jüngere Ältere insbesondere dann, wenn sie das Pensionsalter noch nicht erreicht haben und am Erwerbsleben noch teilnehmen sollen, negativen Leitbildern ausgesetzt, die teilweise bis in die 1950er Jahre zurückreichen (vgl. Göckenjahn 2000). Aber auch nach dem Eintritt des Ruhestandes werden Menschen des dritten Alters weiterhin zur Aktivbevölkerung gerechnet. Den Eintritt des in einer späteren Lebensphase folgenden vierten Alters gilt es hinauszuzögern, solange es geht. Dieses Konzept vom ›dritten Alter‹ wird mittlerweile jedoch sehr kritisch betrachtet, wobei der Blick insbesondere auf die schichtspezifische Engführung des Konzepts gerichtet wird (vgl. van Dyk 2015: 24f.). In einem umfassenderen Sinn wird das Paradigma vom aktiven Altern als Ergebnis einer neoliberalen Ideologie und Rationalität gesehen, welche den versorgenden Sozialstaat auf individuelle Selbstverantwortung umzustellen sucht. Einerlei, ob es sich um Kranke, um Menschen mit einer Behinderung oder aber um Ältere handelt, alle sind sie in dieser Logik aufgefordert, den sozialstaatlichen Leistungsabbau kompensatorisch mitzutragen. Eine eigentliche Individualisierung des Alterns auf der Grundlage von Eigenverantwortung ist dabei die Folge (Stückler 2016: 31ff.; vgl. auch Schroeter 2013).

Dem dritten Alter gegenüber stehen Vorstellungen eines in seinen Chancen und Möglichkeiten stark eingeschränkten hohen bzw. höchsten Alters, welches im Anschluss an einen einflussreichen Aufsatz von Robert Butler zum Thema *Ageism* (1969) von der modernen Gesellschaft als äußerst negativ und geradezu feindlich wahrgenommen wird. Entsprechend legen zahlreiche Untersuchungen, welche vor dem Hintergrund des Begriffs des *Ageism* durchgeführt wurden, eine weitverbreitete Diskriminierung von alten Menschen nahe. Andererseits finden sich jedoch nicht wenige Studien, die die These verbreiteter diskriminierender Altersbilder und Altersstereotype nicht zu belegen vermögen. Im Gegenteil: Es scheint ein Optimismus bezüglich Entwicklungsgewinnen gegenüber Entwicklungsverlusten zu überwiegen.[3] Diskursanalytische Untersuchungen verschiedener Medien wiederum legen empirische Nachweise vor, welche die negative Sicht auf das hohe Alter vor allem im Zusammenhang mit ökonomischen und demografischen Effekten bestätigen (Zimmermann 2017a: 135f.; Grebe u. a. 2013). Das Alter und seine Bilder und Repräsentationen zeichnen sich durch Uneinheitlichkeit und

3 Vgl. für einen ausführlichen Überblick zu den empirischen Befunden der entsprechenden Altersbildforschung Schmitt (2012: 15ff.).

durch Widersprüche aus, wobei sich gerade gegenwärtig verstärkt eine neue Unübersichtlichkeit bemerkbar macht (Wangler 2013; vgl. auch Prisching 2003).

Im Rahmen dieser Ausgangslage konturiert sich vor der Folie des aktiven (dritten) Alters das Bild eines ›anderen‹ Alters, welches sich den Imperativen von Erfolg und Aktivität entzieht bzw. diesen nicht zu entsprechen vermag: das vierte Alter. Das dritte Alter bildet die Kehrseite des demografischen Wandels und der damit einhergehenden Befürchtungen und Ängste. Gegen diese Ängste wird das Bild einer neuen Sorte von alten Menschen entworfen: »Sie treten nicht mehr als Problem und mutmaßliches Menetekel, als sorgebedürftige Sorgenkinder auf, sondern als Chance und Verheißung, als Quell einer Selbstrettung der alternden Gesellschaft.« (van Dyk u. a. 2010: 15f.) Van Dyk u. a. kommen im Rückblick auf den Altersdiskurs der vergangenen 25 Jahre zu dem ernüchternden Schluss,

> »dass das gesellschaftlich adressierte Alter de facto auf die rentennahen Altersgruppen zusammenschrumpft; dass dieses Alter in doppelter Weise als ›andersartig‹ konstruiert und damit in seiner vermeintlichen Aufwertung zugleich abgewertet wird; dass schließlich die Mobilisierung der Potenziale des Alters als große Gemeinwohlförderungsveranstaltung selbstbestimmter Mitverantwortlichkeit gefeiert wird – ein makelloses Bild, das, so der Eindruck, weder Verlierer kennt noch Widersprüche oder kritische Fragen duldet« (ebd.: 16).

Menschen ab 50 Jahren bzw. spätestens mit dem Eintritt in den Ruhestand verwirklichen sich selbst, indem sie sich zum Nutzen der Gesellschaft einbringen und möglichst keine Kosten verursachen. Darüber hinaus kommt (außer allenfalls am Rand des wissenschaftlichen Diskurses) das ›eigentliche‹ Alter, insofern als es fragil und auf Hilfe angewiesen ist, in der von den Autorinnen untersuchten gesellschaftlichen Öffentlichkeit nicht vor.

Offen bleibt jedoch, wo die von van Dyk u. a. diagnostizierte »gesellschaftliche dominante Abwertung des Alters« (ebd.: 30) zu finden wäre, wenn sie nicht in der recht umfassend analysierten Tages- und Wochenpresse, in ausgewählten thematischen Printmedien, in den Publikationen an der Schnittstelle von Wissenschaft und Politik (zum Beispiel *Altenberichte der deutschen Bundesregierung*) festzumachen wäre. Es besteht zumindest die Möglichkeit, dass sich die Diagnose der Autorinnen in einer bestimmten theoretischen Ausgangslage verfängt, die das ganz ›Andere‹ des eigentlichen Alters in all seiner Zerbrechlichkeit und Fragilität aus sich überhaupt erst gebiert. Darin besteht auch die Gefahr, dass mit den gegenwärtig verhandelten Unterscheidungen in der sozialgerontologischen und alterssoziologischen Diskussion alternative Deutungsmöglichkeiten des Alters jenseits von ›aktiv‹ und ›passiv‹ bzw. ›fragil‹ oder von ›angepasst‹ und ›queer‹ aus dem Blick geraten.

Grenzen der Ausgrenzung

Angesichts der Dichotomie von drittem und viertem Alter und der sozialwissenschaftlichen und sozialgerontologischen Diskussionen, die sich um diese Unterscheidung seit einiger Zeit entfalten, stellt sich die Frage, wie plausibel die verhandelten Konzepte und die Vorstellungen, die damit einhergehen, für die modernen westeuropäischen Gesellschaften sind. Unter dem neoliberalen Brennglas wird bevorzugt auf die Gegenwart fokussiert, womit stärker kulturhistorische ebenso wie wissenssoziologisch zu rekonstruierende Besonderheiten aus dem Blick geraten. Damit soll nicht geleugnet werden, dass die sich am Neoliberalismus abarbeitenden kritischen Positionen zum Thema Alter nicht auch ihre Berechtigung haben. Vielmehr soll im Sinne einer Ergänzung oder Ausweitung die Frage gestellt werden, welche möglichen anderen Aspekte und Facetten der Problematik als blinde Flecken nicht ins Sichtfeld der Diskussion geraten. Dies soll im Sinne einer Anregung im Folgenden anhand von zwei unterschiedlichen Bereichen kurz skizziert werden.

Der erste Bereich betrifft die *Institutionen*. Die Frage der Ausgrenzung alter Menschen hat sich über längere Zeit an der Institution des Altersheims entzündet. Diese galten lange als Orte der Abschiebung von älteren Menschen, die nicht mehr für sich selbst sorgen können und nicht mehr so einfach am gesellschaftlichen Leben eigenständig teilzunehmen in der Lage sind. Auch in jüngerer Zeit wird im Anschluss an die *Postcolonial Studies* und an Foucault argumentiert, dass das fragile, multimorbide Alter in ›andere‹ Räume am Rande der Gesellschaft verwiesen wird: Alters- und Pflegeheime, Krankenhäuser, Hospize, gerontopsychiatrische und palliative Stationen etwa. Insbesondere Studien aus den 1980er und 1990er Jahren haben stationäre Pflegeeinrichtungen als »totale Institutionen« im Sinne von Erving Goffman verstanden (vgl. Amrhein 2005; Prahl/Schroeter 1996: 154–204; vgl. auch Heinzelmann 2004). Es lohnt sich, den Begriff der ›totalen Institution‹ bei Goffman etwas detaillierter in Erinnerung zu rufen. Während sich das Leben in der modernen Gesellschaft grundsätzlich dadurch auszeichnet, dass »der einzelne an verschiedenen Orten schläft, spielt, arbeitet –

und dies mit wechselnden Partnern, unter verschiedenen Autoritäten und ohne einen umfassenden rationalen Plan« (Goffman 1973: 17), unterscheiden sich ›totale Institutionen‹ davon durch die Aufhebung dieser Schranken der Lebensbereiche:

»1. Alle Angelegenheiten des Lebens finden an ein und derselben Stelle, unter ein und derselben Autorität statt. 2. Die Mitglieder der Institution führen alle Phasen ihrer täglichen Arbeit in unmittelbarer Gesellschaft einer großen Gruppe von Schicksalsgenossen aus, wobei allen die gleiche Behandlung zuteil wird und alle die gleiche Tätigkeit gemeinsam verrichten müssen. 3. Alle Phasen des Arbeitstages sind exakt geplant, eine geht zu einem vorher bestimmten Zeitpunkt in die nächste über, und die ganze Folge der Tätigkeiten wird von oben durch ein System expliziter formaler Regeln und durch einen Stab von Funktionären vorgeschrieben. 4. Die verschiedenen erzwungenen Tätigkeiten werden in einem einzigen rationalen Plan vereinigt, der angeblich dazu dient, die offiziellen Ziele der Institution zu erreichen.« (Ebd.)

Nun hat Goffman bekanntlich die Altersheime durchaus zu den ›totalen Institutionen‹ gezählt (ebd.: 16). Allerdings hat er seine Untersuchung in den USA in den 1950er Jahren durchgeführt und die Ergebnisse 1961 publiziert. Folgen wir Goffmans Charakterisierung der »Welt der Insassen« von ›totalen Institutionen‹, so lässt sich schnell erkennen, dass diese mit heutigen Altersheimen in der Regel nicht viel gemeinsam haben. ›Totale Institutionen‹ zielen darauf ab, die Persönlichkeit der Insassen zu brechen, sie soweit zu entmenschlichen, dass sie zu Objekten werden und dass sie ihnen insbesondere die verschiedenen Rollen absprechen, die ihr Leben bisher ausmachten. Alles Persönliche soll verschwinden, von persönlicher Habe bis zu privaten Bezügen zur Außenwelt. Es ist diese »›Identitäts-Ausrüstung‹ zur Aufrechterhaltung seiner persönlichen Fassade« (ebd.: 30), die dem Einzelnen genommen wird. Auch sind ›totale Institutionen‹ durch eindeutige hierarchische Verhältnisse gekennzeichnet. Das Personal verfügt über vollständige Autorität in allen Belangen. Alle Insassen haben zu gehorchen, alle Aufseherinnen und Aufseher befehlen. Die Menschen in Institutionen werden dazu in Gruppen bürokratisch ›gemanagt‹, um sie auf diese Weise umfassend kontrollieren zu können:

»Wenn Menschen in Blöcken bewegt werden, können sie durch das Personal beaufsichtigt werden, dessen Hauptaufgabe nicht die Führung oder periodische Inspektion ist (wie in vielen Arbeitgeber-Arbeitnehmerverhältnissen), sondern Überwachung – wobei darauf geachtet wird, dass jeder das tut, was ihm klar und deutlich befohlen wurde, und zwar unter Bedingungen, unter denen ein Verstoß des einzelnen sich deutlich gegen die sichtbare, jederzeit überprüfbare Willfährigkeit der anderen abhebt.« (Ebd.: 18)

Diese kursorische Charakterisierung ›totaler Institutionen‹ soll hier genügen, um den Unterschied zu den Institutionen der Alterspflege heute deutlich zu machen. Wenn auch noch weit über die 1950er Jahre hinaus auch in Westeuropa einzelne Aspekte ›totaler Institutionen‹ für Alters- und Pflegeheime zutreffend waren, so präsentiert sich die Situation diesbezüglich heute anders (vgl. Zimmermann 2017b). Allein durch die (oftmals kritische) Präsenz und den Einbezug der Angehörigen wird die rigide Grenze von Innen und Außen durchbrochen. Alters- und Pflegeheime operieren in der Regel nicht abgeschottet vom Rest der Gesellschaft, was sich nicht zuletzt auch daran zeigt, dass der Umgang mit alten Menschen auch medial ein bisweilen intensiv thematisierter Gegenstand ist.[4] Wenn alte Menschen in Alters- und Pflegeheimen drangsaliert werden, so findet dies auch Widerhall im medialen Diskurs und ruft öffentliche Empörung hervor.

Über das aktuelle Ausgrenzungspotenzial von Institutionen hinaus stellt sich die Frage nach dem Ausschluss von hochaltrigen Menschen aus der Gesellschaft jedoch in noch grundsätzlicherer Weise. Im gegenwärtigen Diskurs zum Alter und zum Altern vertreten verschiedene Autorinnen und Autoren prononciert die Idee, dass das höchste, vierte Alter, insofern es durch Gebrechlichkeit und Fragilität charakterisiert ist, von der Gesellschaft radikal ausgegrenzt wird. Es ist vom »verworfenen« Alter die Rede oder vom Alter als »Abjektivem« (vgl. zum Beispiel Gilleard/Higgs 2011; Hazan 2011; van Dyk 2015). Das fragile Alter wird dabei als das »ganz Andere« bezeichnet und auch mit dem Begriff des ›Fremden‹ oder der Be- oder Entfremdung (*alienation*) in Verbindung gebracht. Diese starken Formulierungen werfen die Frage auf, mit welcher Art der Grenzziehung wir es hier zu tun haben und was durch diese genau unterschieden wird.

Seit dem ausgehenden 19. Jahrhundert tauchen der Fremde und das Fremde immer wieder im Rahmen einer Thematisierung der Nation auf, welcher er nicht zugehört (Stichweh 2010: 9). Damit werden Verhältnisse des Aus- und Einschlusses, der Inklusion und Exklusion, festgeschrieben, die bis heute und im Rahmen einer globalisierten und von vielfältigen Wanderungsbewegungen geprägten Welt gegenwärtig wieder vermehrt Thema sind. Dabei sehen sich moderne Gesellschaften immer wieder mit der Klärung der Frage konfrontiert, wer in welcher Form und nach dem Durchlaufen welcher Prozeduren zum nach wie vor formal über weite Strecken nationalstaat-

4 Siehe zum Beispiel *NZZ am Sonntag* vom 7. Mai 2017, S. 22f., zum Thema des Spardrucks in Schweizer Altersheimen.

lich organisierten Gemeinwesen dazugehören, an ihm teilhaben und teilnehmen soll und wer davon ausgeschlossen bleibt. Fremdsein hat zumindest in der soziologischen Auseinandersetzung mit dem Thema viel mit Ankommen und mit dem Ankömmling zu tun, mit demjenigen, der von außen dazustößt (grundlegend dazu Simmel 1992 [1908]: 764ff.; vgl. auch Derrida 2016 [1997]). Wie das Wort ›Ankommen‹ suggeriert, geht eine Bewegung in Raum und Zeit voraus, und der Ankömmling verfügt in der Regel über eine Vorgeschichte, die sich in der Fremde abgespielt hat. Als »kultureller Hybrid« befindet sich der Fremde zugleich in Distanz zur Ankunftsgesellschaft und an deren Rande (*marginal man*).[5]

Fremdheit hat mit den beiden Dimensionen des Seins und des Wissens zu tun. Mit Bezug auf diese zwei Dimensionen lässt sich Fremdheit einerseits als das, »was ›anders‹ *ist* bzw. das dem Anders*sein* zugeschrieben wird« fassen. Andererseits ist fremd das, »was uns unvertraut, unbekannt, neu und unerforscht vorkommt« (Hahn 1997: 135). Die Dimension des Unvertrauten bezieht sich auf Verstehen und auf die Grenzen von Fremdverstehen. Hahn identifiziert demnach als zentrale Wurzel für die Erfahrung von Fremdheit die Konfrontation mit Unvertrautem: »Die relative Undurchschaubarkeit des anderen macht Konstruktionen, die das Undurchschaubare definieren, unfalsifizierbar. Gerade weil man im Dunkeln gar nichts sehen kann, kann man alles hineinsehen.« (Ebd.: 136) Vertrautheit hat also etwas mit Sich-Verständlichmachen zu tun und mit Kommunikation. Jeder einzelne kennt das Problem von sich selbst, dass das Verständlichmachen von eigenem Innerem – ob es sich dabei um Vorstellungen, Absichten oder Emotionen handelt – trotz aller Bemühungen nur unvollständig gelingen kann: »Wer verstanden sein will, muss folglich situativ kontrolliert, mit Rücksicht auf die gegebenen Rahmen und die unterstellten Kenntnisse, Absichten und Werte des Publikums seine Mitteilungen wählen.« (Ebd.) Was jeweils als fremd oder als ›ganz anders‹ ausgegrenzt, wie also die Linie von Exklusion und Inklusion im Einzelfall gezogen und soziale Zugehörigkeit konstituiert wird, hat im Kern mit diesem Verstehens- und Kommunikationsproblem zu tun.

5 Robert Stichweh weist auf die meist übersehene Differenz von Simmels ›Fremdem‹ (innere Distanznahme in der Mitte von Gesellschaft und Kultur) und Parks *marginal man* (Positionierung an den Rändern und Grenzen der Gesellschaft) hin. Während der ›Fremde‹ aus seinem »Auffallen« inmitten der Gesellschaft ein großes Integrationspotenzial schöpft, bleibt der *marginal man* am Rand der Gesellschaft nur schwach integriert und wird als »defizitäres Phänomen« wahrgenommen (Stichweh 2010: 11). Siehe dazu Simmel (1992 [1908]) und Park (1928).

Kehren wir aber zuerst zum Begriff des ›Fremden‹ zurück und versuchen wir, diesen genauer zu bestimmen. Bernhard Waldenfels weist darauf hin, dass Fremdes nicht einfach ein Anderes ist, welches durch Abgrenzung vom Selben entsteht. Abgrenzungen vom Selben (Äpfel oder Birnen) beziehen sich immer auf ein für beide zutreffendes Allgemeines (Früchte). Der Unterschied entsteht vor dem Hintergrund des Allgemeinen. Anders verhält es sich mit dem Fremden: Es geht hervor aus einer gleichzeitigen Ein- und Ausgrenzung: »Das Fremde befindet sich nicht einfach anderswo, es ist ähnlich wie Schlafen vom Wachen, Gesundheit von der Krankheit, Alter von der Jugend durch eine Schwelle vom jeweils Eigenen getrennt. Dabei steht keiner von uns jemals auf beiden Seiten der Schwelle zugleich.« (1997: 69) In einer Zeit, in der sich die Grenzziehungen zwischen krank und gesund, aber auch jene zwischen alt und jung nicht mehr so eindeutig präsentieren und überall ein Mehr oder Weniger und ein Sowohl-als-auch in Selbst- und Fremdzuschreibungen möglich geworden ist, kann man bezweifeln, ob die angeführten Beispiele wirklich treffend sind. Es geht jedoch um die theoretische Grundfigur und um die Konsequenz, mit welcher der Begriff des Fremden hier gefasst wird und in seiner Radikalität des Ein- und Ausschlusses Eigenes und Fremdes auseinanderhält. Das Fremde ist das Unzugängliche, das Ferne; und die Distanz, die uns vom Fremden trennt, lässt sich nicht überwinden, »ähnlich wie im Falle der Vergangenheit, die nirgends anders fassbar ist als in ihren Nachwirkungen oder in der Erinnerung« (ebd.: 70). Sodann verlängert sich die Unterscheidung von eigen und fremd ins Ich hinein und führt dort zu den typischen Problemen moderner Identität (Willems/Hahn 1999; Giddens 1991).

Auf der Grundlage eines theoretisch gefassten ›radikal‹ Fremden stellt sich die Frage, in welchen Formen und Ausprägungen uns dieses Fremde gesellschaftlich begegnet. Dabei lassen sich durchaus verschiedene Grade der Fremdheit unterscheiden. Nicht alles ist gleich fremd. Fremdheit geht in ihrer empirisch-konkreten Erfassbarkeit jeweils aus spezifischen kulturellen und gesellschaftlichen Zusammenhängen hervor und reicht von Simmels Fremdem als Handelndem bis zu den Angehörigen bedrohter und verfolgter Minderheiten. Mit Fremden kann man also entweder gut zusammenleben oder man kann sie radikal zurückweisen und aus der Kategorie des Menschlichen ausgrenzen.

Wer von Fremdheit spricht, spricht immer auch vom Eigenen. Wer einem Anderen Fremdheit unterstellt, beschreibt damit immer auch, welche Gegebenheiten, Vorkommnisse, Eigenschaften das Eigene ausmachen und bestimmen. Fremdheit ist die Definition einer Beziehung (Hahn 1997: 134), die ein ›Wir‹ von einem ›Ihr‹ trennt und zugleich aufeinander verweist. Diese Unterscheidung ist sozial und gesellschaftlich nicht immer gleich virulent. Ihr ›Gebrauch‹ hängt jeweils davon ab, wie sehr ein ›Wir‹ in seiner lebensweltlichen Orientierung Verunsicherung verspürt und ein »Bedarf« an Fremden (Hahn) entsteht, der dann wiederum durch entsprechende intellektuelle und politische Konstruktionen des Fremden gedeckt wird. Solche »partizipativen« Identitätskonstruktionen (Willems/Hahn 1999: 16) erschließen dem durch gesellschaftliche Ausdifferenzierungsprozesse und Rollendiversität vereinzelten Individuum eine gemeinschaftliche Teilhabe und ein Gefühl der Zugehörigkeit, die von der mehr oder weniger radikalen Exklusion des Fremden zehrt. Die verschiedenen Spielarten des Nationalismus vor allem in seinen ›kulturromantischen‹ Ausprägungen geben davon im 19. und 20. Jahrhundert ausgiebig Zeugnis (vgl. Alter 1985) und entfalten bis in die aktuellen europäischen Migrationsdiskussionen hinein Aktualität.

Menschen des ›vierten‹, des gebrechlichen Alters werden, folgen wir dem erwähnten Diskursstrang, von der Gesellschaft radikal ausgegrenzt und »verworfen«. Sie werden gleichsam vom Ort des Menschlichen verwiesen. Der Begriff des Fremden bietet für diese Sicht Raum. Aber ist die radikale Verwerfung der fragilen Alten, wie sie uns der kritische sozialgerontologische Diskurs als radikale »Fremdmachung« nahelegt, einleuchtend? Anders als dies etwa im Hinblick auf aus fernen Ländern und Kulturen zugewanderte Menschen geschieht, verhandeln westliche Gesellschaften ihre Alten als ›unsere‹. Sie gehören ›zu uns‹, sind Teil von einem ›Wir‹, »uns« gleichsam biografisch-zeitlich voraus, da, wo »wir« in einer Gesellschaft des langen Lebens (Stöckl u. a. 2017) auch dereinst sein werden.[6] Da scheint es zumindest allein aufgrund der engen familialen, sozialen und kulturellen Verbundenheit schwierig zu sein, diese alten Menschen radikal zu exkludieren, denn sie ziehen gleichsam eine Spur der Identifizierbarkeit hinter sich her, die auch bei einem körperlichen oder psychischen ›Zerfallen‹ dafür sorgt, dass sie als die eine Person, die sie geworden sind und weiterhin sind, erkannt werden: »Das Selbst hat stets eine auch soziale Genese. Es als Einheit trotz aller Veränderungen ansehen zu können, setzt das sozial anerkannte Absehen von durch-

6 Eric Schmitt weist bereits darauf hin, dass die Unterscheidung zwischen Eigen- und Fremdgruppe in Bezug auf die Unterscheidung von Jungen und Alten problematisch sei, da ›die Alten‹ für die Jüngeren nicht nur eine Fremd-, sondern auch eine zukünftige Eigengruppe konstituieren (vgl. Schmitt 2012: 8).

aus augenfälligen an ihm im Laufe seines Lebens sichtbar werdenden Differenzen voraus.« (Hahn 2010: 145f.)

Besonders schillernd, aber deshalb vielleicht auch besonders aufschlussreich, wird die Frage im Bereich von Demenz und Alter. Das Thema beherrscht den öffentlichen Diskurs zurzeit stark. Eigentliche Schreckensszenarien, die sich sowohl auf die Anzahl betroffener Menschen als auch auf den geistig-mentalen Zustand der an Demenz Erkrankten richten, sind in den Medien häufig vertreten. Mit der Demenz scheint somit ein Tiefpunkt der gesellschaftlichen Auseinandersetzung mit dem Alter und seinen negativen Seiten erreicht. Auch in populären medialen Diskurszusammenhängen taucht Demenz vorwiegend in Form eines großen Defizits auf, welches in den Verlust der Persönlichkeit mündet (Otto 2012: 111). Allerdings gibt es – darauf haben Welf-Gerrit Otto und Heinrich Grebe hingewiesen (Otto 2012; Grebe 2012: 104) – in der Zwischenzeit auch positivere Sichtweisen auf Demenz. Dabei wird auf die Möglichkeit einer Bewusstseinsveränderung im Sinne einer Bewusstseinserweiterung und einer besonderen Kreativität hingewiesen. Insbesondere werden Bezüge zum Bereich des Spirituell-Religiösen hergestellt. Der von einer Demenz Betroffene kann somit auch als an einer Schwelle zur Transzendenz stehend gesehen werden, als jemand, der mit außergewöhnlichen Fähigkeiten ausgestattet ist und mit dem Göttlichen oder Übersinnlichen in Kontakt steht: »Der Gedächtnisverlust wird in diesem Narrativ zum Motor einer besonderen Begabung, Demenz gleichsam zum Katalysator eines *sensus numinus* im Sinne einer vertieften Einsicht in das Wesen der Welt.« (Otto 2012: 116)

Das Numinose ist nach Rudolf Otto, auf den sich Welf-Gerrit Otto bezieht, *mysterium tremendum* und *fascinans* zugleich. Als Ersteres umschreibt es ein Schaudern und Grauen, »ein erstes Sich-Erregen und Wittern des Mysteriösen, wenn auch zunächst in der noch rohen Form des ›Unheimlichen‹« (Otto 1991: 17). Diesem steht das Anziehende und Faszinierende gegenüber, »das nun mit dem abdrängenden Momente des tremendum in eine seltsame Kontrastharmonie tritt« (ebd.: 42). Dem von einer Demenz ›Heimgesuchten‹ scheint so etwas wie ein besonderer Ort am Übergang von Profanem und Sakralem zuzukommen. Er besetzt damit – ähnlich wie Heilige, Künstler, Aussteiger, Charismatiker oder psychisch Kranke – eine für jede Gesellschaft wichtige Position am Übergang vom Sagbaren zum Unsagbaren, vom Wissen zum Nichtwissen, vom Zugänglichen zum Geheimnisvoll-Unzugänglichen. Für diese besonderen Übergänge oder Grenzen entwickeln – auch moderne – Gesellschaften symbolische Rückversicherungen in Form von besonderen Rollen und zugeschriebenen Funktionen (vgl. van Gennep 1999). Es scheint zumindest Hinweise darauf zu geben, dass fragile hochaltrige Menschen mit Demenz hier als Personen wahrgenommen werden, die entsprechende »Sinnfenster« (Otto 2012) aufzustoßen vermögen.

Sorge, Selbstsorge – im Kontext von Demenz

Aktives drittes Alter, fragiles viertes Alter, Sorge und Selbstsorge im Alter – dabei handelt es sich um Vorstellungskomplexe der aktuellen Altersforschung, mit denen immer auch bestimmte normative Überlegungen einhergehen, wie in der Gesellschaft mit alten Menschen umgegangen werden soll. Dabei scheinen sich aus dem Diskurs insbesondere mit Blick auf das fragile vierte Alter widersprüchliche Gemengelagen zu ergeben. Es bleibt zu bedenken, ob nicht einiges gegen die These spricht, dass das fragile vierte Alter jenseits medialer und literarischer Diskurse von radikaler gesellschaftlicher Exklusion bedroht ist. Zumindest fehlen uns hier bisher weiterführende Untersuchungen, die Bilder, Vorstellungswelten und Semantiken des Alters und ›der Alten‹ in unterschiedlichen gesellschaftlichen Handlungskontexten wissenssoziologisch rekonstruieren und so ein vielschichtigeres Bild auf der Grundlage historisch-kultureller Wissensressourcen zeichnen könnten.

Abschließend bleibt die Frage, wie mit Blick auf Foucaults Sorgekonzeption mögliche Inklusionspotenziale beim vierten Alter aussehen könnten. Bei der Anwendung des Sorgekonzepts (in der von Foucault ins Spiel gebrachten Variante) ergeben sich beim vierten Alter einige Schwierigkeiten, die sich beim dritten Alter so nicht finden. Menschen des dritten Alters können, zumindest von ihren physischen und psychischen Voraussetzungen her gesehen, aktiv am sozialen Leben teilnehmen. Sie können sich für oder gegen einen Rückzug entscheiden. Sie sind weitgehend ›souverän‹ – so will es zumindest die theoretische Vorstellung vom dritten Alter. Dabei sehen sich allerdings auch diese Älteren einem mehr oder weniger großen Druck der Gesellschaft ausgesetzt, dieser irgendwie auch noch ›nützlich‹ zu sein und möglichst wenig zu kosten. Demgegenüber fehlt Menschen des vierten Alters in ihrer physischen oder psychischen Fragilität und Gebrechlichkeit oft die Fähigkeit einer aktiven sozialen Teilnahme. Sie sind zumindest auf entsprechende Unterstützung angewiesen. Auch die Konzepte von Alterität oder von »Coolness« im Alter (Zimmermann 2012, 2013; Zimmermann/

Grebe 2014) setzen eine gewisse Souveränität über das eigene Leben und bezogen auf das eigene Selbst voraus, etwa im Sinne einer aktiven Fähigkeit zur Aufmerksamkeit für die Belange von Körper und Geist.

Um die Fähigkeit zu einem selbstbestimmten Abgrenzen von Ansprüchen und Zumutungen der Gesellschaft ins Spiel zu bringen, muss zwischen Selbst und Gesellschaft, zwischen ›ich‹ und ›sie‹, in einer gesellschaftlich und sozial grundlegend anerkannten Weise unterschieden werden können. Viele, auch sehr gebrechliche Hochaltrige sind dazu in der Lage, auch wenn ihr Bewegungsradius physisch stark eingegrenzt ist. Doch bei Menschen, die von einer Demenz betroffen sind, scheint die Ausgangslage eine andere zu sein. Sie sehen die Welt auf ihre eigene, vom Umfeld nicht immer nachvollziehbare Weise und wenden Unterscheidungen an, die andere ratlos zurücklassen können, weil sie nicht ins Gewohnte passen. Diese Menschen dem Imperativ Foucaults nach Selbstsorge auszusetzen, scheint zumindest problematisch zu sein, wenn Menschen mit Demenz von sich aus, gleichsam aktiv, soziale Bezugsarbeit, die elementar zum Konzept der *Sorge um sich* gehört, nicht mehr wahrnehmen können. Hier ergeben sich – ebenfalls in Anschluss an Foucault – jedoch auch Inklusionspotenziale, die am Konzept der *Sorge um sich* ansetzen: *Sorge um sich* ist immer auch Sorge für andere. Die Steigerung der Subjektivität schließt, zumindest im antiken Ideal, den sozialen Bezug mit ein. Zur *Sorge um sich* gehört die »Intensivierung der gesellschaftlichen Beziehungen« (Foucault 1995: 74). Zu ihr gehört auch die »Kommunikation mit dem anderen«; Sorge um sich ist keine Übung in Einsamkeit, »sondern eine wahrhaft gesellschaftliche Praxis« (ebd.: 71). Damit kann die *Sorge um sich* der Jüngeren zur Sorge für die Hochaltrigen werden. Das fragile Alter muss sich dies dann allerdings gefallen lassen – ganz im Sinne des von Thomas Strässle referenzierten Peter Sloterdijk, der im Rahmen einer Neubestimmung des Begriffs der Gelassenheit »Passivitätskompetenz« ins Spiel bringt: »Gelassenheit bedeutet, sich freiwillig und gezielt und vorübergehend aus der Hand zu geben, um etwas an sich und mit sich machen zu lassen. In der Gelassenheit wirkt das Subjekt auf sich ein, in dem es anderen erlaubt, auf es einzuwirken.« (Strässle 2013: 121f.) Diese Kompetenz zur Passivität ist »eine bewusste und bestimmte Teilhabe an Fremdkompetenz« und als solche kaum so passiv, wie sie auf den ersten Blick erscheint. Es setzt die aktive Entscheidung voraus, etwas mit sich machen zu lassen. Insofern handelt es sich dabei um eine »Form der ausgelagerten, mittelbaren Selbstsorge« und um eine Gelassenheit, die in ihrer höchsten Form »maximale Kompetenz zur Teilhabe an Fremdkompetenz« darstellt (ebd.: 122f.).

Wenn das Konzept der *Sorge um sich* in seinen auf den anderen bezogenen Spielarten im Hinblick auf Menschen mit Demenz auch einige Schwierigkeiten mit sich bringt, so führt es doch Aspekte mit sich, die die Sorgediskussion bereichern können. Auch wenn von Demenz betroffene Menschen sich kaum in der selbstbewusst-souveränen Art um sich selbst sorgen können, wie es das Konzept vorsieht, finden sich möglicherweise andere Wege der Zuwendung zu und der Auseinandersetzung mit betroffenen Personen. Dabei muss es nicht in erster Linie um ein aktives Sorgehandeln gehen. Es kann sich auch um Einstellungen oder um eine Haltung gegenüber Menschen mit Demenz handeln, die sich aus wenig bewussten, aber eventuell dennoch wirksamen gesellschaftlich-kulturellen Wissensbeständen speisen. Neben Bildern des Alters und des Alterns sind darin möglicherweise weitere Wissensressourcen aktiv, die sich auf den Umgang mit Betroffenen auswirken.

Dies führt zum Fremden und zu der These zurück, dass sich Menschen mit Demenz nicht zur Exklusion im Sinne von ›Verworfenheit‹ und radikalen ›Entmenschlichung‹ eignen, weil sie für das Eigene der Gesellschaft stehen. Dabei können sie jedoch als Grenzgängerinnen und Grenzgänger in Erscheinung treten bzw. als solche von der Gesellschaft wahrgenommen werden. Dafür stellen moderne Gesellschaften historisch einige Ressourcen bereit, etwa den Gedanken von der besonderen Weisheit des Alters (vgl. Otto 2016), der wieder zur Anwendung gelangen kann. Um das Verständnis von und für Menschen mit Demenz, aber auch allgemein für fragile Menschen im hohen Alter zu klären und auch inhaltlich weiter auszuloten, wäre nach gesellschaftlichen Ressourcen und Wissensbeständen zu fragen (wozu auch die Vergesslichkeit gehört), besonders nach besonderen Vorstellungen und gesellschaftlichen ›Bewertungen‹ (positiv und negativ), die mit dem hohen Alter einhergehen (vgl. Weinrich 1997).

Literatur

Alter, Peter (1985), *Nationalismus*, Frankfurt/M.

Amrhein, Ludwig (2005), Stationäre Altenpflege im Fokus von Machtbeziehungen und sozialen Konflikten, in: Klaus R. Schroeter/Thomas Rosenthal (Hg.), *Soziologie der Pflege. Grundlagen, Wissensbestände und Perspektiven*, Weinheim/München, S. 405–426.

Butler, Judith (2014 [1997]), *Körper von Gewicht. Die diskursiven Grenzen des Geschlechts*, Frankfurt/M.

Butler, Robert N. (1969), Age-Ism: Another Form of Bigotry, *The Gerontologist*, Jg. 9, H. 4, S. 243–246.

Derrida, Jacques (2016 [1997]), *Von der Gastfreundschaft*, Wien.

Etzemüller, Thomas (2007), *Ein ewigwährender Untergang. Der apokalyptische Bevölkerungsdiskurs im 20. Jahrhundert*, Bielefeld.

Foucault, Michel (1995), *Die Sorge um sich. Sexualität und Wahrheit 3*, Frankfurt/M.

Foucault, Michel (2009), *Hermeneutik des Subjekts. Vorlesungen am Collège de France (1981/82)*. Frankfurt/M.

Giddens, Anthony (1991), *Modernity and Self-Identity. Self and Society in the Late Modern Age*, Cambridge.

Gilleard, Chris/Higgs, Paul (2011), Ageing abjection and embodiment in the fourth age, *Journal of Ageing Studies*, Jg. 25, H. 2, S. 135–142.

Göckenjahn, Gerd (2000), *Das Alter würdigen. Altersbilder und Bedeutungswandel des Alters*, Frankfurt/M.

Goffman, Erving (1973), *Asyle. Über die soziale Situation psychiatrischer Patienten und anderer Insassen*, Frankfurt/M.

Grebe, Heinrich (2012), »Über der gewonnen Zeit hängt eine Bedrohung …« Zur medialen Thematisierung von (hohem) Alter und Demenz: Inhalte, Strukturen, diskursive Grundlagen, in: Andreas Kruse/Thomas Rentsch/Harm-Peer Zimmermann (Hg.), *Gutes Leben im hohen Alter. Das Altern in seinen Entwicklungsmöglichkeiten und Entwicklungsgrenzen verstehen*, Heidelberg, S. 97–107.

Grebe, Heinrich/Otto, Welf-Gerrit/Zimmermann, Harm-Peer (2013), »The Journey into the Land of Forgetfulness«. Metaphors of Aging and Dementia in Media, in: Ulla Kriebernegg/Roberta Maierhofer (Hg), *The Ages of Life. Living and Aging in Conflict?*, Bielefeld, S. 89–106.

Hahn, Alois (1997), »Partizipative« Identitäten, in: Herfried Münkler (Hg.), *Furcht und Faszination. Facetten der Fremdheit*, Berlin, S. 115–158.

Hahn, Alois (2010), Wohl dem der eine Narbe hat: Identifikationen und ihre soziale Konstruktion, in: Ders., *Körper und Gedächtnis*, Wiesbaden, S. 143–164.

Hazan, Haim (2011), Gerontological autism: terms of accountability in the cultural study of the category of the Fourth Age, *Ageing & Society*, Jg. 31, H. 7, S. 1125–1140.

Heinzelmann, Martin (2004), *Das Altenheim – Immer noch eine »Totale Institution«? Eine Untersuchung des Binnenlebens zweier Altenheime*, Göttingen.

Laslett, Peter (1995), *Das dritte Alter. Historische Soziologie des Alterns*, Weinheim/München.

Otto, Rudolf (1991), *Das Heilige. Über das Irrationale in der Idee des Göttlichen und sein Verhältnis zum Rationalen*, München.

Otto, Welf-Gerrit (2012), Zugewinn im Defizit. Sinnfenster in der populären Rezeption von Demenzen, in: Andreas Kruse/Thomas Rentsch/Harm-Peer Zimmermann (Hg.), *Gutes Leben im hohen Alter. Das Altern in seinen Entwicklungsmöglichkeiten und Entwicklungsgrenzen verstehen*, Heidelberg, S. 109–120.

Otto, Welf-Gerrit (2016), Alte im Märchen – Mittler zwischen den Welten, in: Harm-Peer Zimmermann/Andreas Kruse/Thomas Rentsch (Hg.), *Kulturen des Alterns. Plädoyers für ein gutes Leben bis ins hohe Alter*, Frankfurt/M./New York, S. 187–195.

Park, Robert Ezra (1928), Human Migration and the Marginal Man, *The American Journal of Sociology*, Jg. 33, H. 6, S. 881–893.

Prahl, Hans-Werner/Schroeter, Klaus R. (1996), Tatort Pflegeheim. Zur Institutionalisierung älterer Menschen, in: Dies., *Soziologie des Alterns*, Paderborn, S. 154–204.

Prisching, Manfred (2003), Alter heute – ein Mosaik mit Widersprüchen, in: Leopold Rosenmayr/Franz Böhmer (Hg.), *Hoffnung Alter. Forschung, Theorie, Praxis*, Wien.

Schmitt, Eric (2012), Altersbilder, Altern und Verletzlichkeit. Theoretische Perspektiven und empirische Befunde, in: Andreas Kruse/Thomas Rentsch/Harm-Peer Zimmermann (Hg.), *Gutes Leben im hohen Alter. Das Alter in seinen Entwicklungsmöglichkeiten und Entwicklungsgrenzen verstehen*, Heidelberg, S. 3–32.

Schroeter, Klaus R. (2013), Zur Kritik der sozialpolitischen Formel der »Altersaktivierung«, in: Traugott Jähnichen/Torsten Meireis/Johannes Rehm/Hans-Richard Reuter/Sigrid Reihs/Gerhard Wegner (Hg.), *Alternde Gesellschaft. Herausforderungen des längeren Lebens*, Gütersloh, S. 246–269.

Simmel, Georg (1992 [1908]), *Soziologie. Untersuchungen über die Formen der Vergesellschaftung*, Frankfurt/M.

Stichweh, Rudolf (2010), *Der Fremde. Studien zu Soziologie und Sozialgeschichte*, Frankfurt/M.

Stöckl, Claudia/Kicker-Frisinghelli, Karin/Finker, Susanna (Hg.) (2017), *Die Gesellschaft des langen Lebens. Soziale und individuelle Herausforderungen*, Bielefeld.

Strässle, Thomas (2013), *Gelassenheit. Über eine andere Haltung zur Welt*, München.

Stückler, Andreas (2016), Schöne neue Alterswelt? Zum ideologischen Charakter des Active Ageing, in: Claudia Stöckl/Karin Kicker-Frisinghelli/Susanna Finker (Hg.), *Die Gesellschaft des langen Lebens. Soziale und individuelle Herausforderungen*, Bielefeld, S. 29–44.

van Dyk, Silke (2015), *Soziologie des Alters*, Bielefeld.

van Dyk, Silke/Lessenich, Stephan (Hg.) (2009), *Die jungen Alten. Analysen einer neuen Sozialfigur*, Frankfurt/M./New York.

van Dyk, Silke/Lessenich, Stephan/Denninger, Tina/Richter, Anna (2010), Die »Aufwertung« des Alters. Eine gesellschaftliche Farce, *Mittelweg*, Jg. 36, H. 19, S. 15–33.

van Gennep, Arnold (1999), *Übergangsriten (Les rites de passage)*, Frankfurt/M./New York.

Waldenfels, Bernhard (1997), Phänomenologie des Eigenen und des Fremden, in: Herfried Münkler (Hg.), *Furcht und Faszination. Facetten der Fremdheit*, Berlin, S. 65–83.

Wangler, Julian (2013), Representation of Old Age in Media. Fear of Aging or Cult of Youth? in: Ulla Kriebernegg/Roberta Maierhofer (Hg.), *The Ages of Life. Living and Aging in Conflict?* Bielefeld, S. 107–120.

Weinrich, Harald (1997), *Lethe. Kunst und Kritik des Vergessens*, München.

Willems, Herbert/Hahn, Alois (1999), Einleitung. Modernisierung, soziale Differenzierung und Identitätsbildung, in: Dies. (Hg.), *Identität und Moderne*, Frankfurt/M., S. 9–29.

Zimmermann, Harm-Peer (2012), Dimensionen anderen Alterns: Differenzialität – Othering – Alterität, *Medien & Altern*, Jg. 1, H. 1, S. 22–36.

Zimmermann, Harm-Peer (2013), Alters-Coolness – Gefasstheit und Fähigkeit zur Distanzierung, in: Thomas Rentsch/Harm-Peer Zimmermann/Andreas Kruse (Hg.), *Altern in unserer Zeit. Späte Lebensphasen zwischen Vitalität und Endlichkeit*, Frankfurt/M./New York, S. 101–125.

Zimmermann, Harm-Peer (2017a), Alter im Blick. Überdeterminierung und Dethematisierung, in: Cordula Endter/Sabine Kienitz (Hg.), *Alter(n) als soziale und kulturelle Praxis. Ordnungen – Beziehungen – Materialitäten*, Bielefeld, S. 135–154.

Zimmermann, Harm-Peer (2017b), *Gutes Leben im Alterszentrum. Gespräche in 19 Einrichtungen in der Schweiz*, Weimar.

Zimmermann, Harm-Peer/Grebe, Heinrich (2014), »Senior coolness«: Living well as an attitude in later life, *Journal of Aging Studies*, Jg. 28, S. 22–34.

Doing Age in Other Ways – Formen »anderen Alterns«: Weitere Facetten der Verwirklichung des Alterns

Klaus R. Schroeter

Versteht man unter dem ›anderen Altern‹ ein Altern jenseits dessen, was ein hegemonialer Diskurs (Laclau/Mouffe 1991) des erfolgreichen, aktiven und produktiven Alterns als Leitformel für ein gelingendes Leben im Alter vorzugeben scheint, rücken vice versa auch andere Formen des Alterns in den Fokus (Schroeter 2017; Schroeter/Zimmermann 2012). Diese Formen weichen vom vertrauten, im Duktus der Sozialen Gerontologie bezeichneten ›erfolgreichen Altern‹ ab. Das mögliche Spektrum eines solchen ›anderen Alterns‹ erstreckt sich auf ganz verschiedene Gestaltungsformen in unterschiedlichen Nuancen, zum Beispiel als Differenzialität, Othering, Alienation oder Alterität (vgl. Zimmermann 2012; 2015; 2016). In diesem Beitrag soll der Frage nachgegangen werden, ob sich das ›gebrechliche‹ und ›fragile Altern‹ als eine spezifische Form des ›anderen Alterns‹ einordnen lässt und ob die Personengruppe der Schwerstpflegebedürftigen dazu taugt, in die imaginierte Gruppe der pejorativ als ›Entbehrliche‹, ›Überflüssige‹ (Bude/Willisch 2008), ›Überzählige‹, ›Entkoppelte‹ (Castel 2008) oder ›Verworfene‹ (Bauman 2005; Butler 1997) Bezeichneten exkludiert zu werden. Damit führt die Betrachtung zu einem Altern jenseits der hegemonialen Bilder des aktiven und erfolgreichen Alterns. Mit dieser Gruppe werden Akteure in den Blick genommen, die etwas zugespitzt formuliert, als *erfolgsarme Alte* die andere, rückwärtige Seite der *erfolgreichen Alten* darstellen. Im Folgenden wird zunächst eine heuristische Skizze zur *Verwirklichung des Alterns* grob konturiert (1) und das *Doing Age* als eine Facette dieses Konzeptes vorgestellt (2). Darauf folgt ein knapper Umriss dessen, was unter *Doing Age* (2) und *Doing Age in Other Ways* (3) zu verstehen ist. Abschließend (4) wird der Frage nachgegangen, ob sich aus den vorgeschlagenen Pfaden des ›anderen Alterns‹ dissidente und resistente Alternsformen ableiten oder gar in ein *Queering Age* überführen lassen.

1. Verwirklichung von Altern: Eine heuristische Skizze[1]

Wenngleich trivial, so ist es doch nicht bedeutungslos und deshalb noch einmal zu erwähnen: Was auch immer unter Alter, Altern, Älterwerden oder Altsein zu verstehen ist, ist in irgendeiner Form sozial konstruiert und nicht nur eine »biologische Grundbefindlichkeit« (Schelsky 1965). Ausgangspunkt der folgenden Überlegungen ist die Annahme, dass jeder Organismus nur in Relation zu der ihm spezifischen Umwelt gedacht und beurteilt werden kann. Das heißt zugleich, dass der Mensch seine Umwelt stets vermittelt wahrnimmt und dass Beobachtungs- und Wahrnehmungsprozesse auch immer *Formungs*prozesse sind (vgl. Plessner 1975; Cassirer 1997). So gilt auch für das Alter, dass es immer erst durch den Beobachter oder die Beobachterin seine Form erhält, denn ein wie auch immer gefasster Begriff (nicht nur der des Alters) bedeutet eben mehr als das, was er zu sein scheint (vgl. Schroeter/Künemund 2010). Wer als Beobachter oder Beobachterin nunmehr von Umwelten, Kulturen oder vom Alter spricht, der *konstruiert* (vgl. Voss 2006: 10). Er oder sie beschreibt nicht einfach eine vorhandene Wirklichkeit, sondern das, was er oder sie beobachtet und wahrnimmt. Der alltägliche wie der wissenschaftliche Beobachtende versucht, im Rahmen seiner Möglichkeiten, seiner Werkzeuge und Materialien neue Bedeutungen und Möglichkeiten zu entdecken und zu erfassen. Wie ein Bastler (*Bricoleur*) agiert er »von vornherein eingeschränkt« (Lévi-Strauss 1973: 32). »[D]ie Welt seiner Mittel ist begrenzt, und die Regel seines Spiels besteht immer darin, jederzeit mit dem, was ihm zur Hand ist, auszukommen.« (Ebd.: 30) Der *Bricoleur* wird damit gewissermaßen zum *Konstrukteur*, der Strukturen erarbeitet, indem er »Ereignisse oder vielmehr Überreste von Ereignissen ordnet« (ebd.: 35).

Das Individuum mag seine Umwelt oder das Alter erahnen und diese Ahnung mit Begriffen und Symbolen belegen. Doch schon im Moment der begrifflich-symbolischen Bearbeitung durch die oder den Beobachtende/n wechselt das Beobachtete seine Form, und das dynamische Geschehen gerinnt zur vergegenständlichten Form mit entsprechenden Konsequenzen für die (sowohl alltägliche als auch wissenschaftliche) Begriffsbildung. Aus konkreten Situationen und Prozessen werden Kunstbegriffe abstrahiert: zum Beispiel *Lebensphasen, Altersklassen* oder *Altersformen*. Das beinhaltet die Gefahr, dass diese Begriffe durch ihre ständige Verwendung verdinglicht und als iden-

1 Die in diesem Kapitel zusammengetragenen Erkenntnisse stützen sich im Wesentlichen auf zuvor bereits andernorts publizierte Überlegungen zur Verwirklichung des Alters (vgl. Schroeter 2012a; 2014).

tische und real existierende Phänomene betrachtet werden. Wie klug man auch definiert und wie sorgfältig man auch operationalisiert, die Bedeutung des Alters oder des Älterwerdens lässt sich weder durch Begriffe noch durch Zahlen vollständig einfangen. Das Alter ist – ähnlich wie das Geschlecht – »ein Ensemble von Akten, die innerhalb eines äußerst rigiden regulierenden Rahmens wiederholt werden, dann mit der Zeit erstarren und so den Schein der Substanz beziehungsweise eines natürlichen Schicksals des Seienden hervorbringen« (Butler 1991: 60). Wenn vom *Alter*, vom *Lebenslauf*, von *Generationen*, von *Hochaltrigkeit* oder vom *Ruhestand* die Rede ist, dann werden Prozesse und Beziehungsgefüge substanzialisiert, die uns als objektive und invariante Tatbestände erscheinen. Das begrifflich Fixierte oder empirisch Gemessene aber hinterlässt so etwas wie einen *Bedeutungsüberschuss*, insofern das aktuell Wahrgenommene »von einem *dunkel bewußten Horizont unbestimmter Wirklichkeit*« (Husserl 1985: 132) durchsetzt und umgeben ist.

Alter als soziale Konstruktion zu betrachten, heißt, sich zu vergegenwärtigen, dass alle sozialen Strukturen aus individuellen Handlungen entstehen, die dann wiederum auf das individuelle Handeln ein*wirken,* und dass diese Strukturen von den Individuen als äußerliche Phänomene wahrgenommen werden (vgl. Berger/Luckmann 1969). Vor diesem Hintergrund ist das heuristische Modell der Verwirklichung des Alterns – in Analogie zu den von Setzwein (2004: 53f.) modellierten körper- und leibbezogenen Aspekten der sozialen Konstruktion von Geschlecht – von fünf Grundannahmen getragen, die sich idealtypisch auf verschiedenen Ebenen widerspiegeln:

- Zum einen ist davon auszugehen, *dass das Altern in einem umfassenden symbolischen Verweisungszusammenhang konstruiert oder verwirklicht wird.* Das zeigt sich auf der *symbolischen Ebene* unter anderem in den allgemeinen Alternssemantiken, Altersbildern, Alternsdefinitionen und symbolischen Alternsordnungen. Dazu gehören unter anderem Alterstheorien, Altersdiskurse oder Altersleitbilder, beispielsweise Vorstellungen vom guten oder gelingenden Altern, vom erfolgreichen oder produktiven Alter. Dazu gehören aber auch mehr oder weniger festgelegte Altersgrenzen, Altersphasen oder Altersstufen, Altersdifferenzierungen zwischen dem dritten und vierten Alter sowie die Konstruktionen von Hochaltrigkeit und Pflegebedürftigkeit (vgl. Schroeter 2007; 2012a).
- Eine zweite Grundannahme geht davon aus, *dass sich das Altern in der sozialen Organisation gesellschaftlichen Handelns als objektive Struktur realisiert.* Das zeigt sich zum Beispiel in rechtlichen Vorgaben (u. a. Alters-

grenzen, Pflegestufen), administrativen oder betrieblichen Maßnahmen (u.a. Übergänge in den Ruhestand, Altersteilzeit, Vorruhestand), familialen und sozialen Rollenzuweisungen (u.a. Großeltern, ›alte Eltern‹, Witwen und Witwer, ›Pflegefall‹), architektonischen Einrichtungen (u.a. Alten- und Pflegeheime, geriatrische Stationen, Demenzdörfer), sozialen und politischen Institutionen und Organisationen (u.a. altersgruppenspezifische Abteilungen und Vertretungen in gesellschaftlichen Funktionssystemen, zum Beispiel in Bildung, Gesundheit/Medizin, Kultur, Politik und Sport) oder in altersgruppenspezifischen Angebotsstrukturen der verschiedenen Sektoren der Seniorenwirtschaft (u.a. Dienstleistungen, Handel, Gesundheit/Pflege, Medien, Tourismus, Wohnen).

- Eine dritte Grundannahme geht davon aus, *dass sich das Altern in der sozialen Interaktion gesellschaftlichen Handelns stets reifiziert.* Das spiegelt sich vor allem auf der interaktiv-praxeologischen Ebene, aber auch auf der korporal-materialen Ebene im sogenannten *Doing Age*, in der wechselseitigen Darstellung des Älterwerdens und Altseins. Auf der *interaktiven Ebene* stehen die (jeweils in den unterschiedlichen Spielräumen verschiedener sozialer Felder situierten) Praxeologien des Alterns für das *Doing Age* – sowohl in Gestalt des persönlichen Ausdrucks und der individuellen »Darstellung im Material der eigenen Existenz« (Plessner 1982b: 407) als auch in Form der sozialen und korporalen Performanzen und Inszenierungen der Akteure (vgl. Schroeter 2009a; 2012b). Auf der *materiell-/somatischen Ebene* finden sich die Formierungen der alternden Körper sowie die Körperpolitiken und Körperstrategien (vgl. Schroeter 2008; 2009b; 2013). Das *Doing Age* umfasst also gleichermaßen das bewusste *Ausdruckshandeln,* um etwas »nach außen zu projizieren«, als auch die keiner kommunikativen Absicht folgende *Ausdrucksbewegung* (Schütz 1974 [1932]: 162f.). Es spiegelt sich damit sowohl in der gewollten Gestik als auch in der natürlichen Mimik der Menschen, mit denen jeweils Inneres – zum Beispiel Angst, Schreck, (Un-)Behagen, Begehren, Freude, Leid, Schmerz, Trauer, (Un-)Ruhe – nach außen getragen (*geäußert*) wird.
- Das mündet in der vierten Grundannahme, *dass sich Altern in der Somatisierung gesellschaftlicher Machtverhältnisse materialisiert.* Der alternde Körper ist kein bloßes Objekt, das nur gesellschaftliche Spuren und Narben in sich trägt; er ist nicht nur Produkt, sondern auch Produzent von gesellschaftlicher Wirklichkeit. Er bewegt sich an der Schnittstel-

le von Struktur und Praxis. Der alternde Körper ist auf der einen Seite *Einschreibungsfläche* und modellierbares Objekt und als solches auch somatische Materialisierung gesellschaftlicher (zum Beispiel Gesundheits-, Fitness-, Schönheits-, Aktivierungs-) Diskurse und Machtverhältnisse. Denn je nach Investition in das *korporale Kapital* – zum Beispiel durch das Körperhandeln in den Bereichen von Gesundheit, Pflege, Hygiene, Sport und Bewegung – werden die zum Ausdruck gebrachten oder in Szene gesetzten Körper gesellschaftlich wertgeschätzt und anerkannt. Auch im Alter wird der Körper durch seine symbolisch wahrgenommene Gestalt (zum Beispiel als schön, kräftig, makellos, gepflegt, gesund oder vice versa als unansehnlich, schwach, krank, behindert oder gebrechlich) sozial bewertet. Auf der anderen Seite ist der alternde Körper aber auch *Ausdrucksfläche* und natürlicher Resonanzboden menschlicher Expressivität (Plessner 1982a: 249ff.), der auch seinen Eigensinn und seine Widerspenstigkeit gegenüber hegemonialen Formierungszwängen hat, wenn er zum Beispiel gegen Überforderungen rebelliert oder seinem Träger die Beherrschung verweigert. Wenn der Körper gleichermaßen als »Instrument des Handelns«, als »Verständigungsmittel beim Sprechen und durch Gesten« wie auch als »Resonanzfläche der Gefühle« (Plessner 1982c: 442) dient, so werden in diesem ambivalenten Wechselspiel von Anpassung und Widerstand des Körpers die Altersidentitäten in der alltäglichen Lebenswelt praktiziert und geschliffen.

– Die fünfte Grundannahme geht davon aus, *dass das Altern zugleich in seiner sinnlich empfundenen Qualität konstitutiver Bestandteil subjektiver Identitäten ist.* Diese Annahme spiegelt sich vor allem auf der *leiblich-affektiven Ebene*, auf der es vordergründig um das subjektiv empfundene Altern und um das Altern als gespürte Realität bzw. um das Spüren des alternden Leibes geht (vgl. Schroeter 2012b; 2014). Diese Annahme fußt auf der aus der Philosophischen Anthropologie bekannten *Doppelaspektivität* (Plessner 1975: 80ff.) der menschlichen Existenz von Innen (Leibsein, Seele und Erleben) und Außen (Körperhaben, Leib und Körperding) und der daraus abgeleiteten Vorstellung der notwendigerweise stets körper- und leibbezogenen Handlungen. Wenn es bei Plessner (1982a: 238) heißt, der »Mensch *ist* immer zugleich Leib […] und *hat* diesen Leib als diesen Körper«, dann bedeutet das zugleich, dass der Mensch mittels seines Leibes mit der Umwelt in einem unmittelbaren – und auch als unmittelbar erlebten – Kontakt steht, sie wahrnimmt und in ihr handelt. Das Körperhaben ist zwar dem Leibsein ontogenetisch vorgängig

(Gugutzer 2002: 74), doch der Mensch hat den Körper nicht *per se*, er ist ihm vielmehr als Aufgabe zugestellt, die erst bewältigt werden muss. Insofern ist Plessners (1975: 317) Credo »Er [der Mensch] muß tun, um zu sein« im hiesigen Kontext als ein *Being by Doing* zu lesen.

2. Doing Age

Alter und Altern sind *soziale Praxis* und Ausdruck sozialer Handlungen, die sich in Strukturen niederschlagen. Wenn sich die Verwirklichung des Alterns in einem andauernden Herstellungsprozess befindet, dann umspannt das gleichermaßen einen *diskursiven* wie auch *praxeologischen* Konstitutionsprozess. Diskurs und Praxis gehören zusammen, sie bedingen einander und konstituieren sich wechselseitig. Foucault (1997: 74) spricht davon, dass Diskurse »als Praktiken zu behandeln« sind, »die systematisch die Gegenstände bilden, von denen sie sprechen«. Das mag auf das Alter bezogen vordergründig so verstanden werden, als sei das Alter als soziales Ordnungsmuster vor allem in und durch Diskurse produziert. Aber auch die nichtdiskursiven Praktiken und Dinge haben hier ihren Anteil, was Foucault (2003: 392) später mit dem Begriff des *Dispositivs* einzufangen versucht hat, als ein Bündel von Machtbeziehungen, das neben den Diskursen eben auch Praktiken, Institutionen und Gegenstände umfasst.

Ähnlich wie Butler (1991: 60) das Geschlecht als »fortdauernde diskursive Praxis« sieht, die »stets offen für Eingriffe und neue Bedeutungen« ist, erweist sich auch das *Doing Age* als eine Praktik des Alterns im *Gefüge von Wort und Tat*. Es steht für ein ›Prinzip des Handelns‹ im sich zeitlich entfaltenden und räumlich ausbreitenden »nexus of doings and sayings« (Schatzki 1996: 89), das auf »dem Zusammenspiel der in Gestalt von Strukturen und Mechanismen (denen des sozialen Raums oder der Felder) dinglich objektivierten Geschichte und der in Gestalt des Habitus den Körpern einverleibten Geschichte (beruht)« (Bourdieu 2001: 193). Dieses Prinzip entfaltet sich zum einen empirisch konkret in den verschiedenen Spielräumen des alltäglichen Lebens, sowohl in den korporalen Aktionen als auch in den mentalen Deutungs- und Sinnmustern. Zum anderen wirkt dieses Prinzip aber auch als Mechanismus, durch den situative Handlungen zur Reproduktion sozialer Strukturen beitragen. Die im Alltag zum Einsatz gebrachten Praktiken und Strategien sind nicht zwingend intentional gesteuert, sondern vor allem habituell eingelagert. Das *Doing* ist also nicht zwangsläufig an einen subjektiv gemeinten Sinn im Weber'schen Verständnis gekoppelt, sondern oftmals an einen *praktischen Sinn*, der die Praktiken und Strategien »mit Alltagsverstand« ausstattet und Handlungsstrategien ohne rationales Kalkül erzeugt (Bourdieu 1987: 127).

Doing Age steht – angelehnt an Stefan Hirschauer (1994) – für eine »visualisierte Empirie« des sozialen Sinns alternder Menschen und für eine *habituell gesteuerte strategische Praxis* im Altershandeln. Dieser praktische Sinn umspannt auch das unbewusste *Empfinden, Spüren* und *Erleben* des Altseins und Älterwerdens. Als sozialer Orientierungs- und Unterscheidungssinn ermöglicht dieser praktische Sinn den Umgang mit Unterschieden und Andersartigkeiten. Er lässt erahnen, spüren und wissen, was als situativ passend und altersangemessen, aber auch was als eigenwillig, abweichend, widerspenstig und subversiv erscheint. Das zeigt sich unter anderem in den habituell verankerten und reflexiv nicht erfassten mimetischen Prozessen, Ausdrucksbewegungen und Verhaltensweisen – zum Beispiel sich altersgerecht, kindlich naiv, jugendlich herausfordernd, erwachsen abgeklärt, altersbesonnen oder hilfs- und unterstützungsbedürftig – zu präsentieren und zu positionieren.

Die fortlaufenden Prozesse interaktiver Darstellungen und Aushandlungen von Altersdifferenzen und Altersidentitäten werden in der wissenschaftlichen Literatur unterschiedlich nominiert, als *Altershandeln* (Degele 2008), *ausgeführtes Alter* (*age-as-accomplished*) (Laz 1998), als *(Un-)Doing Age* (Schroeter 2005; 2009b; 2012a; Schroeter/Zimmermann 2012; Georgakopoulou/Charalambiolou 2011; Haller 2010) oder als *Doing Old* (Gildemeister 2008). Die hier präferierte Bezeichnung des *Doing Age* lässt sich in struktureller Homologie zur klassischen Definition des *Doing Gender* (West/Zimmerman 1991) als »*die Herstellung (Konstruktion) von Alternsdifferenzen (Altersgrenzen, -stufen, -phasen) bezeichnen, die nicht natürlich oder biologisch sind, die jedoch, sobald sie erst einmal konstruiert sind, wie real existierende Tatbestände behandelt werden.*« (Schroeter 2012b: 40). Zur dauerhaften Verstetigung der Altersdifferenzen bedarf es vor allem einer das Alter strukturell reproduzierenden Sozial- und Gesellschaftsordnung. Auch wenn in der postmodernen Gesellschaft die ehemals klar markierten Altersstufen und die damit verbundenen Erwartungshaltungen zunehmend verwischen (vgl. u. a. Basting 1998; Blaikie 1999; Featherstone 1995; Gilleard/Higgs 2000) und sich zwischenzeitlich eine Art »informal uni-age style« (Featherstone/Hepworth 1991: 372) oder »uniage behavioral style« (Powell/Longino 2001: 203) entwickelt zu haben scheint,[2] gibt es dennoch eine Reihe von mehr oder weniger institutionalisierten Ordnungsmustern, die altersdifferenzierte Interaktionen generieren.

Das *Doing Age* materialisiert und institutionalisiert sich in sozialen und kulturellen Unterschieden, in verschiedenen Lebenslagen und Gestaltungsspielräumen, die Menschen unterschiedlichen Alters jeweils prägen, sie einengen und/oder ihnen auch Optionen eröffnen. Insofern ist Alter gleichermaßen soziale Institution wie individueller Status. Das eigene Älterwerden wird im Wechselspiel und im Vergleich mit anderen erfahren. Dabei ist es nicht nur der ›konkrete Andere‹ in der unmittelbaren *face-to-face*-Interaktion, der hier Zeichen setzt. Auch der ›verallgemeinerte Andere‹ stellt Ansprüche, weckt Erwartungen und hält den Einzelnen einen Spiegel vor. Das wirft die Frage auf, ob es überhaupt alter(n)sspezifische Erwartungscodes gibt, wie diese aussehen und was geschieht, wenn davon abgewichen bzw. dagegen verstoßen oder ›anders‹ gealtert wird?

3. Doing Age in Other Ways

Seit geraumer Zeit werden unter Rückgriff auf sozial- und kulturwissenschaftliche Theoriebildungen die sozialen und kulturellen Formbarkeiten und Formkräfte des Alter(n)s auszuloten versucht. Dabei rückt insbesondere der Terminus des ›anderen Alterns‹ ins Zentrum der Aufmerksamkeit. Die Frage nach dem ›anders Altern› soll auch existierende Formen von Abweichungen von den eigentlichen, bekannten oder vertrauten Formen des Altseins und Älterwerdens in den Fokus rücken. Das mögliche Spektrum eines solchen ›anderen Alter(n)s‹ erstreckt sich von sozialen Exklusionen (zum Beispiel aus sozial relevanten Bereichen, Positionen) und erzwungenen Inklusionen (zum Beispiel in sozial segregierte Gruppen) bis hin zu bewusst und freiwillig eingegangenen ›dissidenten Partizipationen im Alter‹, in de-

2 Diese Entwicklung scheint aber keineswegs neu, denn bereits vor mehr als 60 Jahren hatte Rudolf Tartler (1955: 328, 331) in seinen Überlegungen zur Nivellierung der Generationsmerkmale festgestellt, »daß sich die Verhaltensweisen und Haltungen der heutigen Jugend von denen der Erwachsenen nicht wesentlich unterscheiden« und dass die »Erfahrungslage der jungen und der alten Generation im sozialen Raum […] im wesentlichen gleichartig geworden« ist. Vgl. ähnlich Schelsky (1957: 20) und Tartler (1961: 123, 126).

nen Lebensführung und Partizipation im Alter also bewusst anders gedacht und anders als gemeinhin üblich – eben *dissident bis subversiv* – praktiziert werden (Schroeter/Zimmermann 2011).

Wenn man vom anderen Altern spricht, dann stellt sich die Frage des Vergleichs. Anders als was? Anders als normal und üblich? Anders als hier und jetzt? Anders als gestern? So stellt sich angesichts der heterogenen Lebenslagen und der pluralistischen Lebensstile durchaus die Frage, ob man überhaupt von einem ›normalen‹ oder einem ›üblichen Altern‹ reden kann, von dem sich dann ein wie auch immer geartetes ›anderes Altern‹ abgrenzen lässt. Oder soll man dem Leitbild eines differenziellen Alterns folgen und von intra- und interindividuellen Unterschieden im Alterungsprozess sprechen, sodass anders Altern geradezu das Normale wäre? Dazu lassen sich im Anschluss an die Überlegungen von Zimmermann (2012; 2015; 2016; 2017) verschiedene Dimensionen oder Perspektiven anderen Alterns unterscheiden.

3.1 Differenzielles Alter(n) – Doing Age differently

Spätestens seit den Erkenntnissen der Differentiellen Gerontologie (Thomae 1983) gehört die Vorstellung von einem *differenziellen Altern* heute zu unseren kulturellen Selbstverständlichkeiten. Kaum jemand mag bezweifeln, dass Menschen unterschiedlich altern, dass ihre körperlichen, kulturellen, sozialen und ökonomischen Voraussetzungen und Entwicklungschancen je unterschiedlich situiert sind. Die allgemeinen Debatten um die Individualisierung und Pluralisierung der Lebensstile lenken schon seit einiger Zeit die Aufmerksamkeit auf die Diversität und Heterogenität des modernen Lebens und auf die Fiktionen und Optionen des Älterwerdens und Altseins (vgl. u.a. Daatland/Biggs 2007; McMullin 2000; Nelson/Dannefer 1992; Pasero u.a. 2007). Dabei ist festzustellen, dass in der modernen, auf Flexibilität, Konkurrenz und Austauschbarkeit gerichteten Gesellschaft Formen und Darstellungen des Alterns gefragt sind, die zur Präsentation und Inszenierung dessen taugen, was im Duktus der Sozialen Gerontologie als ›erfolgreiches Altern‹ bezeichnet wird, und als Ausweis eines guten und gelingenden Lebens im Alter gelten.

Zimmermann unterscheidet zwischen den als *Differenz* bezeichneten empirischen Differenzierungsvorgängen und faktischen Heterogenitäten im Alter und den als *Differenzialität* bezeichneten Modalitäten und Codes – wie

Alters-Fexibilität und Alters-Coolness als konträre und konkurrierende Haltungen gegenüber dem Alter in unserer heutigen Kultur und Gesellschaft (vgl. Zimmermann 2013; Zimmermann/Grebe 2014) –, die in den Differenzierungsprozessen wirksam sind. Doch die diversen, heterogenen und pluralen Formen und Stile des Alterns rechtfertigen es nur im eingeschränkten Sinne, von einem anderen Altern zu sprechen, insofern sich heute – anders als vielleicht gestern – die Optionen und Fiktionen der Lebensführung und des Identitätsmanagements im Alter verändert haben (Amrhein 2008; Biggs 1997). Die Differenzialität ist längst Normalität – mit dem paradoxen Effekt der Indifferenz gegenüber dem eigenen Altern (vgl. Zimmermann 2012: 28f.). Die einzelnen Akteure müssen sich durch fortwährende äußere Veränderungen (*drift*) durch schnelles Anpassen tragen und treiben und an neue Anforderungen (*shift*) heranführen lassen: *risky shift and drift* (Schroeter/Zimmermann 2012: 73f.). Das führt zu einer Form des Alterns, die als ›normalisiertes‹ oder ›reguliertes Alter(n)‹ zu bezeichnen wäre.

3.2 Normalisiertes oder reguliertes Alter(n) – Doing Age by Normalization and Regulation

Ekerdt hat mit seinen Ausführungen zur *busy ethic* im Ruhestand gezeigt, wie sich mit der *Maxime des aktiven Lebens* eine die freie Zeit des Ruhestands legitimierende moralische Haltung herausgebildet hat, die den älteren Menschen Anerkennung, Halt und ein Profil verleiht, insofern sie das Leben im Alter durch *Anpassung* an die herrschenden gesellschaftlichen Normen ›domestiziert‹ (Ekerdt 1986: 240). Im Rekurs auf Foucaults (2005: 732) Problematisierungsformel lässt sich zeigen, wie in der entstehenden Sozialgerontologie der Nachkriegszeit die Anpassung an das Alter zum zentralen Fokus – bzw. Problem – der Alternsforschung avancierte, als mit ausgeklügelten empirischen Methoden Instrumente zur Messung von Aktivitäten und Anpassungsformen älterer Menschen entwickelt wurden (vgl. Katz 2000: 138ff.). Unter dem ideologischen Credo, dass es im Alter besser sei, aktiv als inaktiv zu sein (Havighurst u. a. 1968: 161), konnte sich eine letztlich auch moralisch geleitete Vorstellung entfalten, deren wirkungsmächtiges Erbe sich unter der Formel des ›aktiven, produktiven und erfolgreichen Alterns‹ den Dispositiven der Macht (Foucault) zuordnen lässt, die in der »ungeduldigen Gesellschaft« (Sennett 2009: 12) flexible Sicht- und Verhaltensweisen auf das Alter fordern, fixieren und kontrollieren. Diese normalisierende Macht zielt darauf, sich bis ins hohe Alter flexibel und mobil zu verhalten und aktiv und produktiv auf die Herausforderungen des modernen Lebens zu reagieren. Sie ist Teil einer »positiven Ökonomie« (Foucault 1977: 198), die alternde Menschen gleichsam als zu befähigende und aufzurichtende wie auch als prognostizierbare und kontrollierbare Subjekte formt. In diesem Sinne ist das Aufrichten zugleich auch immer ein Zurichten (Bröckling 2007: 214).

Mit ihren zwei Polen der Disziplinierung des Körpers und der Kontrolle der Bevölkerung (Foucault 1999: 276ff.) zielen die Strategien der Bio-Politik (Foucault 2004) auch darauf, das individuelle Handeln der älteren Menschen im Sinne des allgemeinen Interesses zu koordinieren und zu regulieren. Das geschieht nicht nur über äußeren sozialen Druck, sondern auch durch die in das Persönlichkeitssystem verlagerten Selbstzwänge, den alternden Körper nach den gesellschaftlich präferierten Normvorstellungen zu modellieren (vgl. Schroeter 2009b; 2013). Infolge dessen ist die Inszenierung eines *busy body* (Katz 2000) auch im Alter zu einer Strategie höchsten Wertes aufgestiegen. Die lange Zeit mit der Jugend assoziierten Eigenschaften der Flexibilität, Spontaneität und Expressivität sind längst in die Altersphase diffundiert. Und so sind die ehemals jüngeren Generationen vorbehaltenen Kultur-, Sport- und Gesundheitsrequisiten mittlerweile auch zu (aufdringlichen) Angeboten für Ältere geworden, mit dem Versprechen, dass durch ihre Nutzung Gesundheit und Wohlbefinden, jugendliche Frische und Flexibilität bis ins hohe Alter erhalten und vervollkommnet werden können (Featherstone/Hepworth 1998: 330). Das mündet in einem generationenübergreifenden und auf Konformismus abzielenden Verhaltensmuster, das sich am Referenzwert der mittleren Lebensjahre ausrichtet (Powell/Longino 2001: 203).

3.3 Ander(e)s Altern – Othering Age und Doing other Age

Die Mächtigkeit der herrschenden Alternsdiskurse errichtet zugleich auch Barrieren und verweist all diejenigen ins gesellschaftliche Abseits, die diesen Imperativen nicht gerecht werden können (vgl. u. a. Schroeter 2002; 2004; 2016), sodass »Diskriminierung und Geringschätzung des Alters« geradezu als »strukturelle Notwendigkeit« erscheinen (Schachtner 1988: 222). Mit dem Erstarken der Sozialen Gerontologie als eigenes Wissenschaftsfeld und durch das sich aus der Differenziellen Gerontologie allmählich aufbauende »gerontologische Credo« (Schroeter 2002: 87ff.) des aktiven, erfolgreichen und produktiven Alterns wurde eine hintergründige Übereinkunft erzeugt, die sich je nach Lesart als *illusio* oder als *Illusion*[3] des sozialen Feldes der Sozialen Gerontologie deuten lässt (Schroeter 2004).

Solange es nicht gelingt, das allgemein handlungstheoretische Paradigma mit seinem Universalitätsanspruch zu hinterfragen bzw. den Handlungsbegriff so anzulegen, um mit ihm auch Formen der Passivität, Sensibilität, Rezeptivität und Gelassenheit zu umschließen und damit auch all jene – von Joas als *passive Intentionalität* bezeichneten – Handlungen einzufangen, »in denen der Körper intentional freigesetzt, losgelassen, nicht kontrolliert werden soll« (Joas 1992: 248), sind die Fallstricke bereits in der Begriffsbildung angelegt: Wer von Aktivität oder aktivem Altern (*active ageing*), von Erfolg oder erfolgreichem Altern (*successful ageing*), von Produktivität oder vom produktiven Altern (*productive ageing*) bzw. von Aktivität, Erfolg oder Produktivität im Alter spricht, der muss *nolens volens* die Begriffe schärfen, sorgsam definieren und damit auch *Grenzen* markieren, wann und wo Aktivität in Passivität, Erfolg in Misserfolg bzw. Scheitern oder Produktivität in Unproduktivität umschlagen (Schroeter 2002; 2004). Die Vorstellung von einem nicht aktiven, nicht erfolgreichen oder nicht produktiven Alter bzw. von einem potenziell denkbaren ›gescheiterten Altern‹ steht im Widerspruch zur allgemeinen Doxa und unterminiert die bestehenden diskursiven Verknüpfungen der Aktivierungsformel. Die Kehrseite von Aktivität und Eigenverantwortlichkeit heißt dann, »dass Misserfolge jenen zugerechnet werden, denen es nicht gelingt, erfolgreich im Sinne des Aktivierungsimperativs zu

3 Dieser Gedanke greift auf Bourdieu zurück, in dessen Theoriearchitektur ein jedes soziales Feld seine eigene Logik und seinen eigenen Spielraum mit eigenen spezifischen Regeln hat, die sich über den habituell gesteuerten praktischen Sinn der Akteure erschließen. Ein derartiger *praktischer Glaube* ist gewissermaßen das Eintrittsgeld in ein Feld, ohne dessen Anerkennung das Feld gar nicht existiert. Eine solche hintergründige Übereinkunft wird von Bourdieu mit dem Begriff der *illusio* (vom lat. *ludere*, spielen, abgeleitet) belegt und drückt den Umstand aus, vom Spiel des Feldes erfasst und gefangen und vom Spieleinsatz überzeugt zu sein, was er als »ontologische Übereinstimmung zwischen den mentalen Strukturen und den objektiven Strukturen des sozialen Raumes« (Bourdieu 1998: 141) bezeichnet. Während die Doxa eines Feldes im Verborgenen wirkt und »die Gesamtheit dessen« umfasst, »was als Selbstverständliches hingenommen wird« (Bourdieu 1993: 80), erscheint die *illusio* als eine besondere Form der Doxa, die den »grundlegenden Glauben an den Sinn des Spiels und den Wert dessen, was auf dem Spiel steht« (Bourdieu 2001: 19f.), beinhaltet. Daraus abgeleitet heißt es bei Bourdieu (1998: 143) dann weiter: »Was in der *illusio* als Selbstverständlichkeit erlebt wird, erscheint demjenigen, der diese Selbstverständlichkeit nicht teilt, weil er am Spiel nicht beteiligt ist, als Illusion.«

handeln« (Kocyba 2004: 20). Und wer dem »utopian dream« der Aktivität im Alter nicht gerecht werden kann, dem droht nicht nur der Ausschluss vom Aktivitätsdiskurs, sondern gleichsam der Einschluss in den durch professionelle Überwachung begrenzten »non-participative discourse« oder in den »discourse of ›monitoring‹« (Biggs/Powell 2001: 110).

Als Antwort auf den Diskurs des optionalen *Doing Age differently* wurde eine Form des Alterns vorgeschlagen, die sich den modernen Aktivitätsimperativen entgegenstellt und das »Recht auf Eigen-Sinn« (Schachtner 1988) einfordert und im Anschluss an Améry (2001 [1968]), de Beauvoir (1977), Butler (1997) und Lévinas (1995) die Konturen der ›Andersheit‹ des Alters skizziert (vgl. Marinova 2013; Pilcher 2011; Schachtner 1999; Schöppner 2016; Schroeter 2017; Schroeter/Zimmermann 2012; van Dyk 2016; Zimmermann 2012; 2015; 2016; 2017). Die euphemischen Semantiken des aktiven, erfolgreichen und produktiven Alterns rücken unweigerlich die aus diesem Diskurs Ausgegrenzten in den negativ besetzten Außenbereich (ins Andere), der für die »(normative) Negativität der Positivität des Innen« (Moebius 2003: 285) steht. Erfolgreiches Altern wird zur Normalität erklärt – das Scheitern wird in den »Bereich des Verwerflichen« (Butler 1997: 23) gerückt, es wird jedoch nicht konkretisiert, sondern nebulös in den Bereich des *Anderen*, des *Fremden*, des *Abjektiven* (Kristeva 1982; Gilleard/Higgs 2011; Higgs/Gilleard 2014) und *Verworfenen* (Bauman 2005) verwiesen.[4]

Dieses Andere und Fremde bleibt zunächst einmal diffus und unbestimmt, verweist zum Beispiel auf andere und fremde Orte, Figuren und Eigenschaften mit vielerlei Bedeutungen im Spannungsbogen von unbekannt, ungewohnt und unvertraut bis unpassend und unheimlich (Pabis 2014: 13). Kulturanthropologisch gesprochen geht es um *Othering* und *Otherness* (Gurevitch 1988), um den in den postkolonialen Theorien (vgl. Said 1981; Spivak 1985; 2008; Landry/MacLean 1996) vielfach diskutierten Prozess der *Alienation* und des *Fremdmachens* sowie um die Konstitution der *Alterität* und der *Andersheit*. Dabei meint *Alienation* die Fremdsetzung von Andersheit und den Prozess, in dem das Alter bzw. die Alten zu einem befremdlichen bzw. irritierenden und problematischen Anderen gemacht werden. Der aus der Identitätsforschung hergeleitete Begriff der *Alterität* (lat. *alter*: der eine, der andere von beiden) meint das Andere als Gegenüber des Eigenen und verweist auf deren komplementäre Bedingtheit (vgl. u. a. Knoblauch/Schnett-

4 Zum Diskurs um das ›ausgegrenzte Alter‹ und die ›Grenzen der Ausgrenzung‹ vgl. auch Matter in diesem Band.

ler 2004; Raible 1998; Turk 1990; Welz 2000) und umschließt zugleich die Optionen für ein gelebtes anderes Altern (Zimmermann 2012; 2015; 2016; 2017).

3.3.1 Othering Age: Doing Age by Alienation (alieniertes Altern)

Beim Prozess der *Alienation* wird das Andere aber nicht nur als anders-, fremd- und verschiedenartig dargestellt, sondern in einem hierarchischen Diskurs als kläglich-kümmerlich und minderwertig und damit als bedrohlich konstruiert. Auch wenn sich das Alter nicht *grosso modo* auf wenige einfache, gewissermaßen natürlich festgeschriebene Wesenseigenschaften reduzieren lässt und die Differenzielle Gerontologie viele Wege zum aktiven, gelingenden und erfolgreichen Altern aufgezeigt hat, bleibt dennoch die verborgene Perspektive des Defizitären, die man eigentlich überwunden zu haben glaubte. Améry spricht von einer »kulturellen Alienation« der Alternden bzw. von einer »kulturellen Alterns-Alienation« (2001 [1968]: 90, 101) und der damit verbundenen Problematik, »sich in einer unbekannten Ordnung von Zeichen« und »unter ganz neuen Signalen zurechtzufinden« (ebd.: 90), in der »der Alternde, erdrückt von der zeitgenössischen Last-Kultur, einen niemals und durch nichts wieder ersetzbaren Ich- und Weltverlust (erleidet)« (ebd.: 105).

In der imaginierten Gestalt des ›vierten Alters‹, jener »Zeit der unabänderlichen Abhängigkeit, der Altersschwäche und des Todes« (Laslett 1995: 35), schimmert hintergründig die Kehrseite des aktiven und erfolgreichen Alterns als beängstigende Form eines anderen Alterns auf, getragen von der Furcht, im hohen Alter nicht mehr würdevoll leben und sterben zu können (Baltes/Smith 2003: 124; Hazan 2011). Das vierte Alter, mit all seinen demenziellen und multimorbiden Ausprägungen, wird in *andere Räume* verwiesen, in denen bereits der *soziale Tod*[5] der Subjekte lauert (Gilleard/Higgs 2015; Sweeting/Gilhooly 1997) und die alten Alten als »a-social culture residuals« (Baudrillard 1993: 163) und *living dead* (Sankar 1987) gesehen wer-

5 Der Begriff des *sozialen Todes* wurde wohl erstmals von Glaser und Strauss (1966) – in Anlehnung an das von Goffman (1961) entwickelte Konzept der ›mortification of self‹ – eingeführt und lässt sich »(wenigstens für das Krankenhausmilieu) durch den Zeitpunkt bestimmen [...], von dem ab der – ›klinisch‹ und ›biologisch‹ noch lebende – Patient im wesentlichen als Leiche behandelt wird«. Damit tritt der ›soziale Tod‹ »in dem Augenblick ein, in dem die sozial relevanten Attribute des Patienten für den Umgang mit ihm keine Rolle mehr spielen und er im wesentlichen schon als ›tot‹ betrachtet wird« (Sudnow 1973: 98).

den. Diese anderen Räume wirken zum einen als imaginierte Sphären des Anderen und Abjektiven, gewissermaßen als Orte eines »anderen Planeten« (Hazan 2012), zum anderen aber auch als *Heterotopien* (Foucault 2005), als real zu lokaliserende Orte (zum Beispiel Hospize, gerontopsychiatrische und palliative Stationen und Kliniken), in denen alles Abweichende und Heterogene versammelt wird. Dieser Ausgrenzungsdiskurs verläuft im Wesentlichen durch die diskursive Zuschreibung von *Fragilität* (*Frailty*) (vgl. u.a. Becker 1994; Gilleard/Higgs 2010; 2011; Grenier 2007; Higgs/Gilleard 2014; Kaufman 1994; Kolland 2011; Nicholson u.a. 2012). Doch der Begriff bleibt mit seinen »mutiple and slippery meanings« (Kaufman 1994: 48) unscharf. Er impliziert viel, spezifiziert aber wenig und verharrt im Bereich der Konfusion und Ambiguität, auch wenn er in der Geriatrie näher zu operationalisieren versucht wurde.[6]

Während *Frailty* in der geriatrischen Vermessung nicht etwa als Endstufe körperlicher Gebrechlichkeit oder als irreversibler Prozess verstanden wird, sondern als eine Art Kontinuum zwischen den Polen Gebrechlichkeit und Robustheit bzw. *Frailty* und *Vitality* (Bortz 2002) und damit gewissermassen entdämonisiert wird und seinen Schrecken verliert, sieht das im sozialgerontologischen Diskurs durchaus anders aus. Dort erscheint *Frailty* als irgendwie erwartete oder bereits eingetretene Gestaltnahme von Vulnerabilität, »as a loss of self it is located outside the discourses of ›co-creating‹ or ›self-managing‹ health and illness« (Higgs/Gilleard 2014: 15). Fragilität erscheint in Anlehnung an Turner (2000) als Ausdruck von *Liminalität,* als Phase der Unausgewogenheit und des »›betwixt and between‹ active living and clinically recognised dying« (Nicholson u.a. 2012: 1426) bzw. als ›schwarzes Loch‹, das die äußeren Grenzen eines »aging without agency« (Gilleard/Higgs 2010) konturiert. So lebe man unter der drohenden Gefahr, aus der Zivilistion in die Barbarei des Siechtums verstoßen zu werden. Das fragile, gebrechliche und siechende Alter wird aus dem von gemeinsamen Werten und Normen getragenen Bereich der Zivilisiertheit ausgeschlossen und in den ima-

6 *Frailty* wird in der Geriatrie als ein mehrdimensionales Syndrom bzw. als eine Art gemeinsamen Auftretens verschiedener Symptome verstanden, das vor allem durch abnehmende Funktionsreserven und durch verminderte Resilienz gegenüber Stressoren zu fassen versucht wird (vgl. Xue 2011). Die meisten Definitions- und Operationalisierungsversuche von *Frailty* gehen entweder auf das Modell der Defizitkumulation (Rockwood/Mitnitski 2007; 2011) oder auf das phänotypische Modell nach Fried u.a. (2001) zurück (vgl. zusammenfassend Fuchs u.a. 2016).

ginierten Bereich des Ungezügelten, Verrohten und Wilden abgeschoben. Dem Eigenen (Zivilisierten) wird das Fremde (Barbarische) gegenübergestellt. Dieses Fremdmachen oder ›Als-fremd-Erklären‹ (Alienation) wird in dieser gedanklichen Konstruktion durch die abwertende Verwerfung des gebrechlichen Alters (Abjektivierung) katalysiert. Das ›abjektive Alter‹ wird als äußere Grenze des Nicht-mehr-Seienden herbeikonstruiert. Es führt uns die Endlichkeit des Lebens in erschreckender Weise vor Augen und konfrontiert uns – trotz aller Verdrängungsmechanismen – mit dem ›Anderen‹ des Lebens, mit dem Tod.

3.3.2 Doing Other Age: Doing Age by Alterity (alteritäres Altern)

Améry spricht in diesem Zusammenhang von einer »von der Gesellschaft vollzogenen *Nichtung* oder Ver-Nichtung des alternden Menschen«, bei der aber nur das ver-nichtet wird, »was die Zeichen des Nichts schon auf der Stirn trägt, eines Nichts, dessen anschaulicher Vorbote der physische Verfall ist« (2001 [1968]: 77). Und eben hier öffnet sich zugleich auch spaltbreit eine Tür, sich durch eine »Retraite des Alternden ins Idyll« (ebd.: 84) der Ver-Nichtung zu entziehen und sich mit dem gewährten »Frieden des Nichts« zu arrangieren. Das heißt, sich weder »Unterschlupf im Narrenhaus« zu suchen noch sich mit »lügenschwerem Altersidyll« zu betrügen, sondern sich mit der »Anerkenntnis des Nicht-Seins noch ein Etwas« (ebd.: 86) zu erhalten. Diese leicht kryptisch anmutende Formulierung impliziert zwei Aspekte, die hier mit dem Begriff der *Alterität* zu greifen versucht werden: Zum einen wird auf die wechselseitige – wenngleich keineswegs symmetrische – Verwobenheit von Eigenem (Vertrautheit) und Anderem (Fremdheit) verwiesen, wenn das Andere zum »konstitutiven Außen« (Derrida 1999) der eigenen Identität wird und das ›Andere‹ im ›Eigenen‹ aufscheinen lässt. Zum anderen eröffnet sich damit die Gelegenheit, das im (anderen) hegemonialen Diskurs des aktiven Alterns als kläglich gegeißelte (eigene) fragile Alter in einem verbleibenden, mitunter bescheidenen, Möglichkeitsrahmen lebbar zu gestalten. Es bahnt sich in den verengten und problematischen Möglichkeiträumen der Fragilität ein Weg, das Altern auf den nachgelassenen Bühnen des Alltags in kleinen und überschaubaren Pfaden zu beschreiten: *Doing Age in Small Ways* und *Doing Age on Local Stage* (Schroeter/Zimmermann 2012: 78ff.).

Um bei all dieser Einschränkung nicht in Resignation zu verfallen und die letzte Lebensphase auch bei Krankheit und Gebrechlichkeit nicht ausschließlich defizitär zu erleben, gilt es, nicht nur das Alter als »unvollendete Architektur der menschlichen Ontogenese« (Baltes 1997; 1999) anzuerkennen, sondern insgesamt das menschliche »Leben als Fragment« (Luther 1991) und den Menschen als »Mängelwesen« (Gehlen 1986) zu sehen. Und zu dieser Mangel- und Fragmenthaftigkeit gehört auch eine dem Menschen anthropologisch zugeordnete »eigentümliche Grundpassivität« (Körtner 2006: 115), die bereits bei der Geburt (geboren *werden*) angelegt ist und sich im weiteren Verlauf des Lebens in manchen Situationen der Hilfsbedürftigkeit – zum Beispiel bei Krankheiten und Gebrechlichkeiten – bis hin zum Sterben neu entfaltet. Insofern sind Vulnerabilität und Hilfsbedürftigkeit Teilbestände der *conditio humana*, die der Mensch »eigentätig in Chancen seiner Lebensfristung umarbeiten« (Gehlen 1986: 38) muss. Bei dieser von Gehlen als *Entlastung* bezeichneten Umarbeitung der menschlichen Mangelhaftigkeit kann zwischen kleineren (u. a. Gewohnheiten, Routinen, Selbstverständlichkeiten) und größeren Entlastungen (u. a. Institutionen, Organisationen, Traditionen) unterschieden werden (Claessens 1970: 30ff.).

Wenn man davon ausgeht, dass Produktivität, Effektivität und Unabhängigkeit mit zunehmendem Alter weniger wichtig werden (Tornstam 1992: 322), dann sind es diese kleinen Entlastungen, die für eine Form des *Doing Age in Small Ways* stehen, auch wenn es eine freilich empirisch erst noch zu prüfende Hypothese bleibt, ob und inwieweit die dem Alter oftmals zugeschriebenen Attributionen der Selbstbeschränkung und Selbstbescheidung, der Mäßigung, des Verzichts und der Genügsamkeit und Entsagung, des Loslassen-Könnens und der Konzentration aufs Wesentliche auch wirklich zutreffen. Mit Verweis auf Foucault lässt sich für den alternden und gebrechlicher werdenden Menschen konstatieren, dass er seine *Sorge um sich* in Anerkennung und Akzeptanz seines schwächer werdenden, von »bedrohte(n)« und »kleinen Gebrechen unterminierte(n) Körper(s)« (Foucault 1989: 79) gestaltet. Diese Selbstsorge im Alter lässt sich als eine Form des *Doing Age in Small Ways* verstehen: als Wahrnehmung und Akzeptanz der eigenen Hilfsbedürftigkeit und als Selbstpraktik eines alternden Menschen, der »an gewissen Übeln leidet und sie in Pflege nehmen muß, sei's von eigener Hand, sei's durch jemand, der im Stande der Bedürftigkeit ist, daß er Heilmittel und Hilfe nötig hat« (Foucault 1989: 80). *Doing Age by Alterity* heißt insofern auch, sich im Angesicht der Begrenzung eigener Möglichkeiten eine Souveränität des eigenen Handelns zu erhalten, Hilfe anzunehmen oder auch zu verweigern und sich damit »als Subjekt seiner eigenen Handlungen zu konstituieren und zu erkennen« (ebd.: 116). Das verlangt nach einer »Ethik der

Selbstbeherrschung« und einer »Kunst, sich selbst zu genügen« (ebd.: 129, 123).

In einer Gesellschaft, die das Alte und Schwache vom Jungen und Starken trennt, wird der alte Mensch durch seine Lebendigkeit zum Störfall der Normalitätsmacht, »die darauf baut, daß Menschen von ihrer Subjektivität absehen und sich ein Maß vorgeben lassen, das das ihre nicht ist« (Schachtner 1988: 220). Und eben darin steckt zugleich ein Hauch an subversiver Kraft, wenn die ›späte Freiheit‹ (Rosenmayr 1983) immer auch den Möglichkeitsraum eröffnet, sich manchen alltäglichen Tyranneien einfach zu verweigern, allfälligen Moden zu entsagen und einfach *Nein* sagen zu können. Das passive Sich-Verweigern ist eine Option der Widerspenstigkeit in der Aktivgesellschaft, der »von der Warte der Gesellschaft aus betrachtet, [...] eine subversive Qualität zu(kommt), weil sie deren Ordnungsmechanismen boykottier(t)« und denjenigen, der sie ergreift, damit rechnen lassen muss, »als Störenfried eingestuft zu werden« (Schachtner 1988: 92). So werden auf kleinen Wegen und in kleiner Weise Stachel in die mächtigen Diskurse und Praktiken der Altersaktivierung geschlagen. Eine zentrale Rolle spielt dabei die Wiederentdeckung des gleichermaßen auf die Abwesenheit von Hektik und Erregung wie auch auf Verzicht und Abschied (loslassen, überlassen, zulassen) verweisenden Begriffs der ›Gelassenheit‹ (Schmid 2014), der vielleicht gerade auch aufgrund seiner Diffusität und Unschärfe als »Sehnsuchtsbegriff der Gegenwart« (Strässle 2013: 13) steht, der aus seinem Gegensatz zur Anspannung und Überanstrengung in der modernen Gesellschaft neue Aktualität erfährt.

Wenn man Gelassenheit nicht als Antriebs- oder Teilnahmslosigkeit missversteht, sondern als eine entwickelte Haltung, eine Art alterserprobter Seelenruhe sieht, als eine der ›Alters-Flexibilität‹ entgegengesetzte ›Alters-Coolness‹ (Zimmermann 2013; Zimmermann/Grebe 2014), als ein Vorstellungs- und Verhaltenscode, der darauf abhebt, »Haltung zu bewahren« und »möglichen Verlusten und Einschränkungen mit Gefasstheit und Gelassenheit zu begegnen« (Zimmermann 2013: 109), dann mag dieser Begriff vielleicht stellvertretend für all die widerspenstigen Kräfte im Alter stehen, die sich dem Drang und Zwang der so allmächtig erscheinenden Aktivitäts- und Produktionsformel entgegenstemmen können. Wenn es gelingen sollte, diese schlummernden Schätze des Alters massenhaft zu heben, dann erweist sich vielleicht auch das Alter als »Chance, seinen Willen auch gegen Widerstreben durchzusetzen« (Clausen 2006).

4. Ausblick

Wie wirkungsmächtig können die kleinen Stachel des *Doing Age in Small Ways* sein? Auf der Individualebene der alten, hochbetagten und auch der fragilen und gebrechlichen Menschen mag die letzte Lebensphase auch bei Krankheit und Gebrechlichkeit nicht ausschließlich defizitär erlebt, sondern das »Altern als ein Werden zu sich selbst« (Rentsch 1997; 2014) empfunden werden. Dabei mag mit einer realistischen Einschätzung der eigenen Möglichkeiten im Angesicht der begrenzten eigenen Zukunft auch eine unter dem Label der Gerotranszendenz gefasste graduelle Verlagerung von einer materialistischen und rationalen Weltsicht früherer Lebensjahre hin zu einer kosmischen und transzendenten Weltanschauung im Alter einsetzen und mit einer wachsenden Lebenszufriedenheit einhergehen (Tornstam 1997: 143; 1999: 157; 2005; vgl. dazu kritisch Jönson/Magnusson 2001; Thorsen 1998). Doch es bleibt die empirisch erst noch aufzulösende Frage, ob und inwieweit diese kleinen Arrangements des *Doing Age* auch den Weg von den lokalen Bühnen des persönlichen und privaten Alterns auf die großen Bretter der gesellschaftlichen und öffentlichen Bühne des *Doing Age* schaffen und sich dort Gehör verschaffen. Lassen sich aus den hier vorgeschlagenen Pfaden des anderen Alterns dissidente und resistente Alternsformen ableiten oder gar in ein *Queering Age* überführen?

Von der vieldeutigen Begrifflichkeit des *queer* (u. a. absonderlich, eigenartig merkwürdig; zur Begriffsgeschichte vgl. Jagose 2005: 95ff.) ausgehend, hat Butler (1997: 305ff.) diesen Terminus in die Soziologie eingeführt, um Identitäten als grundsätzlich und dauerhaft als offen, dynamisch und damit als veränderbar zu problematisieren. Unter dem Signum des *Queer(ing)* hat sich – vor allem im Kontext der politischen schwul-lesbischen Bewegung in den USA der 1970er und 1980er Jahre – ein positiv gewendeter Identitätsbegriff des Anderen gebildet, wobei das von der Normalität Abweichende und ursprünglich als Beschimpfung gedachte *queer* bewusst als positive Selbstbezeichnung aufgenommen wurde. Das eröffnet im Diskurs und Ansinnen der *Queer-Politics* die Option, »nicht nur als eine Politik gegen die Norm der Heterosexualität« aufzubegehren, »sondern als Bewegung aller Marginalisierter, das heißt eine[r] Bewegung all derer, die die gemeinsame Erfahrung eines Außen beziehungsweise konstitutiver sozialer Exklusion machen« (Moebius 2003: 292), wahrgenommen zu werden. Damit wird *queer* gewissermaßen entmaterialisiert und potenziell anschlussfähig auch für den Altersdiskurs: Auch wenn die Alten nicht unisono als ›marginalisierte‹

Gruppe oder als ›Subkultur‹ (Rose/Peterson 1965) in der Gesellschaft zu betrachten sind, findet sich auch hier zuweilen die politische Logik der Umwandlung negativ attribuierter Zuschreibungen in bewusste Nominierungen des Selbst, wie es sich unter anderem am Beispiel der ›Grauen Panther‹ zeigt (vgl. Donicht-Fluck 1984).

Queering Age geschieht jedoch nicht voraussetzungslos und erfordert zumindest ein gewisses Maß an Selbstreflexion und Auflehnung – gewissermaßen: *age(d)ness* als *queerness*. Es ist im hier vertretenen Verständnis nicht nur eine einfache Hinzufügung eines weiteren optierten Lebensstils im Alter im Sinne des *Doing Age differently*, sondern eine (empirisch freilich noch zu überprüfende) Heuristik für eine reflexiv durchgearbeitete und sich der *otherness* bewusste Performanz des Alterns, die sich diskursiv und praxeologisch Ausdruck ihres ›Andersseins‹ verschafft und ihr Recht auf Eigensinn, Dissidenz und ›Subversion‹ einfordert. Es steht jedoch zu befürchten, dass die schwachen, hilfsbedürftigen und fragilen Alten kaum die Kraft aufbringen können, Widerstand zu evozieren oder etwaige (emanzipatorische oder transzendente) Narrative in Stellung zu bringen, um den sozialen Imaginationen des Othering Age und alienierten Alters etwas entgegenzuhalten. In diesem Sinne bleiben sie marginalisiert und vom Zugang zum Bereich des Öffentlichen ausgespart; sie haben kein Klassenbewusstsein und gehören auch keiner hegemonialen Klasse an. Zumindest in diesem Sinne ist das »›othering‹ of old age […] not the ideological othering of an abject class« (Higgs/Gilleard 2014: 15).

Literatur

Améry, Jean (2001 [1968]), *Über das Altern. Revolte und Resignation*, 7. Aufl., Stuttgart.

Amrhein, Ludwig (2008), *Drehbücher des Alter(n)s. Die soziale Konstruktion von Modellen und Formen der Lebensführung und -stilisierung älterer Menschen*, Wiesbaden.

Baltes, Paul B. (1997), Die unvollendete Architektur der menschlichen Ontogenese: Implikationen für die Zukunft des vierten Lebensalters, *Psychologische Rundschau*, Jg. 48, S. 191–210.

Baltes, Paul B. (1999), Alter und Altern als unvollendete Architektur der Humanontogenese, *Zeitschrift für Gerontologie und Geriatrie*, Jg. 32, H. 6, S. 433–448.

Baltes, Paul B./Smith, Jacqui (2003), New Frontiers in the Future of Aging: From Successful Aging of the Young Old to the Dilemmas of the Fourth Age, *Gerontology*, Jg. 49, H. 3, S. 123–135.

Basting, Anne Davis (1998), *The stages of age: Performing age in contemporary American culture*, Ann Arbor.
Baudrillard, Jean (1993), *Symbolic Exchange and Death*, London.
Bauman, Zygmunt (2005), *Verworfenes Leben. Die Ausgegrenzten der Moderne*, Hamburg.
Becker, Gay (1994), The Oldest Old: Autonomy in the Face of Frailty, *Journal of Aging Studies*, Jg. 8, H. 1, S. 59–76.
Berger, Peter L./Luckmann, Thomas (1969), *Die gesellschaftliche Konstruktion der Wirklichkeit. Eine Theorie der Wisssenssoziologie*, Frankfurt/M.
Biggs, Simon (1997), Choosing not to be old? Masks, bodies and identity management in later life, *Ageing & Society*, Jg. 17, H. 5, S. 553–570.
Biggs, Simon/Powell, Jason L. (2001), A Foucauldian Analysis of Old Age and the Power of Social Welfare, *Journal of Aging & Social Policy*, Jg. 12, H. 2, S. 93–112.
Blaikie, Andrew (1999), *Ageing and popular culture*, Cambridge.
Bortz, Walter M. I. (2002), A Conceptual Framework of Frailty: A Review, *Journal of Gerontology: Medical Sciences*, Jg. 57, H. 5, M283–M288.
Bourdieu, Pierre (1982), *Die feinen Unterschiede. Kritik der gesellschaftlichen Urteilskraft*, Frankfurt/M.
Bourdieu, Pierre (1987), *Sozialer Sinn. Kritik der theoretischen Vernunft*, Frankfurt/M.
Bourdieu, Pierre (1993), *Soziologische Fragen*, Frankfurt/M.
Bourdieu, Pierre (1997), Ortseffekte, in: Pierre Bourdieu u. a. (Hg.), *Das Elend der Welt. Zeugnisse und Diagnosen alltäglichen Leidens an der Gesellschaft*, Konstanz, S. 159–168.
Bourdieu, Pierre (1998), *Praktische Vernunft. Zur Theorie des Handelns*, Frankfurt/M.
Bourdieu, Pierre (2001), *Meditationen. Zur Kritik der scholastischen Vernunft*, Frankfurt/M.
Bröckling, Ulrich (2007), *Das unternehmerische Selbst. Soziologie einer Subjektivierungsform*, Frankfurt/M.
Bude, Heinz/Willisch, Andreas (2008), *Exklusion. Die Debatte über die »Überflüssigen«*, Frankfurt/M.
Butler, Judith (1991), *Das Unbehagen der Geschlechter*, Frankfurt/M.
Butler, Judith (1997), *Körper von Gewicht. Die diskursiven Grenzen des Geschlechts*, Frankfurt/M.
Cassirer, Ernst (1997), *Philosophie der symbolischen Formen*, 3 Bde., 10. Aufl., Darmstadt.
Claessens, Dieter (1970), *Instinkt, Psyche Geltung*, 2., überarb. Aufl., Köln/Opladen.
Clausen, Lars (2006), Alter als Chance, seinen Willen auch gegen Widerstreben durchzusetzen, in: Klaus R. Schroeter/Peter Zängl (Hg.), *Altern und bürgerschaftliches Engagement. Aspekte der Vergemeinschaftung und Vergesellschaftung in der Lebensphase Alter*, Wiesbaden, S. 19–25.
Daatland, Svein Olav/Biggs, Simon (Hg.) (2007), *Ageing and Diversity. Multiple Pathways and Cultural Migrations*, Bristol.
de Beauvoir, Simone (1977), *Das Alter*, Reinbek.

Degele, Nina (2008), Schöner Altern. Altershandeln zwischen Verdrängung, Resonanzen und Solidaritäten, in: Sylvia Buchen/Maja S. Maier (Hg.), *Älterwerden neu denken. Interdisziplinäre Perspektiven auf den demografischen Wandel*, Wiesbaden, S. 165–180.

Derrida, Jacques (1999), Bemerkungen zu Dekonstruktion und Pragmatismus, in: Chantal Mouffe (Hg.), *Dekonstruktion und Pragmatismus. Demokratie, Wahrheit und Vernunft*, Wien, S. 171–195.

Donicht-Fluck, Brigitte (1984), *Runzlige Radikale. Graue Panther in den USA und in der Bundesrepublik Deutschland*, Hannover.

Durkheim, Émile (1984), *Die Regeln der soziologischen Methode, herausgegeben und eingeleitet von René König*, Frankfurt/M.

Ekerdt, David J. (1986), The Busy Ethic: Moral Continuity Between Work and Retirement, *The Gerontologist*, Jg. 26, H. 3, S. 239–244.

Featherstone, Mike (1995), Post-bodies, aging and virtual reality, in: Mike Featherstone/Andrew Wernick (Hg.), *Images of aging*, London, S. 227–244.

Featherstone, Mike/Hepworth, Mike (1991), Mask of ageing and the postmodern life course, in: Mike Featherstone/Mike Hepworth/Bryan Turner (Hg.), *The body. Social process and cultural theory*, London, S. 371–389.

Featherstone, Mike/Hepworth, Mike (1998), Images of ageing, in: John Bond/Peter C. Coleman/Sheila Peace (Hg.), *Ageing in society: An introduction to social gerontology*, 2. Aufl., London, S. 304–332.

Foucault, Michel (1977), *Überwachen und Strafen. Die Geburt des Gefängnisses*, Frankfurt/M.

Foucault, Michel (1989), *Die Sorge um sich. Sexualität und Wahrheit 3*, Frankfurt/M.

Foucault, Michel (1997), *Archäologie des Wissens*, 8. Aufl., Frankfurt/M.

Foucault, Michel (1999), *In Verteidigung der Gesellschaft*, Frankfurt/M.

Foucault, Michel (2003), Das Spiel des Michel Foucault, in: Daniel Defert/François Ewald (Hg.), *Michel Foucault. Schriften in vier Bänden. Dits et Ecrits. Bd. III: 1976–1979*, Frankfurt/M., S. 391–429.

Foucault, Michel (2004), *Geschichte der Gouvernementalität II. Die Geburt der Biopolitik*, Frankfurt/M.

Foucault, Michel (2005), Von anderen Räumen, in: Daniel Defert/François Ewald (Hg.), *Michel Foucault. Schriften in vier Bänden. Dits et Ecrits. Bd. IV. 1980–1988*, Frankfurt/M., S. 931–942.

Fried, Linda P./Tangen, Catherine M./Walston, Jeremy/Newman, Anne B./Hirsch, Calvin/Gottdiener, John/Seeman, Teresa/Tracy, Russell/Kop, Willem J./Burke, Gregory/McBurnie, Mary Ann (2001), Frailty in Older Adults: Evidence for a Phenotype, *Journal of Gerontology: Medical Sciences*, Jg. 56, H. 3, M146–M156.

Fuchs, Judith/Scheidt-Nave, Christa/Gaertner, Beate/Dapp, Ulrike/von Renteln-Kruse, Wolfgang/Saum, Kai-Uwe/Thorand, Barbara/Strobl, Ralf/Grill, Eva (2016), Frailty in Deutschland: Ergebnisse eines Workshops der Deutschen Gesellschaft für Epidemiologie, *Zeitschrift für Gerontologie und Geriatrie*, Jg. 49, H. 8, S. 734–742.

Gehlen, Arnold (1986), *Der Mensch. Seine Natur und seine Stellung in der Welt*, Wiesbaden.

Georgakopoulou, Alexandra/Charalambiolou, Anna (2011), Doing age and ageing: language, discourse and social interaction, in: Gisele Andersen/Karin Aijmer (Hg.), *Pragmatics of Society*, Berlin, S. 31–51.

Gildemeister, Regine (2008), Was wird aus der Geschlechterdifferenz im Alter? Über die Angleichung von Lebensformen und das Ringen um biografische Kontinuität, in: Sylvia Buchen/Maja S. Maier (Hg.), *Älterwerden neu denken. Interdisziplinäre Perspektiven auf den demographischen Wandel*, Wiesbaden, S. 197–215.

Gilleard, Chris/Higgs, Paul (2000), *Cultures of aging: Self, citizen and the body*, Harlow.

Gilleard, Chris/Higgs, Paul (2010), Aging without agency: theorizing the fourth age, *Aging & Mental Health*, Jg. 14, H. 2, S. 121–128.

Gilleard, Chris/Higgs, Paul (2011), Ageing abjection and embodiment in the fourth age, *Journal of Ageing Studies*, Jg. 25, H. 2, S. 135–142.

Gilleard, Chris/Higgs, Paul (2015), Social death and the moral identity of the fourth age, *Contemporary Social Science*, Jg. 10, H. 3, S. 262–271.

Glaser, Barney G./Strauss, Anselm L. (1966), *Awareness of Dying*, London.

Goffman, Erving (1961), *Asylums. Essays on the social situation of mental patients and other inmates*, London.

Grenier, Amanda (2007), Constructions of frailty in the English language, care practice and the lived experience, *Ageing & Society*, Jg. 27, H. 3, S. 425–445.

Gugutzer, Robert (2002), *Leib, Körper und Identität: eine phänomenologisch-soziologische Untersuchung zur personalen Identität*. Wiesbaden: Westdeutscher Verlag.

Gurevitch, Zali D. (1988), The Other Side of Dialogue: On Making the Other Strange and the Experience of Otherness, *American Journal of Sociology*, Jg. 93, H. 5, S. 1179–1199.

Haller, Miriam (2010), Undoing Age. Die Performativität des alternden Körpers im autobiographischen Text, in: Sabine Mehlmann/Sigrid Ruby (Hg.), *»Für Dein Alter siehst Du gut aus!«*, Bielefeld, S. 215–233.

Havighurst, Robert J./Neugarten, Bernice L./Tobin, Sheldon S. (1968), Disengagement and patterns of aging, in: Bernice L. Neugarten (Hg.), *Middle age and aging*, Chicago, S. 161–172.

Hazan, Haim (2011), Gerontological autism: terms of accountability in the cultural study of the category of the Fourth Age, *Ageing & Society*, Jg. 31, H. 7, S. 1125–1140.

Higgs, Paul/Gilleard, Chris (2014), Frailty, abjection and the ›othering‹ of the fourth age, *Health Sociology Review*, Jg. 23, H. 1, S. 10–19.

Hirschauer, Stefan (1994), Die soziale Fortpflanzung der Zweigeschlechtlichkeit, *Zeitschrift für Soziologie und Sozialpsychologie*, Jg. 46, H. 4, S. 668–692.

Husserl, Edmund (1985), Die phänomenologische Fundamentalbetrachtung, in: Edmund Husserl (Hg.), *Die phänomenologische Methode. Ausgewählte Texte I*, Stuttgart, S. 131–195.

Jagose, Annamarie (2005), *Queer Theory. Eine Einführung*, 2. Aufl., Berlin.

Joas, Hans (1992), *Die Kreativität des Handelns*, Frankfurt/M.
Jönson, Hakon/Magnusson, Jan Arne, 2001: A new age of old age? Gerotranscendence and the re-enchantment of aging, *Journal of Aging Studies*, Jg. 15, H. 4, S. 317–331.
Katz, Stephen (2000), Busy Bodies: Activity, Aging, and the Management of Everyday life, *Journal of Aging Studies*, Jg. 14, H. 2, S. 135–152.
Kaufman, Sharon R. (1994), The Social Construction of Frailty: An Anthropological Perspective, *Journal of Aging Studies*, Jg. 8, H. 1, S. 45–58.
Knoblauch, Hubert/Schnettler, Bernt (2004), »Postsozialität«, Alterität und Alienität, in: Michael Schetsche (Hg.), *Der maximal Fremde. Begegnungen mit dem Nichtmenschlichen und die Grenzen des Verstehens*, Würzburg, S. 23–41.
Kocyba, Hermann (2004), Aktivierung, in: Ulrich Bröckling/Susanne Krasmann/Thomas Lemke (Hg.), *Glossar der Gegenwart*, Frankfurt/M., S. 17–22.
Kolland, Franz (2011), Gesellschaftliche Dimensionen von Frailty (Gebrechlichkeit), *SWS-Rundschau*, Jg. 51, H. 4, S. 426–437.
Körtner, Ulrich H. J. (2006), Frailty. Medizinische Überlegungen zur Gebrechlichkeit des alten Menschen, *Ethik in der Medizin*, Jg. 18, H. 2, S. 108–119.
Kristeva, Julia (1982), *Powers of Horror: An Essay on Abjection*, New York.
Laclau, Ernesto/Mouffe, Chantal (1991), *Hegemonie und radikale Demokratie. Zur Dekonstruktion des Marxismus*, Wien.
Landry, Donna/MacLean, Gerald (Hg.) (1996), *The Spivak Reader. Selected Works of Gayatri Chakravorty Spivak*, London.
Laz, Cheryl (1998), Act your age, *Sociological Forum*, Jg. 13, H. 1, S. 85–114.
Lévi-Strauss, Claude (1973), *Das wilde Denken*, Frankfurt/M.
Lévinas, Emmanuel (1995), *Zwischen uns. Versuche über das Denken an den Anderen*, München.
Luther, Henning (1991), Leben als Fragment. Der Mythos von der Ganzheit, *Wege zum Menschen*, Jg. 43, S. 262–273.
Marinova, Daniela (2013), Cultural Alienation in the Ageing Person, *Psychological Thought*, Jg. 6, H. 2, S. 264–282
McMullin, Julie Ann (2000), Diversity and the state of sociological aging theory, *The Gerontologist*, Jg. 40, H. 5, S. 517–530.
Moebius, Stephan (2003), *Die soziale Konstituierung des Anderen. Grundrisse einer poststrukturalistischen Sozialwissenschaft nach Lévinas und Derrida*, Frankfurt/M./New York.
Nelson, E. Anne/Dannefer, Dale (1992), Aged heterogeneity: Fact or fiction? The fate of diversity in gerontological research, *The Gerontologist*, Jg. 32, H. 1, S. 17–23.
Nicholson, Caroline/Meyer, Julienne/Flatley, Mary/Holman, Cheryl/Lowton, Karen (2012), Living on the margin: Understanding the experience of living and dying with frailty in old age, *Social Science & Medicine*, Jg. 75, H. 8, S. 1426–1432.
Pabis, Eszter (2014), Fremde, Fremderfahrung und Verfremdung, *Werkstatt*, Jg. 9, S. 12–30. Online verfügbar unter: http://werkstatt.unideb.hu/2014/pabise.pdf
Pasero, Ursula/Backes, Gertrud M./Schroeter, Klaus R. (Hg.) (2007), *Altern in Gesellschaft. Ageing – Diversity – Inclusion*, Wiesbaden.

Pilcher, Barbara (2011), Revoltierendes Anerkennen des Alter(n)s. Für eine unzeitgemäße Sicht auf das Alter, *Magazin Erwachsenenbildung*, H. 13, S. 2–9. Online verfügbar unter: http://erwachsenenbildung.at/magazin/11–13/meb11–13_04_pichler.pdf

Plessner, Helmuth (1975), *Die Stufen des Organischen und der Mensch*, Berlin/New York.

Plessner, Helmuth (1982a), Lachen und Weinen. Eine Untersuchung der Grenzen menschlichen Verhaltens, in: Helmuth Plessner, *Gesammelte Schriften VII: Ausdruck der menschlichen Natur*, Frankfurt/M., S. 201–387.

Plessner, Helmuth (1982b), Zur Anthropologie des Schauspielers, in: Helmuth Plessner, *Gesammelte Schriften VII: Ausdruck der menschlichen Natur*, Frankfurt/M., S. 399–418.

Plessner, Helmuth (1982c), Ausdruck und menschliche Existenz, in: Helmuth Plessner, *Gesammelte Schriften VII: Ausdruck der menschlichen Natur*, Frankfurt/M., S. 435–445.

Powell, Jason L./Longino, Charles F. Jr. (2001), Towards the postmodernization of aging: The body and social theory, *Journal of Aging and Identity*, Jg. 6, H. 4, S. 199–207.

Raible, Wolfgang (1998), Alterität und Identität, *Zeitschrift für Literaturwissenschaft und Linguistik*, Jg. 110, S. 7–22.

Rentsch, Thomas (1997), Aging as becoming oneself: A philosophical ethics of late life, *Journal of Aging Studies*, Jg. 11, H. 4, S. 263–271.

Rentsch, Thomas (2014), Werden zu sich selbst: Das Altern und die Zeitlichkeit des guten Lebens, *Zeitschrift für Praktische Philosophie*, Jg. 1, H. 1, S. 263–288.

Rockwood, Kenneth/Mitnitski, Arnold (2007), Frailty in relation to the accumulation of deficits, *Journal of Gerontology, Series A, Biological Science and Medical Science*, Jg. 62, H. 7, S. 722–727.

Rockwood, Kenneth/Mitnitski, Arnold (2011), Frailty defined by deficit accumulation and geriatric medicine defined by frailty, *Clinics in Geriatric Medicine*, Jg. 27, H. 1, S. 17–26.

Rose, Arnold M./Peterson, Warron A. (Hg.) (1965), *Older people and their social world. The subculture of the aging*, Philadelphia.

Rosenmayr, Leopold (1983), *Die späte Freiheit. Das Alter – ein Stück bewußt gelebten Lebens*, Berlin.

Said, Edward W. (1981), *Orientalismus*, Frankfurt/M.

Sankar, Andrea (1987), The living dead: cultural constructions of the oldest old, in: Philip Silverman (Hg.), *The Elderly as Modern Pioneers*, Bloomington/Indiana, S. 345–356.

Schachtner, Christel (1988), *Störfall Alter. Für ein Recht auf Eigen-Sinn*, Frankfurt/M.

Schachtner, Christel (1999), Das Alter als das Andere. Reflexionen über ein neues kulturelles Modell, in: Rainer Treptow/Reinhard Hörster (Hg.), *Sozialpädagogische Integration, Entwicklungsperspektiven und Konfliktlinien*, Weinheim/München, S. 197–208.

Schatzki, Theodore R. (1996), *Social Practices. A Wittgensteinian approach to human activity and the social*, Cambridge.

Schelsky, Helmut (1957), *Die skeptische Generation*, Düsseldorf/Köln.

Schelsky, Helmut (1965), Die Paradoxien des Alters in der modernen Gesellschaft, in: Helmut Schelsky, *Auf der Suche nach der Wirklichkeit. Gesammelte Aufsätze*, Düsseldorf/Köln, S. 198–220.

Schmid, Wilhelm (2014), *Gelassenheit. Was wir gewinnen, wenn wir älter werden*, Berlin.

Schöppner, Ralf (2016), *Das Altern des Anderen. Das Nicht-zu-Bewältigende in Emmanuel Lévinaszz ethischer Intersubjektivitätstheorie*, Marburg.

Schroeter, Klaus R. (2002), Zur Allodoxie des »erfolgreichen« und »produktiven Alterns«, in: Gertrud Backes/Wolfgang Clemens (Hg.), *Zukunft der Soziologie des Alter(n)s*, Opladen, S. 85–109.

Schroeter, Klaus R. (2004), Zur Doxa des sozialgerontologischen Feldes: Erfolgreiches und produktives Altern – Orthodoxie, Heterodoxie oder Allodoxie? *Zeitschrift für Gerontologie und Geriatrie*, Jg. 37, H. 1, S. 51–55.

Schroeter, Klaus R. (2005), »Doing Age«, Korporales Kapital und Erfolgreiches Altern, *SPIEL [Siegener Periodicum zur Internationalen Empirischen Literaturwissenschaft]*, Jg. 24, H. 1, S. 147–162.

Schroeter, Klaus R. (2007), Zur Symbolik des korporalen Kapitals in der »alterslosen Altersgesellschaft«, in: Ursula Pasero/Gertrud M. Backes/Klaus R. Schroeter (Hg.), *Altern in Gesellschaft: Ageing – Diversity – Inclusion*, Wiesbaden, S. 129–148.

Schroeter, Klaus R. (2008), Korporales Kapital und korporale Performanzen im Alter: Der alternde Körper im Fokus von »consumer culture« und Biopolitik, in: Karl-Siegbert Rehberg (Hg.), *Die Natur der Gesellschaft. Verhandlungen des 33. Soziologiekongresses der Deutschen Gesellschaft für Soziologie in Kassel 2006, Teil 2*, Frankfurt/M./New York, S. 961–973.

Schroeter, Klaus R. (2009a), Korporales Kapital und korporale Performanzen in der Lebensphase Alter, in: Herbert Willems (Hg.), *Theatralisierung der Gesellschaft, Bd. 1: Soziologische Theorie und Zeitdiagnose*, Wiesbaden, S. 163–181.

Schroeter, Klaus R. (2009b), Normierung alternder Körper – gouvernementale Aspekte des Doing Age, in: Silke van Dyk/Stephan Lessenich (Hg.), *Die jungen Alten. Analysen einer neuen Sozialfigur*, Frankfurt/M./New York, S. 359–379.

Schroeter, Klaus R. (2012a), Altersbilder als Körperbilder: Doing Age by Bodyfication, in: Frank Berner/Judith Rossow/Klaus-Peter Schwitzer (Hg.), *Individuelle und kulturelle Altersbilder. Expertisen zum Sechsten Altenbericht der Bundesregierung, Bd. 1*, Wiesbaden, S. 154–229.

Schroeter, Klaus R. (2012b), Korporale Theatralität: Spielräume und Performanzen auf den Bühnen des Alters, *Medien & Altern*, Jg. 1, H. 1, S. 37–50.

Schroeter, Klaus R. (2013), Zur Kritik der sozialpolitischen Formel der »Altersaktivierung«, in: Traugott Jähnichen/Torsten Meireis/Johannes Rehm/Hans-Richard Reuter/Sigrid Reihs/Gerhard Wegner (Hg.), *Alternde Gesellschaft. Soziale Herausforderungen des längeren Lebens. Jahrbuch Sozialer Protestantismus 6*, Gütersloh, S. 247–270.

Schroeter, Klaus R. (2014), Verwirklichungen des Alterns, in: Anton Amann/Franz Kolland (Hg.), *Das erzwungene Paradies des Alters? Weitere Fragen an eine Kritische Gerontologie*, 2. Aufl., Wiesbaden, S. 283–318.

Schroeter, Klaus R. (2017), Miszellen zu den subversiven Kräften des Alters und den ungehobenen Schätzen der Widerspenstigkeit im Alter, in: Angelika C. Messner/Andreas Bihrer/Harm-Peer Zimmermann (Hg.), *Alter und Selbstbeschränkung*, Wien, S. 21–44.

Schroeter, Klaus R./Künemund, Harald (2010), »Alter« als Soziale Konstruktion – eine soziologische Einführung, in: Kirsten Aner/Ute Karl (Hg.), *Handbuch Soziale Arbeit und Alter*, Wiesbaden, S. 393–401.

Schroeter, Klaus R./Zimmermann, Harm-Peer (2011), Anders altern?! – Kulturelle und soziale Plastizität des Alter(n)s. Flyer zur gleichnamigen Herbsttagung der Sektion »Alter(n) und Gesellschaft« der Deutschen Gesellschaft für Soziologie (DGS), 21.–22.10.2011 an der Universität Kiel. Online verfügbar unter: http://www.sektion-altern.de/shareddocs/prog_Herbsttagung_Anders_altern.pdf

Schroeter, Klaus R./Zimmermann, Harm-Peer (2012), Doing Age on Local Stage. Ein Beitrag zur Gouvernementalität alternder Körper heute, in: Helga Mitterbauer/Katharina Scherke (Hg.), *Moderne. Kulturwissenschaftliches Jahrbuch 6 (2010/11): Alter(n)*, Innsbruck/Wien/Bozen, S. 72–83.

Schütz, Alfred (1974 [1932]), *Der sinnhafte Aufbau der sozialen Welt. Eine Einleitung in die verstehende Soziologie*. Frankfurt a. M.

Sennett, Richard (2009), *Der flexible Mensch. Die Kultur des neuen Kapitalismus*, 6. Aufl., Berlin.

Setzwein, Monika (2004), *Ernährung – Körper – Geschlecht. Zur sozialen Konstruktion von Geschlecht im kulinarischen Kontext*, Wiesbaden.

Spivak,Gayatri Chakravorty (1985), The Rani of Simur, in: Francis Barker/Peter Hulme/Margaret Iversen/Diana Loxley (Hg.), *Europe and its Others. Proceedings of the Essex Conference on the Sociology of Literature, July 1984, Bd. 1/2*, Colchester, S. 128–151.

Spivak, Gayatri Chakravorty (2008), *Can the Subaltern Speak? Postkolonialität und subalterne Artikulation*, Wien.

Strässle, Thomas (2013), *Gelassenheit. Über eine andere Haltung zur Welt*, München.

Sudnow, David (1973), *Organisiertes Sterben. Eine soziologische Untersuchung*, Frankfurt/M.

Sweeting, Helen/Gilhooly, Mary (1997), Dementia and the phenomenon of social death, *Sociology of Health & Illness*, Jg. 19, H. 1, S. 93–117.

Tartler, Rudolf (1955), Die soziale Gestalt der heutigen Jugend und das Generationsverhältnis in der Gegenwart, in: Heinz Kluth/Ulrich Lohmar/Rudolf Tartler, *Arbeiterjugend gestern und heute*, hg. und eingeführt von Helmut Schelsky, Heidelberg, S. 263–338.

Tartler, Rudolf (1961), *Das Alter in der modernen Gesellschaft*, Stuttgart.

Thomae, Hans (1983), *Alternsstile und Altersschicksale. Ein Beitrag zur Differentiellen Gerontologie*, Bern.

Thorsen, Kirsten (1998), The paradoxes of gerotranscendence: The theory of gerontranscendence in a cultural gerontological and post-modernist perspective, *Norwegian Journal of Epidemiology, Jg.* 8, H. 2, S. 65–176.

Tornstam, Lars (1992), The Quo Vadis of Gerontology: On the Scientific Paradigm of Gerontology, *The Gerontologist*, Jg. 32, H. 3, S. 318–326.

Tornstam, Lars (1997), Gerotranscendence: The contemplative dimension of aging, *Journal of Aging Studies*, Jg. 11, H. 2, S. 143–154.

Tornstam, Lars (1999), Gerotranscendence and the Functions of Reminiscence, *Journal of Aging and Identity*, Jg. 4, H. 3, S. 155–166.

Tornstam, Lars (2005), *Gerotranscendence: A developmental theory of positive aging*, New York.

Turk, Horst (1990), Alienität und Alterität als Schlüsselbegriffe einer Kultursemantik, *Jahrbuch für internationale Germanistik*, Jg. 22, H. 1, S. 8–31.

Turner, Victor (2000), *Das Ritual. Struktur und Anti-Struktur*, Frankfurt/M./New York.

van Dyk, Silke (2016), The othering of old age: Insights from Postcolonial Studies, *Journal of Aging Studies*, Jg. 39, S. 109–120.

Voss, Martin (2006), *Symbolische Formen. Grundlagen und Elemente einer Soziologie der Katastrophe*, Bielefeld.

Welz, Frank (2000), Identität und Alterität in soziologischer Perspektive, in: Wolfgang Eßbach (Hg.), *Wir – Ihr – Sie. Identität und Alterität in Theorie und Methode*, Würzburg, S. 89–101.

West, Candace/Zimmerman, Don H. (1991), Doing gender, in: Judtih Lorber/Susan A. Farrell (Hg.), *The social construction of gender*, Newbury Park, S. 13–37.

Xue, Qian-Li (2011), The Frailty Syndrome: Definition and Natural History, *Clinics in Geriatric Medicine*, Jg. 27, H. 1, S. 1–15.

Zimmermann, Harm-Peer (2012), Dimensionen anderen Alterns: Differentialität – Othering – Alterität, *Medien & Altern*, Jg. 1, H. 1, S. 22–36.

Zimmermann, Harm-Peer (2013), Alters-Coolness – Gefasstheit und Fähigkeit zur Distanzierung, in: Thomas Rentsch/Harm-Peer Zimmermann/Andreas Kruse (Hg.), *Altern in unserer Zeit. Späte Lebensphasen zwischen Vitalität und Endlichkeit*, Frankfurt/M./New York, S. 101–124.

Zimmermann, Harm-Peer (2015), Anders altern. Transdisziplinäre Perspektive, *Zeitschrift für Gerontologie und Geriatrie*, Jg. 48, H. 3, S. 225–230.

Zimmermann, Harm-Peer (2016), Alienation and alterity: Age in the existentialist discourse, *Journal of Aging Studies*, Jg. 39, S. 83–95.

Zimmermann, Harm-Peer (2017), Anders Altern – Kulturwissenschaftliche Perspektiven in der Kritischen Gerontologie, in: Harald Künemund/Klaus R. Schroeter/Claudia Vogel (Hg.), *Handbuch Soziologie des Alter(n)s*, Wiesbaden, (im Erscheinen).

Zimmermann, Harm-Peer/Grebe, Heinrich (2014), »Senior coolness«: Living well as an attitude, *Journal of Aging Studies*, Jg. 28, S. 22–34.

Sorge für hochbetagte Menschen in einer Kultur des Anti-Aging: Sozialethische Herausforderungen. Ambivalenz des Alters

Heinz Rüegger

Die Frage nach einer Sorgekultur für hochbetagte Menschen stellt sich heute vor dem Hintergrund einer demografischen Entwicklung, die bekannt ist: Das vergangene Jahrhundert hat die durchschnittliche Lebenserwartung rasant ansteigen lassen.[1] Wir sind zu einer Gesellschaft des langen Lebens geworden, in der das Erreichen von Hochaltrigkeit zur durchschnittlich erwartbaren Normalgestalt einer Biografie gehört.[2] Menschheitsgeschichtlich muss dies als einzigartige zivilisatorische Errungenschaft gewertet werden. Denn der Anstieg der Lebenserwartung ist eine durch Kultur der Natur abgetrotzte menschliche Erfolgsgeschichte sondergleichen. Ein langes Leben – dazu meist noch in relativ guter Verfassung und bei vergleichsweise privilegierten materiellen und gesellschaftlichen Rahmenbedingungen – war seit Urzeiten ein Traum der Menschheit in den meisten Kulturen (vgl. Rüegger 2009: 81f.). Was Jahrtausende lang Gegenstand mythologischer und utopischer Imaginationen war, beginnt sich in unserer Zeit zum ersten Mal geschichtlich-empirisch zu realisieren. Man kann geradezu von einer noch relativ jungen kulturellen Erfindung des Alters als eigenständiger Lebensphase sprechen.[3]

Die Begeisterung über diese zivilisatorische Errungenschaft hält sich allerdings in engen Grenzen. Ausgerechnet in der Zeit, in der das Projekt der Longevität[4] eindrückliche Erfolge vorweisen kann, lässt sich eine »tief grei-

1 In der Schweiz stieg die durchschnittliche Lebenserwartung von 46,2 im Jahr 1900 auf 80,7 im Jahr 2015 für Männer, von 48,8 auf 84,9 für Frauen (BFS).

2 Arthur E. Imhof spricht von einem sich ab ca. 1930 vollziehenden Wandel von der unsicheren zur sicheren Lebenszeit (vgl. 1988: 54–112).

3 »Das Alter als Lebensphase gab es im frühen 20. Jahrhundert noch nicht. Letzteres ist vor diesem Hintergrund erst eine relativ junge Erfindung« (de Vries 2011: 127).

4 Gerald J. Gruman definiert *longevity* als »the belief that it is possible and desirable to extend significantly the length of life by human action« und fügt bei: »A concept like prolongevity reflects almost equally the influence of philosophy, religion, science, and medicine« (1966: 3).

fende Reserviertheit gegenüber dem Alter« feststellen (Kruse 2013: 56). Alt werden und alt sein ist für kaum jemanden eine positive Perspektive. Die Schriftstellerin Monika Maron dürfte repräsentativ für die meisten Zeitgenossen sein, wenn sie schreibt: »Natürlich will ich, was alle wollen: Ich will lange leben; und natürlich will ich nicht, was alle nicht wollen: Ich will nicht alt werden… Ich würde… auf das Alter lieber verzichten. Einmal bis fünfundvierzig und ab dann pendeln zwischen Mitte dreißig […] und Mitte Vierzig, bis die Jahre abgelaufen sind; so hätte ich die mir zustehende Zeit gerne in Anspruch genommen.« (2002: 22, 26) Diese subjektive Wertung aus der Betroffenen-Perspektive korrespondiert mit einer weit verbreiteten gesellschaftlichen Bewertung des Alters, die der Psychologe James Hillman in den lapidaren Satz fasst: »Je älter wir werden, desto weniger sind wir wert.« (Hillman 2001: 52)[5]

Angesichts der Ausdehnung der Lebenszeit und insbesondere der Lebensphase Alter ist es üblich geworden, das Alter in zwei verschiedene Phasen mit sehr unterschiedlichen Befindlichkeiten und Kulturen zu unterteilen: die jungen Alten (zwischen 65 und 85 Jahren) und die alten Alten oder Hochbetagten (ab ca. 85 Jahren) (vgl. Laslett 1995). Die jungen Alten wirken und fühlen sich im Vergleich zu Gleichaltrigen früherer Generationen wesentlich jünger und orientieren sich im Blick auf Aktivität, Mobilität, Gesundheit und Lebensstil noch weitgehend am Modell der mittleren Lebensphase, einfach ohne die früheren Berufs- und Familienverpflichtungen.[6] Hochaltrigkeit bezeichnet demgegenüber eine Lebensphase, die weniger durch ein bestimmtes kalendarisches Alter gekennzeichnet ist als vielmehr durch eine Lebenssituation, die sich durch erhöhte Fragilität sowie verstärkte Konfrontation mit körperlichen, geistigen und sozialen Grenzen und Verlusten auszeichnet.[7] Nicht

5 Hillman ist sogar der Auffassung, »ein unterschwelliges Motiv in der Erforschung des Alters [sei] der Drang, es loszuwerden, als wäre es ein Krebs« (ebd.: 13). Mit Bodo de Vries gesprochen: »Der Greis, der sich in dem griechischen Wort ›géron‹ verbirgt und es zwar zu einem Objekt der Wissenschaft gebracht haben mag, die sich in der Gerontologie, Gerontosoziologie, Gerontopsychologie, Gerontopsychiatrie, Geragogik u. a. m. realisiert, dieser Greis mag zwar Gegenstand von Forschung und Politik sein; zu einer gesellschaftlich akzeptierten Lebensphase mit eigenen Chancen, Risiken und Entfaltungspotentialen hat es der ›Alte‹ noch nicht gebracht.« (2011: 126)

6 Man kann hierbei von einer soziokulturellen Verjüngung des Alters sprechen. Befragungen haben deutlich gemacht, »dass die zweite Lebenshälfte bis zum Lebensalter von (ungefähr) 80 Jahren von den meisten Befragten als relativ alterslose Kontinuität des Erwachsenendaseins […] konstruiert wird« (Graefe u. a. 2011: 303).

7 »Mit zunehmendem Alter sind signifikante Einbußen bei sämtlichen sensorischen Prozessen zu verzeichnen (Hörfähigkeit, Sehkraft, Geschmacks-, Geruchs- und Tastsinn),

dass Hochaltrigkeit nicht auch Entwicklungsmöglichkeiten und Erfahrungen von Zugewinnen enthielte.[8] Hochaltrigkeit wird in einer doppelten, nämlich Defizit- *und* Potenzialitätsaspekte umfassenden Sichtweise angemessen wahrgenommen (vgl. Kruse 2013). Aber das ändert nichts daran, dass in der Gesamtbilanz die negativen Aspekte von Abbau, Defiziten und zunehmendem Unterstützungsbedarf in der Regel immer mehr den Ton angeben.[9] Aus dieser Ausdifferenzierung des Alters ergibt sich eine ausgeprägte Ambivalenz im Blick auf die Haltung der Gesellschaft dieser Lebensphase gegenüber: Einer Aufwertung des jungen Alters als soziokulturell neuer Lebensphase mit großen Freiheiten und Möglichkeiten (*golden age*) steht die Hochaltrigkeit als eine Art Antimodell oder Negativutopie des Alters (vgl. Amrhein 2013: 13) gegenüber, die zur Projektionsfläche für all das wird, was man eigentlich im Leben vermeiden möchte. Paul B. Baltes hat diese Ambivalenz in der Wahrnehmung und Bewertung der beiden Altersphasen mit dem Begriffspaar »Hoffnung mit Trauerflor« (1996) zum Ausdruck gebracht.

Hohes Alter als Problem

Als eigentliches Alter gilt heute das hohe Alter (vgl. Ahrens 2013). Diese Altersgruppe stellt das am stärksten wachsende Segment der Bevölkerung dar[10]

bei der Reaktionsgeschwindigkeit, bei den meisten kognitiven Prozessen (Kurzzeitgedächtnis, Aufmerksamkeit, Arbeitsgedächtnis, Langzeitgedächtnis), beim objektiven Gesundheitszustand wie bei der subjektiven Gesundheitseinschätzung. Hinzu kommen vermehrte soziale Verluste wie beispielsweise Verluste geliebter und befreundeter Menschen, aber auch der Verlust eines anerkannten sozialen Status.« (Perring-Chiello/Höpflinger 2009: 135)

8 Der Hinweis von Andreas Kruse ist zu beachten, dass »die Differenzierung zwischen einem dritten und einem vierten Lebensalter heuristisch ohne Frage wertvoll [ist], jedoch als problematisch (erscheint), wenn mit dem dritten Lebensalter generalisierend produktive Potenziale, mit dem vierten Lebensalter hingegen generalisierend Defizite assoziiert werden« (2012: 38).

9 Prägnant bringt das die 81-jährige Judith Giovannelli-Blocher auf den Punkt: »Wir Hochaltrigen, Fragilen, merken, dass wir auf die Verlustseite des Lebens eingeschwenkt haben« (2015: 12).

10 Gemäß Angaben des Bundesamtes für Statistik wächst die Schweizer Bevölkerung im Zeitraum von 2015 bis 2045 nach Altersgruppen wie folgt: 0–19 Jahre: 13,5 %; 20–39 Jahre: 2,5 %; 40–64 Jahre: 12,5 %; 65–79 Jahre: 51,2 %; 80 und mehr Jahre: 151,2 % (sic!). Im Vergleich der Jahre 2015 und 2045 machen die entsprechenden Altersgruppen

und verdient schon deshalb besondere gesellschaftliche Aufmerksamkeit. Insofern ist die Frage, was für einer Sorge hochbetagte Menschen bedürfen, was für eine Sorge die Gesellschaft ihnen schuldet, von hoher Relevanz. Ebenso dringend scheint mir allerdings eine (selbst)kritische Auseinandersetzung mit der Frage, wie die Gesellschaft mit dem Phänomen der Hochaltrigkeit umgeht, das sie überwiegend negativ konnotiert und als Problem wahrnimmt: gesellschaftlich, kulturell und auch auf der existenziellen Ebene der betroffenen Individuen.

Gesellschaftlich gesehen kommt die zunehmende Zahl hochbetagter Menschen vor allem als Grund für eine demografische Entwicklung zur Sprache, die problematisierend als Vergreisung oder Überalterung, als bedrohliche Alterslawine oder als tickende Zeitbombe wahrgenommen wird.[11] Dabei liegt das Kritische an dieser Entwicklung ja weniger in der Zunahme der Anzahl alter Menschen, als vielmehr in der quantitativen Abnahme der nachwachsenden Generationen, was aber kein naturgegebenes Schicksal ist, sondern Resultat einer bewusst und willentlich verringerten Fertilitätsrate derjenigen Bevölkerungsgruppe, die zur mittleren Erwachsenengeneration zählt. Diskutiert wird die gesellschaftliche Realität der Hochaltrigkeit jedoch unter dem Thema der Überalterung, nicht der Unterjüngung.

Kulturell wird Hochaltrigkeit einseitig mit Krankheit identifiziert, also pathologisiert, und zugleich präventiv zu verhindern oder bei Auftreten manifester Alterssymptome therapeutisch zu bekämpfen versucht. Dies gilt insbesondere im Blick auf das mit zunehmendem Alter stark ansteigende Risiko einer demenziellen Erkrankung, die wie ein Damoklesschwert über dem hohen Alter steht. Alter kommt in den Blick als eine Art »defizienter Modus des Seins« (Gross 2011: 22), der überwunden, nicht akzeptiert, bewusst gestaltet oder als sinnvoller Teil einer Biografie in den Lebenslauf integriert werden soll. Angestrebt wird das Ideal ewiger Jugend (so das Motto vieler *Anti-Aging*-Protagonisten: *forever young*) bzw. eines hohen Alters ohne Altern, basierend auf der Überzeugung, dass ein gutes, erfolgreiches Altern nur

---

jeweils folgenden Prozentsatz an der Gesamtbevölkerung aus: 0–19 Jahre: 20 %/18,6 %; 20–39 Jahre: 26,7 %/22,4 %; 40–64 Jahre: 35,2 %/32,5 %; 65–79 Jahre: 13 %/16 %; 80 und mehr Jahre: 5 %/10,4 % (BFS).

11 Bezeichnend etwa ein Artikel der auf hochstehenden, seriösen Journalismus Wert legenden *Neuen Zürcher Zeitung* (*NZZ*) über die demografischen Entwicklungen in Asien, der unter dem Titel *Asien vor der Alterslawine* steht und die wachsende Zahl alter Asiatinnen als »demografische Zeitbombe« erklärt (Rist 2016: 25). Alte Menschen werden so zu einer alles zerstörenden Lawine oder Bombe, kurz: zu einer Katastrophe für die Gesellschaft erklärt.

eines sein kann, das die Signaturen des Altseins, nämlich das Nachlassen der Kräfte und Fähigkeiten, vermeidet oder zumindest kaschiert (vgl. Maio 2011a: 11).

Der Alterssoziologe François Höpflinger weist explizit auf einen neuen sozialen Zwang hin, »das sichtbare körperliche Altern zu verdrängen oder zu bekämpfen«, und diagnostiziert einen damit einher gehenden »Druck, sich möglichst lange ›jung‹ zu geben« (2014: 175).

Bezeichnend für diesen kulturellen Trend ist die weltweite, mindestens in der westlichen Hemisphäre stark ausgeprägte, vielfältige Strömung des *Anti-Aging*. Deren Ideen, Produkte und Dienstleistungen lassen sich gut vermarkten, zumal sie dem Lebensentwurf der sogenannten Babyboomer-Generation[12] entsprechen, die derzeit in die Phase des Alters vorrückt, nachdem sie ein Leben lang bemüht war, *forever young* zu bleiben. Besonders die *Anti-Aging*-Medizin und -Pharmazeutik erfreut sich großen Zulaufs.[13] *Anti-Aging* ist bei aller schier unübersehbaren Vielfalt seiner Ausprägungen ein Ansatz, der den Prozess des Alterns einseitig somatisch betrachtet, als pathologisches Phänomen identifiziert und deshalb zu verhindern versucht.[14]

Auch auf der *existenziellen Ebene* individueller Betroffenheit kommt das hohe Alter häufig primär als Problem in den Blick: nicht nur weil das körperliche und geistige Erleben dieser Lebensphase mit all den unter Umständen damit verbundenen Beschwernissen mühsam sein kann, sondern auch weil die gesellschaftlich und kulturell negative Bewertung des hohen Alters von vielen Hochbetagten längst internalisiert worden ist und deren Selbstbild bestimmt. So schreibt die Zürcher Schriftstellerin Laure Wyss im Alter von 87 Jahren:

»Es ist ja kein Schleck, heute zum Kontingent jener zu gehören, die immer zahlreicher und immer dringlicher zur Belastung der aktiven Bevölkerung werden. Wir Alten sind eine Last, eine Bedrohung. Das ganze Land, der Ort, wo wir wohnen,

---

12 Die geburtenstarken Jahrgänge zwischen 1946 und 1964.

13 Zur Auseinandersetzung mit der *Anti-Aging*-Medizin vgl. Maio (2011b), *Altwerden, ohne alt zu sein?* – Wie unklar das Verständnis von Sinn, Zweck und Ziel solcher *Anti-Aging*-Medizin ist, zeigt etwa das medizinische Lehrbuch von Jacobi u. a. (2005), *Kursbuch Anti-Aging*. Darin werden *Anti-Aging*, *Good-Aging* und *Pro-Aging* als auswechselbare Begriffe verwendet (vgl. ebd.: 6). Als Ziel von *Anti-Aging*-Medizin werden sowohl »Gerontoprävention« (also Vermeidung des Alters) als auch »gesundes Älterwerden« bezeichnet (ebd.: 8, 11).

14 Aubrey de Grey, Schlüsselfigur des radikalen wissenschaftlichen *Anti-Aging* im angelsächsischen Raum, deklariert sich als »leidenschaftlicher Gegner des Alterns« und ruft zu einem veritablen »Krieg gegen das Altern« auf (Ders./Rae 2010: 325).

viele in unserer Umgebung suchen nach Lösungen, wie man mit uns fertig wird, wo uns unterbringen, pflegen, ernähren, wie uns ertragen punkto Kosten und auch psychisch. Es ist sicher für niemanden erheiternd, sich mit uns zu beschäftigen, mit uns, die wir nichts mehr einbringen und ganz ohne Zukunft sind. Für uns aber auch kein Schleck, in diese Bevölkerungsschicht hineingestoßen zu werden; und selber zu realisieren, dass es so ist. Und wir, die Alten, haben selber kaum gute Einfälle, wie die Gesellschaft mit dieser Last umgehe könnte und sollte.« (2000: 11f.)[15]

Hohes Alter ist heute eher eine befürchtete Last als eine erwartete Lust. Es ist für viele ein Angstthema[16] – besonders angesichts des Risikos, an Demenz zu erkranken. So diagnostiziert der Soziologe Peter Gross:

»eine Sinnfinsternis, in der das Alter sich seines Daseins schämt. In der sich die Alten selber unter der Last der auf sie getürmten Jahre ducken und sich schuldig fühlen, überhaupt noch zu leben. Nicht das Altern und auch nicht der sich vergrößernde Anteil von alten Menschen in modernen Gesellschaft sind das Problem, sondern ihre an den gesellschaftlichen Werten gemessen offenbare Sinn- und Funktionslosigkeit und die damit einhergehende Nutzlosigkeit dieser Fristerstreckung. […] Die gewonnene Zeit erscheint überflüssig, sie ist keine freudig in Empfang genommene Zuwendung, sondern eine Demütigung.« (2013: 10, 12)

Wer mit hochaltrigen Menschen zu tun hat, sei es privat oder zum Beispiel in einer seelsorglichen Funktion, weiß, wie beklemmend sich die Sinnfrage stellen kann. So wird gefragt: Was für einen Sinn macht es, ein hohes Alter zu erreichen und das Risiko in Kauf zu nehmen, die mit Hochaltrigkeit oft einhergehenden Risiken von Verlusten und Defiziten auf sich zu nehmen? Etwa das Risiko einer demenziellen Erkrankung? Oder generell das Risiko zunehmender Multimorbidität und Pflegebedürftigkeit? Soll man sich das antun? Soll und darf man sich so der Gesellschaft, dem eigenen Umfeld zumuten und ihm zur Last fallen? Was soll ein Leben, das für einen selbst mühsam wird, in dem man nichts mehr leisten kann, von niemandem und für nichts mehr gebraucht wird, vielleicht die kognitive Orientierung verliert und nur noch zur Verstärkung der »Alterslawine« beiträgt, die andere unter sich begräbt und Leben zerstört? Wäre da ein sozialverträgliches Frühableben[17] nicht doch eine würdigere, ethisch verantwortlichere und im Blick auf

15 Hier zeigt sich, worauf Eric Schmitt (2012: 24) hingewiesen hat: »Negative Altersstereotype (werden) mit fortschreitendem Alter zu Selbststereotypen (Aging Self-Stereotypes)«, die als eine Art sich selbst erfüllende Prophetien wirksam werden und alte Menschen in ihren Lebens- und Entwicklungsmöglichkeiten einschränken können.

16 »Es gibt heue eine individuelle und eine gesellschaftliche Angst vor dem Alter, die sich gegenseitig oft noch verstärken« (Schenk 2007: 7).

17 So das Unwort des Jahres 1998 in Deutschland.

das eigene Erleben erträglichere Lösung? Die stark zunehmende Zahl von Alterssuiziden muss in diesem Zusammenhang jedenfalls zu denken geben (vgl. Rüegger 2013).

Die Frage nach einer angemessenen Sorge für hochbetagte Menschen ist heute auf dem Hintergrund dieser gesellschaftlich prägenden Kultur oder Mentalität zu stellen. Auf dem Hintergrund einer weithin dominierenden gerontophoben Haltung[18] also, die Alter primär negativ konnotiert und die zahlenmäßige Zunahme hochbetagter Menschen vor allem als Problem wahrnimmt, mit dem man irgendwie »fertig werden« muss, wie Laure Wyss gemeint hat. Eines ist deutlich: In einem solchen Kontext alt zu werden und darin Sinn zu erfahren, ist kein leichtes Unterfangen.[19] Eine Reflexion auf eine heute angemessene Sorge für hochbetagte Menschen wird daran jedenfalls nicht vorbeischauen können.[20]

Welche Art von Sorge für Hochbetagte ist gefordert?

Zweifellos ist die Sorge, der hochbetagte Menschen bedürfen, vielfältiger Art. In den entsprechenden gesellschaftlichen Diskursen stehen in der Regel ökonomische und medizinisch-pflegerische oder generell betreuerische Fragen im Vordergrund. Und das aus nachvollziehbaren Gründen, stellen sich hier doch ganz praktische Fragen, die das alltägliche Leben alter Menschen und ihre Betreuung in Situationen abnehmender Kräfte und zunehmender gesundheitlicher Probleme unmittelbar betreffen. Zu bedenken ist überdies die kulturelle Perspektive.

Ökonomisch gesehen sind Strategien der materiellen Absicherung des Alters ein zentrales Thema. Insbesondere westeuropäische Staaten haben im vergangenen Jahrhundert sozialpolitische Strukturen geschaffen, die die Gefahr der Altersarmut enorm minimiert haben. Menschen können heute ihr Alter materiell abgesichert leben wie noch keine Generation vor ihnen. Dabei kommen unterschiedliche Modelle zum Tragen, die laufend modifi-

18 Frits de Lange meint allerdings, dies sei nicht nur charakteristisch für unsere moderne Kultur: »There seems to be a built-in aversion toward aging in our natural makeup« (2015: 9).

19 Zur ganzen Thematik der Sinnfrage vgl. Rüegger (2016).

20 Zur Frage, was dies für ein angemessenes Verständnis von Altenseelsorge bedeuten könnte, vgl. Rüegger (2007).

ziert, angepasst und im Blick auf die Modalitäten ihrer Finanzierung angepasst werden müssen. Das Thema Altersarmut ist damit nicht einfach vom Tisch, sondern muss ständig im Auge behalten werden (vgl. Pilgram/Seifert 2009). So bleibt die Sicherstellung der materiellen Existenzgrundlage ein wichtiger gesellschaftlicher, sozialethischer Aspekt der Sorge für hochbetagte Menschen.

In *medizinisch-pflegerischer Perspektive* stellt sich derzeit die Frage, wie angesichts der steigenden Zahl hochaltriger und auch pflegebedürftiger Menschen[21] deren adäquate medizinisch-pflegerische Versorgung sichergestellt werden kann – fachlich, personell und finanziell. Insbesondere die Betreuung der zunehmenden Zahl von Menschen mit Demenz stellt eine große Herausforderung dar. Wie ihr zu begegnen ist, mit welchen Formen von Sorge die hier anstehenden Fragen beantwortet werden können, ist in mancherlei Hinsicht derzeit unklar. Wer tut, als wären langfristig tragfähige Lösungen bereits vorhanden oder als wären die Probleme einfach mit einem weiteren Ausbau der heute schon bestehenden Strukturen lösbar, dürfte einer verhängnisvollen Täuschung unterliegen. Es ist absehbar, dass einschneidendere Veränderungen der sozialen Hilfe- und Unterstützungsstrukturen nötig sein werden. Insbesondere wird es weder möglich noch wünschbar sein, die Sorge für hochbetagte und demenzkranke Menschen einfach an noch mehr spezialisierte Institutionen mit noch mehr professionellen Helfern zu delegieren.

In *sozialer Hinsicht* werden die Akzente wohl mehr auf eine neue Struktur des Helfens unter stärkerem Einbezug bürgerschaftlichen Engagements gesetzt werden müssen (vgl. Dörner 2007; 2012). Entwicklungen in Richtung des Modells von sorgenden Gemeinschaften (*caring communities*) scheinen hier verheißungsvolle Wege zu weisen (vgl. Klie 2014), die allerdings ein hohes Maß an gesellschaftskritischer Innovationsbereitschaft voraussetzen. Zu entwickeln sind Formen der Sorge, die unterstützungsbedürftige alte Menschen nicht aus dem normalen sozialen Lebenskontext herauslösen, sondern Hilfeleistungen durch Integration in gelebte Formen der Solidarität im dritten Sozialraum[22] ermöglichen. Damit würde die Forderung nach

21 Wobei zu betonen ist, dass Hochaltrigkeit nicht einfach mit Pflegebedürftigkeit gleichgesetzt werden darf. Dennoch ist nicht zu bestreiten, dass die starke Zunahme sehr alter Menschen auch zu einem steigenden Bedarf an medizinischen und pflegerischen Dienstleistungen führt.

22 Als dritter Sozialraum wird der nachbarschaftliche soziale Nahbereich bezeichnet im Unterschied zum Raum des Privaten auf der einen und demjenigen der Öffentlichkeit auf der anderen Seite.

gesellschaftlicher Partizipation auch bei erhöhter Abhängigkeit von fremder Hilfe verstärkt ernst genommen.

Als Grundlage für alle diese Sorgeperspektiven scheint mir jedoch ein *kultureller* Aspekt entscheidend: die kritische Auseinandersetzung mit dominierenden Altersbildern[23], besonders mit negativen, gerontophoben und ageistischen[24] Wertungen des Alters und von alten Menschen. Solange ein gesellschaftliches, kulturelles Klima vorherrscht, das hochbetagten Menschen vielleicht subtil, aber dennoch unüberhörbar suggeriert, hohes Alter in seinen ungeschminkten, real sich einstellenden Manifestationen wie Verlust der Selbstständigkeit, der Kontrolle über den eigenen Körper oder der kognitiven Orientierung sei eine Entwürdigung des betroffenen Individuums und eine Katastrophe für die Gesellschaft, werden alle noch so professionellen Formen der Sorge für hochbetagte Menschen den bitteren Beigeschmack an sich haben, dass hier für jemanden gesorgt wird, dessen Leben nur noch eine Schwundstufe vollen, würdigen und lebenswerten Menschseins darstellt, weil ein solches Alter im Sinne des *Anti-Aging*-Paradigmas eigentlich hätte verhindert werden sollen. Darum besteht ein fundamentaler Bedarf an einer *kulturell-ethisch reflektierten Sorgekultur* für hochbetagte Menschen im Sinne des gerontologischen Paradigmas eines *Pro-Aging* (vgl. Rüegger 2011), das Alter in all seinen Facetten als Teil einer modernen Biografie anthropologisch zu würdigen und gesellschaftlich zu integrieren vermag. Dieser Aspekt der Sorge soll darum im Zentrum meiner folgenden Ausführungen stehen.[25]

---

23 Unter Altersbildern versteht man »auf Alter, Altern und ältere Menschen bezogene Meinungen und Überzeugungen, die kontextspezifisch, in Abhängigkeit von Person- und Umweltmerkmalen, aktualisiert werden und spezifische Deutungen, Wertungen, Emotionen und Verhaltenstendenzen nahelegen können. […] Die Auswirkungen von Altersbildern können sich situations- und personenspezifisch als Einengung möglicher Erlebens- und Verhaltensspielräume konkretisieren […] und so die Nutzung bestehender Optionen der Gestaltung eigener Entwicklung und damit den Verlauf von Alternsprozessen beeinflussen«. (Schmitt 2012: 3). Altersbilder wirken subintentional; sie vermitteln unbewusst aber gerade deshalb nachhaltig Verhaltensorientierung.

24 Das Konzept des *Ageismus* geht auf Robert Butler zurück und bezeichnet die vor allem in westlichen Gesellschaften weit verbreitete Altersfeindlichkeit. Nach Butler verknüpft Ageismus drei Aspekte: Vorurteile gegenüber dem Altern und alten Menschen, soziale Diskriminierung alter Menschen sowie institutionelle und politische Praktiken, die sich auf fehlerhafte stereotype Überzeugungen gründen und zur Aufrechterhaltung negativer Stereotype beitragen (Butler 1969; vgl. dazu Zimmermann 2016).

25 Eine Fokussierung auf diesen Aspekt der Sorge scheint mir auch deshalb besonders wichtig, weil uns, wie Frits de Lange bemerkt, die Evolution keinen der intuitiven Sor-

Der Blick soll dabei bewusst über die Sorge für demenzbetroffene alte Menschen hinaus gehen und hochbetagte Menschen generell fokussieren, zumal sich in unserem Umgang mit Demenz viele Probleme zeigen, die unser Verhältnis zum hohen Alter generell bestimmen.

Sorge durch eine Kultur des *Pro-Aging*

Die grundlegendste und zugleich umfassendste Sorge für alte Menschen sehe ich im Engagement für eine ethisch-kulturelle Grundhaltung, die Alter als Lebensphase mit eigenen Möglichkeiten und Herausforderungen ansieht und prinzipiell positiv bewertet. Nur wenn eine solche Haltung die Kultur – und zwar die Mikro-Kultur konkreter sozialer Beziehungen oder sozialer Institutionen wie die Makro-Kultur einer Gesellschaft insgesamt – bestimmt, werden alte Menschen ermutigt, zu ihrem Altsein zu stehen, Chancen des Alters wahrzunehmen und am Leben der Gesellschaft auf ihnen angemessene Weise zu partizipieren, gebend und nehmend. Die weltanschaulich-philosophische Arbeit an einer solchen Kultur kann als eine Art geistig-kulturelle Altersvorsorge verstanden werden. Ohne eine solche Basis werden sich hochbetagte Menschen trotz vielfältiger materieller Zuwendungen und kompetenter medizinischer Versorgung nicht wirklich akzeptiert und (mit-)menschlich gewürdigt erfahren. Diese zuweilen in bewusstem Gegensatz zum *Anti-Aging*-Paradigma als *Pro-Aging* bezeichnete Grundhaltung (vgl. Kruse 2006) basiert auf einer Reihe von grundlegenden Annahmen:

1. Leben heißt altern – immer schon, von Anfang an. Der Alternsprozess als Prozess der Veränderung im Verlauf der Zeit ist konstitutiv für menschliches Leben. Leben bleibt sich nicht gleich, sondern ist ein kontinuierlicher, multidimensionaler und multidirektionaler Entwicklungs- und Veränderungsprozess (vgl. Wahl/Heyl 2004: 42, 49), der Zugewinne und Verluste, vor allem aber Transformationen mit sich bringt. Intensiv le-

gebereitschaft gegenüber Kleinkindern analogen spontanen Sorgeinstinkt für alte Menschen mitgegeben hat (vgl. 2015: 62). Negative Altersvorstellungen tendieren eher dazu, alte, schwache und verletzliche Menschen zu vernachlässigen, weswegen die Sorge für alte Menschen – weil nicht selbstverständlich – in allen Kulturen Gegenstand eigener ethisch-moralischer Regelungen und Verpflichtungen geworden ist.

ben heißt bewusst und bejahend älter werden.[26] Altern ist nichts, was es zu vermeiden oder zu überwinden gilt, sondern ein konstitutiver Aspekt gelingenden Lebens. Es gehört deshalb zu einer Sorge für hochbetagte Menschen, einen kulturellen Kontext zu schaffen, der von einem Verständnis von Alter und von Altersbildern geprägt ist, die dazu ermutigen, den Prozess des Alterns und die biografische Lebensphase des Alters bewusst anzunehmen, selbstbewusst zu leben,[27] soweit möglich verantwortlich zu gestalten und, wo dies nicht mehr möglich ist, unter Beanspruchung verfügbarer Hilfsangebote zu ertragen.

2. Leben vollzieht sich in einer Abfolge unterschiedlicher Lebensphasen mit je eigenen psychischen, physischen und sozialen Möglichkeiten und Herausforderungen. Jede Phase hat ihr eigenes Sinn- und Entwicklungspotenzial im Ganzen einer Biografie; keine Phase ist normativ für andere, jede ist auf ihre Weise bedeutsam und trägt ihren Wert in sich selbst (*life cycle perspective*).[28] Die *Anti-Aging*-Maxime *forever young* ist deshalb Ausdruck einer lebensfeindlichen Haltung, die menschliche Entwicklung verhindert, indem sie die Jugend oder das junge Erwachsenenalter zum Inbegriff vollen Menschseins macht, an dem andere Lebensphasen

26 Hermann Hesse hat dies sehr klar zum Ausdruck gebracht: »Um als Alter seinen Sinn zu erfüllen und seiner Aufgabe gerecht zu werden, muss man mit dem Alter und allem, was es mit sich bringt, einverstanden sein, man muss Ja dazu sagen« (1972a: 203). Und Wilhelm Schmid präzisiert in einem kleinen, aber nicht unwesentlichen Punkt, wenn er sagt, es gehe darum, »einverstanden zu sein mit dem Leben, von Grund auf, wenn auch nicht in allen Details« (2015: 91).

27 Der Zürcher Autor und Kabarettist Bänz Friedli, 51-jährig, drückt solch selbstbewusstes Altern auf seine Weise aus: »Himmel, wo ist das Problem? Wir brauchen weder Gejammer noch Ratschläge, nur die richtige Haltung: Freude am Älterwerden, basta« (2016: 50). Und der Philosoph Wilhelm Schmid bekennt: »Ich will keiner von den Alten sein, die um den Preis der eigenen Lächerlichkeit jung bleiben wollen. [...] Statt alle Kräfte im Kampf gegen das Älterwerden zu verpulvern, will ich lieber das in die Falten eingegrabene Leben selbstbewusst vor mir hertragen. [...] Leben zu lernen mit dem eigenen Altern wird zur neuen Aufgabe [...] – eine Kunst des Älterwerdens, um mit diesem Prozess zu leben, statt dagegen anzuleben« (2015: 10f.).

28 In diesem Sinne hält der *Vierte deutsche Altenbericht* fest: »Grundlage einer humanen Ethik ist die grundsätzliche Gleichrangigkeit aller Lebensphasen im Sinne eines biologischen, psychologischen und sozialen Konzeptes einer einheitlichen Lebenslaufentwicklung, aus welcher keine einzelne Lebensphase wegzudenken ist. Dies schließt eine Abwertung des Alters und der Hochaltrigkeit aus« (BMFSFJ 2002: 355). Oder wie Bänz Friedli schreibt: »Man muss die Vorteile eines jeden Lebensabschnitts sehen wollen, und man muss sie genießen können – ohne das jeweilige Alter zum einzig wahren zu verklären. Älter werden hat etwas Zartbitteres. Mich stört, dass alle nur über die Bitterkeit schreiben und niemand über das Zarte« (2016: 50).

(als ›noch nicht‹ oder ›nicht mehr‹ ganz vollwertig) gemessen werden, sodass alten Menschen nahegelegt wird, möglichst lange jung zu bleiben und sich nicht bewusst in die Phase des Alters weiterzuentwickeln.[29] Die psychische Unfähigkeit, sich über die Phase der Jugend und des jungen Erwachsenenalters hinaus zu entwickeln, ist inzwischen von der Psychiatrie als besonderes Krankheitsbild, als Dorian-Gray-Syndrom identifiziert worden (vgl. Brosig u. a. 2006). Zur Sorge für hochbetagte Menschen gehört deshalb die Schaffung eines gesellschaftlichen Umfeldes, in dem Alte selbstbewusst ihr Alter leben und eine ihnen gemäße Kultur des Alters entwickeln und in die Gesellschaft einbringen können, als Bereicherung, aber durchaus auch als kritische Infragestellung von ganz am Lebensgefühl der jungen und mittleren Generation ausgerichteten Wertorientierungen wie Leistung, Selbstständigkeit, Fitness, Mobilität oder Genuss.

3. Zu einer solchen Kultur der Sorge gehört ein Verständnis von Gesellschaft, in der jede Altersgruppe das ihr Mögliche und das von ihr als wichtig Erachtete zum Gelingen des intergenerationellen Ganzen einbringt und dabei erwarten darf, mit diesem Beitrag von den anderen ernst genommen zu werden. Dieser Punkt ist deshalb von besonderer Wichtigkeit, weil die Frage nach der Sorge für hochbetagte Menschen leicht eine paternalistische Schlagseite entwickeln kann, wenn die Alten in einer einseitigen Defizitperspektive nur noch als Empfänger von Unterstützung durch Jüngere wahrgenommen werden. Demgegenüber besteht eine respektvolle, humane Kultur der Sorge gerade darin, dass der Beitrag, auch das mögliche kritische Korrektiv älterer Menschen von der Gesellschaft erwartet, zur Kenntnis und ernst genommen wird. Jürg Willi hat zu bedenken gegeben: »Es wird gefragt, ›was können wir für die Alten tun?‹, kaum jedoch ›was können die Alten für uns tun?‹ Wenn jedoch niemand mehr etwas von einem erwartet, ist man im sozialen Sinne tot.« (2003: 91, 98)

   In Anknüpfung an das entwicklungspsychologische Stufenmodell von Erik H. Erikson hat sich in der Gerontologie ein umfassendes Verständnis von Generativität durchgesetzt, demzufolge »die Weitergabe von Wissen und Erfahrung sowie die Übernahme von Verantwortung für nachfolgende Generationen auch im Kontext eines im hohen und sehr

29 Im Gegensatz zu dieser auf Juvenilität fixierten Lebenshaltung bringt Hesses berühmtes Gedicht *Stufen* eine lebensdienlichere Sicht zur Sprache, die der modernen gerontologischen *Life-cycle*-Perspektive entspricht (1972b: 187).

hohen Alter zunehmenden Bedürfnisses, das eigene Leben rückblickend zu ordnen, von zentraler Bedeutung für Identität bleiben« (Schmitt 2012: 12). Auf irgendeine Weise für andere, für jüngere Generationen noch bedeutsam sein zu können, bleibt bis ins höchste Alter ein tiefes Bedürfnis (*the need to be needed*) und eine Quelle, aus der Menschen Sinn schöpfen können. Im hohen Alter, bei zunehmender Schwäche und Abhängigkeit von der Unterstützung durch andere wird sich die Ausdrucksweise von Generativität gegenüber derjenigen in jüngeren Jahren verändern; das Bedürfnis nach Generativität als solches wird aber nicht abnehmen. Es kann sich in ganz alltäglichen Formen des Lebensvollzugs und des sozialen Umgangs zeigen: im wohlwollenden Interesse am Leben jüngerer Menschen; in der Dankbarkeit, mit der jemand Hilfe entgegennimmt; in der Selbstverantwortung, mit der jemand sich bemüht, Hilfe von anderen nicht über Gebühr zu beanspruchen;[30] oder in der Art, wie jemand sein Alter bejaht und nach Wegen sucht, es trotz mitunter belastenden Begleiterscheinungen konstruktiv zu bewältigen. Gerade die letztgenannte Möglichkeit scheint mir eine in ihrer Bedeutung nicht zu unterschätzende Form von Altersgenerativität zu sein, hat sie doch wesentlichen Einfluss darauf, wie jüngere Menschen ihrem eigenen Alter entgegengehen: angstvoll verdrängend oder erwartungsvoll offen und bejahend. Zur Sorge für hochbetagte Menschen gehört deshalb auch, sie zu ermutigen, Formen ihnen möglicher Generativität zu entdecken und zu leben; und es gehört die Offenheit von Jüngeren dazu, solche Generativität anzuerkennen und wertzuschätzen.

4. Zum Ernstnehmen des Alterns und des Alters gehört auch, dafür offen zu sein, dass sich mit zunehmendem Alter die Lebenseinstellung ändern kann und dass sich Sinnperspektiven und Wertvorstellungen wandeln. Wenn Altern ein lebenslanger Entwicklungsprozess ist, darf damit gerechnet werden, dass sich im höheren Alter neue Einsichten eröffnen, Einsichten, die zwar für die menschliche Existenz grundsätzlich bedeutsam sind, die sich einem in fortgeschrittenem Alter aber eher erschließen

30 Frieder R. Lang und Margret M. Baltes (1997) nennen drei Formen spezifischer Altersgenerativität: 1. das Schaffen von Werten, die das eigene Leben überdauern, 2. die Wahrung und Vermittlung kultureller Identität, 3. das Verwirklichen einer Haltung, die durch Selbstbescheidung und Selbstverantwortlichkeit geprägt ist (Brauchen alte Menschen junge Menschen?). Diese letztgenannte Form scheint mir deshalb von besonderem Interesse zu sein, weil sie eine Haltung gegenüber den Mitmenschen bezeichnet, die auch dann gelebt werden kann, wenn aus Gründen altersbedingter Einschränkungen die Möglichkeiten aktiven Handelns für andere abnehmen.

und wichtiger werden als in jüngeren Jahren.[31] Thomas Rentsch versteht das Alter philosophisch als eine Phase der Radikalisierung grundsätzlicher Aspekte des Lebens, die gerade deshalb, weil sie sich im hohen Alter so aufdringlich bemerkbar machen, in dieser Lebensphase besondere Bedeutung erlangen.[32] Lars Tornstam hat solche Lebenseinstellungen hochbetagter Menschen, die er in einem neuen Bezug zum kosmischen Ganzen, zu sich selbst und zum sozialen Umfeld entdeckte, unter dem Begriff der Gerotranszendenz (2005) zusammengefasst.

Eine ethisch-kulturell reflektierte Sorge für hochbetagte Menschen wird sich darum bemühen, alte Menschen zu ermutigen, ihre eigenen Werte, ihre eigene Einstellung zum Leben zu entfalten und sie selbstbewusst als Aspekte einer Alterskultur in den gesellschaftlichen Diskurs einzubringen. Damit eine solche Alterskultur überhaupt zur Entfaltung kommt, braucht es einen gesellschaftlich-sozialen Kontext, der ihr Raum gibt und sie ernst nimmt, der sich von ihr auch infrage stellen lässt. So könnte eine Kultur des Alters eine Form von Generativität alter Menschen sein, in der durchaus – wie etwa Peter Gross (2013) meint – ein heilsames Korrektiv zur dominanten Wert-Orientierung unserer westlichen Gesellschaft liegen könnte, die so ganz auf aggressive Expansion nach dem Motto des Immer-noch-mehr und Immer-noch-schneller eingeschworen ist. Aspekte einer solchen Kultur des Alters, einer solchen *ars senescendi*, können zum Beispiel sein:

– Eine größere Offenheit für die passiven bzw. rezeptiven Aspekte des Lebens, für das, was uns zuteilwird, was mit uns geschieht, ohne dass wir selber darüber verfügen können.[33] Darin läge ein heilsamer Gegenakzent gegen den Leistungsaktivismus und Kontrollzwang des

31 Ulrich Otto gibt in einem Aufsatz über Hundertjährige zu bedenken: »Sie markieren wie in einem Brennglas […] überdeutlich Themenstellungen und Herausforderungen, die für die Gesellschaften des langen Lebens überhaupt bedeutsam sind. Und die *für die Beschäftigung mit allen Altersaltern und dem ganzen so lange gewordenen Lebenslauf nützlich* sind« (2016: 155).

32 »Der Prozess des Alterns […] ist die Radikalisierung der menschlichen Lebenssituation beziehungsweise der menschlichen Grundsituation, und er ist dies deshalb, weil das Altern sich (philosophisch-anthropologisch) als das aufdringliche Zutagetreten der menschlichen Lebensvoraussetzungen begreifen lässt.« (Rentsch 2013: 168)

33 Wilhelm Schmid fragt: »Wann denn sonst, wenn nicht im Alter, kann das Menschenrecht, passiv zu bleiben, noch in Anspruch genommen werden?« (2015: 56f.)

mittleren Alters.[34] Gerade die nicht zu leugnende Tatsache, mit fortschreitendem Alter einem zunehmenden Risiko ausgesetzt zu sein, an Demenz zu erkranken, also an einer Krankheit, die auf absehbare Zeit hin jedem präventiven oder therapeutischen Zugriff entzogen bleiben dürfte, macht deutlich, wie wichtig solche Fähigkeiten des Umgangs mit passiven Aspekten des Lebens sein können. Giovanni Maio sieht darin auch eine Chance zur konstruktiv-kritischen Auseinandersetzung mit der »modernen Unfähigkeit, das Gegebene zu akzeptieren.« (2015: 118)[35]

– Ein anderer Aspekt könnte sein, dass sich im Alter zuweilen lebensdienlichere Formen des Umgangs mit Grenzen, mit Verletzlichkeit und mit Zumutungen des Schicksals erschließen. Das ermöglicht, auf die weit verbreitete einseitige Betonung von Kraft, Gesundheit und Fitness zu verzichten (vgl. Lütz 2013) und überhöhte Erwartungen an eine Akutmedizin, die alles richten soll, herunterzuschrauben. Das vielfach belegte Phänomen des Alterszufriedenheitsparadoxes (vgl. Perrig-Chiello/Höpflinger 2009: 133–137), dass also die subjektiv empfundene Lebenszufriedenheit im höheren Alter trotz mitunter schwierigen Lebensumständen erstaunlich hoch ist, höher sogar als in jüngeren Lebensjahren, scheint eine solche altersassoziierte Kompetenz im lebensfreundlichen Umgang mit Grenzen nahezulegen.[36] Jedenfalls könnte gerade im Umgang mit Erfahrungen des höheren Alters etwas von dem gelernt werden, was Judith Giovannelli-Blocher, die selber schon hochbetagte Dozentin für Sozialarbeit, eine »neue Kultur des Umgangs mit Verletzlichkeit« genannt hat[37] – eigener und fremder Verletzlichkeit.

34 Leopold Rosenmayr hat diese Haltung als »ergriffenes Ergreifen« charakterisiert und darin eine für das höhere Alter spezifische Lebenseinstellung gesehen (2004: 3).

35 In ähnlichem Sinn kommt Jan Baars zur Überzeugung, dass »developing an art of aging not only entails sustaining or enlarging the possibilities to exercise control over certain situations but also developing meaningful ways of encountering situations in life that *cannot* be controlled« (2012: 244).

36 In diesem Zusammenhang ist der Hinweis von Albert Wettstein bedenkenswert, dass nach Ausweis entsprechender Untersuchungen »das allgemeine Wohlbefinden von Demenzkranken sich nicht signifikant von dem gleichaltriger kognitiv Gesunder unterscheidet«, ja dass es sogar »Demenzkranke gibt, deren Wohlbefinden sich durch die Demenz positiv verändert hat« (2005: 108).

37 Im Gespräch mit dem Verfasser.

- Ein besonders wichtiger Aspekt einer Kultur des Alters zeigt sich bei Menschen, die mit fortschreitendem Alter innere Freiheit zum Loslassen gewinnen:[38] zum Loslassen von Positionen, von früher vertretenen Meinungen und Ansichten oder vom Drang, alles im Griff und unter Kontrolle haben zu müssen; Freiheit auch zur Bejahung von Erfahrungen des Abnehmens; Freiheit schließlich zur Gelassenheit im Blick auf das, was ist, auch wenn es nicht dem entspricht, was man als ideal und wünschbar bezeichnen würde (vgl. Schmid 2015). Solche Freiheit ist eine Gegenkraft zum imperialen Gestus einer Macherkultur, die ganz auf das kompetitive Durchsetzungsvermögen des Stärkeren setzt und jeden Kontrollverlust gleich auch als Würdeverlust versteht. Gerade der Umgang mit Krankheiten wie Demenz fordert dazu heraus, Fähigkeiten zu entwickeln, Menschsein auch in Situationen positiv zu erleben und zu würdigen, in denen es gilt, eigene Wünsche loszulassen und sich auf das einzulassen, was ungefragt und nicht kontrollierbar mit uns geschieht.
- Ein weiterer Aspekt ergibt sich aus der im hohen Alter sich verstärkenden Erfahrung, auf die Hilfe und Unterstützung durch andere angewiesen zu sein. Solches Innewerden eigener Abhängigkeit wird häufig als narzisstische Kränkung des autonomiebewussten Egos empfunden. Gelingt es aber, solche Erfahrung anders wahrzunehmen, nämlich als Ausdruck einer zu jedem menschlichen Leben gehörenden Verwiesenheit auf andere, weil Menschsein immer nur in solidarischem Miteinander gelingen kann, mag sich ein tieferes Verständnis für die konstitutive Interdependenz menschlichen Lebens einstellen, für das unauflösbare Ineinander von Selbstständigkeit und Abhängigkeit, von Selbstbestimmung und Fremdbestimmung, von Aktion und Passion. Auch dies wäre eine heilsame Infragestellung einer gesellschaftlichen Haltung, die weithin auf ein hypertrophes Autonomieverständnis setzt, das Unabhängigkeit und Selbstständigkeit gegenüber jeder Form von fremder Hilfe geradezu vergöttert.[39]

---

38 Bänz Friedli schreibt: »Älter werden heißt, man muss nicht mehr: dazugehören, mitmachen, sich beweisen. Man darf nur noch. Nach fünfzig bricht die Zeit des Wollens an, des Wissens und Schöpfens. […] Welche Wohltat, nicht mehr immer dabei sein zu müssen, es freilich zu dürfen, wenn man Lust hat. […] Immerhin habe ich das Verzichten schon gelernt […]. Dafür genieße ich alles, was noch drinliegt, viel tiefer und bewusster« (2016: 50).

39 So die Einschätzung des Altmeisters amerikanischer Altersethik Harry R. Moody (1998: 121).

– Schließlich gehört zu einer Kultur des Alters nach einer langen philosophischen Tradition auch ein gereiftes, annehmendes Verhältnis zur eigenen Endlichkeit, das den Tod nicht zu verdrängen braucht, sondern im Sinne einer *ars moriendi* das Leben gerade im Licht des einmal kommenden Todes umso intensiver und achtsamer zu leben und auszukosten versteht.[40]

Eine Kultur der Sorge für hochbetagte Menschen lebt nicht einfach davon, was die Gesellschaft für Menschen im hohen Alter tut, was für Dienstleistungen, Institutionen und sozialpolitische Arrangements sie ihnen zur Verfügung stellt, wenn sie sich nicht mehr selber helfen können. Eine humane Kultur der Sorge lebt ebenso und doch wohl zuallererst einmal davon, dass sie von einem Verständnis von Alter ausgeht, das dieses bejaht, und dass sie alte Menschen ermutigt, zu ihrem Altsein zu stehen, bewusst zu altern und aus den dabei sich einstellenden Erfahrungen und möglich werdenden Einsichten eine Kultur oder Lebenskunst des Alters zu entwickeln, die ihnen entspricht. Eine solche Kultur als Ressource in die Gesellschaft einbringen zu können, hängt einerseits von alten Menschen ab, die auch wirklich zu ihrem Alter stehen und aus ihm etwas machen; andererseits hängt es von der Gesellschaft ab, die offen sein muss, solche Beiträge alter Menschen wahrzunehmen und ernsthaft in die Gesellschaft und die sie leitenden Bilder von einem guten Leben im Alter zu integrieren.

Menschen mit Demenz sind indes kaum mehr in der Lage, selbstbewusst so etwas wie eine eigene Kultur des Alters zu entwickeln. Thomas Klie hat jedoch dafür plädiert, das Erleben und Verhalten von Menschen mit Demenz als eigenständige Form von Zivilisation, als eine »Zivilisation zweiter Ordnung« zu betrachten und Demenz damit nicht einfach als Defizit und Makel, sondern als alternative Lebensform von eigenem Wert zu verstehen, die es mit Toleranz zu akzeptieren gelte (Klie 2003: 59f.) und die durchaus zu einer heilsamen, kritischen Infragestellung der Werte führen könne, die das Leben westlicher Gesellschaften bestimmen. Auch dies wäre ein wichtiger Beitrag alter, in diesem Fall eben von Demenz betroffener Menschen zur Selbstreflexion und Weiterentwicklung der Gesellschaft. Ähnlich sieht dies aus sozialpsychiatrischer Perspektive auch Klaus Dörner. Er meint, dass eine Gesellschaft, in der Menschen mit Demenz so zahlreich sein werden wie in der

40 In diesem Sinne ist die Maxime des *memento mori* nur die Kehrseite der anderen Maxime des *carpe diem*. Zur Kultur einer *ars moriendi* vgl. Rüegger (2006; 2009: 191–218).

unseren, davon ausgehen müsse, dass Demenz eine menschheitsgeschichtlich »neue menschliche Seinsweise« darstellt; eine Seinsweise, die »genauso zum Menschsein gehört wie das Kindsein, das Erwachsensein oder das aktive Altsein« und von der Dörner annimmt, dass die von ihr betroffenen Menschen mindestens so gern leben wie alle anderen Menschen (2007: 14f.).[41]

Impulsgeber einer ethisch-kulturell reflektierten Sorge für alte Menschen

Eine ethisch-kulturell reflektierte Sorgekultur als ideelle Grundlage für alle konkreten Formen von Sorge für hochbetagte Menschen hat mit *soft factors* wie Menschen- und Altersbildern zu tun, die zwar starke Auswirkungen haben,[42] aber nicht leicht in den (Be-)Griff zu bekommen und zu verändern sind. Im Bereich der Unternehmensentwicklung geht man davon aus, dass die Veränderung einer Unternehmensphilosophie oder einer Betriebskultur besonders schwierig ist und nur in einer längerfristigen Perspektive gelingen kann. Dasselbe gilt für die hier angesprochene ethisch-kulturelle Sorgekultur, die von der Entwicklung und Implementierung von Menschenbildern, Wertvorstellungen und Idealen eines guten Lebens abhängig ist und in Auseinandersetzung mit dem jeweiligen Zeitgeist erfolgen muss. Wie sich eine solche, das Leben der Gesellschaft zu einem bestimmten Zeitpunkt dominierende Grundstimmung herausbildet und wer die treibenden, prägenden Kräfte hinter solchen Entwicklungen sind, ist meist nicht eindeutig zu identifizieren. Dennoch genügt es nicht, unter sozialethischen Gesichtspunkten einfach pauschal auf die Verantwortung der Gesellschaft als Ganzes hinzuweisen, so sehr in dieser Angelegenheit die Gesellschaft als Ganzes tatsächlich in der Verantwortung steht. Es muss auch darüber nachgedacht werden, wer denn im Besonderen und Konkreten Einflussmöglichkeiten besitzt, zur

41 Vgl. auch den Hinweis von Peter Wißmann und Reimer Gronemeyer: »Demenz ist *eine* mögliche Seinsform im Alter. Keine frei gewählte – das teilt sie mit anderen Seinsformen –, aber dennoch eine, die ein gutes Leben prinzipiell zulässt« (2008: 148).

42 Harm-Peer Zimmermann betont: »Wie alle Institutionen treten auch Altersbilder stets machtförmig auf. [...] Sie prägen unsere normativen Vorstellungen. Die Bewertung dessen, was ein gutes Leben im Alter sei, steht uns nicht völlig frei, sondern kulturelle Bewertungsmuster leiten unsere Urteile an. [...] Altersbilder wirken als eine Macht, die sich uns wie eine ›zweite Natur‹ einschreibt« (2012: 79).

Ausprägung einer entsprechenden Sorgekultur des *Pro-Aging* beizutragen. Ich nenne darum abschließend exemplarisch eine Reihe bedeutender Akteure: Das sind vor allem die großen Altersorganisationen und Seniorenverbände, Akteure in den Medien und Kirchen, nicht zuletzt in der Wissenschaft und in Bildungsinstitutionen.

In der Schweiz ist an erster Stelle die Stiftung *Pro Senectute* zu nennen, die größte Fach- und Dienstleistungsorganisation für das Alter. In ihrem Leitbild erklärt die Stiftung: »Wir setzen uns dafür ein, dass die Menschen in der Schweiz bis ins höchste Alter als mitgestaltende und wertgeschätzte Mitglieder unserer Gesellschaft leben können.« (Pro Senectute 2017) Damit ist deutlich, dass sich *Pro Senectute* nicht nur als Bereitstellerin von Dienstleistungen für alte Menschen versteht, sondern sich mitverantwortlich weiß für eine Kultur in der Gesellschaft, die das Alter und auch hochbetagte Menschen wertschätzt. Ein eindrückliches Beispiel für das Bemühen um eine ethisch-kulturell sensible Kultur im Umgang mit hochbetagten Menschen ist die zusammen mit den reformierten Kirchen und der katholischen Kommission *Justitia et Pax* durchgeführte Kampagne *Alles hat seine Zeit*, der es darum ging, das Thema Hochaltrigkeit in unserer Gesellschaft vertieft ins Gespräch zu bringen und dazu beizutragen, dass hochbetagte Menschen als integraler Teil der Gesellschaft wahrgenommen werden. Hinzu kommen die Seniorenverbände.[43] Für die Schweiz zu nennen sind etwa der *Schweizerische Seniorenrat* (SSR), der *Schweizerische Verband für Seniorenfragen* (SVS) sowie regionale und kantonale Organisationen. In ihnen setzen sich alte Menschen selber für ihnen wichtige gesellschaftliche Anliegen ein und tragen so zu einer altersfreundlichen Kultur bei.

Eine wichtige Rolle in der Prägung der Vorstellungen und Wertungen im Blick auf das hohe Alter spielen anerkanntermaßen die *Medien* als öffentlichkeitswirksame Vermittler von Altersbildern. Sie liefern Sprachmuster, mit denen die demografische Entwicklung beschrieben und damit automatisch auch gewertet wird. Und Werbung vermittelt exemplarische Bilder guten, erfolgreichen Lebens, die als normative Identifizierungsangebote das Verständnis der Werbe-Empfänger – zum Beispiel im Blick auf das Alter – beeinflussen. Dass Medien und Werbung im Blick auf die Entwicklung einer altersfreundlichen Kultur oft eine problematische Rolle spielen, ist bekannt, ändert aber nichts daran, dass sie grundsätzlich auch über Möglich-

43 Vgl. das von SenLine zusammengestellte Verzeichnis von Seniorenverbänden in der Schweiz unter: http://www.senline.ch/index.php?page=418

keiten verfügen, in diesem Bereich eine sehr wichtige, konstruktive Funktion wahrzunehmen.

Schon seit jeher sind *Kirchen* in der Vermittlung von Menschenbildern und Wertvorstellungen engagiert. Das gehört inhaltlich zu ihrem Kerngeschäft. Dazu kommt, dass in Europa mehrheitlich ältere Menschen am Leben und an den Angeboten der großen, traditionellen Kirchen teilnehmen. Schließlich haben die Kirchen immer schon eine relativ stark ausgebaute diakonische Altersarbeit (wenn auch lange Zeit ohne differenzierte gerontologische Theoriebildung) betrieben (vgl. Rüegger 2009: 32–37). Aus all diesen Gründen zählen auch sie zu den zentralen Akteuren, wenn es darum geht, die kulturelle Einstellung der Gesellschaft im Blick auf das Alter und die alten Menschen mitzugestalten. Ein gutes Beispiel dafür ist die oben genannte, zusammen mit *Pro Senectute* durchgeführte Kampagne *Alles hat seine Zeit.*

Eine Schlüsselrolle in der Prägung einer differenzierten Kultur im Umgang mit dem Phänomen Alter kommt nicht zuletzt der Wissenschaft, besonders der Gerontologie als interdisziplinärer Wissenschaft des Alterns und des Alters zu (vgl. Becker 2014) So hat die Gerontologie wesentlich dazu beigetragen, positive Entwicklungsmöglichkeiten von Menschen im hohen Alter aufzuzeigen und den Defizit-orientierten durch einen Ressourcen-orientierten Diskurs über das hohe Alter zu ergänzen (vgl. Kruse 2013). Allerdings ist festzustellen, dass Gerontologie längere Zeit vornehmlich am jüngeren Alter mit seinen vielen Möglichkeiten interessiert war und erst in jüngerer Zeit dem hohen Alter stärkere Beachtung schenkt. Gerontologie als Wissenschaft wird indes nur dann den ihr möglichen Beitrag zur Gestaltung einer altersfreundlichen Kultur als Basis für vielfältige Formen von Sorge für hochbetagte Menschen leisten können, wenn sie sich im Sinne einer angewandten Wissenschaft auch darum bemüht, ihre Erkenntnisse allgemeinverständlich in der Öffentlichkeit zu kommunizieren. Dabei leisten vor allem *Bildungsinstitutionen* (wie Schulen, Hochschulen, Institutionen der Erwachsenenbildung) einen wichtigen Beitrag für eine ethisch-kulturell reflektierte Kultur im Umgang mit dem Alter. So kann Bildung einerseits alte Menschen ermutigen, selbstbewusst zu ihrem Alter zu stehen und dieses im Sinne einer Lebenskunst des Alterns (*ars senescendi*) eigenständig zu gestalten. Sie kann andererseits jüngeren Menschen Perspektiven eröffnen, die ihnen helfen, offen auf alte Menschen zuzugehen, sie als wertvolle Glieder der Gesellschaft zu würdigen und das eigene Alter in einer positiven Erwartungshaltung zu antizipieren (vgl. Rentsch 2012).

Zum Schluss

Sorge für hochbetagte Menschen geschieht nicht im zeitlosen Raum, sondern in einer konkreten Gesellschaft mit bestimmten Wertvorstellungen und Leitbildern guten Lebens und entsprechenden Alterns. Darum geht es in der Diskussion um eine angemessene Sorge für Hochbetagte nicht nur um die Bereitstellung und Finanzierung von entsprechenden Dienstleistungen, so zentral diese auch sind. Es geht in einem noch grundlegenderen Sinn um eine ethisch reflektierte Kultur des Altersverständnisses, das in einer Gesellschaft maßgebend und mentalitätsprägend ist. An ihm entscheidet sich, ob sich Menschen auch im hohen Alter und bei ausgeprägtem Unterstützungsbedarf akzeptiert und wertgeschätzt erfahren, oder ob sie sich primär als unerwünschte Belastung empfinden, als Menschen, die in eine Lebenssituation hineingeraten sind, die man eigentlich mit allen Mitteln hätte vermeiden sollen. Das Altersverständnis einer Gesellschaft verdichtet sich in ihren maßgebenden Altersbildern. Diese sind im Blick auf unsere heutige, von einer Tendenz des *Anti-Aging* geprägten und auf Jugendlichkeit fixierten Gesellschaft mehrheitlich negativ konnotiert. Ein wichtiger Teil der Sorge für hochbetagte Menschen muss deshalb im Engagement für eine Veränderung solcher Altersbilder bestehen. Die kritisch-reflexive Arbeit an solchen Altersbildern stellt, wie Eric Schmitt zu Recht unterstreicht, eine permanente sozialethische Aufgabe dar (2012: 27).

Literatur

Ahrens, Petra-Angela (2013), Alt ist man erst ab achtzig. Erkenntnisse aus der Alter(n)sforschung, in: Torsten Meireis/Traugott Jähnichen/Johannes Rehm/Hans-Richard Reuter/Sigrid Reihs/Gerhard Wegner (Hg.), *Alternde Gesellschaft. Soziale Herausforderungen des längeren Lebens*, Gütersloh, S. 13–40.

Amrhein, Ludwig (2013), Die soziale Konstruktion von »Hochaltrigkeit« in einer jungen Altersgesellschaft, *Zeitschrift für Gerontologie und Geriatrie*, Jg. 46, S. 10–15.

Baars, Jan (2012), *Aging and the Art of Living*, Baltimore.

Baltes, Paul B. (1996), Über die Zukunft des Alterns: Hoffnung mit Trauerflor, in: Margret M. Baltes/Leo Montada (Hg.), *Produktives Leben im Alter*, Frankfurt/M., S. 29–68.

Becker, Stefanie (2014), Gerontologie – eine interdisziplinäre Wissenschaft, in: Dies./Hermann Brandenburg (Hg.), *Lehrbuch Gerontologie. Gerontologisches Fachwissen für Pflege- und Sozialberufe. Eine interdisziplinäre Aufgabe*, Bern, S. 21–34.

BFS, Bundesamt für Statistik (Hg.), Lebenserwartung. Online verfügbar unter: http://www.bfs.admin.ch/bfs/portal/de/index/themen/01/06/blank/key/04/04.html

BFS, Bundesamt für Statistik (Hg.), Bevölkerungswachstum. Online verfügbar unter: http://www.bfs.admin.ch/bfs/portal/de/index/themen/01/03/blank/key/ind_erw.html

BMFSFJ (2002), Bundesministerium für Familie, Senioren, Frauen und Jugend (Hg.), *Vierter Bericht zur Lage der älteren Generation in der Bundesrepublik Deutschland: Risiken, Lebensqualität und Versorgung Hochaltriger – unter besonderer Berücksichtigung demenzieller Erkrankungen und Stellungnahme der Bundesregierung*, Berlin. Online verfügbar unter: https://www.bmfsfj.de/blob/94658/4a99f36664eba951dd911974f883b956/prm-21786–4—altenbericht-teil-i-data.pdf

Brosig, Burkhard/Euler, Sebastian N./Brähler, Elmar/Gieler, Uwe (2006), Das Dorian-Gray-Syndrom: Psychopathologische Aspekte des modernen Anti-Aging, in: Ralph M. Trüeb (Hg.), *Anti-Aging. Von der Antike zur Moderne*, Darmstadt, S. 113–121.

Butler, Robert (1969), Ageism: Another form of bigotry, *Gerontologist*, Jg. 9, S. 243–246.

de Grey, Aubrey/Rae, Michael (2010), *Niemals alt! So lässt sich das Altern umkehren. Fortschritte der Verjüngungsforschung*, Bielefeld.

de Lange, Frits (2015), *Loving Later Life. An Ethics of Aging*, Grand Rapids.

de Vries, Bodo (2011), Die Erfindung des Alters. Gesellschaftliche Risiken und Potentiale durch eine neue Lebensphase, *Wege zum Menschen*, Jg. 63, S. 125–142.

Dörner, Klaus (2007), *Leben und sterben, wo ich hingehöre. Dritter Sozialraum und neues Hilfesystem*, 4. Aufl., Neumünster.

Dörner, Klaus (2012), *Helfensbedürftig. Heimfrei ins Dienstleistungsjahrhundert*, Neumünster.

Friedli, Bänz (2016), Endlich nicht mehr müssen, *Neue Zürcher Zeitung (NZZ)*, 07.10.2016, S. 50.

Giovannelli-Blocher, Judith (2015), Geht es noch?, in: Monika Stocker/Kurt Seifert (Hg.), *Alles hat seine Zeit. Ein Lesebuch zur Hochaltrigkeit*, 2. Aufl., Zürich, S. 11–14.

Graefe, Stefanie/van Dyk, Silke/Lessenich, Stephan (2011), Altsein ist später, *Zeitschrift für Gerontologie und Geriatrie*, Jg. 44, H. 5, S. 299–305.

Gross, Peter (2011), Altersakzeptanz versus Jugendwahn. Dimensionen der Selbstopitmierung, in: Giovanni Maio (Hg.), *Altwerden ohne alt zu sein? Ethische Grenzen der Anti-Aging Medizin*, Freiburg/München, S. 21–34.

Gross, Peter (2013), *Wir werden älter. Vielen Dank. Aber wozu? Vier Annäherungen*, Freiburg.

Gruman, Gerald J. (1966), *A History of the Ideas About the Prolongation of Life. The Evolution of Prolongevity Hypothesis to 1800*, Philadelphia.

Hesse, Hermann (1972a), *Autobiographische Schriften*, Auswahl und Nachwort von Siegfried Unseld, Frankfurt/M.

Hesse, Hermann (1972b), *Stufen. Ausgewählte Gedichte*, Frankfurt/M.

Hillman, James (2001), *Vom Sinn des langen Lebens. Wir werden, was wir sind.* 2. Aufl., München.

Höpflinger, François (2014), Demografisch-gesellschaftliche Wandlungen und soziale Fragen, in: Stefanie Becker/Hermann Brandenburg (Hg.), *Lehrbuch Gerontologie. Gerontologisches Fachwissen für Pflege- und Sozialberufe. Eine interdisziplinäre Aufgabe*, Bern, S. 161–184.

Imhof, Arthur E. (1988), *Die Lebenszeit. Vom aufgeschobenen Tod und von der Kunst des Lebens*, München.

Jacobi, Günther/Biesalski, Hans Konrad/Gola, Ute/Huber, Johannes/Sommer, Frank (Hg.) (2005), *Kursbuch Anti-Aging*, Stuttgart.

Klie, Thomas (2003), Demenz – ethische Aspekte, in: Peter Tackenberg/Angelika Abt-Zegelin (Hg.), *Demenz und Pflege. Eine interdisziplinäre Betrachtung*, 3. Aufl., Frankfurt/M., S. 54–61.

Klie, Thomas (2014), *Wen kümmern die Alten? Auf dem Weg in eine sorgende Gesellschaft*, München.

Kruse, Andreas (2006), Plädoyer für ein Pro-Aging, *Informationsdienst Altersfragen*, Jg. 33, H. 5, S. 4–7.

Kruse, Andreas (2012), Entwicklung im sehr hohen Alter, in: Ders./Thomas Rentsch/Harm-Peer Zimmermann (Hg.), *Gutes Leben im hohen Alter: Das Altern in seinen Entwicklungsmöglichkeiten und Entwicklungsgrenzen verstehen*, Heidelberg, S. 33–61.

Kruse, Andreas (2013), Der gesellschaftlich und individuell verantwortliche Umgang mit Potentialen und Verletzlichkeit im Alter – Wege zu einer Anthropologie des Alters, in: Thomas Rentsch/Harm-Peer Zimmermann/Andreas Kruse (Hg.), *Altern in unserer Zeit. Späte Lebensphasen zwischen Vitalität und Endlichkeit*, Frankfurt/M./New York, S. 29–64.

Lang, Frieder R./Baltes, Margret M. (1997), Brauchen alte Menschen junge Menschen? Überlegungen zu den Entwicklungsaufgaben im hohen Lebensalter, in: Lothar Krappmann/Annette Lepenies (Hg.), *Alt und Jung. Spannung und Solidarität zwischen den Generationen*, Frankfurt/M., S. 161–184.

Laslett, Peter (1995), *Das dritte Alter: historische Soziologie des Alterns*, Weinheim.

Lütz, Manfred (2013), *Lebenslust. Wider die Diät-Sadisten, den Gesundheitswahn und den Fitnesskult*, München.

Maio, Giovanni (2011a), Vom Sinn des Alters. Reflexionen zum Alter jenseits des Fitnessimperativs, in: Ders. (Hg.), *Altwerden ohne alt zu sein? Ethische Grenzen der Anti-Aging-Medizin*, Freiburg, S. 11–19.

Maio, Giovanni (Hg.) (2011b), Altwerden ohne alt zu sein? Ethische Grenzen der Anti-Aging-Medizin, Freiburg/München.

Maio, Giovanni (2015), *Den kranken Menschen verstehen. Für eine Medizin der Zuwendung*, Freiburg.

Maron, Monika (2002), Ich will, was alle wollen. Gedankengänge eines alten Kindes, in: Thomas Steinfeld (Hg.), *»Einmal und nicht mehr« Schriftsteller über das Alter*, Stuttgart, S. 22–27.

Moody, Harry R. (1998), *The Cost of Autonomy*, the Price of Paternalism, in: Robert Disch/Rose Dobrof/Harry R. Moody (Hg.), *Dignity and Old Age*, New York, S. 111–127.

Otto, Ulrich (2016), *Die Hundertjährigen* – das Leben der ganz anderen?, in: Katja Snozzi, *Jahrhundertmenschen. 100 Hundertjährige und ältere Schweizerinnen und Schweizer*, Zürich, S. 153–160.

Perrig-Chiello, Pasqualina/Höpflinger, François (2009), *Die Babyboomer. Eine Generation revolutioniert das Alter*, Zürich.

Pilgram, Amélie/Seifert, Kurt (2009), *Leben mit wenig Spielraum. Altersarmut in der Schweiz*, Zürich.

Pro Senectute, Leitbild, 24.10.2017. Online verfügbar unter: https://www.prosenectute.ch/de/ueber-uns/gesamtorganisation/vision-ziele.html

Rentsch, Thomas (2012), Altern als Werden zu sich selbst. Philosophische Ethik der späten Lebenszeit, in: Thomas Rentsch/Morris Vollmann (Hg.), *Gutes Leben im hohen Alter. Die philosophischen Grundlagen*, Stuttgart, S. 189–206.

Rentsch, Thomas (2013), Alt werden, alt sein – Philosophische Ethik der späten Lebenszeit, in: Ders./Harm-Peer Zimmermann/Andreas Kruse (Hg.), *Altern in unserer Zeit. Späte Lebensphasen zwischen Vitalität und Endlichkeit*, Frankfurt/M./New York, S. 163–187.

Rist, Manfred (2016), Asien vor der Alterslawine, *Neue Züricher Zeitung*, 30.09.2016, S. 25.

Rosenmayr, Leopold (2004), *Zur Philosophie des Alterns*, in: Andreas Kruse/Mike Martin (Hg.), *Enzyklopädie der Gerontologie*, Bern, S. 13–28.

Rüegger, Heinz (2006), *Das eigene Sterben. Auf der Suche nach einer neuen Lebenskunst*, Göttingen.

Rüegger, Heinz (2007), *Altern im Spannungfeld von »Anti-Aging« und »Successful Aging«*. Gerontologische Perspektiven einer seelsorglichen Begleitung älterer Menschen, in: Ralph Kunz (Hg.), *Religiöse Begleitung im Alter. Religion als Thema der Gerontologie*, Zürich, S. 143–182.

Rüegger, Heinz (2009), *Alter(n) als Herausforderung. Gerontologisch-ethische Perspektiven*, Zürich.

Rüegger, Heinz (2011), Pro Aging – Auf dem Weg zu einer Lebenskunst des Alter(n)s, *Zeitschrift für Gerontologie und Ethik*, Jg. 1, S. 62–76.

Rüegger, Heinz (2013), Zur Bedeutung gesellschaftlicher Einstellungen zum Alter im Blick auf Alterssuizide, *Zeitschrift für Gerontologie und Ethik*, Jg. 4, S. 9–38.

Rüegger, Heinz (2016), *Vom Sinn im hohen Alter. Eine theologische und ethische Auseinandersetzung*, Zürich.

Schenk, Herrad (2007), *Der Altersangst-Komplex. Auf dem Weg zu einem neuen Selbstbewusstsein*, München.

Schmid, Wilhelm (2015), *Gelassenheit. Was wir gewinnen, wenn wir älter werden*, Berlin.

Schmitt, Eric (2012), Altersbilder, Altern und Verletzlichkeit. Theoretische Perspektiven und empirische Befunde, in: Andreas Kruse/Thomas Rentsch/Harm-Peer

Zimmermann (Hg.), *Gutes Leben im hohen Alter: Das Altern in seinen Entwicklungsmöglichkeiten und Entwicklungsgrenzen verstehen*, Heidelberg, S. 3–32.

Tornstam, Lars (2005), *Gerotranscendence. A Developmental Theory of Positive Aging*, New York.

Wahl, Hans-Werner/Heyl, Vera (2004), *Gerontologie – Einführung und Geschichte* (Grundriss Gerontologie, Bd.1), Stuttgart.

Wettstein, Albert (2005), Umgang mit Demenzkranken und Angehörigen, in: Mike Martin/Hans Rudolf Schelling (Hg.), *Demenz in Schlüsselbegriffen. Grundlagen und Praxis für Praktiker, Betroffene und deren Angehörige*, Bern, S. 101–153.

Willi, Jürg (2003), Sich im Alter brauchen lassen – ein notwendiger Einstellungswandel,iIn: Brigitte Boothe/Bettina Ugolini (Hg.), *Lebenshorizont Alter*, Zürich, S. 91–108.

Wißmann, Peter/Gronemeyer, Reimer (2008), *Demenz und Zivilgesellschaft – eine Streitschrift*, Frankfurt/M.

Wyss, Laure (2000), *Schuhwerk im Kopf und andere Geschichten*, 2. Aufl., Zürich.

Zimmermann, Harm-Peer (2012), Über die Macht der Altersbilder: Kultur – Diskurs – Dispositiv, in: Andreas Kruse/Thomas Rentsch/Harm-Peer Zimmermann (Hg.), *Gutes Leben im hohen Alter: Das Altern in seinen Entwicklungsmöglichkeiten und Entwicklungsgrenzen verstehen*, Heidelberg 2012, S. 75–85.

Zimmermann, Harm-Peer (2016), Alienation and alterity: Age in the existentialist discourse on others, *Journal of Aging Studies*, Jg. 39, S. 83–95.

Das Schicksal Demenz und Hiobs Botschaft

Ralph Kunz

1. Heiter wie der Frühlingsmorgen …

Heiter wie der Frühlingsmorgen
möge stets Ihr Leben sein.
Fern von Kummer ohne Sorgen
wie der goldene Sonnenschein.

Diese Verse bekam ich zu meinem Geburtstag per Brief von meiner Bank – unterschrieben von meinem ›persönlichen Berater‹, den ich persönlich nicht kenne. Der gute Mann wünscht mir etwas, was kein Mensch auf dieser Erde je erlebt hat und erleben wird: einen Dauerfrühling, einen Dauermorgen und eine Dauersonne. Und wenn sich sein Wunsch erfüllen würde? Könnte es heiter werden! Wenn nämlich auf den Morgen kein Mittag, kein Abend und keine Nacht folgt, ist biblisch gesprochen, das Weltende gekommen.[1]

Ob sich die Werbeabteilung meiner Bank so viele Gedanken gemacht hat, ist eher fraglich. Dass ihnen wirklich so sehr an meinem Wohlergehen gelegen ist, will ich aber nicht infrage stellen. Schweizer Banken sind ja außerordentlich kundenfreundlich. Aber ganz wohl wird mir dennoch nicht beim Gedanken, dass es im Glückskonzept der Banker keinen Sommer, keinen Spätherbst oder Winter geben darf. Ich bin mir auch nicht sicher, ob ich ein Leben »fern von Kummer ohne Sorgen« erleben möchte. Wäre es noch Leben? Würde ich das Dauerglück aushalten?

Dass die Diagnose ›Alzheimer‹ einem persönlichen ›Weltende‹ gleichkommt, hat medizinisch betrachtet eine gewisse Logik. Medizin will helfen, retten und heilen. Wenn sie eine tödliche Krankheit konstatiert, ist sie kurativ am Ende und palliativ am Anfang. Darum ist die Diagnose bei un-

1 Offenbarung 22,5: »Und es wird keine Nacht da sein, und sie werden nicht bedürfen einer Leuchte oder des Lichts der Sonne.«

heilbaren Krankheiten wie Alzheimer zunächst ein Schock. Und doch bleibt ein Leben mit Demenz lebenswertes Leben, wenn auch mit einer schlechten Prognose.

Die Mitteilung, dass man das Übel nicht aus der Welt schaffen kann, lässt andere Instanzen auf den Plan treten, die sich in den Oberflächen und Tiefenschichten jener kulturellen Bestände auskennen, die Deutungen geben, auf Ordnungsmächte, Vorstellungen und Orientierungen verweisen, die helfen, den Sinn im Ganzen zu entdecken oder mit dem Unabwendbaren zu Rande zu kommen. Es sind Instanzen wie die Religion. Wenn es darum geht, Schweres im Leben zu bewältigen, hat sie Antworten bereit, die trösten und den Betroffenen einen Weg weisen, mit der schlechten Prognose fertig zu werden.

Im Falle einer Demenz erweist sich der Ausweg einer religiösen Bewältigung allerdings als Sackgasse (dazu ausführlicher: Roy 2013). Denn die Krankheit raubt denen, die sich geistig mit ihrem Schicksal auseinandersetzen wollen, die Mittel dazu. *Nomen est omen*. Der Name sagt es: *De-mens* kommt aus dem Lateinischen und bedeutet »weg vom Geist« oder »geistlos« (Müller-Thomsen 2015: 151). Die englische Schriftstellerin Joanne K. Rowling hat in ihren Harry-Potter-Romanen ein grausig gruseliges Bild der Dementoren geschaffen, seelenlose Geister, die das Leben aus denen saugen, die sie anfallen. Der Kuss eines Dementors gehört zu den schlimmsten Strafen, die in der magischen Welt bekannt sind – mehr gefürchtet als der Tod. Die Krankheit des Vergessens ist für viele ein solches Schreckensgespenst geworden, Alzheimer eine Metapher (vgl. Kunz 2014). Weil sie Angst macht, um nicht zu sagen, den Horror erzeugt, dass uns auch die Seele geraubt wird.

Ich vermute einen Zusammenhang zwischen den hohlen Versprechungen und dem schwarzen Loch der Angst. Denn auch das Glücksversprechen der Bank hat etwas Gespenstisches. Entweder man genießt eine kummerfreie Existenz im siebten Kunsthimmel oder man hat das Pech, krank zu werden, und erlebt einen Absturz in eine geistlose Körperlichkeit. Es ist ein fatales Entweder-Oder. Demenz wird in dieser digitalen Weltsicht zum Schicksalsschlag, der alles raubt: Autonomie, Beziehungen, Zukunft.

Ich möchte einen anderen Weg einschlagen und versuchen, die theologisch-spirituelle Dimension der Erkrankung zu beschreiben. Es ist mehr ein Tasten als ein Definieren, nicht im Duktus der wissenschaftlichen Sprache geschrieben, ein Gespräch, das sich einer Nachdenklichkeit verpflichtet weiß und ein Veto gegen die Oberflächlichkeit der Diskurse einlegen will, die sich der Tiefe verweigern. Um es mit dem Berliner Philosophen Byung-

Chul Han (2015) zu sagen: Ich suche weder das Glatte noch das Klebrige, sondern das Raue.[2] Wenn wir über eine Krankheit nachdenken, die so viele Menschen betrifft, wäre es verantwortungslos, Gesundheit als ein Glück zu postulieren, das abstürzt, wenn man krank wird (vgl. Rieger 2013).

Der säkulare Geist hält Religion für ein verknotetes System von Antworten, mit dem ein wissenschaftlich denkender Mensch nichts anzufangen weiß oder das ihm erst dann relevant erscheint, wenn nichts mehr sonst funktioniert.[3] Das ist ein Missverständnis. Es geht in der christlichen Religion nicht um ein System von Glaubenssätzen, sondern um ein Glück, das auch die Glücklosen einschließt. Um es mit den Seligpreisungen Jesu zu sagen: Ihnen gehört das Himmelreich (Matthäus 5). Theologisches Denken kreist um dieses Versprechen und bedenkt eine Geschichte, die Evangelium heißt. Daran kann man sich reiben, bis es schmerzt. Theologisch über Demenz nachzudenken, ist der Versuch, mit einer rauen Geschichte das Tragische der Krankheit zu dekonstruieren.

2. Sie haben Alzheimer! Eine Hiobsbotschaft?

Eine gravierende Diagnose

Was teilt die *Ärztin* mit, wenn sie dem Patienten eröffnet: »Sie haben Alzheimer!«? Man kann es sich leicht machen und die Frage nach dem Sinn der Krankheit kategorisch verweigern. Und macht es sich doch schwer. Denn entweder endet man bei einer Banker-Spiritualität oder im Sarkasmus. Wer die Krankheit hat, hat halt Pech. Aber auch am Pech haften Deutungen samt dem Schwefelgeruch, der in der Luft schwebt. Glück und Unglück werden im Volksmärchen von Frau Holle in einem unterirdischen Raum – einer Höhle oder Hölle – den zwei Marien in Form von Gold und Pech zuteil. Es macht die Sache nicht einfacher, wenn die Pechvariante die Strafe für Un-

2 Natürlich kann man dem Kritiker des »Glatten« vorwerfen, er habe eine allzu glatte Analyse vorgelegt. Das mag sein. Aber mit dem Ansatz lassen sich ein paar Oberflächen aufrauen. Das reicht.

3 »Soll der Knoten der Geschichte so auseinander gehn? Das Christenthum mit der Barbarei, und die Wissenschaft mit dem Unglauben?« (Schleiermacher 1990 [1829] : 347)

artige sein soll (Timm 2003). Oder ist die Vorstellung, dass die Schicksalsmächte ihre Fäden spinnen erträglicher?[4]

Wie man eine schlechte Diagnose gut vermittelt, ist ein Thema der Humanmedizin und es ist eine Kunst. Der Patient hat einerseits ein Recht darauf, die Wahrheit zu erfahren. Er möchte ein Gegenüber, das keine Märchen auftischt, ihm aber andererseits nicht das Gefühl gibt, es sei alles verloren. In der Literatur wird das Thema in der Regel am Beispiel ›Krebs‹ abgehandelt. Angehende Ärzte und Ärztinnen können das gute Diagnosegespräch mit Schauspielerinnen üben. Eine Therapie zu erklären, ist das eine, einem Menschen mitzuteilen, dass medizinisch gesehen keine Hoffnung auf Heilung besteht, etwas ganz anderes.

Denn die Medizin will helfen, heilen und letztlich retten. Wenn sie eine tödliche Krankheit diagnostiziert, ist sie kurativ am Ende. Darum ist die Diagnose bei unheilbaren Krankheiten immer ein Zugeständnis des Versagens.[5] Die Botschaft, dass man das Übel nicht aus der Welt schaffen kann, bedeutet, dass die Reparaturtechnik mit ihrem Latein am Ende ist. Es gibt keine *restitutio ad integrum* oder wenigstens *reparatio*. Prävention, Kurieren und Rehabilitieren sind keine Optionen mehr. Der Patient wird zum palliativen Fall.[6]

Es ist nicht einfach für die Medizinerin, in einer solchen Situation eine gute Ärztin zu sein. Vielleicht *wird* sie es erst in diesem Augenblick. Der Imageverlust der Medizin verleiht ihr paradoxerweise ein menschliches Gesicht. Die Person des Arztes wird wichtiger als wissenschaftliches Knowhow. Das Überbringen einer schlechten Nachricht ist in erster Linie eine ärztliche Kunst und nicht eine medizinische Kompetenz. Sie erschüttert das Arzt-Patienten-Verhältnis, aber legt auch seinen tiefsten Grund und seine Grundlage frei: das Vertrauen.

Die gute Ärztin ist mehr als eine Medizinerin. Sie verbindet Berufswissen mit einer ›Kultur der Sorge‹, wahrt den Sinn für das individuelle Geschick und bleibt erschütterlich. Sie weiß nicht alles und kann nur begrenzt helfen. Das seelsorgerliche Gespür für die existenzielle Erschütterung des Anderen ist auch für die Angehörigen wichtig. Sie sind mitbetroffen von der schlech-

4 Natürlich haben auch die Nornen ihren Platz in der Märchenwelt – als böse Fee in der Geschichte vom Dornröschen (vgl. Uther 2008).

5 Zum Selbstverständnis der modernen Medizin vgl. Bishop (2012: 28–60).

6 Vgl. zum biblisch-theologischen Verständnis verschiedener Restitutionstypen: Kostka (2000: 200–208).

ten Diagnose. Und je nach Krankheitsverlauf wird ihre Beziehung zur behandelnden Ärztin nach der Hiobsbotschaft sehr intensiv.

Hiobs Botschaft

Mit diesem sprichwörtlichen Begriff greife ich auf eine biblische Geschichte zurück, die märchenhafte Züge hat. Sie erzählt von einem Menschen, der sagenhaft reich und fromm war. Er eignet sich nicht als Prototyp für eine Pechgeschichte, die Unartige warnen soll. Von einer Hiobsbotschaft spricht man, wenn eine Reihe von Schicksalsschlägen einen Menschen in fataler und katastrophaler Weise trifft. Im *Buch Hiob* treffen unmittelbar nacheinander vier Boten bei Hiob ein. Sie berichten ihm, dass er durch Kriegs- und Naturkatastrophen seine Viehherden, seine Knechte und schließlich seine Söhne und Töchter verloren habe. Am Ende wird er krank und liegt mit Geschwüren bedeckt im Staub.

Die kurze Skizze der klinischen Situation des Diagnosegesprächs kollidiert mit der antiken Geschichte. Die Kollision ist erwünscht. Sie soll vermeiden, dass man mich als Theologen liest, der von vornherein nur die Seelsorge als Handlungsfeld eines religiösen Experten im Kopf hat. Mein Anliegen ist grundsätzlicher. Ich behaupte, dass Hiob und andere gute Geschichten etwas für das empathische Dabeisein auf dem Weg der Krankheit leisten können. Hiobs Botschaft ist nicht glatt.[7] Was teilt er uns mit?

Im Hiob-Buch geht es um eine uralte Frage. Warum müssen Menschen so viel Leid ertragen? Weshalb trifft es einen Menschen wie aus heiterem Himmel und andere bleiben verschont? Es bleibt aber nicht bei der Geschichte. Der größte Teil des Buches sind Gespräche, keine Abhandlungen, sondern raue und schmerzhafte Auseinandersetzungen zwischen den Freunden, Hiob und Gott, der jedoch meistens schweigt, bis er sich über einige Seiten austobt. Was die philosophisch Geschulten Kontingenzchiffrierung oder vollmundiger Kontingenzbewältigung nennen, wird verweigert und offen gehalten wie eine Wunde, die nicht verheilt. Die Hiob-Geschichte bietet keine intellektuelle oder geistige ›Lösung‹ für das ungelöste ›Problem‹ des unverschuldeten Leids. Sie will keine Weisheit – schon gar nicht mit einer religiös verbrämten Moral – bieten. Wer eine Moral aus der Geschichte ziehen will, verpasst die Botschaft Hiobs.

7 Mit dem Wortspiel Hiobsbotschaft und Hiobs Botschaft spielt auch Rohr (2013).

Die frommen Lügen

Denn Hiob hat nie gelebt.[8] Er wurde erschaffen von einem Dichter. Er ist ein literarisches Werk und Produkt der Fantasie, um Gottes rätselhaftem Wirken in der Welt auf die Spur zu kommen. Das Hiob-Buch hat theologische und philosophische Implikationen von größter Tragweite, aber es ist kein philosophisches Projekt. Was das Buch zu sagen hat, sagt es in der eigentümlichen Verschränkung einer fantastischen Geschichte mit Klagen und Streitgesprächen.[9] Ein paar Stichworte müssen genügen, um die Tiefe der Antwort aufzuzeigen.

Die Hiob-Geschichte weist einen Zusammenhang zwischen dem Tun und dem Ergehen zurück. Hiob hat sich nichts zuschulden kommen lassen. Es geht prinzipiell um unverschuldetes Leid. Die Möglichkeit, dass Gott eine Krankheit schickt, um zu strafen, wird in einer Radikalität zurückgewiesen, die am Ende wieder auf Gott zurückschlägt. Wenn es keine Strafe ist, was ist es dann? Und wenn so schlimme Dinge geschehen, wie sie ein Hiob erlebt, was ist das für eine Welt, in der wir leben?

Diese Fragen werden debattiert. Von Hiob und seinen Freunden. Diese Freunde sind rechtschaffene fromme Männer – bestes Personal für die Sonntagsschule und Predigerseminare. Aber sie kommen nicht darüber hinweg, dass ihnen ein Mensch gegenüber ist, den es getroffen hat, der ins Leid gefallen ist wie in eine Grube. Sie meinen, wenn sie keinen Zusammenhang herstellen würden, keine Stolpersteine finden könnten, keine Ursachen und keinen Rat wüssten, würde am Ende Gott in Mitleidenschaft gezogen. Sie möchten Gott eine Blamage ersparen. Sie wollen nicht, dass er – der Schöpfer aller Dinge – sein Gesicht verliert. Und merken nicht, dass sie einen Götzen schützen, ein Konstrukt, eine Segensmaschine, die nur mit einem Programm läuft: »fern von Kummer ohne Sorgen«. Die Entlarvung der frommen Lügen geschieht mit Absicht. Schließlich sind auch Hiobs Freunde literarische Fi-

8 Mit Wiesel (1980): »Die einen sagen, Hiob hat sehr wohl gelebt, nur sein Leiden ist eine rein literarische Erfindung. Dem halten andere entgegen: Hiob hat niemals gelebt, aber er hat sehr wohl gelitten.« (211) – »Merkwürdig! Daß er, der nur sein eigenes Land gekannt hat, nur in der Legende existiert, anscheinend in allen Ländern gewohnt hat, und daß er, der vielleicht nie geboren wurde, sich als unsterblich erweist.« (208)

9 Ich orientiere mich an Konrad Schmid (2001: 9–34), erweitert und überarbeitet in Schmid (2010). Für Schmid ist das Märchenhafte der Rahmengeschichte eine bewusste literarische Gestaltung des Autors, der damit eine dezidiert theologische Intention verbindet. Er widerlegt die Argumente für Separierung von Rahmen und Dialogen und interpretiert den Wandel vom Dulder zum Rebellen als dramatischen Progress.

guren. Sie tragen durch ihren Irrtum etwas ganz Wesentliches zur Geschichte bei. Sie vertreten eine Stimme, die erste Regung beim Eintritt einer Krankheit: »Warum trifft es mich?« Wir wollen einen Grund wissen. Und Schuld ist immer ein Thema, selbst wenn kein kausaler Zusammenhang zwischen Schuld und Krankheit als Strafe besteht.

Auch Hiobs Freunde wollen wissen. Sie geben nicht auf. Sie forschen nach: Es muss doch einen Grund geben! Doch ein Verschulden? Und sei es nur ein klitzekleines, das der bockige Sünder nicht zugestehen will? Ist das am Ende das Vergehen? Dass der Fromme meint, gerecht zu sein, wo doch keiner gerecht ist vor dem Herrn, auch nicht einer? Hiob bleibt stur. Das sei alles viel zu ausgeklügelt, viel zu ›theologisch‹ und zu konstruiert. Nein! Gott strafe ihn nicht. Was müsste er für ein Verbrechen begangen haben, das eine solche Strafe erklärt?[10] Und wenn es eine Strafe wäre, hätte Gott das Maß verloren. Damit muss Hiob fertig werden und das muss er aushalten. Die frommen Lügen werden so hart zurückgewiesen, um ihm Recht zu geben und an diesem Punkt die Würde zu lassen, die Würde, schuldlos zu leiden. Darum darf er sich nicht auf eine der angebotenen Lösungen einlassen. Auch nicht auf die unfrommen Alternativen: Dass alles nur Willkür, grausamer Zufall, Irrsinn und gar böses Spiel sei. Denn das hieße, dass Gott zu ES würde, das weniger als ein Nichts ist, ein Hohlraum, der Leben aus seinem Geschöpf heraussaugt, weil ES selbst nicht lebensfähig sein kann, ein Dementor! – Hiob lässt sich weder auf die eine noch die andere Seite fallen. Er bleibt wach, verletzlich, verwundet und klagend. Er leidet – auch an Gott –, aber er gibt nicht auf. Er bleibt ein Mensch (zur weiteren Deutung: Kunz 2016: 41–60).

3. Demenz – ein Fluch?

Hiobs Botschaft kann zur Klärung der Grundlagen einer Sorgekultur einen wichtigen Beitrag leisten, weil sie drastisch vor Augen führt, was ein falscher Umgang mit Hiobsbotschaften anrichten kann. Menschen, die es gut meinen, können lernen, dass Menschen mit Demenz nicht einfach Pechvögel

10 Das ist der Kern der unheimlich einleuchtenden und gerade deshalb so problematischen Demenzdeutung von Tilmann Jens' *Demenz. Abschied von meinem Vater* (2009: 123). Wer Schuld verdrängt, flieht in das Vergessen!? Als ob es so einfach wäre. Vgl. dazu Ostheimer (2013: 368–370).

sind und sie die Glückspilze. Sie werden lernen, dass auch, wenn niemand schuld ist, die Schuldfrage gestellt wird und kein Mensch mit Schicksal fertig wird. Weil Hiob ein Aufruf ist, die Würde der Leidenden zu respektieren, sie nicht zu beschuldigen und nicht zum Opfer zu erklären – sich in ihre Lage zu versetzen, dabei zu bleiben und ihnen das Gehör, die Liebe und den Beistand zu geben, die ihnen das Leben erträglicher machen (hier mit Bishop 2012: 305–309).

Es gibt keine Erklärung. Diese Hilflosigkeit ist hilfreich für die Ärztin und alle Helfer. Weil sie Demut lehrt und den Machern, die sich vom Leidenden belehren lassen, ein menschliches Gesicht verleiht. Es ist offensichtlich, dass mit einer theologischen Anthropologie Zumutungen verbunden sind. Nicht die unbelebte Natur demütigt die Selbstbehauptung der Vernunftnatur, sondern die Prämisse des Glaubens: Gott der Schöpfer. Der Verlust der selbstbehaupteten Selbstbestimmung, der den kranken Menschen trifft, wird verknüpft mit der Zumutung des Glaubens, die jeden betrifft. Sie ist unheimlich. Aber sie bedeutet auch eine Befreiung. Jede *ars* – sei es die Kunst der Medizin, der Therapie oder der Bildung – wird vom Vollkommenheitsanspruch entlastet (Müller 2010: 63 hier mit Bezug auf Körtner 2001: 52f.).

Das gilt mit Blick auf die klinische Situation auch für Seelsorger. Sie sind keine Besserwisser, genauso wenig wie Ärzte Körperklempner sind. Es ist gut, wenn alle Professionen wissen, dass das Leid, das mit Demenz einhergeht, kein Fluch ist, keine Schuld und kein Übel, vor dem man nur kapitulieren müsste oder das einer heilen könnte, wenn er nur den richtigen Zauberstab besäße. Das hat eine kritische Rückseite. Wenn etwas demaskiert werden muss, sind es Maschinenmetaphern und Zombiefantasien, die in den Köpfen der Betroffenen und der Angehörigen herumgeistern. Es ist die garstige, dunkle und klebrige Pechhinterseite der glatten Plastikspiritualität. Das Oberflächen-Schönwetter-Programm »fern von Kummer ohne Sorgen« lässt Menschen mit Demenz und ihre Angehörigen im Stich. Was sie brauchen sind Gelegenheiten zur Teilhabe. Sie brauchen Gemeinschaften, die wissen: Demenz ist weiß Gott kein Segen. Aber eine Sorgekultur pflegen, in der auch den Verletzlichen die Möglichkeit zugestanden wird, glücklich zu sein, wird zum Segen. Sie lässt auch zu, was Menschen mit einer Banker-Spiritualität sich nicht im Traum – oder nur im Albtraum – vorstellen können: Dass Menschen mit Demenz vielleicht ihnen etwas zu sagen haben.

Ich halte es darum für irreführend, im Zusammenhang von Religion und Demenz von Kontingenzbewältigung zu sprechen. Erstens glaube ich nicht, dass wir Kontingenz, ob krank oder gesund, bewältigen können. Zweitens lehrt mich Hiobs Botschaft eine andere Sichtweise. Es ist nicht leicht, aber es ist möglich, der *Kontingenz* zu *begegnen* und daraus die Kraft zu gewinnen, sich nicht vom Leid überwältigen zu lassen. Das ist kein Therapieziel, das die Gesunden den Kranken vorschreiben. Es ist die Lektion, die wir von Hiob und seinen Schwestern und Brüdern lernen können. Wenn wir die Begegnung suchen, werden wir sie finden. Dann wird aus unserer Sorge für den Menschen eine Kultur der Sorge mit ihnen. Wir brauchen eine Entdiakonisierung und Entmedikalisierung der Demenz, damit sie wieder Subjekte sein dürfen. Begegnung gibt denen, die an der Vergesslichkeit leiden, einen Ort, wo sie nicht allein sind, und sie gibt denen, die aus diesen Begegnungen mit Demenzkranken etwas schöpfen, Lebensgeister, um die Dementoren davonzujagen. Darum brauchen wir gute Geschichten. Sie sind wie das Zauberwort, das das Lied in allen Dingen weckt. Sie öffnen Räume in einer Welt, die weder Himmel noch Hölle ist. Sie sind die menschlichste Antwort auf die Frage, die kein Mensch beantworten kann. Dass auch der Erlöser mit den Worten »Warum hast Du mich verlassen?« gestorben ist, verleiht schließlich auch dem Schöpfer ein menschliches Antlitz. Aber das ist eine andere Geschichte.

Literatur

Bishop, Jeffrey P. (2012), *The Anticipatory Corpse. Medicine, Power, and the Care of the Dying*, Notre Dame IN.

Han, Byung-Chul (2015), *Die Errettung des Schönen*, Frankfurt/M.

Jens, Tilmann (2009), *Demenz. Abschied von meinem Vater*, Gütersloh.

Körtner, Ulrich (2001), *Unverfügbarkeit des Lebens*, Neukirchen-Vluyn.

Kostka, Ulrike (2000), *Der Mensch in Krankheit, Heilung und Gesundheit im Spiegel der modernen Medizin*, Münster.

Kunz, Ralph (2014), Demenz als Metapher. Eine religionsgerontologische Deutung, *Zeitschrift für Theologie und* Kirche, Jg. 111, S. 437–453.

Kunz, Ralph (2016), Alter(n) würdig ausgestalten! Selbstbestimmung und Unverfügbarkeit am Beispiel »Hiob«, in: Miriam Beier/Holger Gabriel/Hans-Martin Rieger/Michael Wermke (Hg.), *Religion und Bildung – Ressourcen im Alter? Zwischen dem Anspruch auf Selbstbestimmung und der Einsicht in die Unverfügbarkeit des Lebens*, Leipzig, S. 41–60.

Müller, Luzius (2010), *Grenzen der Medizin im Alter? Sozialethische und individualethische Diskussion*, Zürich.

Müller-Thomsen, Thomas (2015), Stichwort Demenz, in: Traugott Roser (Hg.), *Spiritual care: ethische, organisationale und spirituelle Aspekte der Krankenhausseelsorge; ein praktisch-theologischer Zugang,* Stuttgart, S. 146–151.

Ostheimer, Michael (2013), *Ungebetene Hinterlassenschaften: zur literarischen Imagination über das familiäre Nachleben des Nationalsozialismus*, Göttingen.

Rieger, Hans-Martin (2013), *Gesundheit. Erkundungen zu einem Menschen angemessenen Konzept*, Leipzig.

Rohr, Richard (2013), *Hiobs Botschaft. Das Geheimnis des Leidens*, München.

Roy, Lena-Katharina (2013), *Demenz in Theologie und Seelsorge*, Berlin/Boston.

Schleiermacher, Friedrich D. E. (1990 [1829]), Zweites Sendschreiben an Lücke, in: Hans-Friedrich Traulsen (Hg.), *Friedrich Schleiermacher, Kritische Gesamtausgabe, Bd 10: Theologisch-dogmatische Abhandlungen und Gelegenheitsschriften*, Berlin/New York, S. 307–395.

Schmid, Konrad (2010), *Hiob als biblisches und antikes Buch. Historische und intellektuelle Kontexte seiner Theologie*, Stuttgart.

Schmid, Konrad (2001), Das Hiobproblem und der Hiobprolog, in: Manfred Oeming/Konrad Schmid (Hg.), *Hiobs Weg. Stationen von Menschen im Leid*, Neukirchen-Vluyn, S. 9–34.

Timm, Erika (2003), *Frau Holle, Frau Percht und verwandte Gestalten. 160 Jahre nach Jacob Grimm aus germanistischer Sicht betrachtet*, Stuttgart.

Uther, Hans-Jörg (2008), *Handbuch zu den Kinder- und Hausmärchen der Brüder Grimm*, Berlin/Boston.

Wiesel, Elie (1980), *Adam oder das Geheimnis des Anfangs. Brüderliche Urgestalten*, Freiburg/Basel/Wien.

The Alzheimerization of Growing Old in America

Renée L. Beard

When Alzheimer's disease (AD) was first diagnosed, it was in a 52-year-old German housewife. For three quarters of a century after Alois Alzheimer ›discovered‹ the condition, AD remained very rare, basically unheard of. Then in the late 1980s, the US *National Institute on Aging* (NIA) and *Alzheimer's Association* were both established. Together, they fought to redefine Alzheimer's to include both people 65 and younger (the original, uncommon type, which is now called ›early-onset‹) and those over 65 (who had what was until then called ›senility‹ and these people are now referred to as typical or ›late-onset‹ – and make up 95 to 99 percent of Alzheimer's cases). Fueled by American medical and political interests, this decision rendered AD the 4th to 5th leading cause of death basically overnight. And this launched the entrenched story of what Marxists would call ›The Alzheimer's Industrial Complex‹ (Beard 2016; Whitehouse/George 2008). Over a century later, we still do not have scientific consensus on etiology or nosology and a definitive diagnosis remains possible only upon autopsy.

Since then, the primary topic of interest in AD-research has been diagnostic tools to identify the condition as early as possible, and even pre-clinically. As a result, the lion's share of effort has gone into drug trials and developing techniques to identify precursors. Yet almost four decades later and in excess of 2.6 billion US Dollars – spent by the *National Institutes of Health* (NIH) from 2010 to 2015 alone (NIH 2015), we sit here today without efficacious medications or clarity on causation. Well intended bench scientists have devoted entire careers to Alzheimer's, certainly tens of billions have been spent on finding a cure in the US alone, but scientists disagree about whether tau or beta amyloid (the characteristic plaques and tangles) are the cause, and recent developments suggest a third previously unexplored factor, TDP-43 – a gene most commonly associated with ALS or Lou Gehrig's disease and fronto-temporal dementia (Arai 2014; Josephs et al. 2014; Keage et al. 2014).

In 2011, despite well-documented problems that can arise with increasingly earlier diagnoses, such as uncertainty among practitioners, seniors and the lay public alike as well as disciplinary disputes (between what have been dubbed the ›tauist‹ and ›Baptist‹ camps), AD was again redefined as a spectrum disorder following the path of so many medical conditions in the United States. This decision reflects and reinforces what American medical sociologist Peter Conrad (2007) has called »domain expansion«, representative of larger trends toward the »medicalization of society« in his work on attention-deficit hyperactivity disorder (ADHD). The US NIA and *Alzheimer's Association* again come together in yet another medico-political move to add both a presymptomatic phase (called subjective ›cognitive impairment‹) and make what had been considered a potential precursor, known as mild cognitive impairment, a bona fide ›stage‹ or ›phase‹ of AD (Albert et al. 2011; Sperling et al. 2011) despite the fact that the predictive value of MCI was highly contested (Corner/Bond 2006; Ganguli et al. 2011; Larrieu et al. 2002). The quest for earlier diagnosis advanced by the US medical establishment and *Alzheimer's Association* means that we are diagnosing people in America at a point when they are aware of the disease trajectory and the public image of Alzheimer's, which opens the space to explore how medical efforts to label AD affect those being diagnosed and how what I call »potential patients« in turn shape clinical practice.

Medical sociology has a long history of investigating the meaning and social construction of various medical conditions and technological innovations. Building on the US rights movements of the mid-20th century, there has been a rise in Health Social Movements and increasing attention to patient experiences drawing on *illness narratives* as outlined by American psychiatrist and medical anthropologist Arthur Kleinman (1988). Research in this area investigates the social worlds of biomedical science and its technologies, on the one hand, and people seeking medical care, on the other.

Since roughly the turn of the century, I have been observing, interviewing and analyzing people – predominantly individuals 65 or older – who are being evaluated, diagnosed and living with Alzheimer's. That is, the so-called ›early stage‹ ›late-onset‹ contingent. Based on nearly 200 individuals being or recently diagnosed, I have observed the exclusively biomedical focus of specialty memory clinics (where I have recruited most of my respondents). My data reveal a process of cognitive evaluation that by design questions the narrative coherence of individuals being evaluated for memory loss. That is, their competence is questioned simply because they are seeking evaluation (even though most of my respondents do so simply to get what is in the industry called a ›baseline‹). They are mostly fine but forget words, names or where they put their keys and want reassurance they are normal for their age and to help track any future decline. Essentially, they are looking for hard data to quantify what's going on and to differentiate it from what is commonly observed in their aged peers and mocked in the media.

Consequently, the diagnostic process, and subsequent medical label that the majority get (AD), serves as a harbinger of socializing people into assuming an Alzheimer's identity. When diagnosed individuals opt to seek out the *Alzheimer's Association*, as the vast majority of my respondents did, another important transition occurs – individuals become a model of the afflicted through interactions with socializing agents who also espouse a strikingly similar biomedical ethos. That is, the explanatory framework available for interpreting memory loss is strictly medical. Participating in support groups and research studies – which most of my respondents also did and which are a few of the limited options available to those diagnosed – are especially crucial steps in reinforcing biomedical Alzheimer's identities.

As a social constructionist and symbolic interactionist, I see a major social consequence of being diagnosed with Alzheimer's to be the interactional tensions that result *on top of* the very real and especially in a modern, capitalist society distressing symptoms associated with it. As a result of narrow biomedical interpretations of illness, that is, lack of alternative frameworks of meaning or attention to relational aspects revealed in illness narratives, people diagnosed with Alzheimer's are forced to find their way around medical labels and structures. And they do so in an attempt to maintain their pre-diagnosis sense of selves and to combat the stigma that, as North American sociologist Erving Goffman (1963) argued, leads to »spoiled identities«. To this end, patients push back – albeit often subconsciously – against the restrictive and demoralizing structures that assigned the label. The people with AD who I have talked with resist the exclusively negative framing of the condition and their relegation to second-class citizens that results from it. But they do not do so easily or without cost.

As a grounded theorist, the mid-level theory that my data have generated suggests that an AD diagnosis launches a social process that requires diagnosed individuals to incorporate the label into their lives and balance the threat to cherished identities it presents. The diagnostic process, then, serves an important social function and is a significant turning point in the incorporation of an Alzheimer's identity. So, as a critical medicalization scholar, my data reveal an important counter to the dominant narrative. The people I have spoken with do not describe their diagnosis or life with AD with nearly the negative tone we are taught to expect. While the experience of being evaluated is reportedly harrowing, including demoralizing, impersonal, and anxiety-provoking exchanges with clinicians, immediate reactions to the diagnosis itself range from disbelief and sadness, to anger and fear to confirmation that something was indeed wrong. At the end of the day, however, an overwhelming majority also tell me they are relieved. Ultimately, they are glad that it was not, in their words, »all in their heads« or a »psychological problem«. As people on average in or approaching their eighth decade of life, they also feel fortunate they have lived this long – having survived many of their friends and relatives – and that they were not hit with something sudden, painful or otherwise traumatic. Consequently, my respondents reprioritize after being diagnosed: they will travel more, stress/worry less, write the memoir for their grandchildren or perhaps even get out that last publication, and, ultimately do what means most to them. Frankly, they say they will care *a whole lot less* about the treadmill of life that so many of us devote much of our day to.

The social process of living with Alzheimer's involves interactional tensions (or social problems) requiring various strategies of the type American sociologist Arlie Hochschild would call »emotion work« (1979) to manage them. Essentially upon diagnosis, respondents report significant transitions in their lives (i. e., they feel they are treated differently or worse). While being diagnosed has the benefit of normalizing awkward behaviors and removing personal blame, however, it also demands identity management to avoid the self-fulfilling prophecy of an Alzheimer's diagnosis at a time when the »zombie trope« (Behuniak 2011) serves as a powerful cultural metaphor for the condition (Aquilina/Hughes 2006; Zeilig 2014). Part of the problem is that we conflate AD with the late stages, when most diagnosed individuals will die of something else long before they forget to breathe and swallow. The vast majority of people diagnosed with AD do not die from it and when you take false positives discovered upon autopsy into account, the numbers are even lower.

To reiterate, an unanticipated result of being diagnosed with AD is that interactional problems must be managed on top of the already socially and emotionally disruptive experience of degenerative illness. These social ramifications force diagnosed individuals to navigate their way around the label ascribed to them by medical practitioners. The tension between defining experiences as neurochemical deficiencies and assuming the status of a deficient person risks falsely dichotomizing biomedical determinism and a sense of decline in personal efficacy and worth. That is, if Alzheimer's becomes what sociologist Everett Hughes (1945) called a »master status« or the defining characteristic of a person, then their social worth decreases.

For my respondents, their efforts at impression management – what psychologists call coping skills – involve drawing from a decidedly optimistic repertoire. The five intersecting strategies are: being proactive, focusing on the positive, accepting help, attaining serenity and employing humor. For the majority of my participants, interacting with the *Alzheimer's Association* is the second crucial turning point in socializing individuals to see themselves as persons with a disease rather than simply forgetful. Despite the important resources afforded as a result of being diagnosed, including time and services such as support groups and research studies, individuals with mild memory loss do not willingly or fully adopt the label of AD patient. They fight against the master status. Yet, as they actively resist being conflated with their condition and treated as deficient by utilizing these interactional strategies, my respondents also demonstrate what Foucault (1988) called »technologies of self«, whereby they subconsciously self-regulate – quite effectively at that, and in so doing they both reflect and reinforce modern biomedicine. The best example of this that I observed was during pre-existing support groups. Participants know it is a red flag not to have ›awareness‹ or ›insight‹, so they help each other to be mindful of their forgetfulness through routine references to it, including seemingly constant jokes about their memory loss, which I call ›inclusionary putdowns‹. The problem is, at the same time as this provides a sense of solidarity among participants, it also reinforces the diagnosis and forgetfulness as pathological.

Nonetheless, it probably comes as no surprise that few respondents expressed dissatisfaction with the medicalization of Alzheimer's *per se*. This was, I think, due at least in part to recruitment limitations (these were disproportionately affluent white professionals), but also – I am arguing – because acceptance of AD at least on face value is a prerequisite for receiving access to the limited support that does exist (i.e., *Alzheimer's Association*, support groups, Random Clinical Trials). But perhaps most crucially, individuals diagnosed with Alzheimer's or even mild cognitive impairment – especially those who willingly adopt an AD identity – consciously exploit, negotiate, and resist the undisputed biomedical label ascribed to them. In fact, they *must do so* in order to save face (this is a classic case of what Goffman called »stigma avoidance«). But of course they desire the legitimacy and hope for a cure that in modern western societies only medicine is believed to offer. Since dementia is a condition which prohibits meaningful social interaction in the public imagination, my findings therefore call into question the diagnostic label itself. These narratives depict views and values of an external world, including clinical practice, advocacy agencies, and intimates, that require diagnosed individuals to manage their social interactions. That is, the processes of socialization through which the majority of people in my studies do ultimately incorporate Alzheimer's identities involve both passive and active consumption of biomedical tenets.

Although a diagnosis of Alzheimer's disease is in theory treated as a condition of immediate debilitation, my data reveal that in reality it is a circumstance requiring new and often innovative types of interaction. My respondents strive to achieve an identity free of disease despite – or arguably as a result of – being diagnosed with a condition surrounded by rhetoric of irreversible devastation and the threat of complete annihilation of personhood. My data demonstrate that people newly diagnosed fight hard to maintain a sense of social worth. If we are going to diagnose this earlier and earlier, but have these psychosocial consequences, then at the very least in recompense we should make sure that the social discourse as well as the infrastructure set up to serve them (both in the early phase, but particularly in the later stages) be based upon their experiences, views and values. It must be person- and relationship-centered (Kontos et al. 2010; O'Connor et al. 2007; Watson 2016) and support notions of active citizenship (Birt et al. 2017).

In a culture of age-based worth (i.e., being valued according to youthfulness), social interaction is challenging enough for American seniors with keen memories. When strict normative expectations of communication, interaction and ›reality‹ are also present, then the status of nonperson is ascribed to any individual who is deemed to have a sick brain, not fully conscious, or is otherwise cognitively compromised. What I am arguing is that we, the ›not yet demented‹, as dementia activists refer to us, are the problem. We Are The Problem. Our own cultural reticence translates too easily into individual unwillingness to join people with dementia *where they are*. Since we are socialized to believe that dementia represents a particularly horrifying state, the biggest barrier to a meaningful life in spite of dementia is the fear of unimpaired others. We would do well then, I believe, to learn from my respondents for whom life – while decidedly more challenging – is far from over.

Symbolically, a diagnosis of AD represents a social demotion, whereby individuals deemed cognitively compromised are threatened with a social death (whether immediate or anticipated). This relegation also has a direct correlation with contemporary constructions equating brain functioning and personhood. For only when people envision the fundamental essence of themselves as located solely in the brain, or live in what American bioethicist Stephen Post (1995) calls a »hyper cognitive society«, can such disenfranchisement of our most deeply forgetful members be accomplished. I am arguing that Alzheimer's is a social artifact that has taken on a life of its own among medical practitioners, advocacy groups, and the public alike extending well beyond North America. This is not to say that AD is ›fake‹ but rather that it shapes and is shaped by social norms and political ideals alike.

What is perhaps the most important aspect of my work to me, however, is the finding that individuals diagnosed with AD are a far cry from the passive victims of disease that they are commonly perceived and portrayed to be. Whether their efforts to seek help and support indeed encourage technologies of self that involve surveillance and buy-in to the medical model or not, the narratives of resistance (both in terms of the majority who accept the label but resist strictly biomedical framings and the minority who outright refuse the medicalization of their forgetfulness) ultimately demonstrate agency. That is, these are not simply cogs in a Marxist medical machine. The predominant narrative of assuming an Alzheimer's identity – as and when they see fit – is a nuanced decision. When they are talking to their biomedical ›insiders‹, they understand the need to medicalize their forgetfulness, but in day-to-day life they resist it. They are surrounded by other older people who forget things. It's normal! We all forget things, and we forget more things as we age. While the decision to assume an AD identity is of course a heavily constrained choice, one that my data demonstrate comes with clear consequences for affected individuals, not a single diagnosed respondent in my research has ever evoked a sense of pity or elicited a deficit-framing.

Alzheimer's, especially in its preclinical stage, is the quintessential medicalization of our time. Perhaps most significantly, however, we must ask ourselves what early diagnosis means, sociologically speaking, for them and the rest of us, as we age and anticipate ourselves as *future old people*. Given the relational tensions my respondents identify, we must investigate the potential effects of such medical reductionism in the everyday lives of people who may simply be forgetful. We must ask: is late-age Alzheimer's really a disease? Would we all get Alzheimer's if we lived long enough? What is the social utility of diagnosis in the absence of efficacious treatment options and when we cannot definitely diagnose until autopsy? So, while early and even preclinical diagnoses make good sense for basic research purposes, they come at a high price to affected individuals and their families that must not be overlooked.

Joining the ranks of those writing against a defeatist interpretation of dementia, my work contributes to the growing scholarship highlighting an interpretation of Alzheimer's that celebrates the humanity, dignity, and personhood of those living with the condition. Given the central place of memory in most modern lives, I question whether or not memory-centeredness, and particularly memory loss, being seen primarily as a medical problem is good for seniors or, for that matter, the rest of us. Conversations about dementia currently taking place in American academia and in the public at large are telling about our current views on aging and the salience of memory. I am not alone in my skepticism about the expansion of AD diagnoses. Bioethicists, social science and humanities scholars, and even a few vocal American neurologists, have begun questioning our cultural obsession with pharmaceutical ›quick fixes‹, arguing for a reframing of AD that questions the very utility of diagnosing it. American historian Jesse Ballenger and colleagues (2009) challenge both our cultural obsession with pharmaceutical silver bullets as well as the glaring lack of efficacious treatment options, a century after Alzheimer's disease was discovered. American neurologist Peter Whitehouse and anthropologist Daniel George (2008) dispute the current social construction of Alzheimer's, especially the decision made in the 1980s to include people aged 65 and over, instead suggesting that *The Myth of Alzheimer's* is propagated by the various institutions and actors who stand to gain the most from medicalizing the condition. Canadian medical anthropologist Margaret Lock aptly states, »No amount of preventive measure and no drugs will defeat aging […] nor can dementia be ›wiped out‹ as though it is an infectious disease – aging and dementia cannot be disentangled« (2013: 242). That is, what she calls *The Alzheimer Conundrum* will remain elusive primarily because of the deep entanglement of aging and dementia. By showing how experiences of dementia are larger than »tales of tragedy« (Basting 2009) can capture, these pioneers question the very legitimacy of the Alzheimer's Industrial Complex itself.

In concert with these scholars, I am arguing that through highlighting the social nature of memory and how self is relational, AD can be seen as a singular case of more general and processual social phenomenon common to modern western societies. In the US, not only is Alzheimer's the quintessential case of biomedicalization, but it is also steeped in deep-seated cultural agism (Zimmermann 2016). Contemporary American views about aging suggest that seniors are not actors, or agents, in their own right but are a drain on limited societal resources. Of course, our fear of growing old both reflects and reinforces the current cultural age bias. Experiences of dementia occur within a context that has expanded, in a seemingly endless fashion, the range of behaviors defined as abnormal. Our willingness to interpret forgetfulness, especially in seniors, as disease has increased enormously. If we continue to proceed without caution, then we might well find that we have destroyed the precious little space within which we as modern humans can age meaningfully.

When a particular framing of an issue has what social movement scholars call »cognitive resonance«, it is exceedingly difficult to debunk. Through interrogating our societal fear of Alzheimer's, and agism more broadly – dare I say death – and showing more accurate portrayals of life with the condition, I hope the counter-narrative offered in my data advances global, public and sociological understanding of what has been framed as the most dreaded disease of our time. If we want to bring some humanity to memory loss, *and I think we should want to do this*, then it would behoove us to remember what Mrs. W, a 72-year-old widow, told me a year after being diagnosed: »I'm still the same person I've always been. It's just that now I'm *me with Alzheimer's*.« And, at the end of the day, who among us would want to be seen any differently? We are all ultimately social beings with our own distinct idiosyncrasies. And dementia does not change that.

References

Albert, Marilyn S./DeKosky, Steven T./Dickson, Dennis/Dubois, Bruno/Feldman, Howard H./Fox, Nick C./Gamst, Anthony/Holtzman, David M./Jagust, William J./Petersen, Ronald C./Snyder, Peter/Carrillo, Maria C./Theis, Bill/Phelps, Creighton H. (2011), The Diagnosis of Mild Cognitive Impairment due to Alzheimer's Disease: Recommendations from the National Institute of Aging and Alzheimer's Association Working Group, *Alzheimer's and Dementia*, 7, p. 270–279.

Aquilina, Carmelo/Hughes, Julian C. (2006), The return of the living dead: agency lost and found?, in: Julian C. Hughes/Stephen J. Louw/Steven R. Sabat (eds.), *Dementia: Mind, Meaning, and the Person*, Oxford, p. 143–161.

Arai, Tetsuaki (2014), Significance and limitation of the pathological classification of TDP-43 proteinopathy, *Neuropathology*, 34(6), p. 578–588.

Ballenger, Jesse F./Whitehouse, Peter J./Lyketsos, Constantine G./Rabins, Peter V./Karlawish, Jason H.T. (2009), *Treating Dementia: Do We Have a Pill for It?* Baltimore.

Basting, Anne D. (2009), *Forget Memory: Creating Better Lives for People with Dementia,* Baltimore.

Beard, Renée L. (2016), *Living with Alzheimer's: Managing Memory Loss, Identity and Illness*,

New York.

Behuniak, Susan M. (2011), The living dead? The construction of people with Alzheimer's disease as zombies, *Ageing & Society*, 31(1), p. 70–92.

Birt, Linda/Poland, Fiona/Csipke, Emese/Charlesworth, Georgina (2017), Shifting dementia discourses from deficit to active citizenship, *Sociology of Health & Illness*, 39(2), p. 199–211.

Conrad, Peter (2007), *The Medicalization of Society: On the Transformation of Human Conditions into Treatable Disorders*, Baltimore.

Corner, Lynne/Bond, John (2006), The Impact of the Label of Mild Cognitive Impairment on Individual's Sense of Self, *Philosophy, Psychiatry, and Psychology*, 13(1), p. 3–12.

Foucault, Michel (1988), *Technologies of the Self: A Seminar with Michel Foucault*, Amherst.

Ganguli, Mary/Snitz, Beth E./Saxton, Judith A./Chang, Chung-Chou H./Lee, Ching-Wen/Vander Bilt, Joni/Hughes, Tiffany/Loewenstein, David A./Unverzagt, Frederick W./Petersen, Roland C. (2011), Outcomes of Mild Cognitive Impairment Depend on Definition: A Population Study, *Archives of Neurology*, 68(6), p. 761–767.

Goffman, Erving (1963), *Stigma: Notes on the Management of Spoiled Identity*, New York.

Hochschild, Arlie Russell (1979), Emotion work, feeling rules, and social structure, *American Journal of Sociology*, 85(3), p. 551–575.

Hughes, Everett (1945), Dilemmas and Contradictions of Status, *American Journal of Sociology*, 50(5), p. 353–359.

Josephs, Keith A./Whitwell, Jennifer L./Weigand, Stephen D./Murray, Melissa E./Tosakulwong, Nirubol/Liesinger, Amanda M./Petrucelli, Leonard/Senjem, Matthew L./Knopman, David S./Boeve, Bradley F./Ivnik, Robert J./Smith, Glenn E./Jack Jr, Clifford R./Parisi, Joseph E./Peterson, Ronald C./Dickson, Dennis W. (2014), TDP-43 is a key player in the clinical features associated with Alzheimer's disease, *Acta neuropathologica*, 127(6), p. 811–824.

Keage, Hannah A.D./Hunter, Sally/Matthews, Fiona E./Ince, Paul G./Hodges, John/Hokkanen, Suvi R.K./Highley, J. Robin/Dening, Tom/Brayne, Carol (2014), TDP-43 pathology in the population: prevalence and associations with dementia and age, *Journal of Alzheimer's Disease*, 42(2), p. 641–650.

Kleinman, Arthur (1988), *The Illness Narratives: Suffering, Healing, and the Human Condition*, New York.

Kontos, Pia C./Mitchell, Gail J./Mistry, Bhavnita/Ballon, Bruce (2010), Using drama to improve person-centred dementia care, *International journal of older people nursing*, 5(2), p. 159–168.

Larrieu, Sophie/Letenneur, Luc/Orgogozo, Jean-Marc/Fabrigoule, Colette/Amieva, Hélène/Le Carret, Nicolas/Barberger-Gateau, Pascale/Dartigues, Jean-François (2002), Incidence and outcome of mild cognitive impairment in a population-based prospective cohort, *Neurology*, 59(10), p. 1594–1599.

Lock, Margaret (2013), *The Alzheimer Conundrum: Entanglements of Dementia and Aging*, Princeton.

NIH, National Institute of Health (2015), *Estimates of Funding for Various Research, Condition, and Disease Categories (RCDC)*. Retrieved March 23, 2015, from http://report.nih.gov/categorical_spending.aspx

O'Connor, Deborah/Phinney, Alison/Smith, Andre/Small, Jeff/Purves, Barbara/Perry, Joann/Drance, Elisabeth/Donnelley, Martha/Chaudhury, Habib/Beattie, Lynn (2007), Personhood in dementia care: developing a research agenda for broadening the vision, *Dementia*, 6(1), p. 121–142.

Post, Stephen G. (1995), *The Moral Challenge of Alzheimer Disease*, Baltimore/London.

Sperling, Reisa A./Aisen, Paul S./Beckett, Laurel A./Bennett, David A./Craft, Suzanne/Fagan, Anne M./Iwatsubo, Takeshi/Jack, Clifford R./Kaye, Jeffrey/Montine, Thomas J./Park, Denise C./Reiman, Eric M./Rowe, Christopher C./Siemers, Eric/Stern, Yaakov/Yaffe, Kristine/Carrillo, Maria C./Thies, Bill/Morrison-Bogorad, Marcelle/Wagster, Molly V./Phelps, Creighton H. (2011), Toward Defining the Preclinical Stages of Alzheimer's Disease: Recommendations from the National Institute of Aging and Alzheimer's Association Working Group, *Alzheimer's & Dementia*, 7, p. 280–292.

Watson, Julie (2016), *Developing the Senses Framework to support relationship-centred care for people with advanced dementia until the end of life in care homes*. Online available: DOI: 10.1177/1471301216682880

Whitehouse, Peter J./George, Daniel (2008), *The Myth of Alzheimer's: What You Aren't Being Told about Today's Most Dreaded Diagnosis*, New York.

Zeilig, Hannah (2014), Dementia as a cultural metaphor, *The Gerontologist*, 54(2), p. 258–267.

Zimmermann, Harm-Peer (2016), Alienation and alterity: Age in the existentialist discourse on others, *Journal of Aging Studies*, 39, p. 83–95.

II.
Lebensweltliche Arrangements bei Demenz

On Heroes, Alzheimer's, and Fallacies of Care: Stories of Utopia and Commitment

Annette Leibing

The phenomenon to be analyzed in this chapter is at first sight rather unspectacular. The subject of grandchildren who have become the primary caregivers for grandparents living with dementia might be seen as only a variation of the topic of caregiving (typically focusing on the diagnosed individual's adult child or spouse), about which much has already been published. However, the way this particular ›variation‹ is being thematized in some parts of the media recently – and the way I am reading it – reveals some challenging features of our commonly held images and attitudes regarding dementia care in many societies.

In fact, the large number of articles about caregivers in general, with their often implicit notion of a burden – the iconic *oeuvre* in this regard being *The 36-Hour Day* by Mace and Rabins (2017 [1981])[1] – shows it is arguably the most intensively discussed topic in gerontology and related fields. Yet, grandchildren appearing in these texts are rarely thematized *per se*, although in the US alone they make up 5.3 millions individuals (8 percent of all caregivers) (Ramnarace 2011). Grandchildren sometimes appear in the specialized literature, usually as either another burden for their mothers (rarely their fathers) who are caught between two generations in need of care, or, when they are very young, as the origin of a preoccupation regarding how to explain »what is wrong with grandma or grandpa« (Carson 2013). The few available articles on grandchildren as primary caregivers (e.g. Huvent-Grelle et al. 2016; Miron et al. 2017) – a topic that started to be discussed more intensively around 2010 – examine the same subjects as those found in the traditional caregiving literature (e.g. Nichols et al. 2011): emotional distress, financial burden, career disadvantages, social isolation, and the need for more State interventions were observed regarding the grandchildren described as »forgotten generation« and »hidden victims« (Huvent-Grelle et al. 2016).

1 The 36 hours are a metaphor for the overwhelming and never-ending task of caring for an individual with dementia considered totally dependent on the caregiver.

Mixed with the difficulties, grandchildren caregivers report a sense of gratification from feeling useful and needed, as well as gratitude and the desire to give something back to their grandparents (e.g. Philipp-Metzen 2011). On a US blog, entitled *The Surprising Caregiver: Your Grandchild* (Ramnarace 2011), the author predicts that caregiver grandchildren will become a more common phenomenon in the future due to increasing lifespans in many societies and, as a result, the necessity of shifting the burden of care to younger generations. Ramnarace describes in her article cases in which grandchildren do care work, although most of them share this responsibility with other family members and are not left alone with it, as seems to be the case in much of the traditional caregiver-burden literature. All in all, in the US, as well as in the French context, and despite multiple kinds of difficulty, a generally more optimistic outlook on life was found among grandchild caregivers than is seen in studies looking at attitudes of spouses and adult children as caregivers. One possible reason for this is that grandchild caregivers tend to have more family support; another is that there is a greater generational distance between grandparents and grandchildren, and, as a result, less pressure based on feelings of obligation and guilt (e.g. Joshi et al. 2015).

Slightly different from the subjects of those articles, what characterizes the grandchildren who are the principle actors in the stories used in the remaining part of this chapter, is that (a) they are primary caregivers, most of them without apparent help; (b) the notion of burden is practically non-existent; and (c) they are (mostly very) young. In the French article (Huvent-Grelle et al. 2016), the mean age was high: 38 for the grandchildren and 87 for the grandparents. In this context, the main reason for taking up the role of a caregiver was that the grandparent's children or spouse had passed away or were themselves too sick to help their relative experiencing a dementia. The main characters in the following stories, however, are in their early adulthood, the majority still in their twenties – an age when commonly other caregivers are still around.

The stories I want to tell in this chapter seem to provide critical counter-narratives to traditional caregiving stories – a point that will be questioned afterwards – and, from this position, they reveal a lot about taken-for-granted values and expectations regarding care and personhood. In fact, the grandchildren in the following stories are exemplary, their care work being interpreted in highly morally charged terms, a reading that might easily be turned into a naturalization of goodness or moral indignation that bears »the obvious risk of confusion between anthropological interpretation and moral evaluation« (Fassin 2008: 337). Most of the following narratives are taken from ›real life‹, revealing the aforementioned ›moral indignation‹ on which a reasoning regarding the ideal of total care is being justified (total care is here defined as a complete commitment regarding the other's needs). The tension that exists between the real and the ideal is the main issue of this article. I have become aware of the stories of grandchildren caregivers in the last couple of years, while doing research on aging and dementia in Brazil (e.g. Leibing 2016, 2017). Once starting to think about the topic, I noticed that the same phenomenon was also, though rarely, thematized in other contexts, for example in the German movie *Honig im Kopf* (›Head Full of Honey‹). And while the stories I am looking at start in Brazil, my impression is that this is not a specifically Brazilian phenomenon; local practices of care are tightly interwoven with internationally circulating knowledge and value systems. The aim here therefore is not to do an analysis of ethnic care, but instead to reflect on more general truths about mostly implicit messages regarding good (dementia) care.

Young Grandchildren – Heroic Narratives of Commitment

The saga of the grandson who abandoned everything in order to take care of his grandmother is the headline of an article telling the story of Fernando and his grandmother, a woman from Southern Brazil, Nilva de Lourdes Aguzzoli, who passed away in 2014 as a consequence of Alzheimer's disease. She nevertheless had a »joyful and eventful end of her life. Joyful thanks to her dedicated 22-year-old grandson […]. And eventful because he decided to share the moments they spent together on Facebook« (Terra Online 2014). Fernando's unusual dedication to his grandmother was commented on in many newspapers, online forums, TV shows, and was later turned into a widely-read book with the title *Who, me?* (Aguzzoli 2014). The book, together with the Facebook site (with more than 121,000 followers) turned grandson Fernando and grandmother Nilva into celebrities in Brazil »to the point that in the street, during parties, and even in the bus, people stopped me and asked, ›aren't you the guy with the grandmother?‹« (Fernando in the introduction to his book, my translation).[2] The popularity of Fernando's story seemed to have

2 All translations from Portuguese to English in this chapter were done by the author.

influenced other young people. This perhaps helps explain the emergence of many articles since then telling similar stories. Studying the numerous publications I found about Fernando and Nilva, it is striking that most of them have the expression »abandoned everything« in their title. Fernando himself, in the introduction to his book, writes that

»[i]n 2011 I abandoned the company I was building, as well as my studies in philosophy at university. It was time to give back to my grandmother what she had done for me in the past […] [T]his book is about the relationship between a grandmother and her grandson, a friendship grounded in unconditional love that, at the end of life, is overcoming all obstacles, even those that destroy the most precious thing we have, our memory.« (Aguzzoli 2014, Kindle version)

Another tale shows the same kind of commitment: »Young woman changes her routine in order to dedicate herself to her grandmother with Alzheimer's. The disease changed the lives of granny and grandchild who even sleep together in the same bed« (Globo.com 2015). In the article one reads that after learning of her grandmother's diagnosis,

»[…] the young woman, Christiane, moved in with her grandmother and abandoned all activities young people do at her age. She does not go to the gym any more, and can't even remember the last time she travelled. Even the *forró* [a popular Brazilian dance], once her passion, she put aside. All this to take care of her grandmother who needs constant attention.«

The extreme commitment is further highlighted when the reader learns that Christiane only leaves her grandmother alone when she goes to work, during which time the grandmother stays in a day center. This time apart nevertheless is charged with a deep sense of commitment: Christiane only works to be able to pay for her grandmother's care. A third example bears the title (and subtitles):

»›Today it is me who takes care of her‹, explains the granddaughter who helps her grandmother with Alzheimer's in Piauí [a northern state of Brazil]. The student takes care of her grandmother and posts cheerful photos on social networks. ›I only give the tenderness back that she has given me‹, says the granddaughter of Dona Maria.«[3] (Costa 2014)

3 In Brazil, people are mostly known by their first names. This is even true for presidents. Some recent presidents are known in the media by their first name or nickname, especially those who are politically more to the left: Tancredo, Fernando Henrique, Lula, Dilma (but not José Sarney, Fernando Collor, Itamar Franco, and Michel Temer). Using the feminine ›Dona‹ or the masculine ›Seu‹ in front of the first name are respectful forms of addressing older or, if younger, highly respected individuals.

This story is about a biology student named Sacha who misses a lot of classes because she takes care of Dona Maria, about whom she posts photos and funny conversations on Facebook. »›In the last 10 years it was like looking after a baby, she is my baby […]‹, she says with tears in her eyes.« The popularity of these kinds of story is further shown by the fact that they have been interwoven into the plotline of a popular soap opera. An article about the *novela I love Paraisópolis* explains the drama to the reader:

»When he receives the news [of the diagnosis of Alzheimer's] […], Benjamin [the grandson, a young architect] cries because of his grandmother's disease and tells the blond woman [his mother, the villain of the story] that he will not allow her to institutionalize his grandmother, and that he will take care of her. […] He quickly moves in with his grandmother.« (Tribuna Hoje 2015)

The goodness of the grandson who gives up his own life and whose narrative is constructed in opposition to the negative character of the mean daughter of the old woman – who would be the traditional caregiver, but who here stands for abandonment and the much-feared institutionalization – is a recurring topic in these narratives. In order to analyze these accounts in more detail, I will provide two analytical concepts that I consider useful for framing these rather unusual stories.

On Heroes, Alzheimer's, and Fallacies of Care

In a previous publication (Leibing 2017) I suggested the concept of a ›hero‹ (and heroine), in order to think about changes in value systems.[4] My argument was that by comparing how such outstanding individuals are described, and how their explicit and implicit moral prescriptions are incorporated, lived and contested by individuals and groups, as well as how this changes over time – in short, the heroes' situated exemplarity – we can learn a lot about what is considered good conduct in a given time and place. The same can be said about anti-heroes – an example from Western literature

4 In this article, I do not show historical changes in what is considered good dementia care (see for this Leibing 2017); however, the emergence of the heroic grandchild can be seen as a change in thinking or as a reaction to traditional caregiving accounts, although – this is my main argument – in reality, this is a questionable alternative to more traditional care.

would be Don Quixote – who in their ›wrongness‹ reveal and mirror dominant values and prescriptions. Heroes, after philosopher Peter Sloterdijk (2008), live a life of honor and sacrifice, and this can certainly be said about the dedicated grandchildren in the stories above who fight the medical system perceived as uncaring and negative images of people with dementia in the general population. Sociologist Mike Featherstone (1992: 160) further argues that a heroic life is one »in which the everyday is viewed as something to be tamed, resisted, or denied, something to be subjugated in the pursuit of a higher purpose.« The resistance to seeing Alzheimer's disease as monstrous and care as a higher purpose can be perceived, for instance, when Fernando explains in the introduction to his book that

»[e]verything started in 2008 with a diagnosis: Alzheimer's. After doing a lot of research on the topic, I saw that every available publication encourages the family caregiver to abandon the older person who suffers from the disease. ›She will destroy the family structure‹, ›You will get depressed‹, ›They are aggressive‹, and ›It will be worse than you imagined‹. Uau, what a horror! Every image about the topic shows a woman who is sad and wrinkled, sitting in a dark corner of a room. [...] I found humor as an answer, and like that I accepted loud laughter as a philosophy. I couldn't cure her. But we would laugh like hell.« (Featherstone 1992, Kindle version)

Sloterdijk (2012) further argues that great heroes are generally aware of the fact that their status is strongly determined by circumstances, that they are made heroes more than they choose their role. His observation is based on a quote from Napoléon who once said that »The truth is that I was never really the master of my movements, I never really belonged to myself« (quoted in Sloterdijk 2012: 53; my translation). These circumstances, those mostly implicit scripts making someone and, in consequence, certain attitudes heroic, are at stake here, when thinking about the current ethos of dementia care. In this regard, a complementary analytical concept is ›fallacies of care‹ (Leibing 2015). This notion problematizes care in theory and practice that ›means well‹, but which, by providing uncritically what is considered good, can also do harm (e.g. Paley 2001; Leibing 2010; Stevenson 2014). Fallacies of care, in which »good and bad may be intertwined« (Mol et al. 2010: 12), need to be thought of as the result of an assemblage of factors, rather than focusing only on interpersonal relations as is often the case with respect to care and caregiving: »An anthropological understanding of the practice of care troubles the focus on emotion [and] psychological disposition, [...] that characterize the approaches of other disciplines« (Andrea Sankar, personal communication, 2013).

Although on a first analytical level the grandchildren's commitment is positive and inspirational, and this especially in times when individuals are sometimes described as narcissistic (Lasch 1979; Siegel 2010) – or, using a more recent term, in an age where a »neoliberal selfhood«[5] (McGuigan 2014) is highly valued in many societies – the total care described here can also be seen as illusory, even destructive. Sloterdijk (2008) relates heroism to sacredness: It is exactly the saint-like attitude of sacrifices (»the grandson who abandoned everything«) that make these stories so special, but, at the same time, so unreal for people who are not able to give up everything to provide total care (»they even sleep in the same bed«). The moments in which the protagonists are not smiling – for instance, when confronted with disturbing behaviors, bodily fluids considered unpleasant, and especially when there is no reaction to the attempt of interaction with the caregiver – are totally absent in these articles about the altruistic grandchild. In these stories the negative side manifests itself only in a dichotomy, in which the negative works as a stabilizing counterpart for the heroic ideal, for example in the stark contrast between »they are aggressive« and »loud laughter« in Fernando's approach to care. Sloterdijk (2012) makes a similar argument: he writes about Sartre who, in order to position himself against Nazism, collaborated with the Stalinists. Following Sloterdijk's logic, in historical accounts ›the worst ones‹ (*die Schlimmsten*) are generally only the Nazis and, as a result, collaborating with Stalinists can by contrast create the impression of a critical position.

Nietzsche once condemned apparently selfless behaviors as »merely different forms of self-love and the will to power« and the concern for others, in the form of pity, as »a display of one's own virtue and superiority« (Brass 2008: 22). Foucault, whose *oeuvre* was strongly influenced by Nietzsche, makes a similar argument: he argues that dichotomies (like »sad and wrinkled« versus »loud laughter«) confine people in universalizing claims that are hard to resist, since dichotomous positions often stabilize each other.

The ideal provided by heroic stories of caregiving diminishes stigma and might initiate others to doing good; at the same time, however, there is a danger they might become fallacies of care, when stated goals and aims of caregiving are far beyond the real capacities of most caregivers. Additionally, the lessening of stigma as a result of positive images of caregiving poses

5 While a neoliberal selfhood refers to the increasing pressure of self-care and the growing disappearance of State responsibilities, it also affects, negatively, solidarities (see e.g. Verhaeghe 2014).

the risk that darker images are transformed into something even more abject and fearful. Images of youthful grandchildren, smiling into the camera and posting pictures and stories about their dedication on social networks, might transmit too much optimism.[6] Some authors alert us to the fact that current images found in the media are sometimes one-sided. For instance, Kessler and Schwender (2012), in their study of the growing number of photos showing individuals with a dementia in news magazines between 2000 and 2009, found that the portraits of these individuals might have become »too positive«, highlighting »characters with dementia [...] living an autonomous and social integrated life« (ibid.: 267). The authors argue that such a change in media presentations does not prepare families (and societies) for the ›ugly‹ and tragic side of dementia.

Further, the ideal of apparently easy and exclusively joyful care work diminishes the need to think about solidarities between family members, the community, and the State. Doesn't the absence of the middle generation – the grandparents' spouses and children; in French sometimes called ›natural caregivers‹ (*aidants naturels*) – show that those might be missing in the narratives because they are overwhelmed by the task of care, because there was not enough help, not enough solidarity? However, the alternative, another individual – the grandchild – taking over, means thinking in terms of the same dilemma, though apparently in a critical way (loud laughter ›deconstructing‹ old and wrinkled), insisting on a solution, in which community is still not required, while illness and needs in general are seen as exclusively individual coping.

In the German movie *Honig im Kopf* (›Head Full of Honey‹) the middle generation is present (while the grandchild in this case is extremely young, around twelve years old). However, the road trip that the heroic girl undertakes with her increasingly confused grandfather, in order to save him from institutionalization, is a result of the incapacity of the middle generation to see beyond two opposed though equally negative ways of relating to people with dementia: the girl's father only dismisses the old man's decline as normal aging, ignoring his need for help, while the mother sees his odd behaviors and lack of capacities only as annoyances and a constraint on her own liberty.

6 Here are two examples of such images: http://g1.globo.com/rs/rio-grande-do-sul/noticia/2014/04/neto-larga-faculdade-e-emprego-para-cuidar-de-avo-com-alzheimer-no-rs.html und http://g1.globo.com/sao-paulo/sorocaba-jundiai/noticia/2015/07/jovem-muda-rotina-para-se-dedicar-aos-cuidados-da-avo-com-alzheimer.html

There is a further, related aspect regarding the danger of heroism in these stories: the story of the grandson Fernando has also been used by the pharmaceutical industry in order to sell their products. Libbs Pharmaceuticals, which produces *galantamina* in Brazil – one of the four current specific dementia medications with limited efficacy (e.g. Leibing 2014) – distributed glossy folders of marketing material to private geriatric clinics. The medication is never directly mentioned, but the label ›Libbs‹ can be read on each page of the story of Fernando and Nilva, capitalizing on the morally charged images of altruistic care. Just like substituting the ›natural caregiver‹ with the grandchild is a questionable alternative, medications are equally de-socializing and individualizing care in an atomistic way. Without condemning medications *per se*, a number of studies have shown that a great part of dementia care, especially in earlier phases of the syndrome, can be provided through social inclusion and meaningful activities, by accepting symptoms as a handicap, and by providing a reassuring environment (for a more extensive discussion see e.g. Power 2017). This kind of approach requires an increased amount of care and affection, as well as a well-planned structure of solidarity, and cannot be replaced by emotionally charged care attitudes, even if well-meaning. Those attitudes can do good, but only for a limited amount of time and at the price of not changing what needs to be changed, providing, in the case of dementia care, only momentary citizenship.

Momentary Citizenship: Troubling Personhood

So far it has been suggested that dementia care is sometimes based on a ›heroization‹ of individual attitudes and a dichotomization of images and prescriptions regarding good care. Furthermore, such good attitudes can become a fallacy of care if they result in the denial of solidarities and the establishment of a momentary citizenship, a point I want to deepen in the last part of this chapter.

Researchers studying dementia are aware of the dehumanizing images that emerged in the early literature (the 1980s and early 1990s in North America), in which individuals living with a dementia are considered ›empty shells‹, ›living dead‹ or, as having lost their selves. Several explanations have been provided for this – among others, the only relatively recent diagnosis of a syndrome that, for example in North America of the early 1980s, still very few people were aware of (Reisberg 1981; Gubrium 1986), so that by the time affected individuals were seen by doctors they tended to be at a much more advanced stage with much more severe symptoms than is usually the case today. Also the resemblance of certain advanced symptoms with those seen in several psychiatric conditions caused many families, but also less specialized health care professionals, to conceive of dementia as a shameful and stigmatized condition of ›craziness‹. Finally, an important argument is what bioethicist Stephen Post (2002) calls »hypercognitive societies« – societies that place great importance on cognition as fundamental for defining personhood and citizenship and therefore struggle to recognize someone who is losing that capacity.

A major reaction to this perception of people with dementia as ›empty shells‹ has been what I have called elsewhere the ›personhood movement‹ (Leibing 2006). Based on Tom Kitwood's groundbreaking work (e.g. 1997), person-centered care recognizes the human being with his or her individual desires, stories, and needs. Conceived in opposition to a biomedicine perceived as reductionist – with its administration of symptoms – and against the depressing denial of humanness (›a vegetable‹), several important approaches try to ›rescue‹ the individual living with a dementia by not merely recognizing what a person has lost, but by emphasizing all that is still there in terms of desires and capacities. And this has become a major movement in social gerontology – a framework that many researchers and practitioners have adopted, resulting in a more or less radical change of perception, in continuity, and in touching initiatives of relation-building. The world-wide personhood movement shows how people living with dementia react positively to music, elder clowns, writing, theater, and other creative initiatives, and that institutions offering a person-centered approach – a more home-like environment, individual scheduling of meaningful activities and daily life, as well as a better knowledge of biographical data – results in visibly happier individuals, and even longer lives, as some argue (e.g. Kim/Park 2017). The mentioned dimension of what Sloterdijk called sacredness of such an approach can be clearly seen: »Kitwood sees personhood as transcendent, sacred, and unique; and that it accords people who have dementia with an ethical status that offers them absolute value resulting in an obligation ›to treat each other with deep respect‹« (Kitwood 1997: 8, quoted in Quinn n.d.).

Another area of important argument derives from the work of Deborah O'Connor and colleagues who wrote that recognizing personhood is not enough and that (social) citizenship should be equally guaranteed. The authors argue that the person living with dementia is not a passive care recipient, but someone who needs to be defined beyond the traditional triadic care relationship (patient-caregiver-health care professional), as an »active social agent in the broad context of their lifestyle, lifecourse, social networks, and community activities« (Bartlett/O'Connor 2010: 4). Defining as meaningful those activities that have an impact on public life (e.g. volunteering in a day center) – and differentiating the idea of a citizen from common definitions of citizenship as involving merely legal rights – O'Connor and colleagues make a major contribution to the ethos of dementia care. Heroic figures in accounts on citizenship and dementia are often those individuals who, even though they were diagnosed as suffering from dementia, participate in congresses and other public gathering – those who make their voices heard. These iconic individuals, sometimes called dementia ambassadors, who are often still relatively young, highlight those capacities that are close to people without a dementia, something that might put pressure on those who are not (anymore) capable of performing at a similar level of connectedness. In a recent *Lancet* article, Robert Howard (2017), a psychiatrist, doubts that they have received a valid diagnosis. Without entering into the current debate about early diagnosis (see for this Boening et al. 2016), Howard observes that

> »because the usual lived experience and course of dementia is so different from that seen in these individuals, people with dementia and their families might gain the demoralising impression that somehow they are failing to live up to the expectations set by their example. […] [Further] and perhaps most simply, dementia deserves to be honestly represented in these roles by people who truly do have dementia«. (2017: 580)

I suggest here that much of what is framed now as social citizenship continues to be a question of personhood, and that this idea of personhood, which brings with it an often touching alternative to traditional care, still provides only momentary citizenship, even momentary personhood. Initiatives of personhood are still based on the necessity of showing to others that »there is a person in there«, something that was important in the early phases of the new awareness regarding dementia (starting in North America in the 1980s; e.g. Gubrium 1986; Fox 1989). And although this point continues to be important, personhood often does not result in much more than a snapshot of connectedness and a time-limited confirmation of an ›us-hood‹. It should be noted that these initiatives are wonderful opportunities for interactions, but when looked at closely, limitations become apparent that often go unnoticed.

Let's look at the very engaging, poetic and original initiatives of elder clowns and improvisational storytelling (see for a more detailed description e.g. Kontos et al. 2016; Basting 2004).[7] Both of these approaches to dementia care (conceived as social citizenship) aim to get a result, through creative practices, in better communication between staff (or families) and individuals with dementia, as well as to reduce anxiety and so to achieve a better quality of life overall. And this is brought about through activities that are pleasant (using music and rhythm in one and creating and performing a piece of theater as a group activity in the second approach). Both initiatives have obviously important therapeutic aims. The theoretical background is based on convincing the spectator (medical staff, families, the individual herself) that individuals living with dementia are present, that they are capable of reacting to interactions, almost like everybody, even in the more advanced stages of the disease. Like the grandchildren in the stories above, who post snapshots of themselves happily caring for their relatives on Facebook, the projects' facilitators and the videos provided by the person-centered approaches highlight the laughter and fun moments in which the older individuals react to stimuli.[8] And while the grandchildren seem to be available 24 hours a day, though only brief moments are visible on Facebook and other social media, the alternative person-centered care approaches throw light on a window onto being – momentary citizenship – but have little to say about the time outside the frame, when these entertaining stimuli are not present. Are there any images of individuals who do not react – or react badly – to these kinds of interactions, or a record of the time without stimuli? In a recent meta-analysis of person-centered care, Kim and Park arrived at the following conclusion:

»The pooled data from randomized controlled studies favored person-centered care in reducing agitation, neuropsychiatric symptoms, and depression and improving the quality of life. Subgroup analysis identified greater effectiveness of person-centered care when implemented for people with less severe dementia.« (Kim/Park 2017: 381)

The fact that individuals with a more advanced dementia experience fewer benefits from such an approach, does not diminish the positive impact these

---

7 I apologize to the two authors that I take their work as an example in order to make my point. It is because these two initiatives came first to my mind, and thinking about limits does not diminish their importance and beauty.

8 See *Laughter is the best medicine*: http://www.citynews.ca/2016/03/11/laughter-is-the-best-medicine elder-clowns-being-used-to-treat-dementia/

kinds of creative interactions have on many others. However, it might also show that much more attention needs to be paid to patients in the advanced stages of dementia, when citizenship – at least in the conventional sense of the term (making an impact, even a small one, on the public) – becomes difficult, and when taking care of medical needs becomes a more pressing concern than searching for signs of personhood. Another complication with this kind of approach is that individuals with dementia cannot be continuously stimulated. Kim and Park observe that

»[t]he greater benefits of short-term intervention may be linked to the increased engagement between the health care provider and the patient and the intensity of the care program. […] it is unclear whether the effects […] could last and for how long. Researchers and clinicians cannot assume that they will see the same effects in clinical practice as they see in more controlled interventions that rely on external resources« (ibid.: 393).

The excellent documentary film *Almost Home* (USA 2006) by Brad Lichtenstein shows the immense difficulty of implementing a person-centered approach in a US nursing home. The theory, convincingly communicated by the young and enthusiastic nursing home director, is severely challenged by the medical conditions of the home's clients. The mentality of staff who need to take care of the clinical issues and who might have a different idea about what feeling at home means often stand in stark contrast to the home philosophy; all of this shows that such a person-centered approach might not be enough, even if well-meaning, even when doing good. The discourse of goodness is presented against the counter-narrative of dehumanizing care in the past: at one point, old film footage of how the institution operated in the past is shown, when older patients were tied to their beds and stools, and when a cold, clinical atmosphere prevailed – in sharp contrast to the cozy environment in place now. Staff shortages in institutions, and exhaustion of caregivers at home leads us back to the question of solidarities of care.

Conclusion

Didier Fassin (2008) suggests in his article about »moral economies« that a moral discourse, with its *a priori* knowledge of what is good, is not the same as a critical analysis of a moral issue, whereby ›critical‹ does not necessarily mean criticizing, since, as we have seen, critique may result in a dichotomization that firmly establishes the good and the bad. Of course, my argument is not new (although rarely made regarding person-centered care). It is in line with others who have problematized traditional humanism and moralist claims (e.g. Carduff 2011). It should be emphasized here that pointing out limitations does not mean that the above-mentioned caring approaches and initiatives should be abandoned or that they are negative *per se*. Neither do I mean that from now on only sad, depressing images should be transmitted about individuals with dementia, nor that only individuals living the last stages of dementia should receive attention and care. Far from that. My intention is to initiate a discussion that ideally leads to even greater inclusiveness and to a more nuanced discussion about dementia care.

It has been argued that certain well-meaning approaches to care can result in individualizing initiatives, and although they serve to criticize the shortcomings of traditional biomedical care, such approaches sometimes leave little space for solidarities. Just as it cannot simply be concluded that from now on grandchildren should provide dementia care, person-centered approaches or social citizenship need to look beyond the individual in order to provide continuity as a citizen. Providing continuity in personhood further means that unpleasant, unreactive and helpless behaviors and states need to be accepted as part of a wide range of patient behavior in recognition of the fact that an individual living with dementia may be different from the majority but remains part of the picture. The stories about the cared-for older people in the Brazilian stories above transmit a sense of joy and continuity of being part of us: the individual living with dementia is being sustained, but not through the North American ideal of independent living. It is rather through an intense, almost fusional connectedness with the grandchild – something that resembles a positive version of the famous handbook *The 36-Hour Day*. In the international literature, several authors have written about the fusional relations involved in ideal dementia care settings, generally focusing on the spouse of the person living with dementia. Judie Davies (2011), for example, writes about a »collaborative venture« and an »us identity«, while David Karp (2002) argues that couples have a »joint career« in memory loss after the diagnosis of a dementia.

In the Brazilian context, it is accepted that the person with dementia becomes a child again, and personhood is understood as sustained through a benevolent paternalism (or maternalism), and ongoing intimacy continues in the everyday spaces of a well-known environment, not the dreaded institution. In a marked difference from the more common accounts of caregiving involving burden and the painful loss of independence, there seems to be joy and continuity of life in the childlike states of the grandparents; the image of the non-person is only marginally evoked. These stories need to be seen as modern parables showing that, on an individual level, both distance (through the help of others) and fusion are needed for accompanying individuals with dementia through the final stages of their lives (cf. on this Markell 2000). Thinking about who is considered a hero (and who is not) in a given society might help to illuminate moral landscapes of good and bad and, ideally, will lead to a greater awareness of what often gets overlooked by otherwise well-meaning. Thinking about changes in heroic care over time and among groups helps us to become aware of inequalities and deservingness in care procedures. Notions like care and personhood cannot be taken for granted. Furthermore, the examples from Brazil and elsewhere show that heroism is generally about exceptions and should not be understood to be the norm. These histories focus especially on the wished for, on an ideal of what should be.

A last thought: the current hero in dementia care is the *preventive* individual, someone who takes care of herself and, ideally, doesn't get dementia at all (see Leibing 2014). This turn towards ›earliness‹ – early detection, early intervention and primary prevention – risks marginalizing even further those suffering from dementia in the advanced stages and their need for help.

References

Aguzzoli, Fernando (2014), *Quem, Eu? Uma Avó, Um Neto, Uma Lição de Vida*, São Paulo.

Bartlett, Ruth/O'Connor, Deborah (2010), *Broadening the Dementia Debate: Towards Social Citizenship*, Bristol.

Basting, Anne (2004), TimeSlips: Creative Storytelling with People with Dementia. Retrieved January 12, 2017, from http://www.timeslips.org/

Boening, Marianne/van Lente, Harro/Moors, Ellen (eds.) (2016), *Emerging Technologies for Diagnosing Alzheimer's Disease. Innovating with care*, Palgrave.

Brass, Paul R. (2008), False dichotomies: Truth, reason and morality in Nietzsche, Foucault and the contemporary social sciences, *Ritsumeikan Annual Review of International Studies*, 7, p. 1–34.

Carduff, Carlos (2011), Anthropology's ethics: Moral positionalism, cultural relativism, and critical analysis, *Anthropological Theory*, 11(4), p. 465–480.

Carson, Verner Brenner (2013), What to say to grandchildren who ask, »what is wrong with grandma or grandpa«? *Caring*, 32(1), p. 42–43.

Costa, Christiane (2014), ›Hoje eu é quem cuida dela‹, relata neta que ajuda avó com Alzheimer no Piauí, Globo com G1 (July 26, 2014). Retrieved January 12, 2015, from http://g1.globo.com/pi/piaui/noticia/2014/07/hoje-eu-e-quem-cuido-dela-relata-neta-que-ajuda-avo-com-alzheimer-no-pi.html

Davies, Judie C. (2011), Preserving the »us identity« through marriage commitment while living with early-stage dementia, *Dementia*, 10(2), p. 217–234.

Fassin, Didier (2008), Beyond good and evil?: Questioning the anthropological discomfort with morals, *Anthropological Theory*, 8(4), p. 333–344.

Featherstone, Mike (1992), The Heroic Life and Everyday Life. *Theory, Culture and Society* 9, p. 159–182.

Fox, Patrick (1989), From senility to Alzheimer's disease: The rise of the Alzheimer's disease movement, *The Milbank Quarterly*, 67(1), p. 58–102.

Globo (2015), Jovem muda rotina para se dedicar aos cuidados da avo com Alzheimer. http://g1.globo.com/sao-paulo/sorocaba-jundiai/noticia/2015/07/jovem-muda-rotina-para-se-dedicar-aos-cuidados-da-avo-com-alzheimer.html, accessed 8 February 2016.

Gubrium, Jaber F. (1986), *Oldtimers and Alzheimer's: The Descriptive Organization of Senility*, Greenwich.

Howard, Robert (2017), Doubts about dementia diagnoses, *The Lancet Psychiatry*, 4(8), p. 580–581. Online available: https://doi.org/10.1016/S2215–0366(17)30150–5

Huvent-Grelle, Dominique/Boulanger, Eric/Beuscart, Jean Baptiste/Delannoy, Laurie/Delabriere, Isabelle/François, Valérie/Puisieux, François (2016), When French adult grandchildren become the primary caregivers of their grandparents with dementia: A desperate or an overlooked generation? *Journal of the American Geriatrics Society*, 64(9), p. 1920–1922.

Joshi, Gungeet/Gezan, Salvador/Delisle, Tony/Stopka, Christine/Pigg, Morgan/Tillman, Mark (2015), Intentions of College Students to Serve as Informal Caregivers for Their Older Relatives: Theory of Planned Behavior Approach, *Educational Gerontology*, 41(5), p. 384–396. Online available: https://doi.org/10.1080/03601277.2014.974391

Karp, David (2002), *The Burden of Sympathy: How Families Cope With Mental Illness*, New York.

Kessler, Eva-Maria/Schwender, Clemens (2012), Giving dementia a face? The portrayal of older people with dementia in German weekly News magazines between the years 2000 and 2009, *Journals of Gerontololgy*, 67B(2), p. 261–270.

Kim, Sun Kyung/Park, Myongkhwa (2017), Effectiveness of person-centered care on people with dementia: a systematic review and meta-analysis, *Clinical Interventions in Aging*, 12, p. 381–397.

Kitwood, Tom (1997), *Dementia Reconsidered: The Person Comes First*. Buckingham.

Kontos, Pia/Miller, Karen-Lee/Colobong, Romeo/Palma Lazgare, Luis I./Binns, Malcolm/Low, Lee-Fay/Surr, Claire/Naglie, Gary (2016), Elder-Clowning in

Long-Term Dementia Care: Results of a Pilot Study, *Journal of the American Geriatrics Society*, 64(2), p. 347–353.

Lasch, Christopher (1979), *The Culture of Narcissism, American Life in an Age of Diminishing Expectations*, New York.

Leibing, Annette (2006), Divided Gazes: Alzheimer's disease, the Person Within, and Death in Life, in: Anette Leibing/Lawrence Cohen (eds.), *Thinking about Dementia – Culture, loss, and the anthropology of senility*, New Brunswick, p. 240–268.

Leibing, Annette (2010), Inverting compliance, increasing concerns: Aging, mental health, and caring for a trustful patient, *Anthropology & Medicine*, 17(2), p. 145–158.

Leibing, Annette (2014), The earlier the better – Alzheimer's prevention, early detection, and the quest for pharmacological interventions, *Culture, Medicine & Psychiatry*, 38(2), p. 217–236.

Leibing, Annette (2015), Dementia in the Making: Early Detection and the Body/Brain in Alzheimer's Disease, in: Aagje Swinnen and Mark Schweda (eds.), *In Popularizing Dementia, Public Expressions and Representations of Forgetfulness*, Bielefeld, p. 275–296.

Leibing, Annette (2016), Alzheimer's disease in urban Brazil, in: Lenore Mandersen/Elizabeth Cartwright/Anita Hardon (eds.), *The Routledge Handbook of Medical Anthropology*, Routledge, p. 193–197.

Leibing, Annette (2017), Successful Selves? Heroic tales of Alzheimer's Disease and Personhood in Brazil, in: Sarah Lamb (eds.), *Successful Aging? Global Perspectives on a Contemporary Obsession,* New Brunswick, p. 203–217.

Lichtenstein, Brad (2006), *Almost Home*, see http://www.imdb.com/title/tt1431680/

Mace, Nancy L./Rabins, Peter V. (2017 [1981]), *The 36-Hour Day. A Family Guide to Caring for People Who Have Alzheimer Disease, Other Dementias, and Memory Loss*, Baltimore.

Markell, Patchen (2000), The Recognition of Politics: A Comment on Emcke and Tully, *Constellations*, 7(4), p. 496–506.

McGuigan, John (2014), The Neoliberal Self, *Culture Unbound*, 6, p. 223–240.

Miron, Anca M./Thompson, Ashley E./McFadden, Susan H./Ebert, Alexandria R. (2017), Young adults' concerns and coping strategies related to their interactions with their grandparents and great-grandparents with dementia, *Dementia*. Online available: https://doi.org/10.1177/1471301217700965

Mol, Annemarie/Moser, Ingrunn/Pols, Jeannette (2010), Care: Putting practice into theory, in: (id.) (eds.), *Care in Practice: On Tinkering in Clinics, Homes, and Farms,* Bielefeld, p. 7–26.

Nichols, Linda/Martindale-Adams, Jennifer/Burns, Robert/Graney, Marshall/Zuber, Jeffery (2011), Typical and atypical dementia family caregivers: systematic and objective comparisons, *International Journal of Aging and Human Development*, 72(1), p. 27–43.

Paley, John (2001), An Archaeology of Caring Knowledge, *Journal of Advanced Nursing*, 36(2), p. 188–198.

Philipp-Metzen, Elisabeth H. (2011), Die Enkelgeneration in der familialen Pflege bei Demenz, *Zeitschrift für Gerontologie und Geriatrie*, 44(6), p. 397–404.

Post, Stephen G. (2002), *The Moral Challenge of Alzheimer Disease. Ethical Issues from Diagnosis to Dying*, Baltimore/London.

Power, G. Allen (2017), *Dementia Beyond Drugs: Changing the Culture of Care*, Baltimore.

Quinn, John (n.d.), *What is person-centered care? Living well with dementia*. Retrieved July 15, 2017, from https://livingwellwithdementia.wordpress.com/what-is-person-centred-care/

Ramnarace, Cynthia (2011), *The Surprising Caregiver: Your Grandchild*. Retrieved May 15, 2017, from http://www.aarp.org/relationships/caregiving/info-08–2011/grandchild-as-caregiver.html

Reisberg, Barry (1981), *A Guide to Alzheimer's Disease: For Families, Spouses, and Friends*, New York.

Sankar, Andrea (2013), see http://clasweb.clas.wayne.edu/asankar (accessed February 2015)

Siegel, Lee (2010), The book of self-love, Narcissism, *The New York Times*, February 5, 2017. Retrieved December 12, 2015, from http://www.nytimes.com/2010/02/07/books/review/Siegel-t.html?pagewanted=all

Sloterdijk, Peter (2008), Philosopher Peter Sloterdik on the Tour de France, *Spiegel Online*, July 2010. Retrieved February 8, 2016, from http://www.spiegel.de/international/europe/philosopher-peter-sloterdijk-on-the-tour-de-france-the-riders-are-just-regular-employees-a-565111.html

Sloterdijk, Peter (2012), *Zeilen und Tage, Notizen 2008–2011,* Frankfurt/M.

Stevenson, Lisa (2014), *Life Beside Itself: Imagining Care in the Canadian Arctic*, Berkeley.

Terra Online (2014), *Saga de neto que largou tudo para cuidar da avó vira livro*. Retrieved January 9, 2017, from http://noticias.terra.com.br/brasil/saga-de-neto-que-largou-tudo-para-cuidar-da-avo-vira-livro,b35cad2487d86410VgnVCM3000009af154d0RCRD.html

Tribuna Hoje (2015), Paraisopolis! Benjamin chora por doença da avó e decide morar com ela, July 17. http://www.tribunahoje.com/noticia/148556/entretenimento/2015/07/17/paraisopolis-benjamin-chora-por-doenca-da-avo-e-decide-morar-com-ela.html, accessed 6 February 2015.

Verhaeghe, Paul (2014), Neoliberalism has brought out the worst in us, *The Guardian*, September 29, 2014. Retrieved July 26, 2017, from https://www.theguardian.com/commentisfree/2014/sep/29/neoliberalism-economic-system-ethics-personality-psychopathicsthic

»Das ganze Kreative einbringen« – Unterstützer/innenkreise zur Stärkung der Sorgestrukturen für Menschen mit Demenz

Andrea Newerla

In diesem Beitrag werden Ergebnisse des hessischen Modellprojekts »Demenz: Entlassung in die Lücke«[1] des *Diakonischen Werks Gießen* diskutiert, welches über die Erprobung von Unterstützungskonzepten für Menschen mit Demenz versucht hat, Betroffenen zu helfen, ihr soziales Netzwerk aufrechtzuerhalten bzw. neu zu beleben. Ein gut funktionierendes Netz an unterschiedlichen (formellen wie informellen) Akteur/innen kann wichtige Möglichkeiten bieten, Menschen mit Demenz und deren Hauptbezugspersonen aufzufangen, ihnen Wege zu eröffnen, Herausforderungen im Alltag zu bewältigen, die mit der häuslichen Versorgung und Betreuung von Menschen mit Demenz verbunden sein können. Über eine interorganisatorische Vernetzung (vgl. Kardorff 1998) war es Ziel des Projektes, *Support*-Strukturen für Demenz-Betroffene[2] zu verbessern (vgl. Newerla 2017). Das Projekt hat sich an der Idee der *caring community* (vgl. dazu exemplarisch Klie 2014) orientiert: Auf verschiedenen Ebenen, die miteinander verknüpft wurden, sollte erreicht werden, Bürger/innen, Zivilgesellschaft, Dienstleistungsanbieter/innen und Verwaltung für die Situation von Menschen mit Demenz zu sensibilisieren, um schließlich in einem Hilfemix auf die besondere Bedarfslage Demenz-Betroffener reagieren zu können.

In der ersten Phase des Modellprojektes stand die Analyse der Netzwerklandschaft *Hilfen rund um das Thema Demenz* in der Stadt und im Landkreis Gießen im Vordergrund. Diese Analyse verdeutlicht die Situation vieler von Demenz betroffener Menschen, die in der Häuslichkeit leben: Hilfen kom-

1 Das Modellprojekt hat von 2012 bis 2016 eine Verbesserung der Versorgung von Menschen mit Demenz in der Stadt und im Landkreis Gießen angestrebt und sich auf ein unter Vernetzungsaspekten vernachlässigtes Versorgungselement konzentriert: das Akutkrankenhaus und besonders auf Pfade von Patient/innen mit Demenz, die aus dem Akutkrankenhaus entlassen werden. Vgl. Newerla (2017).

2 Mit ›Demenz-Betroffene‹ werden hier nicht nur die erkrankten Personen bezeichnet, sondern auch Personen aus dem direkten Umfeld des erkrankten Menschen.

men häufig spät oder gar nicht an, viele Angehörige bzw. Hauptbezugspersonen managen die Situation allein, nutzen Angebote vor Ort nicht oder nur sehr wenig – aus ganz unterschiedlichen Gründen.[3] Manchmal fehlt es an Informationen über die vielfältigen Angebote, die vor Ort durchaus vorhanden sind. Zum Teil mangelt es an wohnortnahen und aufsuchenden Beratungsmöglichkeiten. Aber auch viele aufgeklärte und informierte Demenz-Betroffene nutzen die bestehenden Angebote nur wenig (DAK 2015: 31). Zugleich ist das (subjektive) Belastungsempfinden pflegender Angehöriger oder anderer Hauptbezugspersonen oft sehr groß (vgl. Karrer 2016). Die Autor/innen des *Pflege-Reports* der DAK sprechen sogar von einer »Spirale der Überlastung, die in gesellschaftliche Isolation mündet« (DAK 2015: 25). Insbesondere in Demenzkontexten spitzt sich die Situation häufig zu (vgl. Hochgraeber u.a. 2014). Die Folge kann ein »Abtauchen« (Frewer-Graumann 2014: 189) der Hauptbezugspersonen und eine Isolation von Menschen mit Demenz (auch gemeinsam mit ihren Bezugspersonen) sein: Ihre sozialen Kontakte nehmen insgesamt ab, und die Hauptbezugspersonen bewältigen den Alltag häufig allein – meist am Limit ihrer Kräfte, bis es zu Hause nicht mehr geht (vgl. Grau u.a. 2016). Professionell Tätige in diesem Bereich stellen in diesem Zusammenhang oft die Frage: Warum werden die Angebote von pflegenden Angehörigen nicht (früher) genutzt, um eine Entlastung im Alltag zu erreichen? Dieser Frage widmet sich auch das Modellprojekt. Bevor Ergebnisse des Projektes präsentiert werden, soll ein Fallbeispiel[4] veranschaulichen, wie sich eine häusliche Situation in Demenzkontexten darstellt.

Das Ehepaar Krause – beide in Rente – lebt in einem kleinen Ort in der Nähe von Gießen. Vor einigen Jahren sind sie aus Nordhessen in den Landkreis Gießen gezogen, weil sich Frau Krause um ihre kranke Mutter kümmern wollte. Gemeinsam mit ihrem Bruder, der ganz in der Nähe wohnt, hat sie sich dieser Aufgabe angenommen. Nach dem Tod der Mutter ist der Kontakt zum Bruder eingefroren: Ein unüberwindbarer Konflikt hat die Geschwister entzweit. Andere Kontakte, etwa zu Nachbar/innen oder anderen Dorfmitgliedern, bestehen kaum. Wenn man sich auf der Straße begegnet, bleibt es bei einem freundlichen »Hallo«. Einkaufsmöglichkeiten gibt es in dem kleinen Ort nicht – Besorgungen müssen alle mit dem Auto erledigt werden. Dann verschlechtert sich die gesundheitliche Situation von Herrn

3 Einen guten Überblick liefert Frewer-Graumann (2014).
4 Zur Grundlage dienen die Interviews »MoPro_CoS-1« und »MoPro_CoS-1_2«. Vgl. Newerla (2017).

Krause: Es kommt zunehmend zu Stürzen und im Alltag findet er sich immer schlechter zurecht. Es folgt die Diagnose Alzheimer-Demenz. Kurz darauf kann er nicht mehr gehen und ist seitdem auf einen Rollstuhl angewiesen. Seit einigen Monaten ist er zudem inkontinent. Frau Krause kann bzw. will ihren Mann nicht mehr allein lassen: Sie hat Angst, dass er stürzen könnte, wenn er allein ist. Leistungsrechtliche Angebote, die es im Umfeld gibt und die dem Paar bekannt sind, nutzen sie kaum: »Das bisschen durchputzen und alles andere. Das schaffe ich doch. Was gäbe es zu machen? Dann sind eben die Fenster ein bisschen dreckiger als früher« (MoPro_CoS-1), sagt Frau Krause. Außerdem weigert sich Herr Krause, Tagespflegeangebote zu nutzen, die möglicherweise eine Entlastung für Frau Krause bringen könnten. Den morgendlichen Kampf mit ihm hat Frau Krause schnell wieder aufgegeben:

Frau Krause: »Ja gut, mein Mann war ja schon mehrmals im Café in B., im Demenz-Café, und in S. im Demenz-Café, er will es nicht. Er lehnt es vollkommen ab.«
Herr Krause: »Nur alte Leute, alte Leute. Ich möchte mich nicht so viel erklären.«
Frau Krause: »Er möchte gern zuhören, das genügt ihm schon. Er will nicht so eingebunden sein in diese Spiele. Er spielt nicht, er malt nicht und dieses Ganze.«
Herr Krause: »Die mit ihrem Malen [...] ich glaube wohl, da wird man ja verrückt. Ja.«
Frau Krause: »Und wir hatten viel, viel Stress, wenn ich ihn weggebracht habe und wieder abgeholt habe. Ich hab hier das Theater und diesen Kampf, bis er da hingeht, und danach diese Gespräche. Also dieser Kampf, ihn da hinzubringen, das ist viel nervenaufreibender, als wenn wir gemeinsam was machen.« (Ebd.)[5]

Der Alltag des Paares ist sehr strukturiert und routiniert, beiden ist wichtig, dass jeder Tag gleich ist. Täglich machen sie einen gemeinsamen Ausflug mit dem Auto – irgendwohin, Hauptsache raus. Dieses tägliche Ritual stellt einen bedeutenden Ankerpunkt für das Paar im Alltag dar – es stärke sie für den Rest des Tages, sagt Frau Krause. So wichtig diese Routine für beide ist, erlebt Frau Krause sie doch auch als erdrückend. Sie wünscht sich mehr Kontakte zu anderen Betroffenen – am liebsten zu einem Paar, das sich in einer ähnlichen Lage befindet. Dann könne man gemeinsam etwas

5 In dem zweiten Interview, welches ohne den Ehemann stattgefunden hat, berichtet Frau Krause von den Wutanfällen ihres Mannes, wenn es um das Thema Betreuung geht: »Was soll ich denn mit einem Mann, der mir hier in Wut ausbricht. Das geht doch nicht. Also das können Sie sich nicht vorstellen, wenn mein Mann richtig laut wird. Wie bösartig der wird. So aggressiv. Nur verbal, aber das reicht. Das mache ich nicht. Da tue ich mich auch schwer und da gibt ein Wort das andere und dann verzichte ich.« (MoPro_CoS-1_2)

unternehmen und sich über die Situation austauschen. – Wie kann eine Unterstützung für das Ehepaar Krause aussehen, die von der pflegenden Angehörigen und dem an Demenz erkrankten Ehemann nicht als Störung ihres routinierten Ablaufs oder als zusätzliche Belastung wahrgenommen würde? Welche Form der Unterstützung kann hilfreich sein? Und wer steht hier eigentlich in der Verantwortung, diese Unterstützung zu leisten? Familienmitglieder, Freund/innen, Nachbar/innen?

Frau Krause erlebt eine Belastung, das formuliert sie in den Interviews deutlich. Gleichzeitig hat sie Angst vor Veränderungen: Neue Kontakte bringen möglicherweise den für sie unbedingt aufrechtzuerhaltenden Tagesablauf durcheinander. Betroffene erleben dies als Gefährdung sicherheitsgebender Routinen. Dennoch möchte Frau Krause auch anderes erleben, sie möchte ein Stück weit wieder einen eigenen Alltag haben. Das Festhalten an routinierten Alltagsabläufen ist dabei jedoch ein wichtiger Aspekt: Jeder Tag ist gleich, alles folgt einem bestimmten Rhythmus, um allen Beteiligten Sicherheit zu geben und *Unerwartetes* zu vermeiden (vgl. Newerla 2012b).

Vertreter/innen der leistungsrechtlichen Ebene begegnen Demenz-Betroffenen wie dem Ehepaar Krause häufig mit Unverständnis, wenn sie vorhandene Angebote wie Demenz-Cafés nicht nutzen. *Von außen* erscheint der Lösungsweg ganz leicht: »Wenn Sie Herrn Krause zu uns bringen, dann können Sie wieder Ihren eigenen Alltag haben.« Aus Sicht Demenz-Betroffener gibt es jedoch vielfältige Gründe dafür, genau dies nicht zu tun. So wird etwa beklagt, dass die Hürden oftmals zu groß sind, um überhaupt an Angeboten teilnehmen zu können. Frau Krause hat sich gegen das Demenz-Café entschieden, weil sie den morgendlichen Kampf mit ihrem Mann, der dort nicht hingehen möchte, nicht führen will. Diese Aushandlungen haben sie viel Kraft gekostet. Auch empfinden Herr und Frau Krause den Spezialcharakter der Angebote für Menschen mit Demenz als unpassend für ihre Bedürfnisse. Aus Herrn Krause platzt es formlich heraus: »Ich will nicht Ball spielen, ich will mich literarisch unterhalten!« (MoPro_CoS-1) Außerdem gibt es Demenz-Betroffene, die Bedenken haben, sie könnten stigmatisiert werden, wenn sie solche Angebote nutzen. Zudem fällt es vielen Hauptbezugspersonen schwer, den an einer Demenz erkrankten Menschen in die Hände Fremder zu geben. »Niemand weiß so gut wie ich, was er braucht« (ebd.), sagt beispielsweise Frau Krause in einem Interview. Die Interviews und Gespräche, die im Rahmen des Modellprojektes geführt wurden, verdeutlichen die Wahrnehmung Demenz-Betroffener: Vorhandene Entlastungsangebote werden häufig als unpassend, unflexibel und unpersönlich bewertet.[6]

Das Projekt hat sich, neben dem Aufbau eines Demenznetzwerkes, der Frage gewidmet, wie es gelingen kann, Demenz-Betroffene wie Herrn und Frau Krause zu entlasten, also der Frage, was nötig ist, damit Unterstützungsangebote von Demenz-Betroffenen als Entlastung und nicht als zusätzliche Belastung empfunden werden. Das erarbeitete Konzept, welches flexibel an der häuslichen Situation von Menschen mit Demenz und ihren Angehörigen ansetzt, stellt diese mit ihren Wünschen und Bedürfnissen in den Mittelpunkt und organisiert von diesem Punkt aus Unterstützung für die betroffenen Personen. Im Folgenden werden die Erfahrungen, die mit dem Konzept gemacht werden, vorgestellt, analysiert und schließlich kritisch diskutiert.

Unterstützer/innenkreise für Menschen mit Demenz – ein *tragfähiges* Konzept?

In Anlehnung an ein in England erstmals erprobtes Konzept zur Unterstützung von Menschen mit Demenz[7] prüft das Gießener Projekt, wie es gelingen kann, auf niedrigschwelligen Wegen familiäre, freundschaftliche, nachbarschaftliche, zivilgesellschaftlich gestützte und/oder professionell be-

6 Pflegende Angehörige von Menschen mit Demenz nehmen professionelle Dienste häufig nicht in Anspruch, weil Aushandlungsprozesse nur in sehr begrenztem Rahmen möglich sind (vgl. Frewer-Graumann 2014).

7 Im Rahmen eines Projektes des *National Development Team for Inclusion* (NDTi) wurden erstmals *Circles of Support for People with Dementia* in vier Kommunen Südenglands (Mid Devon, Dorset, Portsmouth und Westlondon) erprobt. Ziel des Projektes war eine Stärkung der individuellen Netzwerke von Menschen mit Demenz. Ein Unterstützer/innenkreis ist eine Gruppe von Menschen, »who help the person to think about what they would like to do in their life, what support they need to do these things (including any changes to current support arrangements) and then support them to make these things happen« (NDTi 2014: 2). Neben der Stärkung individueller Bedürfnisse und Wünsche von Menschen mit Demenz bietet das Konzept ›Unterstützer/innenkreis‹ folgende Potenziale für die kommunale und quartiersbezogene Entwicklung von Sorgestrukturen: gute Unterstützungsmöglichkeiten für Demenz-Betroffene durch hohe Flexibilität, Zusammenbringen ›natürlicher‹ (informeller) und ›professioneller‹ Akteur/innen, frühzeitiges Einwirken auf Krisen (durch professionelle Unterstützung) und Stärkung lokaler Vernetzung (ebd.: 6f.).

gleitete Unterstützungsstrukturen für Demenz-Betroffene zu organisieren, zu etablieren und/oder zu revitalisieren. Ziel ist es, die soziale Einbindung dieser Menschen zu stärken und eine Entlastung der *Care*-Situationen zu erreichen. Wichtig ist dabei, dass Demenz-Betroffene die notwendigen Aushandlungsprozesse nicht als zusätzliche Belastung erleben, sondern das entlastende Potenzial der Unterstützung erkennen.[8] Ausgangspunkt möglicher Unterstützung – und damit zusammenhängend der Frage, wer UnterstützerIn sein könnte – sind die Bedürfnisse und Wünsche der Menschen mit Demenz bzw. von deren Hauptbezugspersonen.[9] Ein Unterstützer/innenkreis, der sich um die betroffene Person herum organisiert, versucht, Unterstützung auf individuell zugeschnittene Weise zu leisten. Eine solche Gruppe kann zum Beispiel aus Nachbar/innen, Freund/innen, (ehemaligen) Arbeitskolleg/innen, Ehrenamtlichen, professionellen Akteur/innen oder sonstigen Personen bestehen.

Im Unterschied zum englischen Beispiel hält es sich das Gießener Modell vor der Entwicklung eines Unterstützer/innenkreises offen, welche Person im Mittelpunkt des Kreises stehen soll, wer also Zielgruppe ist. Entsprechend des Bedarfs wird in den ersten Gesprächen jeweils mit Menschen mit Demenz und deren Hauptbezugspersonen ermittelt, ob der von einer Demenz (früh-)betroffene Mensch fokussiert wird oder ob es in erster Linie darum gehen soll, die Hauptbezugsperson zu entlasten, um auf diese Weise stabilisierend auf das (noch vorhandene) Unterstützungssetting einzuwirken. Gemeinsam mit den Demenz-Betroffenen werden mittels Netzwerkkarten und moderierten Gesprächen deren Situationen betrachtet und reflektiert sowie Wünsche und Bedürfnisse formuliert und fixiert, und schließlich wird gemeinsam eruiert, wer bei diesem Vorhaben unterstützend tätig sein kann, wie Entlastung für die Hauptbezugsperson geschaffen werden kann und an welcher Stelle vielleicht auch leistungsrechtliche Anbieter/innen als Unter-

8 In ihrer Dissertation analysiert Frewer-Graumann (2014) familiale Unterstützungsarrangements von Menschen mit Demenz und ihren Angehörigen und zeigt, dass gelungene Aushandlungsprozesse, die in sozialen Kontrakten münden, die Tragfähigkeit dieser Arrangements um ein Vielfaches erhöhen. Hilfe wird dann angenommen, wenn sie nicht als Heteronomie empfunden wird. In sozialen Aushandlungen entscheidet sich, ob sie im Einzelnen reale Unterstützungsquellen werden. Die Tragfähigkeit von Unterstützungssettings kann demnach erhöht werden, wenn möglichst viele Unterstützer/innen in unterschiedlichen Beziehungsgeflechten zu Menschen mit Demenz und deren Hauptbezugspersonen an der Pflege beteiligt sind.

9 Im weiteren Verlauf der Analyse wird deutlich, wie divergent diese Bedürfnisse sein können und welche Schwierigkeiten hierdurch im Alltag entstehen können.

stützer/innen infrage kommen. Im Zentrum dieser *assistierten Netzwerkentwicklung* steht die Stärkung der Selbsthilfepotenziale Demenz-Betroffener (*Empowerment*) und ihres Umfeldes, um auf diese Weise eine soziale Teilhabe von Menschen mit Demenz zu erreichen, Überlastungssituationen in der Häuslichkeit präventiv vorzubeugen und eine *caring community* zu (be-)fördern. Wichtig ist in diesem Zusammenhang, zwischen verschiedenen Positionen innerhalb einer Familie, eines Paares, aber auch anderen Akteur/innen und Demenz-Betroffenen zu vermitteln, Brücken zu bauen zwischen primären, sekundären und tertiären Netzwerken und einen Perspektivwechsel anzustoßen. Im Unterschied zu einer ›klassischen‹ (Pflege-)Beratung[10] steht nicht die versorgungs- und leistungsrechtliche Ebene mit ihrem Angebotskatalog im Fokus, sondern die *Besonderheit* der jeweiligen Konstellation innerhalb der Familien sowie die Potenziale im unmittelbaren Umfeld der Betroffenen.

Über verschiedene Zugänge werden geeignete Wege gesucht, Demenz-Betroffene zu erreichen. Hierfür erweisen sich die Vernetzungsaktivitäten des Modellprojektes als besonders dienlich: Über Akteur/innen des lokalen Versorgungsnetzwerkes – Akutkrankenhaus, neurologische Facharztpraxis, ambulanter Pflegedienst, örtliche Pflege-Beratungsstelle – werden unterschiedliche Zugangswege getestet. Diese Kontrastierungen geben Aufschluss darüber, wie Demenz-Betroffene über das professionelle Hilfesystem – hier über die »assistierte Netzwerkentwicklung der Unterstützer/innenkreise« – erreicht werden können und welche Rolle teilnehmende Akteur/innen (und deren Organisationen, Systeme, Institutionen) bei der Vermittlung dieser Personen spielen.[11] In insgesamt 13 Fällen ist dem Projekt eine längerfristige Begleitung gelungen.[12] Die Erfahrungen, die im Rahmen der Unterstützer/

10 Informelle Gespräche und Interviews mit Expert/innen vor Ort zeigen, dass unter einer ›klassischen Pflegeberatung‹ häufig ein *Case-Management* verstanden wird, durch das Ratsuchende erfahren können, welche leistungsrechtlichen Ansprüche sie (laut Gesetz) haben und welche Angebote es in ihrer Region gibt. Meist beziehen sich die Beratungsgespräche auf Fragen rund um die Pflegeversicherung und den damit zusammenhängenden Rechtsanspruch.

11 Eine Projektmitarbeiterin ist (in unterschiedlicher Form und Dichte) in den kooperierenden Organisationen präsent, um potenziellen Klient/innen für ein persönliches Gespräch zur Verfügung zu stehen (vgl. Newerla 2017).

12 In acht Fällen handelt es sich um Ehepaare, in drei Fällen um alleinlebende Menschen mit Demenz und in zwei Fällen um Menschen mit Demenz, die bei den eigenen Kindern leben. Im Rahmen der Unterstützer/innenkreise werden die Angehörigen regelmäßig von der Netzwerkassistenz kontaktiert, um zu evaluieren, welche Erfahrungen Betroffene und/oder Bezugspersonen mit neuen Kontakten (beispielsweise wiederbelebte

innenkreise gemacht werden, zeigen deutlich: *Alltag mit Demenz* ist häufig von Spannungen und Konflikten durchzogen (vgl. dazu auch Newerla 2012b). Meist sind es divergierende Bedürfnislagen der jeweiligen Akteur/innen, die zu Spannungen führen, oder (familiäre/partnerschaftliche) Konflikte, die sich durch die Demenz eines Familienmitglieds verschärfen. Auch Fragen rund um das Thema Versorgung (zum Beispiel stationäre oder ambulante Pflege/Betreuung) der Demenz-Betroffenen sind immer wieder Auslöser von Spannungen/Konflikten. Verständigungsprobleme verschärfen die häusliche Situation häufig zusätzlich. Die Netzwerkassistentin fasst die Gemeinsamkeiten, die sie beobachtet hat, folgendermaßen zusammen:

»Ohne Konflikte war eigentlich kein Fall. Oder ohne Verständnisprobleme und Kommunikationsprobleme, wo es nochmal so ganz klar um die Vermittlung ging. Und die Hemmung, das soziale Umfeld mit einzubinden, war eigentlich überall. Dass es schon eher etwas verhalten war. Aber über das Gespräch dann schon das Potenzial eher gesehen wurde oder auch die Wichtigkeit der sozialen Kontakte.« (Ebd.)

Überwinden lässt sich die zurückhaltende Haltung der Bezugspersonen in der Regel durch den Beziehungsaufbau, den die Assistenz von Beginn ihrer Begleitung an priorisiert:

»Also Beziehungsaufbau war das A und O. Ja! Also auch, dass die Personen dann einfach offen zu mir waren. Da kam es auch nochmal darauf an, also wenn es jetzt die Ratsuchenden waren, wenn die sich direkt an mich gewendet haben oder auch in einer Krisensituation, wurde viel freier gesprochen. Weil es glaube ich eine Entlastung dargestellt hat, einer Person das alles nochmal zu erzählen, die sie jetzt nicht kennen. Aber gerade bei denjenigen bei der Sprechstunde, die der Herr K. [Neurologe] [13] dann so an mich weiter übergeleitet hat und die erst einmal gar nicht wussten, naja wer ist denn das und was macht die jetzt mit uns und will die jetzt bei uns etwas verändern, da war dann ganz klar erst einmal so der Beziehungsaufbau, ins Gespräch kommen, stand da im Fokus. Und da auch zu vermitteln, naja ich verkaufe ihnen jetzt hier nichts. Es geschieht gar nichts gegen ihren Willen. Wenn dann ent-

Freundschaften), hinzugezogenen Diensten (Pflegediensten, Freiwilligendiensten), tagesstrukturierenden Angeboten etc. machen. Die gemeinsame Reflexion bietet Raum, die häusliche Situation neu auszurichten, Hilfen zu erweitern oder einfach ein Entlastungsgespräch zu führen. Angehörige und Bezugspersonen bewerten insbesondere die nachfragenden Gespräche, die auch per Telefon durchgeführt werden können, als hilfreich und entlastend.

13 Über eine Sozialsprechstunde, die direkt in der neurologischen Facharztpraxis stattfindet, konnten einige Fälle für Unterstützer/innenkreise gewonnen werden.

wickeln wir etwas GEMEINSAM. Und ich erzähle ihnen jetzt hier nicht, was gut für sie ist.«[14]

Konflikte im Alltag, Verständigungs- und Kommunikationsprobleme, unterschiedliche Bedürfnislagen und Angst vor Veränderung sind Aspekte, die in allen Fällen vorkommen. Handlungsleitend für die Arbeit der Netzwerkassistenz ist die Frage, wie es gelingen kann, dass sich Betroffene und Familien oder Bezugspersonen öffnen, *bevor* Krisensituationen entstehen. Die Erfahrungen, die mit den Unterstützer/innenkreisen gemacht werden, zeigen deutlich, dass eine Öffnung von Bezugspersonen gegenüber Unterstützungsangeboten (informeller und formeller Art) erreicht werden kann, wenn sich vertrauensvolle Beziehungen zur Assistenz entwickelt haben. Auf- und Ausbau von Hilfestrukturen und (Wieder-)Belebung der Kontakte zum sozialen Umfeld der Demenz-Betroffenen können grundlegende Stützen im Alltag darstellen und hilfreich sein, wenn Menschen mit Demenz und/oder deren Hauptbezugspersonen in Krisen geraten. Die Erziehungswissenschaftlerin Frewer-Graumann, die ebenfalls Unterstützungssettings von Menschen mit Demenz untersucht hat, kommt zu ähnlichen Ergebnissen:

»In Bezug auf das sekundäre soziale Netzwerk zeigen die Ergebnisse, dass informelle Helfer/innen wie Nachbar/innen, Freund/innen und/oder Ehrenamtliche eine breite Palette von Möglichkeiten der Unterstützung bieten und somit zu einer Entlastung der Hauptbezugsperson beitragen können. Erst im Rahmen von sozialen Aushandlungsprozessen aller Beteiligten entscheidet sich jedoch, ob sie zu faktischen und hilfreichen Unterstützungsquellen im Alltag werden oder nicht. Insgesamt können sie zu einer Tragfähigkeit der Unterstützungsarrangements beitragen, da diese auszeichnet, dass möglichst viele verschiedene Unterstützer/innen mit unterschiedlichen Beziehungskonstellationen im Hinblick auf die demenziell veränderte Person und die Hauptbezugsperson involviert sind.« (2014: 189)

Wichtig ist, dass eine moderierende Instanz zwischen den zum Teil sehr unterschiedlichen Bedürfnissen, Sichtweisen und Situationsbewertungen vermittelt, um auf diese Weise ein Klima zu schaffen, in dem Hilfe überhaupt angenommen werden kann, und um damit die Tragfähigkeit der häuslichen Unterstützungssettings zu erhöhen. Die Erfahrungen des Gießener Projektes zeigen außerdem: Hauptbezugspersonen von Alleinlebenden formulieren oft den Wunsch, eine »Rund-um-die-Uhr-Betreuung« etablieren zu wollen: »Die Angst, es kann etwas passieren, steht im Fokus. Und auch die Frage, wie lange ist es verantwortbar beziehungsweise zumutbar« (MoPro-Projektmit-

14 Auszug aus dem Interview »MoPro-Projektmitarbeiterin-S_7«.

arbeiterin-S_7), beschreibt die Projektmitarbeiterin dieses Problem. Die Erfahrungen der Netzwerkassistenz zeigen, dass die Bedarfe von alleinlebenden Menschen mit Demenz sowie von deren Hauptbezugspersonen größer sind als die von Demenz-Betroffenen, die in sozialen Bezügen (zum Beispiel in einer Partnerschaft oder mit ihrer Familie) leben. Es muss mehr organisiert und geplant werden, um den alleinlebenden Menschen mit Demenz im Alltag entsprechenden Halt geben zu können.

Ein weiterer Aspekt, der von der Netzwerkassistentin als herausfordernd beschrieben wird, ist die Klärung der Frage, wer im Zentrum eines Unterstützer/innenkreises stehen soll – der Mensch mit Demenz oder dessen Hauptbezugsperson:

»In einem Fall war das klar die Angehörige, dem Betroffenen gings super. Der hatte seinen Alltag zu Hause, der hatte seinen Hof, der konnte sein Ablaufschema einfach so machen. Und die Angehörige hat ganz klar gesagt, sie will eine Entlastung was Haushaltsführung und und und angeht. […] Die Angehörigen haben meist den Fokus gesehen in der pflegerischen Versorgung statt so den Aktivitäten. Oder es waren häufig Konflikte da. Wo meine Rolle war zu vermitteln. Auch verschiedene Alltagssituationen, wo man gemerkt hat, da kriselt es einfach, weil der Angehörige die Handlungsweisen nicht verstehen kann, warum der mit Demenz das und das macht.« (Ebd.)

Aufgrund der Konfliktlastigkeit des Alltags ist es schwierig, vor der Entwicklung eines Unterstützer/innenkreises festzulegen, wer im Mittelpunkt dieses Kreises stehen soll, da es sehr häufig um eine *Vermittlung* (Aushandlung) zwischen den (zum Teil sehr unterschiedlichen und divergierenden) Bedürfnissen und Wünschen geht. Insbesondere in Paarkonstellationen ist diese Vermittlung eine zentrale Aufgabe der Netzwerkassistenz. Hingegen ist in Settings, wo die eigenen Kinder einen Menschen mit Demenz versorgen, die Situation oft eine andere: Hier sind die Kinder meist sehr gut informiert und wollen konkrete Unterstützungsmöglichkeiten für den Menschen mit Demenz. Beispielsweise berichtet eine Interviewpartnerin von ihrer an Demenz erkrankten Mutter: Vor einigen Jahren war ihr Vater verstorben, und lange Zeit lebte die Mutter allein in einem Haus im Vogelsbergkreis. Zunehmend kam diese schlechter im Alltag zurecht, sodass die Interviewpartnerin sie in ihre Nähe holte, wo die Tochter täglich nach ihr sehen kann. Welche Unterstützung sie sich durch einen Unterstützer/innenkreis wünscht, kann die Interviewpartnerin sehr klar formulieren:

»Das war keine akute Situation, sondern das war das Gesamtbild, was sich ergeben hat. Frau, Anfang 70, alleine in einem Haus in einem Ort mit 160 Einwohnern und dort Manpower zu finden, die sich adäquat um so eine Person kümmern. Natürlich bekommt man Pflegende, die sich kümmern. Aber das war gar nicht unbedingt mein Ziel. Sie soll Freizeitaktivitäten haben und gar nicht unbedingt jemanden, der sehr in das Thema Demenz eingebunden ist. Sondern eher spontan auf sie und ihre Wünsche reagiert und gar nicht unbedingt so von dieser medizinisch-pflegerischen Seite her.«[15]

In diesem Fall ist die Priorisierung sehr klar: Die Angehörige erwartet bzw. wünscht sich von einem Unterstützer/innenkreis (Freizeit-)Aktivitäten jenseits der Betreuungs- und Versorgungsebene (zum Beispiel Theaterbesuche, Tanzveranstaltungen durch *Anders tanzen!*) für ihre Mutter. Andere relevante Dinge (ambulanter Pflegedienst etc.) hat sie bereits organisiert und benötigt hier kaum Unterstützung bzw. erfährt diese von der eigenen Tochter und ihrem Ehemann. In Paarkonstellationen hingegen sind Wünsche, Bedürfnisse und Unterstützungsbedarfe häufig nicht so eindeutig und klar: Immer wieder ist die Netzwerkassistentin damit konfrontiert herauszuarbeiten, wer welche Bedürfnisse und Wünsche hat und wie sich diese jeweils realisieren lassen. Schwierig ist die Bedarfsdeckung zudem bei (Ehe-)Paaren, bei denen die pflegenden Partner/innen selbst alt bzw. hochaltrig sind und aus diesem Grund Schwierigkeiten haben, den Alltag und die Pflege/Betreuung zu organisieren. Hier ist die Aufgabe der Assistenz, zuerst einmal dafür zu sorgen, dass die (Ehe-)Paare in einem ersten Schritt Unterstützung bei anfallenden Organisationsaufgaben erhalten, und daran anschließend Versuche zu unternehmen, soziale Kontakte – soweit wie möglich – zu revitalisieren.

Insgesamt lässt sich festhalten, dass im Rahmen der Unterstützer/innenkreise für Menschen mit Demenz vielfältige Hilfe- und Unterstützungsmöglichkeiten etabliert und getestet werden konnten. In allen Fällen haben Kontakte zu Unterstützer/innen zugenommen bzw. sind wiederentdeckt worden. Demenz-Betroffene öffnen sich zunehmend gegenüber sozialen, zivilgesellschaftlichen, medizinischen und pflegerischen Unterstützungsstrukturen. Dies wirkt sich positiv auf ihre Gesamtsituation aus und sie fühlen sich weniger alleingelassen als vor der Teilnahme an den Unterstützer/innenkreisen. Zugleich scheuen sich Demenz-Betroffene, Personen aus ihrem sozialen Umfeld um Hilfe oder Unterstützung zu bitten. Ein Argument, das immer wieder genannt wird, lautet: »Ich kann nichts zurückgeben.« Ein anderes ist: »Ich möchte niemanden zusätzlich belasten.« Viele zögern, das eigene soziale Umfeld mit *Verbindlichkeitsansprüchen* zu konfrontieren. Es scheint

15 Auszug aus dem Folgeinterview MoPro_CoS-1.

in diesem Zusammenhang einfacher zu sein, Unterstützung und Hilfe über bezahlte Dienstleistungen in Anspruch zu nehmen, als Freund/innen oder Nachbar/innen zu fragen.

Hier wird eine Ambivalenz sichtbar: Auf der einen Seite werden gängige Entlastungsangebote als zu unpersönlich, unflexibel und unpassend empfunden, auf der anderen Seite möchten Demenz-Betroffene aber auch nicht auf das persönliche Umfeld zurückgreifen und niemanden zusätzlich belasten. Vielleicht ist dies ein Hinweis auf *Sorge um Verbindlichkeit* im Kontext einer Alltagsbewältigung: Kann ich von einem Freund bzw. einer Freundin die Verbindlichkeit einfordern, die ich als pflegende Angehörige benötige, damit ich meinen Alltag als weniger belastend empfinde? Die Erfahrungen, die im Rahmen der Unterstützer/innenkreise gemacht werden, zeigen, dass es durchaus möglich ist, hier Haltungsänderungen zu erreichen. Voraussetzung hierfür ist der Aufbau einer vertrauensvollen Beziehung zwischen dem Beistand (der Netzwerkassistenz) und den Demenz-Betroffenen.

Suche nach Bewältigungsstrategien in Demenzkontexten – keine Patentlösungen

Im Vorgehen unterscheidet sich die assistierte Netzwerkentwicklung deutlich von klassischen Pflegeberatungssituationen, die üblicherweise über Beratungsstellen (oder ambulante Pflegedienste) gewährleistet werden. Im Unterschied dazu rekonstruiert die Netzwerkassistenz gemeinsam mit den Demenz-Betroffenen in einem ersten Schritt deren Situation, analysiert, wer welche Aufgaben bereits übernimmt und wo Unterstützungsbedarf besteht, um dann in einem zweiten Schritt gemeinsam mit den Betroffenen zu diskutieren, wer noch Aufgaben übernehmen könnte und ob nicht auch Dienstleister/innen hinzugezogen werden sollen. Wichtig ist dabei, dass vonseiten der Netzwerkassistenz keine Lösungen nach dem Motto »Nutzen Sie das Demenz-Café, dann haben Sie mehr Zeit für sich« präsentiert werden. Das Fallbeispiel zu Beginn zeigt die Schwierigkeit der häuslichen Situation: Frau Krause kann das Entastungsangebot Demenz-Café nicht für sich nutzen, weil der morgendliche Kampf mit Herrn Krause die Situation eher verschlechtert. Im Rahmen der Entwicklung eines Unterstützer/innenkreises wird in einem solchen Fall folgende Frage gestellt: Gibt es Wege und Möglichkeiten, beiden Wünschen gerecht zu werden? Also Entlastung für Frau Krause zu schaffen und zugleich Herrn Krause ernst zu nehmen, der nicht Ball spielen, sondern sich literarisch unterhalten möchte.[16] Dabei ist wichtig, »auch mal um die Ecke zu denken« (MoPro-Projektmitarbeiterin-S_7), gibt die Netzwerkassistentin zu bedenken, das heißt, auch unkonventionelle Wege zu gehen, *flexibel und kreativ* auf die jeweilige Situation zu reagieren.[17] Um dies zu erreichen, ist eine Vertrauensbasis notwendig, welche die Netzwerkassistenz anfangs erarbeiten muss. Dies kostet Zeit und bindet Ressourcen.

Beziehungsarbeit im Sinne von Vertrauensarbeit ist wichtig, um Ängste, Sorgen oder Bedenken zu nehmen und neue Perspektiven zu ermöglichen.[18] Denn: Demenz-Betroffene verbinden mit Interventionen von außen häufig die Sorge, dass sich ihr Alltag verändert – dies zeigen die Interviews mit ihnen deutlich. So erdrückend der immer gleiche Alltag für Pflegende oft sein kann, werden routinierte Abläufe zugleich als Stabilitätsfaktor in der Alltagsbewältigung angesehen (vgl. dazu Newerla 2012b). Gerade in von Demenz betroffenen Sozialbezügen scheint diese Angst besonders groß und Pflegende klammern sich oft an jeden Stabilitätsfaktor. Von Angehörigen ist zu hören, dass der Alltag stabil sein sollte, um allen Beteiligten Sicherheit zu geben. Ein Leben mit Demenz bringt aber ständige Veränderungen mit sich: Vieles ist in Bewegung und auf den Kopf gestellt. Ein Eingriff von außen wird aus Sicht vieler Demenz-Betroffener als Störung wahrgenommen, die die Notwendigkeit einer *Neuausrichtung des Alltags* nach sich zieht. Dies kostet pflegende Angehörige erst einmal sehr viel Kraft, auch wenn der Einbezug externer Hilfestrukturen langfristig Entlastung bieten kann.

16 Im Fall des Ehepaars Krause konnte eine Entlastung erreicht werden, indem Frau Krause ein monatliches Strick-Café besucht. Frau Krause beschreibt diesen Nachmittag als sehr wohltuend: »Da fühle ich mich sehr wohl! […] Da kann ich dann wirklich mal abschalten.« (MoPro_CoS-1_2) Herr Krause wird in dieser Zeit von einer ehrenamtlichen Helferin in der eigenen Häuslichkeit individuell betreut.

17 Zu einem ähnlichen Ergebnis kommt auch die Evaluation des englischen Vorhabens (vgl. NDTi 2014).

18 Hiermit sind nicht nur personenbezogene Vertrauensebenen gemeint, sondern auch Vertrauenserfahrungen mit Systemen/Institutionen wie Pflegesystem und Pflegeorganisationen. Vertrauensaufbau kann »1. *process-based* sein, sich also durch eine interaktionsgeschichtliche Einbettung vollziehen, in deren Rahmen als beispielhafter Indikator das unmittelbar bekannte oder über Dritte mitgeteilte soziale Kapital beziehungsweise die Reputation anderer Personen fungiert; er kann 2. *characteristic-based* sein, also sich über eine personale Einbettung vollziehen, in deren Rahmen als beispielhafte Indikatoren der familiäre Hintergrund oder die ethnische Zugehörigkeit wirksam werden; oder er kann 3. *institutional-based* verlaufen, das heißt im Zuge einer institutionellen, entweder akteurspezifischen oder über formale Mechanismen laufenden Einbettung.« (Endreß 2015: 67; vgl. auch Hartmann/Offe 2001).

Von außen betrachtet scheinen diese Veränderungen notwendig zu sein, um nicht in einer Spirale der Überbelastung zu enden. Die Erfahrungen, die Expert/innen in diesem Bereich machen, sind oft ähnlich.[19] Für viele Sachkundige ist es nur schwer auszuhalten, dass sie wissen, was kommen wird, wenn sie mit Demenz-Betroffenen im Gespräch sind. Zugleich ist in diesem Zusammenhang wichtig, dass auch Betroffene als Expert/innen *ihrer* Situation wahrgenommen werden: Sie wissen um die Kämpfe und Aushandlungen, die wieder geführt werden müssen, wenn sich im Alltag etwas verändert.[20] Dass sich etwas verändert, ist jedoch kaum vermeidbar. Das bringt auch das Leben mit Demenz mit sich. Allerdings sollten Außenstehende genau dies bedenken, wenn sie Kontakt zu Menschen mit Demenz und deren Familien bzw. Bezugspersonen haben. Ihre Perspektive ist häufig: »Läuft doch total gut, wir brauchen keine Hilfe« oder: »Das bisschen Arbeit schaffe ich doch noch.«[21] Hier sollten Demenz-Betroffene abgeholt werden, um gemeinsam mit ihnen darüber nachzudenken, welche neuen Wege es geben kann, um auf diese Weise Schritt für Schritt eine Öffnung der Betroffenen zu erarbeiten. Es gilt sie, dabei zu unterstützen, eigene Kräfte – und die ihres sozialen Umfeldes – (wieder) zu entdecken und sie immer wieder zu motivieren, auf Hilfen zurückzugreifen. Dafür ist eine enge, individuelle und kreative Begleitung notwendig, die auch unkonventionelle Wege in Betracht zieht. Gemeinsam mit den Demenz-Betroffenen werden (Lösungs-)Strategien entwickelt, Betroffene priorisieren ihre Anliegen, und im besten Fall kommt es zu einer Vermittlung zwischen unterschiedlichen Bedürfnislagen. Die Netzwerkassistentin beschreibt dieses Vorgehen wie folgt:

»[Es ist] eher so ein Prozess, so eine gemeinsame Entwicklung von Lösungsideen. Dass ich nicht als Experte da hinkomme und sage: ›Ok, ich habe jetzt das, das und das Angebot, ich drucke die Liste [der örtlichen Beratungsstelle] aus, und hier haben sie jetzt die ganze Sparte der Betreuungsangebote, der Cafés in ihrem Umfeld‹. Sondern es geht um eine gemeinsame Ideensuche. Da sind dann zum Teil die Angehörigen auch selbst draufgekommen, wenn man mal gemeinsam überlegt hat: ›Ach da gibt es ja noch diesen Freund, vielleicht sollte ich den doch mal ansprechen, vielleicht

19 Das zeigen auch die Expert/inneninterviews, die im Rahmen der Projekt-Evaluation durchgeführt wurden.

20 »Hauptbezugspersonen [sind] als Expert/innen ihrer Lebenswelt flexibel und erfinderisch. In mancher Hinsicht sprechen sie den Professionellen – besonders den behandelnden Ärzt/innen – die Kompetenz ab, ihre Lebenswelt adäquat beurteilen zu können.« (Frewer-Graumann 2014: 142)

21 Diese Aussagen werden so oder in ähnlicher Weise in den Interviews mit Bezugspersonen, die im Rahmen der Evaluation durchgeführt wurden, immer wieder getroffen.

kommt er ja einmal die Woche, und die beiden unternehmen wieder was zusammen, der ist doch eigentlich ganz offen‹. Also so diese Denkanstöße einfach geben. Natürlich fällt es dann auch schwer zu sagen: ›Ich habe jetzt hier keine Patentlösung, wir müssen jetzt einfach mal gemeinsam gucken‹.« (MoPro-Projektmitarbeiterin-S_7)

Im Mittelpunkt der Begleitung steht die »gemeinsame Ideensuche«. Die Assistenz hilft den Betroffenen, eigene Antworten für ihre jeweilige Situation zu finden. Dabei wirkt sie unterstützend und gibt »Denkanstöße«. Laut Projektmitarbeiterin gibt es selten »Patentlösungen«, die den Demenz-Betroffenen präsentiert werden können, weil die Situationen häufig sehr spezifisch sind und sich immer wieder verändern. Aus diesem Grund definiert sie ein kreatives Vorgehen als wesentliches Moment in der Prozessbegleitung der Demenz-Betroffenen, welches sie sich im Rahmen der Projektarbeit neu aneignen musste:

»Ich musste mich auf jeden Fall erst einmal reinfinden und auch meinen Blick selbst erweitern. Dass ich auch die Blicke des Betroffenen beziehungsweise Angehörigen erweitern kann. Also dass ich selber für mich auch so umschalte. Also dass ich das ganze Kreative einbringen muss und um fünf Ecken denken muss, ok, was gibt es denn im Quartier, was auch nicht pflegerisch bezogen ist. Also generell, was gibt es an Freizeitaktivitäten, wie überlege ich, wie kann ich irgendwen gewinnen. Auch die ganze Gesprächsführung fand ich interessant, dass es erst einmal auch einfach darum geht, dass die Person auch gerade die mit Demenz, auch mal erzählen können, was haben sie denn immer gerne gemacht, und da drüber auch ins Gespräch kommen kann, weil dann kommt meist in der Regel auch: ›Ok, das geht nicht mehr‹. Aber dann mit der Frage, ok, wie könnte man es hinkriegen, dass es wieder geht, oder welche Unterstützung braucht es dafür, und wen gibt es eigentlich im Umfeld, weil da hat man das ja eher in der Pflege nicht so den Blick. Also wer ist eigentlich sonst noch da, und wen könnte man doch noch ins Boot holen. Oder was gibt es für sonstige Angebote außerhalb von Betreuungsgruppen. Auch dahin mal zu gucken, was bietet eigentlich ein Seniorentreff zum Beispiel an. Da habe ich mich vorher auch nie mit auseinandergesetzt, weil das nie so in meine Sparte[22] fiel.« (Ebd.)

In der Entwicklung der Unterstützer/innenkreise wird die Projektmitarbeiterin mit der Notwendigkeit konfrontiert, die eigene professionelle Rolle zu überdenken und dem gegebenen Rahmen entsprechend neu auszurichten. Ihre Rolle als Netzwerkassistenz versteht sie folgendermaßen: Vertrauen schaffen, Raum für Reflexion (des Alltags) geben, stetige Ansprechpartnerin sein, Gespräche moderieren und vermitteln, Perspektivenwechsel anstoßen

22 Die Netzwerkassistentin ist ausgebildete Pflegerin und studierte *Pflege- und Case-Management*.

und Impulse geben, Kontakte (zum Beispiel zum formellen Sektor) herstellen. Über eine Umfeldanalyse, die das gesamte Netzwerk der Demenz-Betroffenen betrachtet, werden gemeinsam Wege erarbeitet, die helfen können, die häusliche Situation zu stabilisieren. Im Zentrum steht dabei das soziale Umfeld der Demenz-Betroffenen.[23] In der Regel richtet sich der Fokus auf die Vermittlung zwischen verschiedenen Akteur/innen. Leistungsrechtliche Aspekte sind in den Gesprächen zwar auch Thema, aber sie ergeben sich meist durch bestimmte Schritte, die Betroffene bzw. Angehörige einschlagen wollen. Dieses Vorgehen unterscheidet sich von den Kontakten, die Angehörige mit Beratungsstellen haben. Dazu die Projektmitarbeiterin:

> »Wenn die Personen zu mir gekommen sind oder ich den Kontakt zu den Personen gesucht habe, hatten die in der Regel ja keine vorformulierte Frage, worauf ich einfach hätte eine Information geben können. Also das ist bei der Beratungsstelle oftmals der Fokus, was mir die Angehörigen gespiegelt haben: ›Ei ja, da rufe ich an, wenn ich wissen will, wie viel Geld steht mir zur Verfügung für die Kurzzeitpflege‹. Darauf folgt dann die Information und dann ist in der Regel die Sache abgehakt.« (MoPro-Projektmitarbeiterin-S_7)

Diese Aussage macht deutlich, dass sich bestimmte Aspekte der Alltagsbewältigung von Demenz-Betroffenen nicht über klassische (und meist einmalige) Beratungsgespräche klären lassen, weil Betroffene nicht immer klar und deutlich fassen können, wo konkrete Unterstützungsmöglichkeiten notwendig wären. Im Projekt ›Unterstützer/innenkreise für Menschen mit Demenz‹ ergeben sich diese meist erst durch Suchbewegungen, die gemeinsam mit den Betroffenen durchgeführt werden. Beispielsweise hat das Ehepaar Krause viele Informationen, die sie über die örtliche Pflegeberatung erhalten haben, als unpassend für ihre Situation empfunden. Erst die enge Begleitung durch die Netzwerkassistenz und die gemeinsame Suche nach individuellen Lösungsmöglichkeiten, die über die Demenz-Café-Angebote hinausgehen, haben dazu geführt, dass sowohl den Bedürfnissen von Frau Krause als auch denen ihres Ehemannes nachgegangen werden konnte. Die Erfahrungen, die durch die enge Begleitung der Entwicklung von Unterstützer/innenkreisen gemacht werden, zeigen die Spezifität individueller Demenzsettings. Alltag mit Demenz ist geprägt durch unplanbare, unvorhersehbare, sich verändern-

---

23 Wobei Hilfen und Unterstützung durch Familienmitglieder sowohl entlastende als auch belastende Effekte haben können. Beispielsweise kann es sein, dass pflegende Angehörige diese Unterstützungsangebote als Quelle zusätzlicher Aushandlungen erleben (vgl. Frewer-Graumann 2014: 129).

de Situationen.[24] Standardangebote, die sich nicht an diese spezifischen und sich verändernden Gegebenheiten anpassen – die also unflexibel, unpassend und unpersönlich sind – bewerten Demenz-Betroffene als ungeeignet, mit der Folge, dass sie diese Möglichkeiten kaum nutzen. Eine Begleitung der Betroffenen, wie sie im Rahmen der Unterstützer/innenkreise durchgeführt wird, bietet durch ihr flexibles und kreatives Vorgehen entsprechende Passgenauigkeit und kommt somit der weitverbreiteten Zurückhaltung gegenüber externen Hilfen entgegen – das zeigen die Erfahrungen des Modellprojektes.

Kreativität und Flexibilität werden zunehmend zu Schlüsselkompetenzen der Problembewältigung in Demenzkontexten.[25] Kreativität ist in diesem Zusammenhang als problemlösendes Handeln zu verstehen, das »auf Herausforderungen, die gleichermaßen neue wie angemessene Lösungen verlangen, [antwortet]« (Bröckling 2004a: 140).[26] Doch worin unterscheidet sich ein kreatives Vorgehen von der Reproduktion des Gängigen, der Standardangebote? Ist der Hinweis auf das Strick-Café im Falle des Ehepaars Krause ein kreativer Akt, welcher neue und angemessene Lösungen für die Betroffenen bietet? Was hat es mit der *Kreativität* auf sich? Und wie ist diese in der Begleitung von Menschen mit Demenz einsetzbar? »Kreativ ist das Neue, das sich durchsetzt«, schreibt der Soziologe Ulrich Bröckling (2004b: 239). Sie ist kaum zu (er-)fassen, und jeder Versuch, dies zu tun, »mündet in einem unendlichen Regress: In allem Neuen steckt etwas Altes, auf das es aufbaut, das es modifiziert oder von dem es sich absetzt.« (Bröckling 2004a: 139) Kreativität birgt schöpferisches Potenzial und stellt damit eine wichtige ökonomische Ressource dar. Das Gebot der Stunde lautet: *be creative!* (vgl. Reckwitz 2016) Zugleich ist Kreativität nur schwer zu bändigen. Sie entzieht sich Versuchen ihrer Kontrolle, bleibt schwer bis gar nicht steuerbar und ist in ihrer Kontingenz höchst ambivalent:

»Kreativität soll einerseits mobilisiert und freigesetzt werden, andererseits soll sie kontrolliert und gezügelt, auf die Lösung bestimmter Probleme gerichtet, von ande-

24 Möglicherweise ein Grund, warum sich Demenz-Betroffene an jede kurzzeitige Stabilität klammern.

25 Auf dem Züricher Kongress *Kulturen der Sorge* (November 2016) betonte der Kulturwissenschaftler Heinrich Grebe (vgl. seinen Beitrag in diesem Band) die Wirksamkeit »individueller Kreativität« in Beratungskontexten von Demenz-Betroffenen. Einfallsreichtum, Unkonventionalität, Nähe als Chance in der Häuslichkeit stehen für diese Art der Begleitung Demenz-Betroffener. Vgl. dazu exemplarisch Matolycz (2016) und Kojer/Schmidl (2016).

26 Der Autor nennt neben »Kreativität als problemlösendes Handeln« weitere Assoziationsfelder des kreativen Handelns. Vgl. auch Reckwitz (2016) und Joas (1992).

ren aber fern gehalten werden. Entfesselung und Domestizierung sind dabei ununterscheidbar verwoben. [...] Phantasmen vollständiger Steuerbarkeit müssen scheitern, weil Kreativität nicht auf die Seite der Verfügbarkeit zu reduzieren und ohne ein Moment von Anarchie nicht zu haben ist.« (Bröckling 2004b: 236)

Kreativität als *Ressource* bzw. als Schlüsselkompetenz zu betrachten, die in der Bewältigung demenzspezifischer Problemlagen beliebig zur Verfügung steht, ist mehr als fraglich. »Kreativität braucht Muße, der Markt erzwingt Beschleunigung.« (Bröckling 2004a: 143) Unter einem ökonomischen Druck möglichst schnell und kostengünstig individuelle Lösungen für Demenz-Betroffene zu finden erscheint paradox. Eine Funktionalisierung kreativer Potenziale kann dazu führen, dass Kreativität schließlich nur noch als Simulation ihrer selbst auftritt (ebd.: 144). Kreativ auf die Situation von Demenz-Betroffenen einzugehen entzieht sich der Instrumentalisierung durch Managementstrategien. Denn was (im Falle der Demenzbegleitung) als kreativer Ansatz betrachtet wird, entscheiden die Demenz Betroffenen selbst. Für Frau Krause ist das Strick-Café eine hilfreiche Idee, die ihr entsprechende Freiräume schafft. In einem anderen Fall kann sich dieser Ansatz als völlig ungeeignet herausstellen. Um Kreativität nicht zu simulieren, sie vielmehr als Quelle neuer Möglichkeiten für Demenz-Betroffene zu betrachten, braucht es entsprechende (Rahmen-)Bedingungen, um individuelle Antworten – was nicht immer möglich ist – zu finden. Und manchmal finden sich diese eben erst »über fünf Ecken« und nicht auf direktem Weg. Dies bedeutet auch zuzulassen, dass Suchbewegungen, wie sie zum Beispiel in der Netzwerkentwicklung der Unterstützer/innenkreise durchgeführt werden, nirgendwohin führen können. Nicht immer sind konflikthafte Situationen lösbar, in denen sich Demenz-Betroffene befinden.

Ausblick: Soziale Bedingtheit individueller Sorgestrukturen

Die Erprobung der Unterstützer/innenkreise in Stadt und Landkreis Gießen durch das Modellprojekt *Demenz: Entlassung in die Lücke* hat ausreichend Spielräume geschaffen, um in der Begleitung von Menschen mit Demenz flexible und kreative Wege zu beschreiten und so auf deren jeweilige Situation individuell einzugehen. Das Projekt gibt Hinweise darauf, wie diese Menschen in der eigenen Häuslichkeit unterstützt werden können. Es ist aber auch deutlich geworden, mit welchen Herausforderungen Planer/

innen, professionelle Dienstleistungsanbieter/innen, politisch Verantwortliche, Freund/innen, Nachbar/innen etc. konfrontiert sind, wenn es darum geht, neue Wege und Zugänge zu schaffen, um eine Unterstützung möglich zu machen. Resümierend lässt sich festhalten, dass das Konzept ›Unterstützer/innenkreise für Menschen mit Demenz‹ *eine von vielen* Möglichkeiten darstellt, Menschen mit Demenz und deren direktes Bezugsfeld darin zu unterstützen, ihren Alltag besser zu bewältigen.

Gerade um der Verschiedenartigkeit von Demenzkontexten gerecht zu werden, ist ein Repertoire vielfältiger Unterstützungsmöglichkeiten notwendig. Wichtig ist, die Betroffenen dabei zu unterstützen, selbst herauszufinden, welche Möglichkeit für sie die (subjektiv) passende ist. Dazu müssen entsprechende Rahmenbedingungen geschaffen werden – und zwar nicht nur auf der leistungsrechtlichen Ebene, wo es zum Beispiel um die Frage geht, wie eine solche Assistenz finanziert werden kann, sondern auch in Bezug auf die soziale Bedingtheit von Sorgestrukturen. Denn die Untersuchung der Gießener Unterstützer/innenkreise hat auch gezeigt, dass es oftmals an potenziellen Unterstützer/innen fehlt. Und es ist zudem deutlich geworden, dass es eine große Hürde gibt, Menschen aus dem persönlichen Umfeld um Unterstützung zu bitten. Antworten für Demenz-Betroffene zu finden, die ihren Bedürfnissen und Wünschen entsprechen, stellt Begleiter/innen – formelle wie informelle – vor (zum Teil unüberwindbare) Herausforderungen, auch weil Lösungen nicht immer schnell zu finden sind. Die Fragen, die mit Betroffenen, Expert/innen und Bürger/innen diskutiert werden sollten, um neue Wege zu entdecken, Demenz-Betroffene zu unterstützen, lauten daher: Wie können Hürden herabgesetzt werden? Wie schaffen wir Verbindlichkeiten jenseits bezahlter Dienstleistung? Und wie tragfähig sind Versuche, den gegenwärtigen gesellschaftlichen Entwicklungen über die Implementierung sozialplanerischer Managementstrategien zu begegnen? Wie sind Rahmenbedingungen zu gestalten, die flexible und kreative Lösungsansätze zulassen?

In diesem Zusammenhang kommt schnell der Ruf nach einer sorgenden Gemeinschaft auf, die (wieder) füreinander Verantwortung übernimmt – oftmals verknüpft mit der Frage, wie dies zu erreichen sei. Michel Foucault hat herausgearbeitet, wie die Sorge um das Leben der Einzelnen zur Aufgabe des Staates wurde und sich zu einer biopolitischen Regierungsrationalität entwickelt hat (vgl. 2006a; 2006b). Dies hat zu gravierenden gesellschaftlichen Veränderungen im Kontext der Sorge geführt. Gegenwärtige Versuche, die Sorge *um den Anderen* wiederzuerwecken, kann auch als biopolitischer Versuch gelesen werden, auf gegenwärtige gesellschaftliche Herausforderungen zu reagieren, die mit dem demenziellen Phänomen verbunden sind (vgl. dazu Newerla 2012a). Sie in machbare und regulierbare Managementaufgaben zu verwandeln, denen sich das »unternehmerische Selbst« (Bröckling 2007) annimmt, ist eine dieser Reaktionen. Aus diesem Grund bleibt am Ende des Projekts die Frage bestehen: Lassen sich in Auflösung befindliche soziale Verbindlichkeiten (von Demenz-Betroffenen) in Zeiten akuter Krisen[27] ›einfach‹ wiederherstellen? Trotz erfolgreicher Einzelfallbegleitungen hat das Gießener Projekt gezeigt, dass gewachsene Sozialstrukturen nur bedingt durch sozialplanerisch entwickelte (Betreuungs- und Versorgungs-)Konzepte zu ersetzen sind – auch wenn Konzepte wie die ›Unterstützer/innenkreise‹ kreativ und flexibel auf individuelle Bedürfnisse und Wünsche von Menschen mit Demenz eingehen. Antworten hierauf sind nicht allein im Kontext der Demenz(en) zu suchen. Vielmehr bedarf es einer gesamtgesellschaftlichen Debatte darum, wie wir in Zukunft miteinander leben und füreinander sorgen wollen und können.

Literatur

Bröckling, Ulrich (2004a), Kreativität, in: Ulrich Bröckling/Susanne Krasmann/Thomas Lemke (Hg.), *Glossar der Gegenwart*, Frankfurt/M., S. 139–145.

Bröckling, Ulrich (2004b), Über Kreativität, ein Brainstorming, in: Ulrich Bröckling/Axel Paul/Stefan Kaufmann (Hg.), *Vernunft, Entwicklung, Leben. Schlüsselbegriffe der Moderne. Festschrift für Wolfgang Essbach*, München, S. 235–245.

Bröckling, Ulrich (2007), *Das unternehmerische Selbst. Soziologie einer Subjektivierungsform*, Frankfurt/M.

DAK (2015), DAK-Gesundheit (Hg.), *Pflege-Report 2015. So pflegt Deutschland.* Online verfügbar unter: https://www.dak.de/dak/download/Pflegereport_2015–1701160.pdf [Zugriff am 30.01.2017].

Endreß, Martin (2015), *Vertrauen*, Bielefeld.

Foucault, Michel (2006a), *Sicherheit, Territorium, Bevölkerung. Geschichte der Gouvernementalität I: Vorlesungen am Collège de France, 1977–1978*, Frankfurt/M.

Foucault, Michel (2006b), *Die Geburt der Biopolitik. Geschichte der Gouvernementalität II: Vorlesungen am Collège de France, 1979*, Frankfurt/M.

27 Ausgelöst beispielsweise durch einen Akutkrankenhausaufenthalt, durch den deutlich wird, dass eine Person von einer Demenz betroffen und ein »Weitermachen wie bisher« nicht mehr möglich ist (vgl. Newerla 2015).

Frewer-Graumann, Susanne (2014), *Zwischen Fremdfürsorge und Selbstfürsorge. Familiale Unterstützungsarrangements von Menschen mit Demenz und ihren Angehörigen*, Wiesbaden.

Grau, Hannes/Berth, Hendrik/Lauterberg, Jörg/Holle, Rolf/Gräßel, Elmar (2016), »Zuhause geht es nicht mehr« – Gründe für den Wechsel ins Pflegeheim bei Demenz, *Gesundheitswesen*, Jg. 78, S. 510–513

Hartmann, Martin/Offe, Claus (2001), *Vertrauen. Die Grundlage des sozialen Zusammenhalts*, Frankfurt/M.

Hochgraeber, Iris/Dortmann, Olga/Bartholomeyczik, Sabine/Holle, Bernhard (2014), Niedrigschwellige Betreuungsangebote für Menschen mit Demenz aus Sicht pflegender Angehöriger, *Pflege*, Jg. 27, H. 1, S. 7–18.

Joas, Hans (1992), *Die Kreativität des Handelns*, Frankfurt/M.

Kardorff, Ernst von (1998), Kooperation, Koordination und Vernetzung. Anmerkungen zur Schnittstellenproblematik in der psychosozialen Versorgung, in: Bernd Röhrle/Gert Sommer/Frank Nestmann (Hg.), *Netzwerkintervention. Fortschritte der Gemeindepsychologie und Gesundheitsförderung*, Bd 2, Tübingen, S. 203–222.

Karrer, Dieter (2016), *Der Umgang mit dementen Angehörigen. Über den Einfluss sozialer Unterschiede*, 2. Aufl., Wiesbaden.

Klie, Thomas (2014), *Wen kümmern die Alten? Auf dem Weg in eine sorgende Gemeinschaft*, München.

Kojer, Marina/Schmidl, Martina (2016), *Demenz und Palliative Geriatrie in der Praxis*, Wien.

Matolycz, Ester (2016), *Pflege von alten Menschen*, Berlin/Heidelberg.

NDTi (2014), National Development Team for inclusion (Hg.), *Circles of Support for People with Dementia. Summary Evaluation Report.* Online verfügbar unter: http://www.ndti.org.uk/uploads/files/Dementia_Circles_Summary_Evaluation_Report_July_14.pdf [Zugriff am 04.11.2016].

Newerla, Andrea (2012a), *Verwirrte pflegen, verwirrte Pflege? Handlungsprobleme und Handlungsstrategien in der stationären Pflege von Menschen mit Demenz – eine ethnographische Studie*, Münster.

Newerla, Andrea (2012b), *Der Alltag des Anderen. Familiäre Lebenswelten von Menschen mit Demenz und ihren Angehörigen*, GEB Gießen, urn:nbn:de:hebis:26-opus-90376.

Newerla, Andrea (2015), »Und plötzlich ist alles anders…« Menschen mit Demenz im Akutkrankenhaus, *conditio humana*, Nr. 2, S. 50–62. GEB Gießen, urn:nbn:de:hebis:26-opus-112852.

Newerla, Andrea (2018), *Evaluationsbericht des Modellprojektes »Demenz: Entlassung in die Lücke«*, (im Erscheinen).

Reckwitz, Andreas (2016), Das Kreativitätsdispositiv und die sozialen Regime des Neuen, in: Werner Rammert/Arnold Windeler/Hubert Knoblauch/Michael Hutter (Hg.), *Innovationsgesellschaft heute*, Wiesbaden, S. 133–153.

»Gute Praxis« als Ausweg? Zum Verhältnis von familialer Demenzsorge und Expert/innenrat

Heinrich Grebe

Dieser Beitrag behandelt das Verhältnis zwischen professionellen Empfehlungen zu einer guten Demenzsorgepraxis und Erfahrungen, Sicht- und Handlungsweisen von Personen, die sich um ein demenzbetroffenes Familienmitglied kümmern. Drei Aspekte werden vorgestellt, die dieses Verhältnis näher beschreiben: Erstens sind es nicht nur Ratschläge von Expert/innen, sondern auch persönliche und gesellschaftliche Zusammenhänge, die bestimmen, was im Alltag als gute Demenzsorge wahrgenommen wird. Zweitens können manche Vorgehens- und Verhaltensweisen, die Expert/innen empfehlen, für Angehörige nicht nur hilfreich sein, sondern auch Belastungen auslösen. Drittens entwickeln Angehörige auf kreativ-unkonventionelle Weise eigene Formen einer subjektiv guten Demenzsorge. Die Datengrundlage der Ausführungen ist eine Reihe qualitativer Interviews mit Angehörigen von Demenzbetroffenen. Einführend stelle ich dar, in welchem konzeptionellen Rahmen der Sorgebegriff verwendet wird. Anschließend gehe ich auf demenzbezogene Beratungsangebote und Ansätze einer guten Sorgepraxis ein. Dann folgt der empirische Hauptteil. Der Beitrag endet mit einigen Überlegungen dazu, inwiefern eine gute Demenzsorge ›Auswege‹ aus den Schwierigkeiten der ›Herausforderung Demenz‹ eröffnen kann.

1. Der Sorgebegriff: Von warmen Familien und kalten Institutionen

In Hinblick auf die Unterstützung hilfe- und pflegebedürftiger Menschen wird in der Regel unterschieden, wo diese Unterstützung stattfindet und wer daran beteiligt ist. So behandelt der erste Datensatz, den die deutsche Pflegestatistik 2015 vorstellt, die Arten der Versorgung von Pflegebedürftigen: »2,9 Millionen Pflegebedürftige insgesamt[;] zu Hause versorgt: 2,08 Millionen

(73 %)[;] in Heimen vollstationär versorgt: 783 000 (27 %)«. Die häusliche Versorgung erfolgt dabei: »durch Angehörige: 1,38 Millionen Pflegebedürftige[;] zusammen mit/durch ambulante Pflegedienste: 692 000 Pflegebedürftige« (Statistisches Bundesamt 2017: 5). Menschen mit Demenz sind jedoch nicht zwangsläufig pflegebedürftig, gleichwohl trifft das in Deutschland für eine Mehrheit von 63,2 Prozent der Betroffenen zu (Barmer GEK 2010: 27). In der Schweiz lebt rund die Hälfte der Demenzbetroffenen in der häuslichen Umgebung (BAG/GDK 2016: 13). In Deutschland gilt: »In querschnittlicher Betrachtung werden immer noch etwa 75 % aller Demenzkranken […] familiär versorgt.« (Bruder 2011: 27) Obwohl die Familie damit eine entscheidende Größe für die Versorgung von Menschen mit Demenz ist, steigt die Wahrscheinlichkeit einer Heimunterbringung mit der Zunahme der demenziellen Beeinträchtigungen: In Deutschland leben über 70 Prozent aller Menschen mit schwerer Demenz in einer Pflegeinstitution (vgl. Bickel 2012: 25).

Mit der Differenzierung zwischen familialer Versorgung und institutioneller Pflege ist oftmals eine Reihe von Fest- und Unterstellungen verbunden, und zwar besonders in Hinblick auf die Versorgung und Pflege von (hoch-)betagten Menschen (65 Jahre und älter), die mit einem Anteil von 83 Prozent die größte Gruppe unter den Pflegebedürftigen darstellen (vgl. Statistisches Bundesamt 2017: 7). Vor dem Hintergrund von Missständen in einigen Heimen wird die institutionelle Altenpflege etwa als »Fließbandarbeit am alten Menschen« definiert (von Hardenberg 2013). Eingefahrene Stereotype zeichnen zudem das pauschale Bild unsensibel und entwürdigend agierender Pflegeprofis (vgl. dazu Otto/Grebe 2012). Familiale Versorgungsformen werden dagegen häufig mit Merkmalen assoziiert, wie sie beispielsweise auch das von Eva Senghaas-Knobloch und Christel Kumbruch beschriebene »Ethos fürsorglicher Praxis« kennzeichnen: »Dieses Ethos entfaltet sich im Eingehen auf die individuellen Bedürfnisse, in der Achtsamkeit auf körperliche Zeichen, im Eingehen auf psychische Befindlichkeiten, im Berühren und Berührt-Sein sowie im sensiblen Umgang mit Nähe und Abhängigkeit.« (2008: 24) Wenngleich die Autorinnen betonen, dass eine solche Art der Fürsorge keineswegs nur »auf Basis von Familienbanden« erfolgen kann, ist es doch vielerorts nach wie vor das familiale Sorgesetting, das als eigentlicher Ort positiver Praxis gilt (ebd.). Diese Perspektive auf die Bedeutung der Familie ist jedoch nicht alternativlos, wie Katharina Gröning betont:

»Es existiert ein relativ negatives Bild der familialen Altenfürsorge in den Köpfen der Experten, insbesondere der professionellen Dienste […]: als mit der Pflege überfordert, als belastet, als depressiv und selbst krank, als unfähig Hilfe anzunehmen, als unkooperativ, als nur an den Leistungen der Pflegeversicherung interessiert, als den alten Menschen entmündigend und nicht zuletzt als potentiell oder tatsächlich gewältig.« (Gröning 2005: 74)

Vor diesem Hintergrund wird deutlich, warum meine Rede von einer familialen Demenzsorge konkretisierungsbedürftig ist. Ich verwende diesen Begriff, indem ich mich ausdrücklich von jenen Zuschreibungen distanziere, die für die Gegenüberstellung von familialer Sorge und institutioneller Pflege oftmals leitend sind. Beiderlei Formen können nicht *per se* auf einer Seite der Dichotomien »gut/schlecht, kalt/warm, emotional/technisch« eingeordnet werden (Thelen 2014: 20). Es kommt außerdem auf eine Begriffsspezifizierung an, weil die Unterscheidung zwischen der familialen und der institutionellen Ebene die Existenz einer klaren Grenze zwischen zwei Bereichen suggeriert, die jedoch nicht immer vorhanden ist. Beispielsweise setzen Angehörige, die sich um ein demenzbetroffenes Familienmitglied kümmern, oftmals auch Perspektiven, Techniken und Verhaltensweisen um, zu denen institutionelle Pflegeprofis geraten haben. Des Weiteren erfolgt die häusliche Versorgung Demenzbetroffener in zahlreichen Fällen in Kooperation von Familie und ambulanten Diensten. Auch hierdurch etablieren sich verschiedenartige Verbindungen zwischen beiden Seiten (vgl. Kemp u. a. 2013). Um einen Begriff familialer Demenzsorge zu konturieren, der diese nicht in pauschaler Manier auf- oder abwertet und sie zugleich als ko-produktive Praxis begreift, beziehe ich mich auf eine Definition, die Tatjana Thelen vorgestellt hat. Thelen versteht unter *Care*/Sorge einen »Prozess, der als Dimension sozialer Sicherung eine gebende und eine nehmende Seite in solchen Praktiken verbindet, die sich auf die Befriedigung sozial anerkannter Bedürfnisse richten« (2014: 41).

Als Dimension sozialer Sicherung kann Sorge besonders auch insofern verstanden werden, als sie in vielen Fällen auf körperliche und geistige Verletzlichkeiten reagiert. Was Sorgepraktiken in derartigen und anderen Situationen herstellen, sind »bedeutsame Bindungen« zwischen Menschen (ebd.: 42). Thelen geht jedoch nicht davon aus, dass sich solche Bindungen zwangsläufig durch eine authentische Herzlichkeit oder ähnliche Merkmale auszeichnen müssen. Die Motivation für Sorgehandeln kann durchaus egoistisch sein, etwa vornehmlich auf den Gelderwerb zielen, und dennoch »eine positive Erfahrung auf der Empfängerseite zur Folge haben« (ebd.: 39). Dementsprechend ist zu betonen, dass auch im Kontext bezahlter Sorge, etwa im Pflegeheim, bedeutsame Sorgebindungen entstehen können. Sorge wird in Thelens Konzept also nicht als ein rein familiales, partnerschaftliches oder freundschaftliches Phänomen behandelt. Vielmehr stellt etwa die institutionelle Pflege ebenfalls eine Sorgeform dar, die grundsätzlich auf eine soziale Sicherung und die »Befriedigung sozial anerkannter Bedürfnisse« (ebd.: 247) zielt – wobei sie aber einem eigenen rechtlichen Rahmen unterliegt. Für Deutschland ist unter anderem das Landesheimrecht zu erwähnen. Zudem setzt die Übernahme pflegefachlicher Tätigkeiten bestimmte berufliche Qualifikationen voraus (vgl. Deinert 2012; Henke 2012).

Auch wenn ihre Sorgedefinition einen solchen Eindruck erwecken mag, denkt Thelen die Beziehung zwischen Sorgegeber und Sorgeempfänger nicht als eine einseitige: »Ausgehend von Care verschwinden […] klare Trennungslinien zwischen scheinbar autonomen Gebern und abhängigen Empfängern« (Thelen 2014: 21). Dieser Aspekt bleibt besonders im Kontext von Demenz zu betonen: Angesichts des Umstandes, dass Demenzbetroffene in verschiedener Hinsicht um ihr Umfeld Sorge tragen können, ist deren verbreitete Reduktion auf die Rolle rein passiver Versorgungsempfänger unzulässig (vgl. Kruse 2017: 334ff.; Chorn Dunham/Harms Cannon 2008; Beard u. a. 2009). Thelen bricht nicht zuletzt mit der Vorstellung, dass familiale Sorge in einem unberührten Privatraum erfolgen würde, den die beteiligten Personen selbst bestimmen. Vielmehr sind hier verschiedene äußere Einflüsse wirksam. Zu diesen Einflüssen zählen etwa politisch-rechtliche Verordnungen, gesellschaftliche Ethiken und Normen, lebensweltliche Zwänge oder eben professionelle Empfehlungen zu einer guten Sorgepraxis. Das vermeintliche gesellschaftliche Außen ist also ein elementarer Teil jeder Sorgebeziehung bzw. jeder Sorgepraxis, sei diese nun familial, institutionell oder anderweitig situiert. Familiale Demenzsorge reagiert als Form sozialer Sicherung auf eine subjektive Verletzlichkeit, die in Folge demenzieller Beeinträchtigungen entsteht. Es handelt sich um eine Sorgebeziehung, die ihren Hintergrund in einer verwandtschaftlichen Bindung hat. Sie erfordert keine berufliche Qualifikation und muss nicht verpflichtend dokumentiert werden, unterscheidet sich also auch in ihrem Formalitätsgrad von professioneller Pflege.[1] Die Aufnahme einer familialen Demenzsorge kann unterschiedliche innen- wie außengeleitete Gründe haben. Wie andere Sorgeformen auch steht diese Sorge in komplexen und tiefgreifenden Wechselbeziehungen mit einem gesellschaftlichen Umfeld.

1 Gängig ist deswegen die Differenzierung zwischen einer informell-familialen Sorge und einer formell-institutionellen Pflege. Für einen Überblick zu den rechtlichen und praktischen Aspekten der Pflegedokumentation in Deutschland vgl. Rösen (2015).

2. Guter Rat – gute Praxis: Anleitungen für den richtigen Umgang mit Demenz

»Uncertainty«, stellen Kritika Samsi und Jill Manthorpe fest, »appears to typify the experience of living with dementia« (2014: 2055). Das ist eine vielerorts zutreffende Beschreibung der Situation von Demenzbetroffenen und der Situation ihrer Angehörigen.[2] Unsicherheiten bestehen etwa in Bezug auf die Fragen: Auf was genau kommt es bei der Sorge für einen demenzbetroffenen Angehörigen an? Wie ist mit Konflikten umzugehen, die in der Sorgepraxis auftauchen (Konflikte etwa um die Körperhygiene, die Ernährung, den Tagesrythmus, das Verlassen der Wohnräume)? Wie können kommunikative Schwierigkeiten bewältigt werden? Wie lässt sich eine familiale oder eine institutionelle Versorgung finanzieren? Wie kann die familiale Versorgung mit Berufstätigkeit vereinbart werden? In Bezug auf diese Fragen hat sich inzwischen ein breites Spektrum an Informationsquellen herausgebildet: medizinische, pflegerische, rechtliche, finanzielle und andere Expert/innen geben Empfehlungen in örtlichen Beratungsstellen mittels Telefonhotlines, Onlineplattformen oder schriftlichen Ratgebern. So ist auf dem Umschlag des auflagenstarken Ratgebers *Demenz und Alzheimer verstehen* zu lesen: »Dieses Buch erklärt, was Alzheimer und Demenz sind, beschreibt ihren fortlaufenden Prozess und gibt Rat, wie wir uns um Erkrankte am besten kümmern.« (Buijssen 2013)

Modelle einer ›besten‹ bzw. ›guten‹ Demenzsorgepraxis stellen aktuell einen wichtigen Bezugs- und Zielpunkt auch der politischen Gestaltung demenzbezogener Versorgungsstrukturen dar. Erwähnt sei die *Nationale Demenzstrategie* der Schweiz, in deren Rahmen »Qualitätsstandards, Empfehlungen oder auch Modelle ›guter Praxis‹« erarbeitet wurden und werden (BAG/GDK 2016: 7). Im Zusammenhang mit der Nationalen Demenzstrategie Großbritanniens ist ebenfalls ein »good practice compendium« entstanden, das, geordnet nach britischen Regionen, beispielhaft gelingende Formen der Unterstützung und Versorgung von Menschen mit Demenz und ihrem Umfeld aufzeigt (Department of Health 2011). In Hinblick auf die praktische Relevanz von demenzbezogenen Handlungsempfehlungen ist jedoch grundsätzlich festzustellen: Die bloße Existenz solcher Empfehlungen

2 Gegen eine Verallgemeinerung dieser Beschreibung sprechen solche Studien, die die Variabilität soziokultureller Wahrnehmungen von demenziellen Beeinträchtigungen herausstellen (vgl. Hulko 2009; Henderson/Henderson 2002; Ikels 2002).

bedeutet nicht zwangsläufig, dass diese auch von den (familialen) Adressaten umgesetzt werden. Was Timo Heimerdinger hinsichtlich der Bedeutung von Ratgeberbüchern festgestellt hat, gilt ebenso für den mündlich erteilten Rat: »Der Schluss vom Ratgeber auf das tatsächlich gelebte Leben ist […] kaum möglich.« (2006: 59) Aus kulturwissenschaftlicher Perspektive bleibt in diesem Zusammenhang vielmehr zu betonen, dass schriftliche wie personale Ratgeber »stets auf ›eigensinnige‹ Leser« bzw. Ratsuchende treffen (Messerli 2010: 43).

Der Hinweis auf die Möglichkeit einer eigensinnigen Adaption von Ratschlägen muss zudem um den Hinweis auf die Standortgebundenheit der Produktion und Umsetzung von *best-/good-practice*-Modellen ergänzt werden. Im Zusammenhang mit ihrer Kritik an einer unreflektierten Verwendung solcher Modelle in der Gesundheitspflege stellen Colleen Smith und Frances Sutton fest:

»The meaning and principles of best practice will always be in transition. […] best practice is not a neutral state that can be defined, measured and empirically verified. Rather it is a practice that involves many players and many positions and serves many purposes. Each of the players brings to the process and practice moral, ethical, social, political and historical imperatives.« (1999: 105)

Vor allem geht es um Alternativen zu einer *best/good practice*, die vornehmlich den Interessen eines Gesundheits- und Pflegesystems dient, das einem ökonomischen Rationalismus untergeordnet ist und das deshalb vor allem auf (Kosten-)Effektivität zielt anstatt auf die »needs of its clients populations« (ebd.: 104): »In suggesting alternatives, the authors see that a way forward is: […] To recognise that there are ways of knowing and multiple strategies for action, thus nurses must avoid replacing one set of certainties with another set.« (Ebd.: 104f.) Diese und weitere Vorschläge laufen in der Forderung nach einer andauernden kritischen Auseinandersetzung mit *best-/good-practice*-Verfahren zusammen: »Best practice must be subjected to ongoing critique to expose the gaps, silences and ambiguities that render it problematic.« (Ebd.: 105)

Resümierend kann festgehalten werden, dass demenzbezogene Beratungsangebote und Modelle eines ›besten‹ oder ›guten‹ Umgangs mit Demenz auf Orientierungsdefizite reagieren: Sie geben Hilfestellungen für die Handhabung einer Reihe von Unsicherheiten und Schwierigkeiten und veranschaulichen mögliche Lösungswege. Diese Hilfestellungen sind nicht zuletzt deshalb notwendig, weil es derzeit keine kausalen medizinischen Therapien für die beiden häufigsten Demenzformen (die Alzheimer- und die

Vaskuläre Demenz) gibt.[3] Besonders aus diesem Grund wird seit einiger Zeit auch verstärkt nach Sorgemodellen gefragt, die einen guten Umgang mit Demenz und den davon Betroffenen sicherstellen sollen. Gleichwohl sind derartige Modelle in ihren Zielsetzungen und praktischen Operationsmodi unweigerlich perspektiv- und interessenabhängig.

3. Familiale Demenzsorge: Dilemmata, Belastungen, Eigensinn

Wenn ich in der Folge drei Aspekte der Beziehung zwischen familialer Demenzsorge und Expert/innenrat diskutiere, dann handelt es sich dabei um eine exemplarisch-ausschnitthafte Darstellung. Diese ist – der paradigmatischen Ausrichtung der Empirischen Kulturwissenschaft entsprechend – von akteurs- und praxiszentrierter Art. Im Folgenden geht es um Erfahrungen und Handlungsweisen von Frau Karl, Frau May und Herrn Timm, die jeweils ein demenzbetroffenes Familienmitglied versorgt haben. Zudem beziehe ich mich auf ein Interview mit der Demenzexpertin Frau Werl. Diese Gespräche sind als Teil einer Interviewreihe zum familiären und zivilgesellschaftlichen Umgang mit Demenz entstanden und im Zeitraum zwischen 2012 und 2015 durchgeführt worden.[4] Für den familiären Bereich habe ich zwölf Interviews mit Angehörigen (sieben Frauen, vier Männer) geführt (zu diesem Teilsample gehören Frau Karl, Frau May und Herr Timm);[5] für den Bereich der zivilgesellschaftlichen Demenzhilfe fünf Gespräche mit Vorstandsmitgliedern und Aktiven (vier Frauen, ein Mann) einer lokalen deutschen Alzheimer Gesellschaft (zu diesem Teilsample gehört Frau Werl).

---

3 »Bei 70–90 % der Erkrankten wird angenommen, dass der Demenz Alzheimer-Veränderungen zugrunde liegen« (Förstl u. a. 2011: 56). »In Europa und Nordamerika stehen zerebrale Durchblutungsstörungen als Ursache einer demenziellen Entwicklung mit 10–30 % an zweiter Stelle« (Haberl 2011: 95).

4 Hintergrund dieser Interviewreihe ist mein Promotionsprojekt, in dem ich in einer vergleichenden Vorgehensweise untersuche, wie Demenz auf der medialen, der zivilgesellschaftlichen und der familialen Ebene wahrgenommen und behandelt wird.

5 Eine der Befragten wurde zweimal interviewt (*Follow-Up*-Gespräch). So erklärt sich auch der Umstand, dass in der Geschlechterverteilung zum familiären Teilsample elf und nicht zwölf Personen aufgeführt werden.

Methodische Grundlage der Datenerhebung ist das von Andreas Witzel entwickelte problemzentrierte Interview (1985).[6] Dieses ist »*narrativ* fundiert, das heißt erzählgenerierend, und [zielt] auf die Artikulation von *Erfahrungen* und *Orientierungen* durch den Interviewten« (Nohl 2013: 1). Ein Interviewleitfaden wurde vor allem dazu eingesetzt, einen ersten Erzählimpuls zu geben, stockende Erzählungen wieder in Fluss zu bringen und Fragen zu ausgewählten Problemaspekten zu erörtern.[7] Die zeitlich und zum Teil auch emotional intensiven Gespräche hatten eine Dauer von 40 Minuten bis zwei Stunden und 39 Minuten – der Durchschnittswert lag bei einer Stunde und 30 Minuten. Alle Gespräche wurden mittels eines Diktiergerätes aufgenommen und vollständig transkribiert. Die Namen der Gesprächspartner/innen wie auch die von diesen erwähnten Namen habe ich anonymisiert.

Frau Karl im Zwiespalt

Als ich mit Frau Karl sprach, war sie die Hauptsorgeperson ihrer demenzbetroffenen, alleinlebenden Mutter. Diese Sorgeaufgabe erledigte Frau Karl im Prinzip gerne, gleichwohl fühlte sie sich schon ihr ganzes Leben über von der Mutter beherrscht und wenig geliebt. Deshalb wollte sie ihre Mutter auch nicht im eigenen Haushalt aufnehmen und versorgen, wenn diese einmal auf noch intensivere Unterstützung angewiesen wäre. Frau Karl stellte dazu fest: »Da gehe eher ich drauf wie meine Mutter.« Sie betonte dieses Problem auch im Gespräch mit Herrn Blasch, dem Neurologen der Mutter. Dieser sprach daraufhin die Möglichkeit einer Heimunterbringung an, die die Mutter jedoch ablehnte. Angesichts dessen geriet Frau Karl in einen belastenden Zwiespalt. Sie erläuterte dazu: »Ich sehe [die Heimunterbringung] so wie ein Abschieben.« Unmittelbar nach dieser Feststellung ergänzte sie jedoch: »Dabei ist das kein Abschieben. Professor Blasch hat mir das auch schön erklärt. Der hat das gemerkt, wie ich damit zu kämpfen habe.«

6 Eine Ausnahme stellt hier das Gespräch mit Herrn Timm und zwei weiteren Angehörigen dar. Dieses ist im Rahmen einer Podiumsdiskussion zu den Erfahrungen von Angehörigen Demenzbetroffener entstanden, an dem ich als Vertreter einer kulturwissenschaftlichen Demenzforschung direkt beteiligt war und das ich – in Einverständnis mit diesen drei Angehörigen – aufgenommen, transkribiert und ausgewertet habe.

7 So habe ich zum Beispiel danach gefragt, was meine Gesprächspartner/innen über die in der öffentlich-medialen Diskussion verbreitete These denken, dass Demenz einen radikalen Persönlichkeitsverlust bedeute (vgl. Grebe u. a. 2013).

Wie auch das nachstehende Zitat aus einer demenzbezogenen Informationshomepage des deutschen Bundesministeriums für Familie, Senioren, Frauen und Jugend zeigt, wird die Heimunterbringung gerade im Falle von Demenz keineswegs mit einem Abschieben assoziiert, sondern als positive Option diskutiert: »Die Pflege eines Menschen mit Alzheimer oder einer anderen Form der Demenz ist anspruchsvoll. Anfangs sind es oft die Angehörigen, die Demente in ihrem Alltag zu Hause unterstützen. Doch wenn die Krankheit fortschreitet, ist ein Pflegeheim oft die bessere Lösung.« (BMFSFJ 2018: o.S.) Die Ausführungen des Neurologen führten jedoch nicht dazu, dass Frau Karl eine unmittelbare Entpflichtung von der häuslichen Sorge empfand. Im Gegenteil, sie musste sich vornehmen, eine positive Wahrnehmung der möglichen Heimunterbringung mithilfe ihrer Psychotherapeutin einzuüben: »Da muss ich noch ganz viel sehen, dass ich das auch mit meiner Therapeutin immer noch aufarbeite, bespreche, dass ich [Mutter] eben nicht abschiebe, dann, wenn es so weit ist, sondern dass ich sie dahin gebe, wo sie gut aufgehoben ist, und ich […] mich ihr dann widmen kann.«

Aus welchen Gründen aber war dieser psychotherapeutische Aufarbeitungs- bzw. Umdeutungsprozess notwendig, der das Heim für Frau Karl als zulässige Form einer guten Sorge wahrnehmbar werden ließ? Grundsätzlich äußerste Frau Karl den Wunsch, ihre Mutter in der Verwirklichung ihrer Bedürfnisse und Interessen unterstützen zu wollen. Zudem zeichnete sich im Gespräch der Einfluss geschlechtsspezifischer *Care*-Normen ab.[8] Frau Karl warf sich selbst vor: »›Was bist du für eine schlechte Tochter? Du kannst nicht mal für Deine Mutter da sein.‹ Ich würde es gerne, aber ich kann es nicht. Und das ist dieser ständige Konflikt, in dem man lebt.« Der Konflikt von Frau Karl bestand zudem deshalb, weil sie als Mitglied einer engen christlichen Gemeinschaft eine Verpflichtung zur familial-häuslichen Sorge aus dem Vierten Gebot ableitete: »Du sollst Vater und Mutter ehren.« Wichtig war nicht zuletzt eine ganz persönliche Zusicherung, durch die sich Frau Karl an eine familiale Versorgung gebunden sah: Sie hatte ihrem Vater

8 Peter Runde u. a. (2003: 8) haben in Hinblick auf die Geltung dieser Normen bereits vor einiger Zeit einen Veränderungsprozess konstatiert: »Die Pflege von Angehörigen wurde lange Zeit als Frauenaufgabe definiert. Heute geben von den befragten Pflegehaushalten noch 14 % an, dass Pflege eine Aufgabe der Frauen ist. Vor dem Hintergrund der Emanzipation der Frauen in modernen Gesellschaften ist davon auszugehen, dass sich die Einstellung, dass Pflege keine Frauenaufgabe ist, stabilisieren wird. Für die praktische Pflege bedeutet dies aber keineswegs, dass im besonderen Maße Männer in die Pflege einsteigen.«

an dessen Sterbebett versprochen, sich zusammen mit den Geschwistern um die Mutter zu kümmern.

Zusammenfassend konkretisiert das Beispiel von Frau Karl ein grundlegendes – nicht nur demenzspezifisches – Merkmal von familialer Sorge: Es sind komplexe persönliche, moralische und soziokulturelle Zusammenhänge, die individuelle Vorstellungen davon bestimmen, was gute Sorge ist, wer sie zu leisten hat und wessen Bedürfnissen sie gerecht werden muss. Wobei der sorgebezogene Konflikt, den Frau Karl beschreibt, viele Menschen umtreibt: »Jede(r) Zweite verweist bei der Frage nach einer möglichen Pflege der eigenen Eltern auf das Dilemma der Wahl zwischen vollstationärer Pflege und privater häuslicher Betreuung […]. Beide Optionen werden negativ beurteilt und führen zu einer Entscheidungsambivalenz.« (Peuckert 2012: 625; vgl. dazu weiter Gröning 2002) Vor dem Hintergrund der Entscheidungsambivalenz von Frau Karl wird nicht zuletzt deutlich, dass der Rat von Demenzexpert/innen nur eine von vielen möglichen Grundlagen für das Denken und Handeln von Sorgenden sein kann: Obwohl beispielsweise die familiale Versorgung eines Demenzbetroffenen heute häufig als bürdevolle Grenzerfahrung betrachtet wird und es in diesem Zusammenhang auch zu einer nachdrücklichen moralischen und pflegefachlichen Legitimation der Heimunterbringung Demenzbetroffener kommt, muss eine Handlungsempfehlung in diese Richtung von sorgenden Angehörigen nicht zwangsläufig umgesetzt werden.[9]

Frau May und das Schimpfverbot

Eine andere Art von Konflikt war ein zentrales Thema des Interviews mit Frau May. Sie lebte mit ihrem demenzbetroffenen Ehemann im gemeinsamen Haus, wo sie diesen in vielerlei Hinsicht unterstützte und versorgte. In ihrem Alltag wurde sie wiederholt mit Verhaltensweisen ihres Mannes konfrontiert, die sie als aggressiv und verletzend erlebte. Frau May schilderte etwa folgende Erfahrung: »Wir hatten unseren 42. Hochzeitstag. […] Da hat er mir die ganzen Blumen umgerissen […]. Ich frag doch immer: ›Wo willst du hin?‹ Ja. Und dann ist er bös und schmeißt einem Sachen an den Kopf. Das ist hart. Dann kommen schon mal ein paar Tränen.« Dennoch meinte Frau May, dass es nicht zulässig sei, ihrem Ärger Luft zu machen:

9 Zur Frage der sogenannten *care burden* bei Demenz vgl. Etters u. a. (2008).

»Mit einem demenzkranken Menschen dürfen sie nicht schimpfen.« Dieses Schimpfverbot ist mir sowohl in meinen Angehörigeninterviews als auch in verschiedenen Demenzratgebern begegnet. So heißt es in dem Buch *Demenz – Leben mit dem Vergessen* unter der Rubrik »Spickzettel für den täglichen Umgang mit dem Betroffenen« (Frohn/Staack 2012: 69): »Auch wenn es manchmal schwerfällt: Schimpfen Sie nicht und vermeiden Sie Vorwürfe oder Kritik. Zum einen ist es völlig sinnlos, zum anderen macht es die Erkrankten betroffen oder verwirrt sie noch mehr.« (Ebd.: 70)

Was Sorgenden an dieser und vergleichbaren Stellen empfohlen wird, ist eine Emotionsarbeit. Von Emotionsarbeit etwa im Sinne der Soziologin Arlie Hochschild kann deshalb gesprochen werden, weil es um die Kontrolle und den bewussten Einsatz eigener Gefühle geht (vgl. 2006). Auch wenn man als sorgende Person durch ein bestimmtes Verhalten zutiefst verletzt wird oder deswegen große Wut empfindet, soll man seinem Gegenüber positive Gefühle und Verständnis zeigen. Diese Art der Emotionsarbeit wird aus verschiedenen Gründen empfohlen. Vor allem geht es um den Schutz von Menschen mit Demenz.[10] Verhindert werden soll, dass Sorgende sogenannte herausfordernde Verhaltensweisen mit Gegenaggressionen, mit Bestrafungen oder dergleichen beantworten. In diesem Zusammenhang weist die Expert/innenseite darauf hin, dass derartige Verhaltensweisen der Betroffenen häufig Ausdruck von Ängsten und Frustrationen sind, die in Reaktion auf krankheitsbedingte Beeinträchtigungen, Orientierungslosigkeiten und Überforderungen entstehen. Die geforderte Emotionskontrolle fällt den Sorgenden jedoch alles andere als leicht. Sie sehen sich oft massiven Vorwürfen und Angriffen vonseiten der Demenzbetroffenen ausgesetzt – und das gerade in Situationen, in denen sie sich aktiv um das Wohl ihres Gegenübers bemühen. Hier dann nicht offene Wut oder Verzweiflung, sondern Verständnis zu zeigen, das kann eine immense Anstrengung sein. Empfehlungen zu einer guten Sorgepraxis können somit selbst zu spezifischen Belastungen führen,

10 Eine weitere Art von Emotionsarbeit hat Andrea Newerla in Hinblick auf die Heimversorgung herausgearbeitet. Hier werden Demenzbetroffenen stellenweise bewusst positive Gefühle vermittelt, um sie so dazu zu bewegen, »die Durchführung pflegerischer Tätigkeiten zuzulassen« (2012: 256). In diesem Zusammenhang wird deutlich, inwiefern Emotionsarbeit als Form einer gouvernementalen Führung Demenzbetroffener eingesetzt werden kann: Es handelt sich dabei um eine Führungsform, die darauf abzielt, »diese Menschen ohne Zwang zu einer bestimmten Handlung zu bewegen« (ebd.: 205).

indem sie – aus guten Gründen[11] – eine eingehende Selbstkontrolle, ein gefasstes »Aushalten« einfordern (vgl. Sonnweid AG 2016).[12]

Allerdings gibt es Entlastungsmöglichkeiten. Dazu gehören das vertraute Gespräch mit Verwandten und Freunden oder der Austausch im Rahmen von Angehörigen-Selbsthilfegruppen, wie sie in der Schweiz und Deutschland vielfach von lokalen Alzheimervereinigungen/Gesellschaften angeboten werden. Inwiefern die Teilnahme an solchen Gruppen mit einer temporären Entlastung vom Zwang der emotionalen Selbstkontrolle verbunden sein kann, hat mein Interview mit Frau Werl deutlich gemacht. Sie ist zum Zeitpunkt unseres Gesprächs Vorstandsmitglied einer Alzheimer Gesellschaft in einer mittelgroßen deutschen Stadt gewesen und arbeitete hauptberuflich als Ausbilderin für gerontopsychiatrische Fachkräfte. Auf meine Frage, was sie Angehörigen von Demenzbetroffenen empfehle, antwortete sie unter anderem Folgendes:

> »Die sollen auf jeden Fall in eine Selbsthilfegruppe gehen, wo sich dann Angehörige austauschen können. Das hilft, glaube ich, wirklich sehr gut. So als Ort, wo man auch ungeschützt mal sagen kann: ›Das hat mich so was von geärgert.‹ Oder: ›Ich war kurz davor, dem eine zu donnern.‹ […] Das sagt man so ungeschützt nicht, deswegen finde ich so eine Gruppe total klasse.«

Herr Timm: Baden ohne Battle

Zu einer besonderen Selbstkontrolle werden Angehörige auch in Hinblick auf Schwierigkeiten aufgerufen, die als *Bath Time Battles* bezeichnet werden (vgl. Barrick u. a. 2011). Diese Kämpfe entstehen zwischen Sorgegebern und Demenzbetroffenen, wenn Letztere die Körperpflege verweigern. Da solche Auseinandersetzungen ebenso verbreitet wie belastend sind, geht die Demenzberatung auf mögliche Lösungen ein. So wird die Wichtigkeit angenehmer Wassertemperaturen und entspannender Raumatmosphären he-

11 In einer Studie zu Gewalt gegen Demenzkranke gaben 68 % der Befragten an, »während der letzten zwei Wochen einmal oder öfter mindestens eine Form von Gewalt [verbale Beschimpfung/Drohung, körperliche Aggression] angewendet zu haben« (Thoma u. a. 2004: 350).

12 *Aushalten!*, so lautet der Titel einer Ausgabe der Zeitschrift der Zürcher Sonnweid, einer international bekannten Pflegeeinrichtung für Menschen mit Demenz. Hierin wird anhand einer Reihe von Fallbeispielen gezeigt, welchen Herausforderungen sich die Pflegefachkräfte im Umgang mit einigen Bewohner/innen stellen. Zugleich geht es um die Frage, wie sich diese Herausforderungen ursächlich verstehen und bewältigen lassen.

rausgestellt.[13] Zudem sollen Sorgende den Ablauf der Körperpflege Schritt für Schritt vorführen und ihr Gegenüber durch Lob und Belohnungen ermuntern. Vor allem wird Geduld, Sanftheit, Verständnis und Respekt eingefordert. Herr Timm, der in der Sorge für seine demenzbetroffene Ehefrau voll und ganz aufging, hatte jedoch einen ganz eigenen Ansatz im Umgang mit der Frage der Körperhygiene entwickelt: »Was habe ich gemacht? Ich habe mich ausgezogen und bin mit rein gegangen. Ganz einfach: Haben wir uns alle beide gewaschen.« Diese Aussage von Herrn Timm zeigt exemplarisch, dass Einfallsreichtum, Unkonventionalität und eine besondere zwischenmenschliche Nähe für die Demenzsorge immens wichtig sein können. Grundlegend ist hier ein gewisser Einfallsreichtum. Wir duschen in der Regel einzeln und nicht mit anderen zusammen. Herr Timm denkt und handelt über diese Konvention hinaus, er geht also flexibel mit gesellschaftlichen Normalitäten um.[14]

Gewiss, die gemeinsame Dusche ist nicht überall möglich und empfehlenswert, zumal nicht in der stationären Pflege. Aber das Beispiel von Herrn und Frau Timm zeigt doch, inwiefern Formen einer subjektiv gelingenden Demenzsorge im familialen Kontext entwickelt und praktiziert werden können. Angehörige verfügen oft über ein bedeutsames, praxisrelevantes Wissen, das bei einer guten Demenzsorge hilft. Und dieses Praxiswissen wird mancherorts von professionellen Pflegefachkräften bewusst abgefragt. David Edvardsson u. a. beschreiben am Beispiel eines australischen Demenzpflegeheims das Vorgehen eines »welcoming family«, das vonseiten der Mitarbeiter/innen dieser Einrichtung praktiziert wird: »Welcoming family was [...] described by staff as creating opportunities for beneficial teamwork, so that the family's unique knowledge about the person with dementia could be incorporated into care plans.« (2010: 2614) Was an dieser und anderen Stellen deutlich wird, ist, dass sorgebezogene Informationen und Kompetenzen nicht nur einseitig von der Seite der Demenzexpert/innen zur Seite familialer Sorgepersonen übergehen müssen. Auch ein Austausch in die umgekehrte Richtung ist möglich und kann sogar entscheidend sein – beispielsweise dann, wenn Pflegeinstitutionen personzentriert operieren wollen: Neben den Äußerungen und Verhaltensweisen der Betroffenen selbst, kön-

13 Diese und die folgenden »Tipps für die Körperpflege« finden sich beispielsweise auf den demenzbezogenen Informationsseiten des Portals *medfuehrer.de* (vgl. Deutscher Verlag für Gesundheitsinformation GmbH 2018).

14 Inwiefern eine solche Flexibilität auch im Kontext der stationären Pflege praktiziert wird, zeigt Newerla (2012: 256).

nen das familiale Umfeld und die dort gemachten Erfahrungen eine Grundlage eines personzentrierten Umgangs mit Menschen mit Demenz sein (vgl. Kitwood 2013).

4. Fazit

Ein wichtiger Beitrag zu einer *Kultur der Sorge* sind Empfehlungen und Modelle, die einen guten familialen Umgang mit Demenz anleiten wollen. Was durch derartige Handlungs- und Verhaltensempfehlungen bereitgestellt wird, ist ein Praxiswissen, das einerseits zur Reduzierung von Unsicherheiten, Orientierungslosigkeiten und Konflikten beitragen kann, andererseits Wahrnehmungs- und Verhaltensweisen vermittelt, die einen großen Einfluss darauf haben können, wie Menschen mit Demenz im familialen Setting begegnet wird – etwa auf anerkennend-respektvolle Weise, also in einer Form, die subjektive Selbstsorge schützt und unterstützt, oder auf paternalistisch-bevormundende Art, also im »Modus der Fremdbestimmung« (Zimmermann 2012: 83).

Die Beschreibung einer guten Demenzsorgepraxis kann durchaus ›Auswege‹ aus verschiedenen Schwierigkeiten aufzeigen, wie sie im Kontext von Demenz entstehen. Es bleibt jedoch auch festzuhalten, dass es bei der professionellen Entwicklung und Weitergabe von Ansätzen guter Demenzsorgepraxis auf eine hochgradig reflektierte Vorgehensweise ankommt. Grundsätzlich müssen solche Ansätze auch auf ihre Verortungen und auf ihre praktischen Effekte hin befragt werden: Was sind ihre fachlichen, institutionellen, normativen Ausgangspunkte? Wie lassen sie sich realisieren und welche Auswirkungen hat diese Realisierung? Wessen und welchen Interessen tragen sie Rechnung? Inwiefern berücksichtigen sie den oben angesprochenen Hinweis von Smith und Sutton (1999), dass es im Falle einer »guten« oder »besten« pflegerischen Praxis »multiple ways of knowing and multiple strategies for action« geben kann? Letzterer Punkt hat gerade angesichts von Demenz eine besondere Relevanz. Denn wenn Demenz tatsächlich – wie das häufig betont wird – viele Gesichter hat, dann gilt das bis zu einem gewissen Grad ebenfalls für eine subjektiv gute Demenzsorge.

Vor dem Hintergrund der hier aufgeführten Fallbeispiele erscheint eine Beratung attraktiv, die Sorgenden hilft, eine kritische Distanz zu den Empfehlungen und Verpflichtungen einzunehmen, die von verschiedener Seite auf sie einwirken. Wer beispielsweise eigene Bedürfnisse bestimmten soziokulturellen Sorgenormen unterordnet, erlebt die Sorgepraxis wahrscheinlich als fremdbestimmt und wenig gut. Zudem gilt es für die Expert/innenseite, selbstkritisch darüber nachzudenken, inwiefern ihre Handlungsempfehlungen nicht nur förderlich sein können, sondern spezifische Belastungen zur Folge haben. Sollten sich bestimmte Belastungen nicht vermeiden lassen, wie das etwa im Zusammenhang mit der Kontrolle von aggressiven Gegenreaktionen naheliegend ist, werden entsprechende Entlastungsangebote bedeutsam. Darüber hinaus ist meines Erachtens eine Beratung wichtig, die auch auf mögliche Chancen einer individuell-kreativen Demenzsorge hinweist. Einerseits kann diese Kreativität für die einzelne Sorgebeziehung in ihrer Besonderheit sehr hilfreich sein. Andererseits ist vieles von dem, was heute als Beispiel guter Demenzsorge diskutiert wird, ursprünglich nichts anderes als ein schöpferischer Versuch gewesen.[15]

Literatur

Barmer GEK (Hg.) (2010), Digitale Pressemappe zum Pflegereport 2010, 30.11.2010. Online verfügbar unter: https://www.barmer.de/blob/37532/6fe1c8946f8e77d76eaa379dfb9a87e5/data/pdf-pressemappe-pflegereport-2010.pdf

Barrick, Ann Louise/Rader, Joanne/Hoeffer, Beverly/Sloane, Philip D./Biddle, Stacey (2011), *Körperpflege ohne Kampf: Personenorientierte Pflege von Menschen mit Demenz*, Göttingen.

Beard, Renée L./Knauss, Jeny/Moyer, Don (2009), Managing disability and enjoying life: How we reframe dementia through personal narratives, *Journal of Aging Studies*, Jg. 23, H. 4, S. 227–235.

Bickel, Horst (2012), Epidemiologie und Gesundheitsökonomie, in: Claus-Werner Wallesch/Hans Förstl (Hg.), *Demenzen*, 2. aktual. und überarb. Aufl., Stuttgart/New York, S. 18–51.

Bruder, Jens (2011), Alten- und Pflegeheime, in: Hans Förstl (Hg.), *Demenzen in Theorie und Praxis*, 3. aktual. und überarb. Aufl., Berlin/Heidelberg/New York, S. 467–480.

Buijssen, Huub (2013), *Demenz und Alzheimer verstehen. Erleben, Hilfe, Pflege: Ein praktischer Ratgeber*, 7. Aufl., Weinheim/Basel.

15 Ein kreatives »Versuch-und-Irrtum-Prinzip« wird etwa von Julia Haberstroh u.a. in einem Ratgeber stark gemacht: »Im individuellen Kontakt mit dem versorgten Menschen mit Demenz finden wir nach und nach heraus, welche Kommunikationswege im individuellen Fall häufig hilfreich sind und welche nicht, und gewinnen so eine Sicherheit in unserem Verhalten.« (2016: 36)

BAG/GDK (2016), Bundesamt für Gesundheit/Schweizerische Konferenz der kantonalen Gesundheitsdirektorinnen und -direktoren (Hg.), *Nationale Demenzstrategie 2014–2019. Erreichte Resultate 2014–2016 und Prioritäten 2017–2019*, 24.11.2016, Bern. Online verfügbar unter: https://www.bag.admin.ch/bag/de/home/themen/strategien-politik/nationale-gesundheitsstrategien/nationale-demenzstrategie.html

BMFSFJ (2018), Bundesministerium für Familie, Senioren, Frauen und Jugend (Hg.), Tipps für die Heimwahl. Wegweiser Demenz. Online verfügbar unter: http://www.wegweiser-demenz.de/informationen/betreuung-und-pflege/pflegeheim/tipps-fuer-die-heimwahl.html [Zugriff am 24.01.2018].

Chorn Dunham, Charlotte/Harms Cannon, Julie (2008), »They're still in control enough to be in control«: Paradox of power in dementia caregiving, *Journal of Aging Studies*, Jg. 22, H. 1, S. 45–53.

Deinert, Horst (2012), *Textsammlung Heimrecht. Bundes- und landesrechtliche Vorschriften*, Köln.

Department of Health (Hg.) (2011), *Living well with dementia: A National Dementia Strategy. Good Practice Compendium – an assets approach*, 10.01.2011, Online verfügbar unter: https://www.gov.uk/government/uploads/system/uploads/attachment_data/file/215822/dh_123475.pdf

Deutscher Verlag für Gesundheitsinformation GmbH (Hg.) (2018), Umgang mit Demenzkranken – Tipps für die Körperpflege. Online verfügbar unter: http://www.medfuehrer.de/Umgang-mit-Demenzkranken-Tipps-fuer-die-Koerperpflege [Zugriff am 24.01.2018].

Edvardsson, David/Fetherstonhaugh, Deirdre/Nay, Rhonda (2010), Promoting a continuation of self and normality: person-centered care as described by people with dementia, their family members and aged care staff, *Journal of Clinical Nursing*, Jg.19, S. 2611–2618.

Etters, Lynn/Goodall, Debbie/Harrison, Barbara E. (2008), Caregiver burden among dementia patient caregivers: A review of the literature, *Journal of the American Association of nurse Practioners*, Jg. 20, H. 8, S. 423–428.

Förstl, Hans/Kurz, Alexander/Hartmann, Tobias (2011), Alzheimer-Demenz, in: Hans Förstl (Hg.), *Demenzen in Theorie und Praxis*, 3. aktual. und überarb. Aufl., Berlin/Heidelberg/New York, S. 47–72.

Frohn, Birgit/Staack, Swen (2012), *Demenz: Leben mit dem Vergessen. Diagnose, Betreuung, Pflege – ein Ratgeber für Angehörige und Betroffene*, Murnau a. Staffelsee.

Grebe, Heinrich/Otto, Welf-Gerrit/Zimmermann, Harm-Peer (2013), »The Journey into the Land of Forgetfulness«. Metaphors of Aging and Dementia in Media, in: Ulla Kriebernegg/Roberta Maierhofer (Hg.), *The Ages of Life. Living and Ageing in Conflict?*, Bielefeld, S. 89–106.

Gröning, Katharina (2002), Häusliche Pflege und familiale Entwicklung, *Neue Praxis. Zeitschrift für Sozialarbeit, Sozialpädagogik und Sozialpolitik*, Jg. 32, H. 6, S. 595–601.

Gröning, Katharina (2005), Therapeutisierung der familialen Altenfürsorge? Formulierung eines Unbehagens?, *Sozialer Fortschritt*, Jg. 54, H. 3, S. 69–76.
Haberl, Roman L. (2011), Morbus Binswanger und andere vaskuläre Demenzen, in: Hans Förstl (Hg.), *Demenzen in Theorie und Praxis*, 3. aktual. und überarb. Aufl., Berlin/Heidelberg/New York, S. 93–112.
Haberstroh, Julia/Neumeyer, Katharina/Pantel, Johannes (2016), *Kommunikation bei Demenz. Ein Ratgeber für Angehörige und Pflegende*, 2. Aufl., Berlin/Heidelberg.
Heimerdinger, Timo (2006), Alltagsanleitungen? Ratgeberliteratur als Quelle für die volkskundliche Forschung, *Rheinisch-westfälische Zeitschrift für Volkskunde*, Jg. 51, S. 57–72.
Henderson, J. Neil/Henderson, L. Carson (2002), Cultural construction of disease: A »supernormal« construct of dementia in an American Indian tribe, *Journal of Cross-Cultural Gerontology*, Jg. 17, H. 3, S. 197–212.
Henke, Friedhelm (2012), *Nachweisheft der praktischen Ausbildung für die Gesundheits- und Krankenpflege. Kompetenz- und Themenbereichsorientierung gemäß KrPflAPrV*, 3. überarb. und erw. Aufl., Stuttgart.
Hochschild, Arlie Russel (2006), *Das gekaufte Herz. Die Kommerzialisierung der Gefühle*, neue erw. Aufl., Frankfurt/M.
Hulko, Wendy (2009), From »not a big deal« to »hellish«: Experiences of older people with dementia, *Journal of Aging Studies*, Jg. 23, H. 3, S. 131–144.
Ikels, Charlotte (2002), Constructing and deconstructing the self: Dementia in China, *Journal of Cross-Cultural Gerontology*, Jg. 17, H. 3, S. 233–251.
Kemp, Candace L./Ball, Mary M./Perkins, Molly M. (2013), Convoys of care: Theorizing intersections of formal and informal care, *Journal of Aging Studies*, Jg. 27, H. 1, S. 15–29.
Kitwood, Tom (2013), *Demenz: Der person-zentrierte Ansatz im Umgang mit verwirrten Menschen*, 6. erw. Aufl., Bern.
Kruse, Andreas (2017), *Lebensphase hohes Alter. Verletzlichkeit und Reife*, Berlin.
Messerli, Alfred (2010), Zur Geschichte der Medien des Rates, in: Peter-Paul Bänzinger/Stefanie Duttweiler/Philipp Sarasin/Annika Wellmann (Hg.), *Fragen sie Dr. Sex! Ratgeberkommunikation und die mediale Konstruktion des Sexuellen*, Berlin, S. 30–57.
Newerla, Andrea (2012), *Verwirrte pflegen, verwirrte Pflege? Handlungsprobleme und Handlungsstrategien in der stationären Pflege von Menschen mit Demenz – eine ethnographische Studie*, Berlin.
Nohl, Arnd-Michel (2013), *Interview und dokumentarische Methode. Anleitungen für die Forschungspraxis*, 4., überarb. Auflage, Wiesbaden.
Otto, Welf-Gerrit/Grebe, Heinrich (2012), Bilder von Elan und Elend – Gutes Leben im hohen Alter, in: Helga Mitterbauer/Katharina Scherke (Hg.), *Moderne. Kulturwissenschaftliches Jahrbuch 6 (2010/11): Alter(n)*, Innsbruck/Wien/Bozen, S. 204–210.
Peuckert, Rüdiger (2012), *Familienformen im sozialen Wandel*, 8. Aufl, Wiesbaden.

Rösen, Elke Erika (2015), *Pflegedokumentation in der Altenpflege. Sachgerecht, sicher und professionell*, 3. Aufl., München.

Runde, Peter/Giese, Reinhard/Stierle, Claudia (2003), *Einstellungen und Verhalten zur häuslichen Pflege und zur Pflegeversicherung unter den Bedingungen gesellschaftlichen Wandels. Analysen und Empfelungen auf der Basis von repräsentativen Befragungen bei AOK-Leistungsempfängern der Pflegeversicherung*, Hamburg.

Samsi, Kritika/Manthorpe, Jill (2014), Care pathways for dementia: current perspectives, *Clinical Interventions in Aging*, Jg. 9, S. 2055–2063.

Senghaas-Knobloch, Eva/Kumbruch, Christel (2008), Zum Ethos fürsorglicher (Pflege-)Praxis – Dilemmata in der modernen Dienstleistungsgesellschaft, *L'Homme. Europäische Zeitschrift für feministische Geschichtswissenschaft*, Jg.19, H. 1, S. 15–37.

Smith, Colleen/Sutton, Frances (1999), Best practice: What it is and what it is not, *International Journal of Nursing Practice*, Jg. 5, H. 2, S. 100–105.

Sonnweid AG (Hg.) (2016), Aushalten!, *Sonnweid das Heft. Zeitschrift der Sonnweid AG*, Jg. 6, S. 1–20.

Statistisches Bundesamt (Hg.) (2017), *Pflegestatistik 2015. Pflege im Rahmen der Pflegeversicherung. Deutschlandergebnisse*, Wiesbaden, 16.01.2017. Online verfügbar unter: https://www.destatis.de/DE/Publikationen/Thematisch/Gesundheit/Pflege/PflegeDeutschlandergebnisse5224001159004.pdf?__blob=publicationFile

Thelen, Tatjana (2014), *Care/Sorge. Konstruktion, Reproduktion und Auflösung bedeutsamer Bindungen*, Bielefeld.

Thoma, Jens/Zank, Susanne/Schacke, Claudia (2004), Gewalt gegen demenziell Erkrankte: Datenerhebung in einem schwer zugänglichen Gebiet, *Zeitschrift für Gerontologie und Geriatrie*, Jg. 37, H. 5, S. 349–350.

von Hardenberg, Nina (2013), Kritik am Pflegenotstand: »Solche Pflege ist Folter«, *Süddeutsche Zeitung*, 19.11.2013. Online verfügbar unter: http://www.sueddeutsche.de/gesundheit/kritik-am-pflegenotstand-solche-pflege-ist-folter-1.1822016

Witzel, Andreas (1985), Das problemzentrierte Interview, in: Gerd Jütteman (Hg.), *Qualitative Forschung in der Psychologie: Grundfragen, Verfahrensweisen, Anwendungsfelder*, Weinheim, S. 227–255.

Zimmermann, Harm-Peer (2012), Über die Macht der Altersbilder: Kultur – Diskurs – Dispositiv, in: Andreas Kruse/Thomas Rentsch/Harm-Peer Zimmermann (Hg.), *Gutes Leben im hohen Alter: Das Altern in seinen Entwicklungsmöglichkeiten und Entwicklungsgrenzen verstehen*, Heidelberg, S. 75–86.

Viel Sorge, aber auch Glück und Gelingen: Zur Diversität von Erfahrungen der Angehörigen von Demenzkranken

Esther Gajek

Wie leben Männer und Frauen, deren Angehörige von Demenz betroffen sind?[1] Diese Frage stand am Ausgang der vorliegenden Mikrostudie. Das spezielle Interesse galt weniger der Pflege,[2] sondern dem Alltag[3] und den dort gemachten Erfahrungen.[4] Diese zeichneten sich – zumindest bei den hier vorgestellten Befragten – durch eine große Diversität aus: Es gab vielfältige Sorgen, aber auch Glück und Gelingen.[5] In Weiterführung aktueller potenzialorientierter Demenzstudien[6] fokussiert der folgende Beitrag auf »Lebensqualität bei Demenz« (Kruse 2010) sowie familiäres »Aufgehobensein« (Martens 2013) und betont die Faktoren des Gelingens.

1. Erfahrungen von Sorge und Normalität

Sucht man das Gespräch mit Angehörigen von Demenzbetroffenen, bietet es sich an, am Treffen einer Selbsthilfegruppe von Demenzangehörigen teilzunehmen. Die hier besuchte gehört zu den 136 Regionalgruppen der Deut-

1 In Deutschland leben aktuell über 1,5 Millionen Menschen, die von Demenz betroffen sind, rund zwei Drittel davon zu Hause, in der Regel betreut durch Angehörige. Vgl. BMFSFJ (2018).

2 Vgl. hierzu die ähnlich qualitativ angelegten Studien zu pflegenden Angehörigen: Catulli (2007), Fenninger (2014), Gröning u. a. (2004), Karrer (2016).

3 Alltag als »normale, wiederholbare, sicher auch mühevolle, aber auch darin akzeptable und akzeptierte Routinewirklichkeit« (Jeggle 1978: 81).

4 Erfahrung meint situativ gemachte, ganzheitliche Erlebnisse, die in Gesprächen geteilt werden können (vgl. Lehmann 2007).

5 ›Sorge‹, ›Glück‹ und ›Gelingen‹ werden im Folgenden als »Verständigungsbegriffe« (Gerndt 1981: 13) verwendet, nicht als analytische.

6 Vgl. hier besonders Grebe (2015b).

schen Alzheimer Gesellschaft e.V. und wird von einer Fachärztin für innere Medizin geleitet. Die monatliche, abendliche Begegnung dauert so lange, bis alle Anwesenden (ca. 15 Personen), die Ehepartner oder Verwandte in allen Stufen der Demenz pflegen bzw. betreuen, ihre aktuellen Probleme angesprochen haben.[7]

Die Themen betreffen Körper und Geist der Angehörigen, es wird zum Beispiel die Gefahr der Mangelernährung formuliert (»Die trinkt zu wenig, die isst nichts mehr«) oder die Frage vor dem sich stetig vollziehenden Abbau (»Wie lange geht es noch so?«); Organisatorisches spielt eine große Rolle, zum Beispiel in Hinsicht auf Vollmachten für Geld, Verhandlungen mit den Erben (»Sie wollen das Geld, ich brauche es aber für die Pflege«), weil damit immer weitreichende Folgen für die von Demenz Betroffenen oder die sie betreuenden Angehörigen verbunden sind. Auch Fragen werden formuliert, allen voran diejenige, den dementen Angehörigen im eigenen Krankheitsfalle nicht versorgt zu wissen (»Was passiert, wenn ich krank bin?«), oder eine andere, die mit dem Verirren der Angehörigen und dessen Folgen einhergeht (»Was ist, wenn sie in falsche Hände gerät?«). In großem Maße haben die Themen mit der Gesundheit und dem Wohlergehen der dementen Angehörigen zu tun, aber auch der eigene körperliche Zustand wird zum Teil als problematisch empfunden, wenn die Folgen einer ständigen Verfügbarkeit spürbar werden (»Ich bin für immer standby«).

Ein beträchtlicher Teil der Gesprächszeit gehört dem Äußern der Sorgen – die Treffen sind damit regelrechte Orte der Sorge. Gleichzeitig dienen sie aber auch als Ort, wo schriftliche Informationen ausgeteilt sowie Adressen und Ansprechpartner/innen genannt werden, sei es von der Fachärztin, sei es von den Teilnehmer/innen selbst. Diese geben einander auch Ratschläge, Hilfestellungen und Beistand: »Ich muss allen sagen – zum Trost: Es gibt durchaus schöne Momente. Ganz nahe Momente«,[8] äußerte eine Angehörige, die seit fünf Jahren ihren Mann pflegt und regelmäßig die Selbsthilfegruppe besucht. Aus den zahlreichen Zusammenkünften, an denen sie teilnahm, hat sie viel Hilfreiches mitgenommen. Als Dank dafür gibt sie nun ihre eigenen Erfahrungen an die Gruppe zurück.

Ein weiteres Angebot stellt das nachmittägliche Betreuungsangebot dar, das ebenfalls von der Deutschen Alzheimer Gesellschaft organisiert wird und alle 14 Tage in einem Lokal stattfindet. Zwei Frauen leiten die Treffen,

7 Exemplarisch seien hier die am häufigsten geäußerten Sorgen herausgegriffen. Aus: Gesprächsprotokoll Selbsthilfegruppe, 08.11.2016.

8 Gesprächsprotokoll Selbsthilfegruppe, 08.11.2016.

an denen je ca. fünf bis sieben Paare von Angehörigen zusammen mit den Demenzbetroffenen teilnehmen. Vor allem Eheleute kommen, aber auch Kinder mit ihrem Elternteil. Die Organisatorinnen wurden von der Alzheimer-Gesellschaft im Umgang mit Demenz geschult und betreuen seither einige der anwesenden Paare, indem sie regelmäßig nach Hause kommen und den pflegenden Angehörigen stundenweise Freiräume ermöglichen. Zu den nachmittäglichen Begegnungen kommen aus Treue und Dank für langjährige Unterstützung zum Teil auch Personen, deren Angehörige bereits in Pflegeheimen leben oder gar schon verstorben sind. Das Gros der Anwesenden kennt sich seit Jahren, doch es gibt auch immer wieder neue Teilnehmer/innen.[9]

Die Gespräche unter den Angehörigen sowie mit den Betreuerinnen dienen auch hier dem Äußern von Problemen und haben, wie schon jene in der Selbsthilfegruppe, eine solidarisierende und zugleich auch entlastende Funktion.[10] Auch hier tauschen sich die Anwesenden über die Krankheit und deren Folgen für das Verhalten im Alltag aus. Gezielt werden Fragen nach Erfahrungen mit und Informationen zu vorhandenen Betreuungsangeboten gestellt. Die Angehörigen nutzen das Insiderwissen der Organisatorinnen. Ist dieser Teil des Nachmittages den anstehenden Fragen in Bezug auf Demenz gewidmet, so steht demgegenüber auch ein langer Teil, der mit anderen Inhalten gefüllt ist. Die Paare treffen sich mit Gleichgesinnten, begrüßen sich, essen und trinken zusammen, sprechen miteinander und beantworten Fragen der Gruppe – genau so, wie andere Paare es bei Begegnungen miteinander tun, wenn sie einen Nachmittag zusammen verbringen wollen – es findet ein gewöhnlicher Austausch statt.

Kommt man als Außenstehender zu dem Betreuungsangebot, ist sogar auf den ersten Blick nicht ersichtlich, wer Demenz hat. Die Organisatorinnen binden alle Anwesenden geschickt in Gespräche ein, und nur an der Länge und Differenziertheit der Antworten lässt sich nach und nach feststellen, wer von Demenz betroffen ist und wer nicht. Bei anderen Programmpunkten, dem Lösen von Worträtseln oder dem gemeinsamen Singen von Volksliedern, sind die Männer und Frauen mit Demenz den Angehörigen

9 Gesprächsprotokolle Demenz-Café vom 21.07.2016, 01.09.2016, 15.09.2016, 29.09.2016.

10 Vgl. Lehmann (1978: 209–215); Gröning u.a. (2004) unterscheiden bei ihrer Sammlung von Pflegegeschichten (nicht nur zu Demenz) »Entwicklungsgeschichten«, »Verzweiflungs-Belastungsgeschichten«, »Bindungs- und Verstrickungsgeschichten« und »Abschiedsgeschichten«.

zum Teil sogar überlegen, vor allem, was das Memorieren von Melodien und Liedtexten betrifft.

2. Erfahrungen des Zusammenlebens mit Demenz

Aus der Gruppe der Angehörigen wurden allein Ehepaare für Befragungen ausgewählt,[11] wofür mehrere Gründe sprechen: Ehepaare im fortgeschrittenen Alter, wenn Demenz eingetreten ist, müssen sich in der Regel um keine weiteren Personen mehr kümmern. Sie verbringen mehr Zeit miteinander, als es Kinder mit ihren zu pflegenden Müttern oder Vätern tun können. Diese sind durch Berufstätigkeit oder Erziehungsarbeit anders eingespannt.[12] Hinzu kommt, dass im Eltern-Kind-Verhältnis andere Abhängigkeits- und Machtverhältnisse herrschen als in einer Ehe. Ferner ist bei einer Pflege durch den Ehepartner höchst wahrscheinlich, die eigenen, gewohnten vier Wände nicht verlassen zu müssen und damit neben dem personalen auch ein räumliches Kontinuum zu haben.[13] Vor allem aber stellt die große Kenntnis des Gegenübers und das über Jahrzehnte praktizierte Zusammenleben trotz Veränderungen durch die Krankheit »positiv bedeutsame Alltagssituationen« (Bär 2010: 255) her und trägt »maßgeblich zum Schutz und zur Aufrechterhaltung des Personenseins« (Grebe 2015b: 240) bei.

Sechs Ehepaare, welche die oben beschriebenen Entlastungsangebote wahrgenommen haben, stellten sich für Gespräche zu Verfügung. Vier davon willigten ein, sie zu Hause zu besuchen, was zum Teil mehrmals geschah. So weit wie möglich wurden die Ehepartner mit Demenz in das Gespräch miteinbezogen.[14]Alle Eheleute betreuen Ehepartner mit Demenz in verschie-

11 Um Vergleichsparameter herausarbeiten zu können, wurden auch drei erwachsene Kinder befragt, die ihre von Demenz betroffenen Eltern permanent bzw. temporär betreuen: Familie T.: Mutter (82, Hausfrau, Diagnose 2009, lebt seit einem Jahr bei ihrer Tochter) wird von Tochter (62, Hausfrau) betreut; Familie U.: Vater (82, Kaufmann, Diagnose 2011, lebt seit 2012 im Pflegeheim), Sohn (40, Lehrer); Familie M.: Vater (85, Forstwirt, Diagnose 2013, lebt seit 2015 im Pflegeheim), Mutter (85, Hausfrau, Diagnose: 2008, lebt seit 2012 im Pflegeheim), Tochter (63, Angestellte).

12 Vgl. dazu Pflegegeschichten von Kindern in Fenninger (2014), Gröning u. a. (2004), Catulli (2007).

13 Zur Bedeutung der Umgebung vgl. Goldsmith (2002: 97–110).

14 Vgl. das gleiche Verfahren bei Fenninger (2014).

denen Stufen der Krankheit.[15] Bei fünf der sechs befragten Paare handelt es sich um eine relativ homogene Gruppe: Sie gehören einer mittleren Schicht an, leben in finanziell gesicherten Verhältnissen und führen eine traditionelle Ehe, wo der Wert des Füreinander-Einstehens nicht infrage gestellt wird. Alle Befragten kennen sich als Paar schon lange (mindestens 30, zum Teil über 60 Jahre lang), daher herrscht eine große Nähe. Es sind harmonische Ehen, soweit dies von außen beurteilt werden kann. Die Frauen und Männer mit Demenz haben schon seit Jahren die Diagnose, werden ärztlich betreut, sind medikamentös eingestellt, nehmen Therapien und unterschiedliche Formen professioneller Hilfe und Betreuungsangebote wahr. Dies sind zum Beispiel Ergotherapie, Logopädie, Tagespflege, Betreuungs- und Entlastungsangebote und die Veranstaltungen der Alzheimer-Gesellschaft. In den Familien ist schon vieles geregelt (Pflegestufe, Betreuungsverfügung etc.). Die Demenz verläuft langsam und hat sich nicht als »Schreckgespenst« gezeigt.[16] Die Krankheitssymptome sind dergestalt, dass man sich mit dem Ehepartner in Gesellschaft begeben kann, denn es erfolgen keine völlig unkontrollierbaren oder gar verstörenden Handlungen. Drei Personen mit Demenz leben zu Beginn der Untersuchung bereits im Pflegeheim und werden täglich von den Ehepartnern besucht.[17]

Ein Paar sticht hervor: Beide sind Akademiker, die Ehe war unharmonisch, und der Krankheitsverlauf ist dramatisch. Der Mann hat eine Form von Demenz, die ihn aggressiv und ausfallend macht. Er lebt zum Zeitpunkt des Interviews im Pflegeheim; seine Frau lehnt lokale Hilfsangebote für sich ab, informiert sich aber über Bücher, Vorträge und Arztgespräche über das

15 Es handelte sich um folgende Paare: Familie A.: Herr A. (65, ehemaliger Beamter, Diagnose 2014), Frau A. (65, ehemalige Angestellte); Familie C.: Herr C. (81, ehemaliger Ingenieur, Diagnose 2012), Frau C. (78, Hausfrau); Familie F.: Herr F. (82, ehemaliger Kaufmann, Diagnose 2011, seit 2015 im Pflegeheim), Frau F. (78, ehemalige Angestellte); Familie H.: Herr H. (78, ehemaliger Sachbearbeiter), Frau H. (79, Hausfrau, Diagnose 2011, seit 2015 im Pflegeheim, Juli 2016 verstorben); Familie K.: Herr K. (83, ehemaliger Gärtner), Frau K. (68, ehemalige Küchenhilfe, Diagnose 2006); Familie R.: Herr R. (81, ehemaliger Naturwissenschaftler, Diagnose 2014, seit 2016 im Pflegeheim, inzwischen verstorben), Frau R. (70, ehemalige Lehrerin).

16 Vgl. dazu den Beitrag von Irene Götz und Petra Schweiger in diesem Band. Die dort geäußerten antizipierten Sorgen in Hinsicht auf Demenz und Tod sind bei den hier Befragten einer Realität gewichen, die sich dank vieler eigener Strategien und von außen kommender Hilfen bewältigen lässt.

17 Im Zeitraum von Erstkontakt bis zur Verschriftlichung der Ergebnisse sind zwei Ehepartner, die bereits im Pflegeheim gelebt haben, verstorben.

Krankheitsbild. Sie fühlt sich hilflos zwischen der »Wut«[18] auf ihren Mann (alle seine Versäumnisse während der gemeinsamen Ehe) und dem sozialen Druck, ihn nun täglich, gegen ihren Willen, im Heim besuchen zu müssen.

Umsorgen, Fürsorge und Vorsorge

Der Alltag richtet sich bei den Paaren einerseits an der Krankheit aus. Das Umsorgen ähnelt dem, was von anderen Pflegekonstellationen bekannt ist:[19] Dabei geht es um die Verabreichung der Medikamente oder um die Sorge, dass die Angehörigen ausreichend essen und trinken, dass sie sich bewegen, gut schlafen und sich wohlfühlen.[20] Es kommen Spezifika hinzu, die im direkten Zusammenhang mit den Symptomen der Demenz stehen:[21] zum Beispiel Vorkehrungen, dass die Angehörigen sich nicht verirren oder weglaufen, dass sie in den richtigen Bus einsteigen, nicht den falschen Ausgang benutzen, dass sie sich bei der Tagespflege wohlfühlen, dass sie sich nicht überfordern, nichts Falsches essen, sich dem Wetter gemäß kleiden, sich nicht in der Öffentlichkeit ausziehen und sich nicht durch das falsche Handhaben von Werkzeug verletzen.

Die Angehörigen werden über die Jahre durch ihr Erfahrungswissen und einschlägige Informationen aller beteiligten Kräfte zu Experten in Hinsicht auf das Krankheitsbild und zu regelrechten Managern, sei es in der Ablage aller Dokumente und Arztbriefe, sei es in der Rekonstruktion des Verfalls für die Einstufung in der Pflegeversicherung, aber auch im täglichen Umgang mit dem Pflegepersonal. Sie handeln voller Fürsorge, versuchen Peinlichkeiten für den von Demenz betroffenen Ehepartner zu vermeiden, keine neuralgischen Themen anzusprechen, zur selben Zeit die Tabletteneinnahme zu kontrollieren und vieles mehr. Sie reagieren vor allem auf das viele Unerwartete, das immer wieder passiert: das Weglaufen aus der Tagespflege, das Sich-Einsperren auf der Toilette, die fehlende Inkontinenzeinlage oder das Essen-mit-Fingern im Lokal. Wenige sprachen von »Scham«, viele berichteten eher

18 Interview mit Frau R. vom 26.09.2016.

19 Vgl. Gröning u. a. (2004).

20 Vgl. einen ähnlichen Befund bei Gröning u. a. (2004: 245–252).

21 Die geäußerten Sorgen entstammen den geführten Gesprächen und werden im Folgenden nicht einzeln nachgewiesen, auch um einzelne Personen nicht erkennbar zu machen.

mit Humor darüber und erzählten diese Geschichten als Anekdoten, über die im Nachhinein auch gelacht wird.[22]

Viele alltagsrelevante Handlungen umfassen die Vorsorge, denn das Denken der Angehörigen ist auf Demenz und deren Folgen für das Handeln ausgerichtet – wie bei anderen Krankheiten mit ähnlichen Symptomen auch. Gegen Stürze wird der Tisch vor die Couch geschoben, damit die dort liegende Ehefrau nicht herunterfällt; es werden Lampen montiert, um nächtliche Verletzungen zu vermeiden; ein Vitamingetränk wird täglich gereicht, um einer Mangelernährung vorzubeugen; tägliches Gedächtnistraining soll den weiteren Gedächtnisverfall aufhalten; der Verzehr bestimmter Ölsorten weiteren Abbauprozessen des Gehirns Einhalt gebieten; und das Verstecken der Autoschlüssel und des Geldes verhindern, dass die Angehörigen Schäden anrichten. Die Angehörigen berichten auch, dass sie Vorsorge für sich selbst treffen. Die Ratschläge der Ärzt/innen und Pfleger/innen, sich selber nicht zu vernachlässigen und Hilfe anzunehmen, werden regelrecht zitiert und mit Beispielen ausgeführt. Weil die Angehörigen wissen, dass ihre Ehepartner durch ihre Demenz physisch und psychisch auf sie angewiesen sind, nehmen sie die Auszeiten sehr bewusst war, um sich selber körperlich, seelisch und geistig fit zu halten: »Das bin ich ja meiner Frau schuldig, dass ich noch gut funktioniere.«[23] Bei aller Aktivität in dieser Hinsicht bleibt eine Sorge virulent: »Hoffentlich passiert mir nichts.«[24]

So dominant alle Strategien zur Eindämmung der Sorgen zu sein scheinen, sie werden im Gespräch zwar thematisiert, aber als »akzeptierte Routinewirklichkeit« (Jeggle 1978: 81) dargestellt. Die Herausgeberinnen des Bandes *Pflegegeschichten* bezeichnen es als »Alltagskunst, wenn wir lesen, wie viel gefahren, hingebracht und abgeholt, gekocht, zerkleinert, püriert oder telefoniert, verhandelt, nachgegangen und schließlich immer wieder sauber gemacht, gewaschen, genäht, geordnet etc. wird, wie beruhigt, gelagert, gefüttert, getröstet, gestreichelt, gehalten und verabschiedet wird« (Gröning u.a. 2004: 12). Diese »Alltagskunst« wird, so die Herausgeberinnen des Bandes, entscheidend getragen von der (liebevollen) Beziehung zu den Pflegebedürftigen. Wie sich die Pflege innerhalb der langjährigen Beziehungen der Befragten im Detail darstellt und wie gleichzeitig weiterhin als Paar gelebt wird, soll im Folgenden dargestellt werden.

22 Eine Sammlung von Geschichten über Menschen mit Demenz, die viel Situationskomik enthalten, findet sich bei Dahmen/Röser (2015).

23 Interview Familie K. am 03.08.2016.

24 Mitschrift Besuch bei Familie C. am 04.08.2016.

Kontinuität des Ehelebens

Formen des Sorgens und das Wahrnehmen von Veränderungen durch Demenz beherrschen nicht den Alltag der befragten Ehepaare.[25] Lässt man sich von diesen schildern, wie sie die Tage verbringen, oder teilt diese mit ihnen, so ähnelt das Erzählte und das Beobachtete dem von Gleichaltrigen ohne Demenz (vgl. Zimmermann 2013: 113). Zu den Aktivitäten gehören gemeinsame Alltagsroutinen, wie sie auch schon vor der Diagnose bestanden haben. Darunter waren: Mahlzeiten, Hausarbeit, Gespräche, Fernsehschauen, Gesellschaftsspiele und Zu-Bett-Gehen. Weiteres kam hinzu: das Hören von Musik, der Genuss des abendlichen Glases Wein, das stille Einvernehmen und wortlose, gemeinsame Tun oder Besuche der Nachbarn. Einige Aktivitäten waren tagfüllend, andere, wie Berührungen und Blicke, umfassten nur wenige Sekunden. Manche Paare waren noch sehr mobil und nahmen weiterhin an Aktivitäten außerhalb der Wohnung teil. Gottesdienstbesuche, Ausflüge, Besuche von Lokalen, Tanzabende und Urlaubsreisen sowie Treffen mit und bei Verwandten und Freunden waren feste Bestandteile ihrer Wochen und Monate.[26] Sogar als bereits einer der Partner im Pflegeheim lebte, versuchte der andere Alltägliches zu teilen, seien es Mahlzeiten, gemeinsames Fernsehen oder Zärtlichkeiten.[27]

Die fünf befragten Paare mit harmonischen Ehen genossen es, miteinander Zeit zu verbringen und kostbare gemeinsame Momente zu haben.[28] Auch zehrten die Paare buchstäblich von dem, was sie in der Vergangenheit gemeinsam erlebt hatten, seien es Familienfeste oder Urlaube. Mit dem gemeinsamen Betrachten der Fotoalben knüpfte man zum Beispiel wieder an diese Erinnerung an und konnte sich von problematischen Situationen ablenken.[29] Die meisten der Befragten hoben trotz aller Belas-

25 Lediglich bei Familie K. war ein hoher Anteil von Pflegehandlungen zu beobachten.

26 Vgl. dazu die Festschreibung auf ein problembehaftetes und durch Defizit und Stress bestimmtes (Ehe-)Leben nach der Diagnose, in Ratgebern wie Bonner (2013), dagegen Ergebnisse aus Forschungen wie Hydén (2014).

27 Interview mit Herrn H. am 20.10.2016.

28 Umgekehrt versuchte die befragte Ehefrau, ihren Mann, mit dem sie sich schon seit Jahrzehnten nicht mehr gut verstanden hatte, zu meiden – wie sie es schon vor Diagnose der Demenz gemacht hatte.

29 Vgl. den gleichen Befund bei Grebe (2015a: 15).

tung durch die Pflege die Tatsache hervor, dass »die Krankheit einen auch zusammenbringt«.[30]

Der langsame Abschied von dem geliebten Partner wurde als traurig empfunden, weil sich die Persönlichkeit des Gegenübers verändert und sich damit eine »andere Welt«[31] zwischen einander geschoben hatte. Mehr noch – der Verlust des Partners als Gegenüber auf Augenhöhe wurde beklagt und betrauert.[32] Durch das Wissen um die Endlichkeit des Lebens nutzten die Befragten, als eine »Technologie des Selbst«[33], sogar Augenblicke intensiv. Im Endstadium der Demenz reichten auch schon einzelne Worte oder Blicke für Momente des ehelichen Glücks, weil sie nicht mehr als selbstverständlich angesehen wurden: täglich im Pflegeheim wieder erkannt und mit dem Namen genannt und angestrahlt zu werden,[34] adäquate Reaktionen auf Worte, Berührungen und Gesang zu bekommen[35] oder kurz vor dem Ableben, nach mehrwöchigem Schließen der Augen, noch angesehen zu werden.[36] Gleichzeitig gab es Zukunftsplanungen: Fünf befragte Ehepaare waren – wie andere Gleichaltrige auch – voller Hoffnung, Ehejubiläen noch zusammen erleben zu können.

In den vielen Jahren, in denen sich der »langsame Abschied«[37] vom Gegenüber vollzogen hatte oder weiterhin vollzog, herrschte gemeinsame Aktivität und Kontinuität in der Paarbeziehung vor. Dieser Befund ist sehr wichtig, weil er im Gegensatz zu dem als dramatisch geschilderten Verfall steht, wie er in Broschüren über Demenz oft beschrieben wird.[38] In der öffentlichen Wahrnehmung wird Demenz zudem eher von ihrem letzten Stadium aus gesehen: dem völligen geistigen und körperlichen Verfall (vgl. Grebe 2012). Die vielen Jahre dazwischen, in denen oft noch sehr viel möglich ist, geraten damit in den Hintergrund. Das entspricht nicht den Erfahrungen der Befragten. Ferner charakterisierten kleine, ständige Anpassungsleistungen und

30 Aus: Gesprächsprotokoll Selbsthilfegruppe, 08.11.2016. Vgl. zum identischen Befund: Netto u.a. (2009: 253f.). Vgl. zum gegenteiligen Befund im medialen Diskurs Grebe (2012: 101f.): »Alzheimer zerstört die Familie«.

31 Interview mit Familie K. am 03.08.2016.

32 Vgl. Interview mit Frau F. am 20.09.2016; Interview mit Familie K. am 03.08.2016.

33 Vgl. Foucault (2007: 289). Vgl. zu anderen Selbstsorgepraktiken Hochbetagter allgemein: Grebe (2015a, 2015b).

34 Vgl. Interview mit Frau F. am 20.09.2016.

35 Vgl. Interview mit Familie K. am 03.08.2016.

36 Vgl. Interview mit Herrn H. am 20.10.2016.

37 Interview mit Frau F. am 20.09.2016.

38 Vgl. zum Beispiel Demenz – das schleichende Vergessen (o.J.).

ein »häppchenweises«[39] Abschiednehmen diese Jahre. In der Wahrnehmung und Darstellung von außen vollziehen sich große Veränderungen – im Alltag der Befragten war es, insgesamt betrachtet, weit weniger dramatisch. Demenz wird sogar, das ist ein weiterer, wichtiger Befund, aus einer vergleichenden Sicht positiv interpretiert: Der langsame Rückgang der geistigen und körperlichen Kräfte stehe im wohltuend empfundenen Gegensatz zum Schlaganfall, einer plötzlich eintretenden Krankheit mit ähnlichen Folgen oder gar Tod, weil bei Demenz das Abschiednehmen möglich sei. Insgesamt zeigte sich durch den Blick auf den gemeinsam gelebten Alltag die Kontinuität des Lebens als Paar,[40] wie es an den folgenden beiden Beispielen noch einmal exemplarisch dargestellt werden soll.

3. Paare – bis zuletzt

»Noras Zustand verschlechterte sich von Jahr zu Jahr, doch es gab auch sehr viel Freude.« So lautet das Motto des 13-seitigen maschinenschriftlichen Berichtes von Herrn H. über die letzten beiden Jahre mit seiner Ehefrau, den er für Verwandte und Bekannte verfasst und nach dem Ableben seiner Frau verteilt hat.[41] Im Januar 2011 war bei ihr Alzheimer-Demenz diagnostiziert worden, im Juli 2016 starb sie. Herr H. hat in diesen fünf Jahren seine Frau begleitet. Er ist oft an seine Grenzen gekommen, vor allem durch die unruhigen Nächte, das Wechseln der Kleidung und das Anlegen der Windeleinlagen.[42] Aber es gab nicht nur Grenzerfahrungen. Mit sogenannter Schwerpflegebedürftigkeit (Pflegestufe II, altes Pflegegesetz), hat das Ehepaar 2015 noch – in Kontinuität ihres Lebens – wöchentlich Gottesdienste besucht, ist sonntags essen gegangen und hat Verwandte besucht. Regelmäßig erfolgten Operetten-, Bauerntheater- und Konzertbesuche sowie Ausflüge. Allein im

39 Interview mit Frau T. am 15.09.2016.

40 Vgl. dazu auch den ausführlichen Erfahrungsbericht eines pflegenden Ehemannes über die Demenz seiner Frau: Kretschel (2015), und die Untersuchung von Hellström (2014) mit ähnlichem Befund.

41 Herr H. (2016). Die hier enthaltenen (sicher im Andenken an die Verstorbene nur positiven) Erinnerungen wurden ergänzt durch ein Interview mit Herrn H. am 20.10.2016, das auch die Grenzsituationen, die mit der Pflege verbunden waren, thematisierte, insgesamt aber den Eindruck bestärkte, dass es bis zuletzt um eine Paarbeziehung ging, nicht in erster Linie um eine Pflegebeziehung.

42 Vgl. Interview mit Herrn H. am 20.10.2016.

Jahr 2015 unternahmen Herr und Frau H. 16 Tagesfahrten durch ganz Bayern, darunter Städtebesichtigungen, aber auch Wanderungen in den Alpen.

Als sich der Zustand von Frau H. stark verschlechterte, wurde sie vom betreuten Wohnen auf die Pflegestation überwiesen. Hier besuchte sie ihr Mann jeden Tag, um mit ihr Frühstück und Abendessen zu teilen. »Immer, wenn ich den schönen Saal betrat, stand sie auf, kam mir mit ausgestreckten Armen entgegen und wir umarmten uns – vor allen Leuten.«[43] Nach dem Essen gingen Herr und Frau H. spazieren. Sie erzählte ihm, was sie erlebt hatte. Auch wenn es für ihn unverständlich blieb, freute er sich darüber. Selbst die Zeit im Heim war von Ausflügen geprägt: zu Familienfesten, auf den Friedhof, ins Theater, alle zwei Wochen zum Demenz-Café, samstags zum Kirchenkonzert, sonntags zu den Gottesdiensten und dem anschließendem Lokalbesuch. Am 8. Mai feierte das Paar den 45. Hochzeitstag mit dem Besuch eines Operettenkonzertes. Durch einen Unfall mit Kopfverletzung, wenige Wochen später, verschlechterte sich Frau H.s Zustand drastisch, Infektionen kamen hinzu, und die Einweisung in das Krankenhaus erfolgte. Herr H. besuchte seine Ehefrau und spielte ihr ihre Lieblingsmusik vor:

»Wie schon im Heim bin ich auch im Krankenhaus täglich 4-mal bei ihr, liebkose und streichle sie, halte ihre Hand, erzähle von ihren Liebsten und was wir beide erlebten. [...] Vom Krankenhausseelsorger [...] erhielt ich ein Büchlein mit Gebeten [...], worin mir viele Gebete zu Jesus und der Gottesmutter eine große Hilfe waren, so zu N. zu sprechen.«[44]

Bis zu ihrem Tod am 22. Juli 2016 streichelte und küsste er seine Frau, so oft es nur ging. Diese Körperlichkeit, aber auch die Kontinuität in den Alltagsaktivitäten des Ausgehens, Musikhörens und Betens zeigen, dass die Paarbeziehung hier Oberhand behalten hat gegenüber einer Pflegebeziehung, die eher durch Verpflichtung und ein asymmetrisches Machtverhältnis gekennzeichnet ist (vgl. Feldhaus-Plumin (o. J.: 2).

Paarbeziehung vor Pflegebeziehung lässt sich auch bei Familie K. beobachten: Herr K., 83, umsorgt fast rund um die Uhr seine Frau, 68. Vor zehn Jahren, im Alter von 58 Jahren, wurde bei ihr Alzheimer-Demenz diagnostiziert. Schon Jahre zuvor hatte sie unter eigenartigen Symptomen gelitten, die ihr Mann heute im Zusammenhang mit der Demenz sieht. Inzwischen hat sie die höchste Pflegestufe, kann nichts mehr alleine machen, und ihr

43 Herr H. (2016: 3).

44 Ebd.: 7.

Mann muss ihr das Essen anreichen und das Getränk vorsichtig einflößen. Manchmal dauert das pro Mahlzeit zwei Stunden. Der Pflegedienst kommt erst seit Kurzem nicht nur werktags und unterstützt Herrn K. Die Beschwernisse durch die Pflege, die Herr K. hat, haben ihn ausgezehrt; er ist müde und hat kaum Zeit, sich um sich selbst zu kümmern, doch er sagt: »Ich hoffe, dass ich sie [meine Frau] noch lange habe.«[45] Die zehn Jahre seit der Diagnose empfindet Herr K. als »geschenkte Jahre«. Vieles war in diesen Jahren noch möglich: Ausflüge, Demenz-Café-Besuche, Kirchgänge und sogar noch Fernreisen zum Beispiel nach Santiago de Compostela. Frau K. war bis April 2016 einmal in der Woche in der Tagespflege – auch das bot Freiräume für Herrn K.

Seit wenigen Wochen verbringt Frau K. die Tage im Pflegestuhl, Herr K. ist ständig um sie. Wenn sie wach ist, gibt sie oft unverständliche Töne von sich, spielt mit ihren Händen, aber sie reagiert auf ihren Mann, nimmt Augenkontakt zu ihm auf, lacht über seine Späße, freut sich sichtlich über seine Berührungen und besonders über sein Singen, in das sie einstimmt. Manchmal singt sie sogar die Texte mit, vor allem bei Marienliedern. Wenn er sie fragt, ob sie ihn noch liebe, versteht sie ihn und antwortet lächelnd mit dem Wort »immer«. Das Ehepaar verbringt Tag und Nacht zusammen, unterbrochen von wenigen Stunden, in denen eine angeleitete Laienhelferin kommt, die mit Frau K. betet und singt, während sich Herr K. mit seinen Vereinsfreunden trifft. Herr K. konzentriert sich auf das, was mit seiner Frau noch möglich ist und wo er mit ihr ein Miteinander erlebt: »Ich kann nicht mehr mit ihr reden, aber zusammen singen, lachen. Dinge, die zwar klein sind, aber erfreuen.« Diese Tätigkeiten gefallen nicht nur seiner Frau, sondern auch ihm selbst und lassen ihn zu dem folgenden Schluss kommen: »Solange ich meinen Goldschatz habe, so lange geht es mir gut.« Herr K. wünscht sich sogar, dass dieser Zustand so bleibt, wie er jetzt ist, damit er seine Frau noch lange nicht »abgeben muss«.

Das Pflegeverhältnis besteht hier seit zehn Jahren. Es umfasst Tag und Nacht, bedeutet kraftzehrendes Umbetten sowie Schlafentzug und ist gekennzeichnet vom Wissen um die Fragilität der Situation. Von außen betrachtet ist es kaum körperlich und emotional zu bewältigen, doch für den Befragten selbst stellt es sich in der Gesamtschau sogar gegenteilig dar: als befriedigende Tätigkeit, bei der der Ehemann seiner Ehefrau das zurückgeben kann, was sie ihm gegeben hat, denn »vieles im Leben habe ich ihr

45 Diese und alle folgenden Zitate: Interview mit Familie K. am 03.08.2016 und 28.10.2016.

zu verdanken«. Hier zeigt sich, dass Eigen- und Fremdwahrnehmung einer Pflegesituation stark auseinanderklaffen können, ein »Paradox des subjektiven Wohlbefindens« (Staudinger 2000) herrscht. Umso wichtiger ist es, qualitativ zu forschen, die Angehörigen selber sprechen zu lassen und sie auch im vertrauten, häuslichen Lebensumfeld zu beobachten (vgl. Gajek 2014). Nur hier sind die kleinen Gesten, die Berührungen, das enge Verhältnis, wie es sich bei Familie K. immer wieder gezeigt hat, zu bemerken und lassen sich – trotz aller vielleicht auch geschönten Darstellung der Forscherin gegenüber – anders interpretieren, als wenn nur die Selbsthilfegruppe besucht worden wäre: Zusammenleben nicht nur als Sorge, sondern auch als Glück und in Kontinuität eines Paares.[46]

Faktoren des Gelingens

Bei den hier Befragten mag es sich um eine besondere, in sich relativ homogene Gruppe handeln, eingebunden in Hilfesysteme, mehrheitlich glücklich verheiratet, alle in Rente, aus einer ähnlichen Schicht kommend und bereit, Auskunft zu geben; sie haben Angehörige, deren Demenz aktuell keine bedrohlichen Auswirkungen auf das Alltagsleben der Ehepartner hat oder nicht als solche empfunden wird. Wie zu zeigen sein wird, lohnt es sich trotz der Besonderheit und trotz der Überschaubarkeit der Gruppe, aus der Mikroperspektive heraus, Faktoren des Gelingens zu benennen, die es in weiteren Untersuchungen zu verifizieren oder zu falsifizieren gälte.[47]

Alle Befragten[48] schilderten die Erleichterung, die mit der Diagnose verbunden war. Endlich durch eine gründliche medizinische Untersuchung zu wissen, was das als eigenartig empfundene Verhalten der Monate und sogar Jahre zuvor bedingt hatte, war eine große Hilfe. Mit der Diagnose hatte man nicht nur einen Namen für das Unerklärliche, sondern erhielt auch umfängliche Hilfen: eine differenzierte Medikation, die oft den weiteren Verlauf der Demenz verzögerte; die, zwar als aufwendig erlebte, Eingruppierung(en) in die Pflegestufe(n), die durch die gewährten Leistungen einen entlastenden Effekt hatte(n); der Verweis auf weitere Angebote wie die Selbsthilfegruppe,

46 Vgl. zum gegenteiligen Befund im medialen Diskurs »Demenz, das ›Leben, kein Mensch mehr zu sein‹«, Grebe (2012: 100f.).

47 Bei Berendonk/Stanek (2010: 174) werden Forschungen wie diese als Desiderat angemahnt.

48 Im Folgenden werden nur wörtliche Zitate nachgewiesen.

die ebenfalls von Vorteil waren. Inzwischen ist bei den befragten Angehörigen durch die vielfältigen Kontakte zu und Informationen von Ärzt/innen, Pflegekräften und Ehrenamtlichen sowie durch die eigenen über die Jahre gemachten Erfahrungen ein Wissen über Demenz entstanden, das einen selbstverständlichen Umgang mit dieser nach sich zieht und sie mit einer gewissen Sicherheit reagieren lässt. Manche Pflegenden sagten sogar, sie seien »wirklich gewachsen«[49] und hätten neue Seiten an sich entdeckt.

Mit Anfang oder Mitte 70 die Diagnose Demenz für den Ehepartner zu erhalten, hieß bei den hier Befragten, »alles gemacht« [50] zu haben, was man machen wollte; nicht »mehr viel zu vermissen«.[51] Die vier Paare, die nach der Verrentung viel gereist waren und auf diese als schön geschilderten Erinnerungen zurückgreifen konnten, waren zufriedener als jene beiden Paare, bei denen der Partner unmittelbar nach der Verrentung erkrankte und damit keine Reisen mehr unternommen wurden, bzw. jenes Paar, das keine gemeinsamen Interessen geteilt hatte. Neben den vielen als positiv geschilderten Erfahrungen, die mit der langen Ehe in Zusammenhang standen, wurde auch als günstig empfunden, keine großen Erwartungen mehr zu haben und selber nicht mehr viel unternehmen zu wollen oder zu können. So glich bei den Befragten, die über 75 Jahre alt waren, der krankheitsbedingte Rückzug des Angehörigen den eigenen nachlassenden Wünschen nach Aktivität im höheren Alter.[52]

Ein anderer Umstand, der mit dem fortgeschrittenen Alter korreliert, war ebenso von Vorteil: Alle Befragten waren verrentet und mussten nicht, wie dies von den befragten pflegenden Kindern als Belastung geschildert wurde,[53] im Alltag Berufstätigkeit und Pflege vereinigen.[54] Das fortgeschrittene Alter beim Ausbruch der Demenz hatte außerdem zur Folge, dass die Kinder schon aus dem Haus waren[55] und sich die Ehepartner jeweils aufeinander konzentrieren konnten. Dazu trug auch bei, dass bei den Befragten weder Enkel noch andere Verwandte versorgt werden mussten. Weil beide Ehepartner verrentet waren, bedeutete die Pflege des Angehörigen keine finanziel-

49 Interview mit Frau F. am 20.09.2016.

50 Ebd.

51 Interview mit Familie K. am 03.08.2016.

52 Vgl. dazu auch bei Hochbetagten allgemein: Grebe (2013).

53 Vgl. Interview mit Herrn U. vom 10.10.2016 und Interview mit Frau M. vom 09.10.2016.

54 Vgl. dazu zum Beispiel als Extremfall den bei Gröning u. a. (2004: 213–227) geschilderten Fall einer traumatischen Mutter-Tochter-Pflegesituation.

55 Die Kinder der Befragten, so vorhanden, wurden so gut wie nicht zur Pflege ihres kranken Elternteils hinzugezogen, vor allem, weil sie meist weiter entfernt wohnten.

len Einbußen, wie sie zum Beispiel durch die Übernahme von sogenannten Pflegezeiten von Berufstätigen durch Lohnausfall oder weniger Rentenpunkte gegeben sind.[56]

Von sechs Paaren auf komplexe Kategorien wie Generation und Milieu zu schließen, ist vermessen. Jedoch deuten sich bei der befragten Gruppe gewisse Korrelationen an, die wert sind, kurz angedeutet, in jedem Falle aber genauer erforscht zu werden. Als generationstypisch könnte zum Beispiel das hier bei fünf Paaren vorgefundene klare und jeweils positiv konnotierte traditionelle Verständnis von Geschlechterrollen und Ehe gelten: Eine Ehe bedeutete den Befragten lebenslange Gemeinschaft und reziproke Fürsorge; wenn einer Hilfe braucht, wird sie ihm gewährt – in allen Lebenslagen und mit allen Konsequenzen. Mit dem klaren Geschlechterverständnis korreliert ferner eine Art Pflegehabitus bei Frauen, besonders bei jenen, die nicht berufstätig gewesen waren. Das Versorgen des Ehemannes fand seit der Hochzeit statt und wurde als Lebensaufgabe beschrieben. Auf das Aufziehen der Kinder folgte zum Teil das Pflegen eines Elternteiles und – fast in logischer Konsequenz – die Pflege des Mannes. Das klare Rollenverständnis drückte sich umgekehrt bei einem befragten Mann, der seine Frau pflegt, weiterhin in Aktivismus und Regulierung des täglichen Lebens aus. Diese Kontinuitäten beizubehalten, anstatt mit ihnen zu brechen, bedeutet für die Befragten eine Selbstverständlichkeit und gab Sicherheit. Ob dieses Bedürfnis nach Sicherheit ebenfalls milieuspezifisch ist, müsste genauer untersucht werden. Keinen Unwägbarkeiten ausgesetzt zu sein, vieles immer wieder genau zu regeln und festzulegen, wären Befunde, die hierfür sprächen.

Zum Gelingen einer Pflegesituation trägt auch bei, keine finanziellen Probleme zu haben. Bei allen sechs befragten Paaren war dies, wie oben geschildert, der Fall. Was fünf Paare als Angehörige eines bestimmten Milieus außerdem einte, war die Tatsache, dass sie Werte nicht infrage stellten und Hierarchien nicht anzweifelten.[57] Dies kam zum Beispiel im konfliktfreien Umgang mit dem Pflegepersonal und den Ärzt/innen zum Tragen. Weitere Gemeinsamkeiten lassen sich feststellen: Die Befragten hatten keine unerfüllbaren Wünsche. Man war zufrieden mit dem Erreichten, lebte im Moment und äußerte, wenn überhaupt, nur kleine Wünsche. Dass dieser

56 Ob und in welcher Höhe die pflegenden Angehörigen Pflegegeld bezogen haben und dies die Entscheidung für die Pflege im häuslichen Umfeld beeinflusst hat, wurde nicht erfragt.

57 Vgl. zu dem Einfluss von sozialen Unterschieden bei der Pflege durch Angehörige allgemein: Karrer (2016).

Befund mit dem hohen Alter der Befragten zusammentrifft, kommt nicht von ungefähr.[58] Das Wissen um die Endlichkeit ließ frühere Prioritäten zurücktreten. Andererseits deuten die Erzählungen von vergangenen Erlebnissen wie auch die beruflichen Werdegänge an, dass insgesamt keine zu ehrgeizigen Ziele gesteckt worden waren.

In diesem Zusammenhang fiel auch auf, dass der Verlust von Sprache und Kognition in der hier beschriebenen Gruppe der fünf Ehepaare weitgehend als nicht so dramatisch empfunden wurde.[59] Nicht die intellektuelle Auseinandersetzung der Paare stand während ihrer Ehe im Vordergrund, sondern das Miteinander: beim Hören von Radiosendungen, beim Spielen von *Mensch ärgere Dich nicht*, beim Sitzen im Biergarten, beim Betrachten der Passanten im Café, beim Spazierengehen, beim Besuch einer Theateraufführung usw. Schon lange vor dem Auftreten der Demenz, die zum Beispiel mit dem Verlust von verbaler Ausdrucksfähigkeit einherging, hatte man Formen des Kommunizierens jenseits von Worten gefunden und gepflegt: ein Einvernehmen mit Blicken, Gesten und Berührungen. Es bedurfte nicht so sehr der Worte – die reine Anwesenheit wurde als angenehm empfunden. Das erleichterte es, die Folgen eines Rückgangs kognitiver Leistungen, wie sie mit Demenz verbunden sind, auszuhalten. Diese wurden, so lässt sich zusammenfassen, insgesamt als nicht so dramatisch empfunden wie bei Paaren, die sich und ihr Verhältnis miteinander über ihre Intellektualität und den engen geistigen Austausch definierten.[60]

»Wenn die Beziehung gut ist, läuft es«[61]

Dieser Satz, geäußert von einer Ehefrau, die seit über 61 Jahren mit ihrem Partner zusammen ist, deutet an, welchen Stellenwert eine glückliche Paarbeziehung und die damit verbundene hohe Emotionalität und Empathie für die Pflege des Ehepartners mit Demenz hat. »Pflege wird hier entsprechend aus dieser besonderen Bindung heraus gefühlt, gedacht und organisiert« (Gröning u.a. 2004: 228). Schon in der Ehe »immer alles zusammen gemacht«[62] zu haben, sich dadurch sehr gut zu kennen, um die Vorlieben

58 Vgl. den ähnlichen Befund bei Zimmermann (2013: 114).
59 Vgl. den gleichen Befund bei Karrer (2016: 205).
60 Vgl. im Gegensatz dazu Jens (2016).
61 Interview mit Frau F. am 20.09.2016.
62 Mitschrift des Besuchs bei Familie C. am 04.08.2016.

und Abneigungen genau zu wissen, Biografisches nicht nur wiedergeben zu können, sondern über Jahrzehnte geteilt zu haben, erwies sich als förderlich für die Pflege.[63] So konnten die Ehepartner zum Beispiel an gemeinsame Aktivitäten wie Singen, Beten oder Musikhören, die schon über Jahrzehnte lang als angenehm empfunden wurden, als Ressourcen anknüpfen; ebenso führten sie gemeinsame Aktivitäten wie Gottesdienst-, Lokal-, Theater- oder Konzertbesuche in Kontinuität ihres Lebens fort – im Wissen des damaligen Genusses dieser Zweisamkeit.[64] Vor allem aber war es bei den vielen kleinen, nonverbalen Äußerungen, die im Spätstadium bei den Männern und Frauen mit Demenz an die Stelle von Worten traten,[65] äußerst hilfreich, diese schon zu kennen, ablesen und interpretieren zu können, ganz zu schweigen vom Deuten unvorhersehbarer Reaktionen. Auf der Vertrauensbasis eines über Jahrzehnte lang gemeinsam gelebten Lebens war es dann auch möglich, konflikthafte Situationen auszuhalten und – wie zuvor schon in der Ehe – gemeinsam durch Abwarten, Handeln oder andere Strategien zu lösen: die Überforderung durch die Pflege und die Ausweglosigkeit der Situation sowie Ungeduld, Ekel oder Stimmungsschwankungen.

Wer von den Befragten in der Großstadt lebte, hatte es leichter und schien – so lässt sich pauschal sagen – zufriedener: Hier gab es eine gewisse Auswahl an Einrichtungen für Tagespflege sowie ausreichende Plätze, Formen des betreuten Wohnens, eine größere Anzahl von Pflegeheimen, aus denen ausgewählt werden konnte, mehr ehrenamtliche Kräfte zur Betreuung und kürzere Wege zu Ärzten oder Selbsthilfegruppen sowie zu anderen Entlastungsangeboten. Alle Befragten nahmen in unterschiedlichem Maße diese professionellen und ehrenamtlichen Hilfen in Anspruch, was mit freier Zeit für sich selbst, psychischer und physischer Entlastung verbunden war. Dies wiederum führte zu mehr Zufriedenheit bzw. Gelassenheit im Umgang mit der Situation. Diejenigen Befragten, denen die Angebote nur marginal zur Verfügung standen, oder diejenigen, die sie nur wenig nutzten, waren deutlich unzufriedener und erzählten von einer zeitweiligen Flucht vor dem Angehörigen oder von Konflikten mit dem zu Pflegenden.[66]

63 Vgl. dazu auch das Beispiel bei Gröning u. a. (2004:118–132).

64 Umgekehrt stellten sich die unharmonische Ehe und die über Jahrzehnte solitär geführten Lebenswege, wie sie in der Gruppe der Befragten von einem Paar beschrieben wurde, als Hinderungsgrund für eine gelungene Pflegebeziehung dar.

65 Vgl. zur Bedeutung der nonverbalen Kommunikation: Goldsmith (2002: 111–119).

66 Catulli (2007: 176) spricht in diesem Zusammenhang von einem »Alltag in doppelter Isolation«.

Lassen sich manche der dargestellten Faktoren des Gelingens wie zum Beispiel die Wahl des Wohnsitzes vom Land in die Stadt, zu den Entlastungsangeboten, aktiv beeinflussen oder von außen steuern, so gibt es andere Faktoren, bei denen dies nicht der Fall ist. Ob die Diagnose der Demenz beim Ehepartner eher Verzweiflung auslöst oder dazu führt, aus der Situation das Beste zu machen und daran zu wachsen, hat auch mit der jeweiligen Persönlichkeit zu tun. Denjenigen Befragten, die nicht mit dem Schicksal haderten, sondern in einer gewissen Ergebenheit agierten, fiel es leichter, sich mit der Pflegesituation zu arrangieren: »Ich kann nicht den ganzen Tag hinsitzen und weinen […]. Ich muss sehen, wie ich damit klarkomme […], wir gehen ins Café und schauen uns die Garderoben [der anderen] an. Wir machen es uns hier einigermaßen schön […].«[67] Pflege und damit verbunden existenzielle Erfahrungen führten bei den Befragten im höheren Alter zur Selbstreflexion und dem Resumé des Lebens. Es kam zur »filialen Reife«.[68] Angehörige sagten, sie seien »wirklich gewachsen«,[69] hätten neue Seiten an sich entdeckt[70] und seien mit ihrem »Schicksal sehr zufrieden«.[71]

Das Annehmenkönnen der Demenz ging in manchen, aber nicht in allen Fällen einher mit einer tiefen Gläubigkeit.[72] Die Krankheit und deren Folgen durchzustehen wurde als selbstverständlich zu leistende Aufgabe gesehen, die in Beziehung steht zum eigenen Tod und auch zum Leben im Jenseits, wenn man sich verwandelt wiedersehen würde. »Es ist ja so. Wir sind gläubige Christen. Wir wissen um unsere Endlichkeit.«[73] Gerade das gemeinsame Beten des Vaterunsers oder des Rosenkranzes sowie das Singen religiöser Lieder stellt(e), wie bei Frau H. und Frau K. gesehen, fast bis zuletzt eine reale und gleichzeitig transzendente Verbindung zwischen den Ehepartnern her. Wohl durch das lange Praktizieren dieser Handlungen und damit deren regelrechter Verinnerlichung erhielten sich hier Fähigkeiten bis zuletzt, auf die von den Partnern gerne zurückgegriffen wurde, um ganz bewusst Gemeinsames zu erleben, das in vielen anderen Bereichen schon nicht mehr möglich war.

---

67 Mitschrift des Besuchs bei Familie C. am 04.08.2016.
68 Margaret Blenkner zit. nach Gröning u. a. (2004: 291).
69 Interview mit Frau F. am 20.09.2016.
70 Vgl. Interview mit Herrn H. vom 20.10.2016.
71 Interview mit Frau F. am 20.09.2016.
72 Vgl. den gleichen Befund bei Netto u. a. (2009: 258).
73 Interview mit Familie K. am 03.08.2016.

Eine scheinbare Kleinigkeit erwies sich, bei genauerer Betrachtung, ebenfalls wichtig für ein Gelingen der Pflege: die Fähigkeit der pflegenden Ehepartner, ihr Leben gut zu organisieren. War man ein »Büromensch«,[74] wie Herr H. sich selbst bezeichnete, half das entscheidend beim Ausfüllen der Anträge für die Leistungen der Pflegeversicherung, beim Prüfen der Bescheide und deren Ablage sowie bei den Verhandlungen mit Ärzt/innen und Sachbearbeiter/innen. Das Pflichtbewusstsein und die Ernsthaftigkeit, mit der die Befragten im Beruf »eins nach dem anderen abgearbeitet«[75] hatten, kam ihnen auch im Pflegealltag entgegen, zum Beispiel beim Ablegen aller Unterlagen, beim gewissenhaften Verabreichen der Medikamente, aber auch im Neuentwickeln oder Fortführen eines geregelten Tages- und Wochenrhythmus, der dem Ehepaar in Jahren der Veränderung durch die Krankheit Halt gab.

Fazit

Die Persönlichkeit des Ehepartners mit Demenz hatte einen noch weit stärkeren Einfluss auf die Pflegebeziehung und deren Gelingen als die desjenigen ohne Demenz. Geht man davon aus, dass sich Menschen mit Demenz im Gegensatz zu ihren Angehörigen nicht mehr verstellen können, so ahnt man, welchen Unterschied es im täglichen Umgang, besonders aber bei konfliktträchtigen Situationen wie Verabreichen von Nahrung, nächtlicher Kleiderwechsel oder Hindern am Weglaufen macht, ob der Mann »ein ganz ein Lieber«[76] oder »ein Kämpfer«[77] ist.

Dem Unbeeinflussbaren steht eine ganze Reihe von Strategien gegenüber, die von den Befragten über die Jahre gelernt und bewusst angewandt wurden. Diese sollen abschließend angerissen werden. Im Zusammenhang der Bewältigung der Demenz und dem daraus resultierenden, oft nicht kalkulierbaren Verhalten nannte ein Teil der Befragten eine Gelassenheit,[78] die sie sich allmählich angewöhnt hätten: »Was denken da die anderen Leut' – das

74 Interview mit Herrn H. am 20.10.2016.

75 Interview mit Frau F. am 20.09.2016.

76 Ebd.

77 Interview mit Frau R. am 26.9.2016.

78 Vgl. hierzu auch Zimmermann (2013) und allgemein zu »Selbstsorgepraktiken« Hochbetagter: Grebe (2015a: 16).

muss einem wurscht sein.« [79] Auch Scham zu empfinden, zum Beispiel als seine Frau in der Öffentlichkeit mit Fingern aß oder ihn vor anderen Gästen beschimpfte, gewöhnte sich Herr H. ab, ebenso die Tatsache, die Krankheit nicht zu benennen oder gar zu vertuschen. Dazu gehörte auch, die jeweilige Umgebung, ob im Gasthaus oder bei einer Fernreise, einzubinden und zu Verbündeten zu machen – im gemeinsamen Beobachten der Ehepartner mit Demenz und gegebenenfalls im Eingreifen in bedrohlichen Situationen. Mit dem Abgebenkönnen von Verantwortung wuchs der Mut, Aktivitäten auszuprobieren, die man sich zunächst nicht zugetraut hatte. Ferner war förderlich, den Blick auf das Schöne zu lenken, was man miteinander über Jahrzehnte geteilt hatte und noch teilte: die glückliche Beziehung, die gelungenen Reisen, das harmonische Miteinander. Viele »gute Zeiten«,[80] ja »überdurchschnittlich viel glückliche Zeiten«[81] gehabt zu haben und sich daran zu erinnern, erleichterte die Situation erheblich.

In schwierigen Momenten half auch, dass die Angehörigen auf das Ungewohnte und Ungewollte mit Humor und Fantasie reagierten. Der Desorientiertheit des kranken Ehemannes beim Zähneputzen begegnete die Ehefrau mit lustigen Sprüchen und dem nächtlichen Aufstehen mit Geschichten vom Kasperl, der doch im Bett bleiben solle. Die Idee, ebenfalls Windeleinlagen zu tragen und deren Anlegen mit dem Satz zu kommentieren, »das machten alte Leute eben so«,[82] um dem Ehemann die Demütigung der Inkontinenz, die er in ihren Augen empfand, zu erleichtern, zeugt von fantasievoller Situationsgestaltung und einer Empathie, wie sie wohl nur in einer sehr langen, vertrauten Beziehung entstehen kann.

Mit dem Abgebenkönnen, dem zeitweisen Delegieren von Verantwortung an Dritte, ist schließlich *der* entscheidende Faktor des Gelingens benannt. Alle Befragten profitierten von den unterschiedlichsten Arrangements aus Tagespflege, ambulantem Pflegedienst oder Pflegeheim, Therapeut/innen und Ärzt/innen sowie Hilfe von Ehrenamtlichen. Unterstützungsangebote bedeuteten in der Regel, die Ehepartner in guter Obhut zu wissen, in einem anregenden Umfeld, umgeben von professionellen Kräften. Der Kontakt mit den Außenstehenden beinhaltete für die pflegenden Angehörigen auch die Möglichkeit, Fragen zu stellen, Ratschläge, Hilfen und sogar Anerkennung zu bekommen. Die so entstandene freie Zeit wurde für eigene Bedürfnisse ge-

79 Interview mit Herrn H. am 20.10.2016.
80 Interview mit Herrn H. am 20.10.2016.
81 Interview mit Frau F. am 20.09.2016. Vgl. den gleichen Befund bei Jens (2016: 52).
82 Vgl. Interview mit Frau F. am 20.09.2016.

nutzt oder für bürokratische Aufgaben, zum Beispiel dem Schriftverkehr mit der Pflegekasse. In jedem Fall war es eine Entlastung. Überfordert wirkte nur eines der befragten Paare: jenes, das wegen des ländlichen Wohnortes über keine ausreichenden ambulanten Betreuungsangebote verfügte.

Der Besuch der Selbsthilfegruppe bedeutete für alle Befragten zwar keinen Gewinn an freier Zeit für sich selber, machte sich aber auf anderer Ebene bezahlt, denn den Angehörigen wurde deutlich, dass sie nicht alleine waren und es anderen ähnlich erging. Hier lernten sie voneinander, vor allem aber war hier ein geschütztes Umfeld, um die ganze Bandbreite der Erfahrungen einzubringen und miteinander zu teilen: von der Überforderung bis zum Gelingen. Das Pflegeheim, das ein dauerhaftes Abgeben der Partner/innen bedeutete, wurde von allen drei Befragten als »Segen«[83] und »Riesenentlastung«[84] beschrieben, die dort geleistete Arbeit als »großartig«[85]. Mehr noch: Dadurch, dass die Pflege durch professionelle Kräfte abgenommen worden war, entstand in zwei von drei Fällen sogar Zeit und Raum, die Paarbeziehung (wieder) zu leben. Den geliebten Mann dort »gut untergebracht« zu wissen, wo er sich »daheim« fühle und angekommen sei, ließ Frau F. sagen: »Meine Probleme sind so weit gelöst.«[86]

Zusammenfassend lässt sich festhalten, dass die Themen Demenz und Pflege durch die Angehörigen von fünf der sechs Ehepartner nicht dramatisiert wurden. Mit dieser Feststellung soll die Krankheit Demenz und ihre Folgen auf die Paarbeziehung nicht bagatellisiert werden, aber es konnte gezeigt werden, dass die hier im Mittelpunkt stehende Gruppe von langjährigen Ehepartnern in die Krankheit und ihre Folgen hineingewachsen ist und sich damit weitgehend arrangiert hat.

Beim genauen Blick auf den Verlauf der Demenz war erkennbar, dass zwischen zwei und über zehn Jahre zwischen Diagnose und Ableben lagen. Der Abbau erfolgte in der Regel langsam und nicht abrupt und radikal. Über die Jahre war das Wissen über Demenz gewachsen. Die Paare arrangierten sich mit der Krankheit im täglichen Zusammenleben. Diese Befunde wurden erst möglich durch den qualitativen Zugang mit dem methodischen Instrumentarium der Ethnografie (biografische Interviews und teilnehmende

83 Interview mit Frau F. am 20.9.2016.

84 Interview mit Frau R. am 26.9.2017.

85 Interview mit Herrn H. am 20.10.2016. Vgl. im Gegensatz dazu den Beitrag von Götz/Schweiger in diesem Band, wo das Pflegeheim oft als – wie in öffentlichen Diskursen – imaginiertes Drohszenario geschildert wird.

86 Interview mit Frau F. am 20.09.2016.

Beobachtung im Wohn- und Lebensumfeld der Befragten). Ebenso spielte es eine Rolle, den thematischen Fokus auf die vielen Jahre zwischen Diagnose und aktuellem Stand der Krankheit zu legen. Im Alltag ließen sich Faktoren des Gelingens identifizieren. Dabei handelt es sich um Parameter, die sich, zumal im Alter, nicht beeinflussen lassen (Persönlichkeit, Milieu, Generation), aber auch solche, die beeinflussbar sind (Haltungen und Strategien). Das Wahrnehmen von Entlastungsangeboten half, so stellte sich heraus, erheblich, diese »Selbstsorgepraktiken« (Grebe 2015a) zu erlernen. Außerdem boten die Angebote Freiräume für die pflegenden Angehörigen und hielten Formate bereit, die das Sprechen über Demenz ermöglichten. Der Kommunikation mit anderen über Demenz kam ein besonders hoher Stellenwert zu: sei es in Hinsicht auf einen Informationsaustausch, vor allem aber in puncto solidarisierende und entlastende Funktion.[87] Der Blick auf die Mikroebene des Ehealltags der Befragten, verbunden mit einer biografischen Tiefe, macht deutlich, dass viele der Indikatoren für ein »well-being« (Kitwood/Bredin1992: 281f.) mit Demenz vorhanden sind und sich Identität als Individuum und als Paar bis zuletzt manifestiert. Damit lässt sich abschließend feststellen, dass dem Abbruch von Beziehung bei Demenz auch ein großes Maß an Kontinuität gegenübersteht.

Quellen

BMFSFJ (2018), Bundesministeriums für Familie, Frauen, Senioren und Jugend (Hg.), Betreuung und Pflege von Demenzkranken, Wegweiser Demenz. Online verfügbar unter: http://www.wegweiser-demenz.de/informationen/betreuung-und-pflege.html [Zugriff am 24.01.2018].

Demenz – das schleichende Vergessen (o. J.), *Länger ich. Länger miteinander. Informationen für Patienten und Angehörige*, hg. von Merz Pharmaceuticals GmbH, Frankfurt/M.

Deutsche Alzheimer Gesellschaft e.V. Selbsthilfe Demenz (Hg.) (2009), *Das Wichtigste 7 – Die Entlastung pflegender Angehöriger*. Online verfügbar unter: https://www.deutsche-alzheimer.de/fileadmin/alz/pdf/factsheets/FactSheet7–2009.pdf

Herr H. (Aug. 2016), *Freud und Leid bei und mit unserer geliebten Nora in ihren letzten 1 ½ Jahren bis zu ihrem Heimgang zum Herrn*, Maschinenschriftliche Aufzeichnungen, 13 Seiten.

87 Gleicher Befund bei Catulli (2007: 268f.).

Literatur

Bär, Marion (2010), Sinn im Angesicht von Alzheimer-Demenz – Ein phänomenologisch-existentieller Zugang zum Verständnis demenzieller Erkrankung, in: Andreas Kruse (Hg.), *Lebensqualität bei Demenz? Zum gesellschaftlichen und individuellen Umgang mit einer Grenzsituation im Alter*, Heidelberg, S. 249–259.

Berendonk, Charlotte/Stanek, Silke (2010), Positive Emotionen von Menschen mit Demenz fördern. Die Gestaltung individuell bedeutsamer Alltagssituationen durch Pflegefachpersonen und pflegende Angehörige, in: Andreas Kruse (Hg.), *Lebensqualität bei Demenz? Zum gesellschaftlichen und individuellen Umgang mit einer Grenzsituation im Alter*, Heidelberg, S. 157–176.

Bonner, Chris (2013), *Stressmindernde Pflege beim Menschen mit Demenz. Praxishandbuch für Pflegeassistenten, Begleiter und Angehörige*, Bern.

Catulli, Tanja (2007), *Lebenswelt pflegender Angehöriger von Demenzkranken. Anforderungen an das professionelle Gesundheits- und Hilfesystem*, Tübingen.

Dahmen, Ute/Röser, Annette (2015), *Mein Vater und die Gummi-Ente ... Demenz. Angehörige erzählen*, Karlsruhe.

Feldhaus-Plumin, Erika (o. J.), *Paare und Pflege – Wie verändert sich die Paarbeziehung durch Pflegebedürftigkeit?* Online verfügbar unter: http://www.eaf-bund.de/documents/Paare_Navipunkte/4_Info_Text5_Pflege.pdf

Fenninger, Erich (Hg.) (2014), *Ich bin, wer ich war. Mit Demenz leben*, Salzburg.

Foucault, Michel (2007), Technologien des Selbst, in: Ders., *Ästhetik der Existenz. Schriften zur Lebenskunst*, Frankfurt/M., S. 287–317.

Gajek, Esther (2014), Lernen vom Feld, in: Christine Bischoff/Karoline Oehme-Jüngling/Walter Leimgruber (Hg.), *Methoden der Kulturanthropologie*, Bern, S. 53–68.

Gerndt, Helge (1981), *Kultur als Forschungsfeld. Über volkskundliches Denken und Arbeiten*, München.

Goldsmith, Malcom (2002), *Hearing the Voice of People with Dementia. Opportunities and Obstacles*, London/New York.

Grebe, Heinrich (2012), »Über der gewonnen Zeit hängt eine Bedrohung ...«. Zur medialen Thematisierung von (hohem) Alter und Demenz: Inhalte, Strukturen, diskursive Grundlagen, in: Andreas Kruse/Thomas Rentsch/Harm-Peer Zimmermann (Hg.), *Gutes Leben im hohen Alter: Das Altern in seinen Entwicklungsmöglichkeiten und Entwicklungsgrenzen verstehen*, Heidelberg, S. 97–107.

Grebe, Heinrich (2013), Selbstsorge im Angesicht von Verletzlichkeit und Endlichkeit: Facetten einer Lebenskunst des hohen Alters, in: Thomas Rentsch/Harm-Peer Zimmermann/Andreas Kruse (Hg.), *Altern in unserer Zeit. Späte Lebensphasen zwischen Vitalität und Endlichkeit*, Frankfurt/M./New York, S. 136–159.

Grebe, Heinrich (2015a), »Ein gewisser Zustand des Glücks«: Wie Hochbetagte um sich selbst Sorge tragen, *Aus Politik und Zeitgeschichte*, Jg. 65, H. 38/39, S. 10–17.

Grebe, Heinrich (2015b), Die Wiederbelebung der »leeren Hülle«. Zur metaphorischen Ko-Konstruktion von Demenz in potenzial-orientierten Kontexten, *Zeitschrift für Volkskunde*, Jg. 111, H. 2, S. 236–256.

Gröning, Katharina/Kunstmann, Anne-Christin/Rensing, Elisabeth/Röwekamp, Bianca (Hg.) (2004), *Pflegegeschichten. Pflegende Angehörige schildern ihre Erfahrungen*, Frankfurt/M.

Hellström, Ingrid (2014), »I'm his wife not his carer!« – Dignity and Couplehood in Dementia, in: Lars-Christer Hydén/Hilde Lindemann/Jens Brockmeier (Hg.), *Beyond Loss: Dementia, Identity, Personhood*, Oxford, S. 53–66.

Hydén, Lars-Christer (2014), How to Do Things with Others: Joint Activities Involving Persons with Alzheimer's Disease, in: Lars-Christer Hydén/Hilde Lindemann/Jens Brockmeier (Hg.), *Beyond Loss: Dementia, Identity, Personhood*, Oxford, S. 137–154.

Jeggle, Utz (1978), Alltag, in: Hermann Bausinger/Utz Jeggle/Gottfried Korff/Martin Scharfe (Hg.), *Grundzüge der Volkskunde*, Darmstadt, S. 81–126.

Jens, Inge (2016), *Langsames Entschwinden. Vom Leben mit einem Demenzkranken*, Reinbek bei Hamburg.

Karrer, Dieter (2016), *Der Umgang mit dementen Angehörigen. Über den Einfluss sozialer Unterschiede*, 2. Aufl., Wiesbaden.

Kitwood, Tom/Bredin, Kathleen (1992), Towards a Theory of Dementia Care. Personhood and Well-being, *Ageing & Society*, Jg. 12, H. 3, S. 269–287.

Kretschel, Hartmut (2015), *Berichte über Liebe und Pflege*, Fehmarn.

Kruse, Andreas (Hg.) (2010), *Lebensqualität bei Demenz? Zum gesellschaftlichen und individuellen Umgang mit einer Grenzsituation im Alter*, Heidelberg.

Lehmann, Albrecht (1978), Erzählen eigener Erlebnisse im Alltag. Tatbestände, Situationen, Funktionen, *Zeitschrift für Volkskunde*, Jg. 74, S. 198–215.

Lehmann, Albrecht (2007), *Reden über Erfahrung. Kulturwissenschaftliche Bewusstseinsanalyse des Erzählens*, Berlin.

Martens, Ekkehard (2013), Angst vor der »ausweglosen Krankheit A.« – Mit Alzheimer-Demenz »aufgehoben« weiterleben, in: Thomas Rentsch/Harm-Peer Zimmermann/Andreas Kruse (Hg.), *Altern in unserer Zeit. Späte Lebensphasen zwischen Vitalität und Endlichkeit*, Frankfurt/M./New York, S. 204–211.

Netto, Nicholas R./Goh Yen Ni, Jenny/Yap Lin Kiat, Philip (2009), Growing and gaining through caring for a loved one with dementia, *dementia*, Jg. 8, H. 2, S. 245–261.

Staudinger, Ursula (2000), Das Paradox des subjektiven Wohlbefindens, *Psychologische Rundschau*, Jg. 51, S. 185–197.

Zimmermann, Harm-Peer (2013), Alters-Coolness – Gefasstheit und Fähigkeit zur Distanzierung, in: Thomas Rentsch/Harm-Peer Zimmermann/Andreas Kruse (Hg.), *Altern in unserer Zeit. Späte Lebensphasen zwischen Vitalität und Endlichkeit*, Frankfurt/M./New York, S. 101–124.

Allein leben mit Alzheimer – Aufrechterhaltung und Verhandlung von Autonomie in einer Sorgefiguration

Nina Wolf, Yelena Wysling

Bund und Kantone der Schweiz haben Ende 2013 im Rahmen des *Dialogs Nationale Gesundheitspolitik* die *Nationale Demenzstrategie 2014–2017* (NDS) verabschiedet. Diese Strategie stellt die Erhaltung von Lebensqualität und Würde in den Mittelpunkt der Agenda und zielt auf Integrität, Autonomie und Inklusion von Menschen mit Demenz:

»Der an Demenz erkrankte Mensch und die ihn im Alltag begleitenden Bezugspersonen stehen im Mittelpunkt aller Bemühungen der ›Nationalen Demenzstrategie 2014–2017‹. Betreuung und Behandlung sind auf den Erhalt von Lebensqualität und Würde durch Wahrung der physischen und psychischen Integrität, Autonomie und sozialen Einbindung ausgerichtet. Die individuellen Lebensumstände [...] und die besonderen Bedürfnisse, beispielsweise aufgrund von Begleiterkrankungen oder Behinderungen, werden konsequent berücksichtigt.« (BAG/GDK 2013: 5; 2016: 15)

Aber was heißt das in der Praxis? Wie können »Lebensqualität«, »Würde« und besonders »Autonomie« im alltäglichen Leben von Menschen mit Demenz gewahrt und gewährleistet werden? Wie gestaltet sich der »Alltag« mit (professioneller) »Betreuung und Behandlung«? Als Kulturwissenschaftlerinnen interessiert uns besonders, wie sich »Autonomie« im »Alltag« zeigt. Im Rahmen des Forschungsprojekts des Schweizerischen Nationalfonds (SNF) *Sorge-Figurationen bei demenziellen Erkrankungen in der Schweiz* mit Fokus auf den Kanton Zürich untersuchen wir die Alltage häuslicher Sorge um Menschen mit Demenz. ›Alltag‹ ist dabei aber keineswegs als Verallgemeinerung subjektiver Lebensentwürfe zu verstehen. Vielmehr möchten wir durch unsere Forschung auf die Pluralität individueller, alltäglicher Wahrnehmungen und Erfahrungen aufmerksam machen. Alltägliches Geschehen ist weder vergleichbar noch wiederholbar.

Erste Ergebnisse aus dem Forschungsprojekt machen deutlich, dass in der häuslichen Sorge um einen Menschen mit Demenz hochgradig differenzierte, individuell funktionierende Gefüge aus helfenden Personen entstehen.[1] ›Funktionieren‹ meint sowohl die Mechanik des Gefüges als auch die Dynamik des Gelingens. Besonders auf die Dynamik des Gelingens richtet sich die Aufmerksamkeit neuerer (kulturwissenschaftlicher) Ansätze in der Demenzforschung, die Demenz als soziokulturelle Herausforderung und gestaltbare Aufgabe betrachten und nicht auf Schwierigkeiten und Verluste fixiert sind (vgl. im Überblick Zimmermann u.a. 2016; vgl. auch Grebe 2015; Grebe u.a. 2013). Um dieses Gefüge aus helfenden Personen besser fassen zu können, bezeichnen und untersuchen wir es in unserer Forschung mit dem Begriff ›Sorgefiguration‹.

›Sorge‹ meint Handlungen, die sowohl von Privatpersonen als auch von Professionellen in ihren (privaten oder beruflichen) Alltagen rund um einen Menschen mit Demenz zu beobachten sind. ›Sorgehandlungen‹ schließen neben den ›klassischen‹ pflegerischen Handlungen wie Hilfe beim Duschen oder Zubereiten von Mahlzeiten auch das Einladen auf einen Kaffee oder das Zuhören bei Kummer ein. Der Begriff ›Figuration‹ erfasst die vielschichtigen Beziehungen, in denen sorgende Personen zueinander stehen, und die Art und Weise ihrer Zusammenarbeit. Leitend ist der Figurationsbegriff von Norbert Elias, demzufolge das Zusammenleben von Menschen in Gesellschaften – »selbst im Chaos« oder »im Zerfall« oder in der »allergrößten Unordnung« – eine »ganz bestimmte Gestalt« annimmt (vgl. 2006: 73–76). So haben auch die Alltage im Kontext von Demenz bestimmte Gestalten, die sich durch Beziehungsformen und »Interdependenzen« von Menschen und deren Umwelt auszeichnen. Nach Elias sind zudem »Menschen ausdrücklich in die Begriffsbildung« von Figurationen miteinzubeziehen, womit eine Verbindung zwischen Theorie und der starken Akteurszentrierung in den Kulturwissenschaften hergestellt werden kann. Wir untersuchen und analysieren Sorgefigurationen und Sorgepraktiken anhand von Erzählungen und Sichtweisen unserer Forschungspartnerinnen.

Die sich sorgenden Personen werden in unterschiedlicher Intensität und mit verschiedenen Aufgaben in eine Sorgefiguration integriert. Jede beteiligte Person ist ihrerseits wieder Teil anderer, privater oder beruflicher Figurationen und steht außerdem in Beziehung zur »organisatorischen und gesellschaftlichen Umwelt« (Schroeter 2004: 131). Die figurative Sorgekonstellation kann sich im zeitlichen Verlauf aus diversen Gründen ändern – sei

1 Dies unterstützt die Forderung, die bisherige Fokussierung auf Dyaden (Betroffene-Angehörige) und Triaden (Betroffene-Angehörige-Professionals) in der akteurszentrierten Untersuchung von Beziehungsnetzwerken und -praktiken bei Demenz zu öffnen. Vgl. Grebe (2015: 236).

es, weil Sorgeaufgaben neu anfallen oder wegfallen, sei es, weil sich Beziehungen zwischen den einzelnen Figurationsbeteiligten verändern. Figurationen sind also weder statisch noch hermetisch geschlossen, sondern sie sind hoch komplex und dynamisch. In diesem Beitrag werden wir unsere Herangehensweise an Sorgefigurationen anhand eines Beispiels – der Sorgefiguration um Frau Burkhard[2] – ausführen. Das Beispiel stammt aus unserer jüngsten Feldforschung, in deren Rahmen wir unter anderem offene, leitfadengestützte Interviews mit unterschiedlichen, an der Sorge um Menschen mit Demenz beteiligten Personen geführt haben.[3]

Frau Burkhard erhielt vor fünf Jahren die Diagnose Alzheimer-Demenz. Trotz ihrer Erkrankung hielt sie bis ins hohe Alter von 92 Jahren vehement an dem Wunsch fest, allein und möglichst autonom in ihrer Wohnung in Zürich zu leben. Nach einem Sturz und einem längeren Spitalaufenthalt zog Frau Burkhard dann doch in ein Pflegeheim. Für uns stellt sich nun die Frage: Wie, mit welchen Strategien und mit wessen Hilfe konnte Frau Burkhards Wunsch nach Autonomie im eigenen Zuhause auch mit zunehmendem Hilfe- und Unterstützungsbedarf aufrechterhalten werden? Was für eine Figuration hat sich um Frau Burkhard herausgebildet? Wie hat diese funktioniert? Wer übernahm dabei welche Sorgeaufgaben? Und wie wurde innerhalb dieser Figuration mit der scheinbaren Gegensätzlichkeit von Autonomie und Unterstützungsbedarf umgegangen?

Diese Fragen untersuchen wir in fünf Schritten: Zunächst (1) stellen wir die Sorgefiguration um Frau Burkhard vor; sodann (2–5) richten wir den Fokus auf die Aufrechterhaltung und Verhandlung von Autonomie, und zwar in vier Relationen: in Hinblick auf die Sorgeleistungen der familialen Angehörigen und das Ausbalancieren von Freiheit und Sicherheit (2); in Hinblick auf die Sorgeleistung einer *Spitex*-Betreuungsperson und auf die Frage, welche Bedeutung ›Betreuung‹ im Alltag einnehmen kann (3); in Hinblick auf die figurative Zusammenarbeit zwischen der Tochter und einer *Spitex*-Mitarbeiterin, wobei untersucht wird, was ›Zusammenarbeit‹ in der alltäglichen Praxis bedeutet und welche Sorgeleistungen auch hierfür notwendig werden

2 Sämtliche Namen wurden geändert.

3 Die in diesem Beitrag verwendeten Zitate und Interviewauszüge stammen aus Gesprächen, die wir mit den Angehörigen von Frau Burkhard geführt haben, und zwar am 23.06.2016, 23.09.2016 und 17.10.2016; sowie aus einer E-Mail von Markus Burkhard vom 08.07.2017 und aus Gesprächen mit *Spitex*-Mitarbeiterinnen am 08.09.2016, 07.12.2016 und 13.02.2017. – Zur Feldforschungsmethode des qualitativen (narrativen) und problemzentrierten Interviews vgl. Nohl (2013) und Witzel (1985).

(4); in Hinblick auf die professionellen *Spitex*-Mitglieder der Sorgefiguration und ihrer Zusammenarbeit im und als Team. Zu jeder der vier Relationen teilen wir zuerst Ergebnisse unserer Feldforschung mit und reflektieren diese anschließend unter dem besonderen Gesichtspunkt der *Nationalen Demenzstrategie*: der ›Wahrung der Autonomie‹. Am Ende ziehen wir ein Fazit.

1. Die Sorgefiguration um Frau Burkhard

Frau Burkhard hat zwei erwachsene Kinder, Jaqueline und Markus Burkhard, die erheblich in die alltägliche Sorge um die Mutter involviert sind. Gemeinsam mit ihren Ehepartnern und Kindern bilden sie ein Unterstützungsnetzwerk, welches als familiärer Figurationsteil bezeichnet werden kann. Innerhalb dieser Sorgefiguration werden nicht nur Sorgeaufgaben verteilt und Zuständigkeitsbereiche definiert, sondern die Familie ist gleichzeitig auch ein Forum, in dem gemeinsam nach Umgangsweisen mit der Herausforderung Demenz gesucht und nächste Schritte in der Pflege und Betreuung der Mutter besprochen werden. Die Mitglieder der Sorgefiguration sind ihrerseits eingebunden in weitere, eigene figurative Beziehungen. Denn Jaqueline und Markus können ihre Mutter aufgrund privater und beruflicher Verpflichtungen nicht allein versorgen. Aus diesem Grund haben sie sich entschlossen, professionelle Hilfe in die familiäre Figuration zu integrieren. Für Familie Burkhard bot sich eine Zusammenarbeit mit dem *Entlastungsdienst* der *Alzheimervereinigung*[4] und mit dem *Spitex-Social-Care*-Team[5] an. – Im Folgenden werden wir zunächst die Sorgeaufgaben der *Spitex Social Care* beleuchten.

Die *Spitex*-Mitarbeiterinnen, welche in pflegerischer oder betreuerischer Weise in den Alltag von Frau Burkhard mitwirkten, können als professioneller Figurationsteil bezeichnet werden. Zwei dieser Mitarbeiterinnen waren

4 Auf die Bedeutung der *Alzheimervereinigung Zürich* innerhalb der Sorgefiguration um Frau Burkhard kann im Rahmen dieses Beitrags nicht eingegangen werden. Es sei aber auf unseren Vortrag am 2. Kongress Kulturwissenschaftliche Altersforschung im November 2016 verwiesen, in welchem wir die besonderen Sorgeleistungen der *Alzheimervereinigung Zürich* beleuchtet haben. Vgl. online unter: https://youtu.be/2mn_tGpqruQ (Stand 01.06.2017).

5 *Spitex Social Care* ist ein »ganzheitliches Betreuungskonzept für Menschen mit demenziellen Erkrankungen« und Teil des ambulanten Angebotes der *Spitex Zürich Limmat AG*. Vgl. Spitex Zürich, Social Care, in: Spitex Zürich, 30.03.2017.

Frau Vetsch und Frau Dupont. Frau Vetsch hat innerhalb des *Social-Care*-Teams die Funktion der »Fallführung«[6] inne. Das heißt, sie koordiniert und kontrolliert die Einsätze von »Basis-Mitarbeitenden« (Pfleger/innen, Betreuer/innen) und steht diesen beratend und unterstützend zur Seite. Innerhalb der Sorgefiguration um Frau Burkhard war sie in erster Linie mit Jaqueline, der Tochter, im Austausch, um Änderungen im Pflege- und Betreuungsplan zu besprechen. »Basis-Mitarbeitende« wie Frau Dupont sind hingegen fast täglich pflegerisch oder betreuerisch bei »Kundinnen« und »Kunden« im Einsatz. So war Frau Dupont mehrmals wöchentlich im Rahmen von betreuerischen Leistungen bei Frau Burkhard zu Besuch. Frau Vetsch und Frau Dupont sind nicht nur Teil der Figuration um Frau Burkhard, sondern auch Mitarbeitende einer Organisation mit Strukturen und Leitlinien. Die *Spitex* als Arbeitgeberin bildet den Rahmen für ihr professionelles Handeln. Die *Spitex* bedingt und beeinflusst die alltägliche (professionelle) Sorge um Frau Burkhard auch durch grundsätzliche Werthaltungen, die innerhalb der *Spitex* bzw. innerhalb der *Social-Care*-Teams gelebt werden. Explizit vertritt die Teamleiterin, Frau Hofmann, diese Werte. Sie ist Ansprechperson für Probleme und Anliegen ihrer MitarbeiterInnen. Obwohl sie selten in direktem Kontakt mit Frau Burkhard oder ihren Angehörigen steht, wirkt sich die Sorgehaltung, die sie vertritt und in den Berufsalltagen lebt, auf die Art und Weise aus, wie Frau Burkhard professionell umsorgt wird.

Rund um Frau Burkhard hat sich, vereinfacht gesagt, eine Konstellation aus *(sich) sorgenden* Personen ausgebildet, die sich unter anderem[7] einerseits aus Angehörigen, andererseits aus ›Profis‹ der Pflege und Betreuung zusammensetzten. Durch eine geteilte Sorge um Frau Burkhard bilden der familiäre und der professionelle Figurationsteil ein Gefüge, welches wir hier als Sorgefiguration bezeichnen möchten. In Gesprächen mit Figurationsmitgliedern hat sich gezeigt, dass die Sorgehandlungen der einzelnen Personen im Hinblick auf die (gelingende) Umsetzung dieses Ziels keineswegs als voneinander losgelöste Praktiken zu verstehen sind. Vielmehr bedingen und beeinflussen sie sich gegenseitig. Sorgeaufgaben werden (kommunika-

6 »Fallführung« oder im Folgenden »Fallführerin« ist eine Berufsbezeichnung innerhalb der *Spitex*, die Administrations- und Koordinationsaufgaben der betreuten Personen übernimmt und sowohl die Teammitglieder als auch die Angehörigen mit fachlicher Beratung unterstützt.

7 »Unter anderem« verweist hier auf die Tatsache, dass sich im Alltag von Frau Burkhard noch viele weitere Personen um ihr Wohlergehen, ihre soziale Einbindung und ihre Sicherheit gesorgt haben. Zu erwähnen sind beispielsweise engagierte Nachbarn, auf die im Rahmen dieses Beitrags nicht eingegangen werden kann.

tiv) aufeinander abgestimmt, Entscheidungen werden gemeinsam diskutiert und getroffen. – Ausgewählte Auszüge aus unserer Forschung sollen im Folgenden die unterschiedlichen Aspekte der figurativen Zusammenarbeit illustrieren.

2. Familiärer Figurationsteil: Ausbalancieren von Freiheit und Sicherheit

Was können Angehörige tun, wenn die Mutter an Demenz erkrankt und zunehmend auf Hilfe angewiesen ist? Wie baut man ein Unterstützungsnetzwerk aus, welches eine möglichst lange Selbstständigkeit des an Demenz erkrankten Menschen sichert (und nicht untergräbt)? Und wie geht man damit um, wenn Fremd- und Selbsteinschätzung – insbesondere in so wichtigen Fragen wie die der Ernährung – nicht immer übereinstimmen?

In den ersten Monaten nach der Demenzdiagnose war die *Spitex* einmal täglich zur Anbringung eines Antidementivums in Pflasterform bei Frau Burkhard im Einsatz. Dieses Pflaster wurde bewusst an ihrem Rücken angebracht, sodass Frau Burkhard es ohne fremde Hilfe nicht auswechseln konnte. Wie die Tochter, Jaqueline, rückblickend erklärt, war dieser erste Schritt nötig, um die *Spitex* »installieren« zu können: »Das war dann die Frage, wie bringt man bei jemandem, der noch relativ gut ›zwäg‹ ist, die *Spitex* ins Haus?« Mit der Zeit gewöhnte sich Frau Burkhard an die Präsenz der *Spitex*-Mitarbeiterinnen in ihrem Alltag. Dies erleichterte fortan die pflegerischen Einsätze und dann die Möglichkeit, mehr und mehr Aufgabenbereiche auf die *Spitex* zu übertragen. Jaqueline erinnert sich daran, dass sie einen Ferienaufenthalt als Anlass genommen haben, um die Medikamentenabgabe und das »Management der Rezepte« ihrer Mutter an die *Spitex* zu delegieren. Außerdem wuchs bei den Kindern von Frau Burkhard zunehmend der Wunsch, deren geliebte »Ressource spazieren gehen« zu stärken, weshalb sie auch betreuerische Entlastungsangebote in Anspruch nahmen – ein guter Entschluss, denn die Betreuungspersonen entwickelten sich zu wichtigen Ankern im Alltag der Mutter. In den letzten Jahren zu Hause wurde Frau Burkhard schließlich »rundumbetreut«: Dreimal täglich kamen *Spitex*-Mitarbeiterinnen zur Medikamentenabgabe und Kontrolle zu ihr nach Hause. An drei Nachmittagen und am Wochenende erhielt sie Besuch von Betreuerinnen und Betreuern des *Spitex-Social-Care*-Teams sowie des *Entlastungs-*

dienstes der *Alzheimervereinigung Zürich*, welche mit ihr lange Spaziergänge in der Umgebung unternahmen.

Über die Grundgedanken hinter dem Aufbau dieses Sorgenetzes haben wir mit Markus, dem Sohn, gesprochen. Er erklärt uns, das Ziel der Familie sei es gewesen, dass die Mutter »möglichst lange in der Wohnung bleiben konnte, dass man die Unterstützung – so lange sie Sinn machte – so aufbaute, dass sie das hatte, was sie brauchte, dass sie aber auch die Möglichkeit hatte, zu scheitern«. Das Zitat weist auf das Bemühen der Kinder hin, das Bedürfnis nach Autonomie mit der von ihnen wahrgenommenen Hilfsbedürftigkeit der Mutter und den vorhandenen professionellen Hilfsangeboten gelingend zu verbinden. Es verdeutlicht zudem, dass *Sorge* für Markus und seine Familie im Alltag weit mehr bedeutete als die Implementierung eines professionellen Netzwerkes und die Abgabe von spezifischen Sorgeaufgaben an ›Profis‹. Mit der Sicherstellung der medizinischen Versorgung, von sozialen Kontakten und Spaziergängen in der Natur war noch lange nicht ›ausgesorgt‹. Die *Spitex* und die *Alzheimervereinigung* waren punktuell und stundenweise bei Frau Burkhard im Einsatz. Dennoch verbrachte sie einen Großteil ihres Tags sowie die Nächte allein. Betreuerische Einsätze in der Nacht oder sogenannte »24-Stunden-Betreuungsdienste« wurden von Jaqueline und Markus zwar angedacht, die Unterbringung einer Pflegefachperson in der Wohnung der Mutter ging für sie allerdings mit »praktischen Bedenken« einher. Sie waren sich unsicher, ob Frau Burkhard die konstante Anwesenheit einer fremden Person in ihrer Wohnung geduldet hätte.

Zu den Sorgeaufgaben der Familie von Frau Burkhard gehörte auch ein Prozess des Loslassens. Jaqueline erklärt, sie habe als Angehörige lernen müssen, mit dem Gedanken zu leben, dass der Mutter in der Zeit, in welcher niemand bei ihr war, etwas hätte zustoßen können. Doch Zeit und Raum für sich alleine zu haben, war Frau Burkhard seit jeher wichtig: »Das war ihr Wunsch«, so die Tochter, »und so lange der Wunsch nicht in Überforderung endete«, sollte er ihr gewährt werden. Ein gewisses »Risiko« müsse man eingehen, »damit jemand noch Lebensqualität hat«, erklärt Jaqueline und führt aus: »Du musst eine Balance finden, zwischen Freiheit und Sicherheit. Das ist immer die Frage.« Beim Finden dieser »Balance« spielte die regelmäßige Präsenz der *Spitex* für Jaqueline eine nicht zu unterschätzende Rolle. Deutlich wird dies, wenn sie über den Widerstand der Mutter gegen einen sogenannten Notfallknopf (eine Alarmtaste am Handgelenk mit einer direkten Verbindung zu einer Notrufzentrale) spricht: »Den Knopf wollte sie zum Beispiel lange nicht. […] Und dann haben wir gesagt, gut, dann ist es halt so, dass du dann leider warten musst, bis am Morgen die *Spitex* kommt. Und ich glaube, das war noch wichtig, dass man wirklich wusste, wenn es ganz dumm kommt, ist sie halt zwölf Stunden alleine, aber dann kommt jemand.«

Auch Markus spricht über den Umgang der Familie mit dem starken Autonomiebedürfnis der Mutter. Wie er erklärt, ging es ihnen in erster Linie darum, zu diskutieren, was »noch Selbstbestimmung« und was »Gefährdung« war, um anschließend einen »Zwischenweg« zu finden: »Also, wir haben nicht versucht, sie vor allem zu schützen, sondern sie durfte so leben, wie sie lebt. Sie durfte auch manchmal weniger ausgewogen essen, als wir es vielleicht für gut befunden hätten.« Das Thema Ernährung stellte für Familie Burkard eine der größten Sorgeherausforderungen dar. Mit der Zeit verlor Frau Burkhard die Fähigkeiten, die »Organisationsleistung der Essenszubereitung zu erbringen«, wie Markus erklärt. Er reflektiert, dass sie dieses Unvermögen »nicht zeigen« wollte und konnte, was sich in der »Verweigerung beim Essen mit Dritten« äußerte. Markus fügt an, dass Jaqueline gern noch »einen Mahlzeitendienst eingerichtet« hätte, doch die probeweisen Essenszustellungen habe die Mutter nicht angerührt. Er musste sich dann eingestehen, dass das »Nichtessen« von Speisen »grundsätzlich ihr Recht« sei, worauf er versucht habe, Jaqueline »von der Verpflichtung zu entlasten«, ständig nach neuen Wegen zu suchen, die Mutter zum Essen zu animieren. »Loslassen« hieß für Familie Burkhard in dieser Situation, den Wunsch der Mutter nach Selbstbestimmung zu akzeptieren und im Fall einer Gefährdung reaktiv zu handeln: »Dann gibt's im schlimmsten Fall einen stationären Aufenthalt, wo man sie dann wieder aufpäppelt, wenn sie das möchte.«[8]

Fokus Autonomie

Werden »Lebensqualität«, »Autonomie« und »Wahrung der physischen und psychischen Integrität« in der *Nationalen Demenzstrategie* in einem Atem-

8 Der Ausdruck »Nichtessen« beruht auf einem Hinweis von Markus Burkhard und wird bewusst in Abgrenzung zu »Essensverweigerung« verwendet. Es soll verdeutlicht werden, dass die situative Essensablehnung als Zeichen der »Überforderung« und keinesfalls als »Ausdruck eines Sterbewillens« beurteilt wurde. Markus betont, dass andernfalls »differenziertere Antworten als ein Aufpäppeln im Spital« gesucht worden wären. Familie Burkhard hätte dann »ethische Auseinandersetzungen führen müssen«, ob die Mutter »in der Lage ist, die Konsequenzen ihres Handelns abzuschätzen«.

zug genannt, kann unsere Forschung zeigen, dass das Aufrechterhalten aller drei Aspekte in Alltagen eine Ausbalancierung und Relativierung erfordert. Die Diagnose Alzheimer beeinflusste das Bedürfnis von Frau Burkhard, allein in ihrer Wohnung zu leben, nicht – eher im Gegenteil: Der Wunsch nach Autonomie, nach einem selbstbestimmten Leben erfuhr mit zunehmendem Unterstützungsbedarf mehr Bedeutung. Die »Installation« der *Spitex* war zwar ein erster Schritt, um dem Wunsch von Frau Burkhard nach einem autonomen Leben zu Hause gerecht zu werden. Obschon dies ein relativ selbstständiges Leben daheim ermöglichte, war dieses Leben längst nicht mehr völlig autonom. Die Hilfe, die Frau Burkhard aufgrund ihrer Alzheimer-Erkrankung täglich in Anspruch nehmen musste, relativierte ihre Selbstständigkeit und Autonomie. Jaqueline und Markus setzten sich jedoch nicht über die Mutter hinweg. Vielmehr waren sie bemüht, eine »Balance«, wie Jaqueline es ausdrückte, oder einen »Zwischenweg«, wie Markus es beschreibt, zu finden.

Der Autonomiewunsch der Mutter bildete die unhintergehbare Prämisse für das Sorgehandeln der Kinder. Daraus abgeleitet wurde die Unterstützung der *Spitex* eingeholt, aufgebaut und später ausgebaut. Gleichzeitig kam die von Jaqueline angesprochene »Balance« zwischen »Freiheit und Sicherheit« zum Tragen. Denn das autonome Leben daheim – auch mit der *Spitex* – wollten (und konnten) die Kinder nur »so lange gewährleisten, wie es Sinn machte«. Dies verdeutlicht, dass das Autonomiebedürfnis der Mutter von den Kindern zwar etwas eingeschränkt, gleichzeitig jedoch mit der »Möglichkeit zu scheitern« gegengewichtet wurde. Diese dynamische Grundhaltung kommt beim Thema Essen unverkennbar zum Ausdruck – nicht zuletzt, weil sowohl der Wunsch, alleine daheim leben zu wollen, als auch der Wunsch, Essen abzulehnen, als Formen von Autonomie interpretiert wurden. Daraus resultierte ein Konflikt, als die Mutter begann, zunehmend weniger zu essen. Nachdem die »Installierung« eines Mahlzeitendienstes scheiterte, versuchten die Kinder, einen »Zwischenweg« zwischen der Form des Ausdrucks der Mutter und den eigenen Sorgen zu finden. Die Rückbesinnung auf das »grundsätzliche Recht« des »Nichtessens«, wie Markus sagt, macht die Gewichtung der Prämisse Autonomie nochmals deutlich. Das »Scheitern« hätte in diesem Falle in einem »stationären Aufenthalt« und dem »Wiederaufpäppeln« bestanden. Mit dem Hinzuziehen der *Spitex Social Care* konnte dies abgewendet und der Zwischenweg in den Alltag übertragen werden.

3. Professionelle Betreuung: Unterstützung durch Vertrauensaufbau

Zu der professionellen Figuration um Frau Burkhard gehörten neben dem *Spitex*-Pflegepersonal auch Mitarbeitende aus dem Bereich der Betreuung. Was aber heißt »Betreuung« in der Praxis? Welchen Stellenwert können betreuerische Einsätze in Alltagen von Menschen mit Demenz einnehmen? Was konnte Frau Dupont in »Betreuung« von Frau Burkhard erreichen, besonders in Hinblick auf das heikle Thema Ernährung?

Im Gespräch mit der zuständigen »Fallführerin«, Frau Vetsch, erfahren wir, dass die betreuerischen Einsätze für Frau Burkhard »so etwas wie ihre Herzensstunde« gewesen seien. In dieser Zeit konnte Frau Burkhard »Kraft tanken, sie war draußen, konnte es genießen, ja, man hat sich eigentlich nur um sie gekümmert«. Man habe ihr zugehört, dies habe Frau Burkhard sehr gut getan. Sie sei auch sehr gesprächig gewesen: »Man konnte mit ihr viele Themen ansprechen, auch Themen von denen sie sagte, diese könne sie mit der Tochter nicht diskutieren.« Professionelle Helferinnen und Helfer nehmen den Angehörigen also nicht nur Sorgeaufgaben ab, sondern stellen zu den Menschen mit Demenz individuelle Zugänge her, die Raum für neue Möglichkeiten der Sorge – wie den Austausch über zutiefst persönliche Themen – schaffen. Solche neuen Möglichkeiten der Sorge setzen allerdings eine Vertrauensbasis, eine ›Beziehung‹ zwischen Betreuungsnehmer und Betreuungsgeber voraus. In der Praxis wird der abstrakte Begriff ›Beziehung‹ fassbar und verstehbar, wenn Frau Dupont über die Zuneigung zwischen ihr und Frau Burkhard seit der ersten Begegnung spricht:

> »Bei Frau Burkhard war es wirklich so ein ›Coup de foudre‹. Also, Liebe auf den ersten Blick klingt jetzt etwas krass, aber es war wirklich so. Sofort! […] Dort war sie ja wirklich noch gut ›zwäg‹. […] Sie hatte ja auch eine psychisch kranke Mutter, das haben wir bei unserem ersten Ausflug besprochen. Sie hat mir wirklich alles [erzählt], sie hat gesprudelt! Bei Frau Burkhard und mir war das wirklich so ein Einstieg. Sie wusste, dass ich auch mit dem konfrontiert worden bin, und so war dies unser gemeinsamer Nenner. Einer von vielen, einer von vielen.«

Was in diesem Zitat auffällt, ist der Aspekt der Gegenseitigkeit und der Reziprozität. Frau Dupont spricht von lebhaften Gesprächen zwischen ihr und Frau Burkhard, dem gegenseitigen Sich-Öffnen, und dem Finden von Gemeinsamkeiten. Die Beziehung zwischen Frau Dupont und Frau Burkhard ging weit über das professionelle Verhältnis hinaus und nahm die Gestalt einer Freundschaft an. Zurückzuführen ist dies – abgehsehen vom zwischenmenschlichen Aspekt der gegenseitigen Sympathie – zum einen auf die Grundhaltung von Frau Dupont, mit den von ihr betreuten Personen »auf einer Stufe« zu stehen: »Ich versuche wirklich, jedem Kunden auf Augenhöhe zu begegnen und nie die Defizite in den Vordergrund zu stellen«, erklärt sie und fügt an: »Defizite habe ich auch.« Zum anderen leistete Frau Burkhard einen ebenso wichtigen Beitrag zum Aufbau der Sorgebeziehung, indem sie die Präsenz einer ihr zu Beginn fremden Person in der eigenen Wohnung zuließ, deren Hilfe annahm und sich emotional auf diese einließ.

Das Vertrauensverhältnis zwischen Frau Burkhard und Frau Dupont eröffnete nicht nur neue Möglichkeiten des gegenseitigen Austauschs, sondern erhielt auch eine ganz pragmatische Dimension im Hinblick auf das heikle Thema Ernährung. Frau Vetsch erklärt, dass sogar die *Spitex* beim Thema Kochen »fast nicht an sie herangekommen« sei, da sie sich »nicht habe eingestehen können, dass sie dies nicht mehr kann«. Der Autonomieverlust habe Frau Burkhard enorm zu schaffen gemacht: »Es hat sie sehr belastet, und wenn man einen guten Draht zu ihr hatte, dann hat sie deswegen auch geweint. Und gerade deshalb war das Thema Haushalt und Essen so schwierig bei ihr«, berichtet Frau Vetsch. Frau Dupont erlebt das Dilemma ihrerseits direkt mit, da sie den Auftrag erhalten hat, mit Frau Burkhard zu kochen. Dies war ein Auftrag, den sie nur schwer erfüllen konnte, wie die Betreuerin berichtet:

»Irgendwann hieß es, wir sollen sie beim ›Posten‹[9] unterstützen. Dann hätten wir eigentlich mit ihr kochen sollen, doch da hat sie sich immer geweigert. Bis zum Schluss eigentlich, nur in den letzten Monaten konnte ich langsam mit ihr essen. Sie hat uns aber immer bewirtet am Nachmittag, Tee gemacht, und das haben wir immer gemeinsam gemacht, weil sie es nicht mehr selber konnte. Dann haben wir immer den ›Zvieri‹[10] zusammen gegessen.«

Auch wenn Frau Dupont das Unterfangen des gemeinsamen Essens erst »zum Schluss« und nur ganz zögerlich gelungen ist, nahmen die Momente des gemeinsamen »Zvieri« für die körperliche Gesundheit von Frau Burkhard einen wichtigen Stellenwert ein. Die Tatsache, dass sie überhaupt Erfolge in Hinblick auf das gemeinsame Einkaufen und Essen verbuchen konnte, ist allerdings auf den besonderen »Draht« zwischen ihr und Frau Burkhard zurückzuführen. Nicht zuletzt wird dies deutlich, wenn Frau Vetsch erzählt, dass man Frau Burkhard »schon recht gut kennen musste« und sie »Vertrau-

9 Schweizerdeutsch für ›Einkaufen‹.
10 Schweizerdeutsch für ›4-Uhr-Tee‹.

en« zu einem haben musste, damit man überhaupt in ihren Kühlschrank blicken durfte.

Fokus Autonomie

»Soziale Einbindung« sowie »die individuellen Lebensumstände [...] und die besonderen Bedürfnisse, beispielsweise aufgrund von Begleiterkrankungen oder Behinderungen, werden konsequent berücksichtigt« (BAG/GDK 2013: 5; 2016: 15), heißt es in der *Nationalen Demenzstrategie*. Die vorangegangenen Ausführungen verdeutlichen, dass der »sozialen Einbindung« in der Sorgefiguration um Frau Burkhard eine tragende Rolle zukommt. Das Bemühen der sich professionell sorgenden Personen richtete sich darauf, Frau Burkhard stets in die Entscheidungen einzubeziehen. In der situativen Betrachtung war dies maßgebend dafür, dass unter Berücksichtigung der »individuellen Lebensumstände« von Frau Burkhard überhaupt auf ihre »Bedürfnisse« eingegangen werden konnte. Die Sorgeaufgaben, die Frau Dupont aufgetragen wurden, bestanden zunächst darin, mit Frau Burkhard einzukaufen, zu kochen und zu essen. Obschon die beiden Frauen bereits eine Beziehung aufgebaut hatten, wehrte Frau Burkhard zunächst sämtliche Bemühungen ab, sie zum Essen zu animieren. Um solche Situationen oder »Knacknüsse« zu lösen, sei »Bezugspersonenpflege« wesentlich, wie die Teamleiterin Frau Hofmann betont. Sie erklärt, es sei »der Vertrauensaufbau, der vieles möglich macht, was man vorher nicht gedacht hätte«. Außerdem benötige man »Geduld«. Diese Aussage verdeutlicht, dass es nicht ausreicht, Sorgeaufgaben lediglich koordinativ zu übertragen oder auszuführen. Dass es Frau Dupont gelang, mit Frau Burkhard das Thema »Essen« anzugehen, basierte auf dem zuvor hergestellten Vertrauensverhältnis. Frau Dupont konnte mit Frau Burkhard über Persönliches sprechen, auch mal weinen, hatte einen »Draht« zu ihr und sah sich mit ihr auf »einer Stufe«. Frau Hofmann reflektiert die gelingenden Elemente der Beziehung der beiden Frauen wie folgt:

> »Das ist das Wichtige in der Situation, dass die Menschen merken, dass wir es wirklich ernst meinen, dass wir wiederkommen – auch wenn sie uns wegschicken. Sie wissen zwar die Namen teilweise nicht mehr, wissen nicht mehr, was *Spitex* ist, aber irgendwo, da ist das Herz zu Herz. Irgendwie haben sie doch gemerkt, dass man wohlwollend und gut zu ihnen ist und dass man ihnen doch auf eine Art hilft – mit jedem bisschen, was man nur macht.«

Und Frau Dupont meinte es ernst, sie nahm Frau Burkhard ernst. Dies wird daran deutlich, dass sie ihr das Essen nicht »reinschaufelte«, sondern Frau Burkhard geduldig begleitete. Die vertrauensvolle Basis ermöglichte es Frau Dupont, auf die »individuellen Lebensumstände« von Frau Burkhard einzugehen. Aber genau diese schufen in ihrer Kombination einen Konflikt: Autonomie und Essen schienen nicht miteinander kompatibel zu sein. Doch in Frau Duponts Sorgehandlungen fanden sowohl Frau Burkhards großes Bedürfnis nach Autonomie in sämtlichen Lebensbereichen als auch die Tatsache, dass sie sich nicht ausreichend ernährte, Platz. Wie Frau Vetsch beschreibt, hatte Frau Burkhard stark mit dem Verlust der eigenen Autonomie zu kämpfen. Dies erkannte auch Frau Dupont und setzte sich nicht einfach über Frau Burkhard hinweg. Vielmehr versuchte sie, mit ihr »gemeinsam« das Thema anzugehen, indem sie zusammen den »Zvieri« vorbereiteten. Frau Dupont ließ sich von Frau Burkhard »bewirten«, und sie nahmen die Speisen dann gemeinsam ein. Im Rahmen des Möglichen konnte eine veränderte Autonomie ausgehandelt und von Frau Burkhard angenommen werden.

4. Familiärer und professioneller Figurationsteil: Gemeinsam sorgen

An dieser Stelle soll der Blick speziell auf die Zusammenarbeit zwischen Angehörigen von Frau Burkhard und der *Spitex* gerichtet werden. Wie gelang es Familie Burkhard, professionelle Helferinnen und Helfer in die private Sorgefiguration zu integrieren? Und von der anderen Seite aus betrachtet: Wie passte die *Spitex* ihre Sorgeleistungen an die bestehende Figuration aus Angehörigen an?

In Gesprächen mit der Tochter Jaqueline wird deutlich, dass sie intensiv in die alltägliche Sorge um die Mutter involviert ist.[11] In der Zeit, als Frau Burkhard noch zu Hause wohnte, hatte die Tochter nicht nur sämtliche Einsätze der ›Profis‹ im Blick, sondern wollte auch über deren Beobachtungen sowie Änderungen im Pflegeplan laufend informiert werden:

11 Die folgenden Ausführungen und Interviewzitate stammen aus Gesprächen mit Jaqueline Burkhard vom 23.06.2016 und 23.09.2016, Frau Vetsch vom 08.09.2016 und Frau Hofmann vom 13.02.1017.

»Von der *Spitex* hatte ich ganz klare Einordnungen: Die medizinische Verantwortung hatte die Pflegefachfrau. Mit der war ich in Kontakt, wenn es um die Medikamente und um neue Entscheidungen ging. Da versuchte ich, aktiv Rücksprache einzufordern, wenn es nicht von ihr aus kam. Und von der Betreuung her habe ich versucht, mit der Frau, die meine Mutter am liebsten hatte und sie die Verbindung am stärksten spüre, eine private Kommunikation doch auch etwas aufrechtzuerhalten.«

Das Zitat zeigt die starke Intention Jaquelines an, mit Erwartungen, Eigeninitiativen und Einsatzbereitschaft an die *Spitex* heranzutreten. Sie spricht von einem »Bedürfnis«, bei der Pflege der Mutter »mitbegleitend« zu sein, und führt dies auf ihre eigene Ausbildung und Arbeitserfahrung als Pflegefachfrau zurück. Eine Herausforderung in der Zusammenarbeit mit der *Spitex* stellt für Jaqueline das Finden ihres eigenen Zuständigkeitsbereiches dar und die Frage, wie weit sie sich in den von der *Spitex* organisierten Pflegeprozess der Mutter einbringen *darf*: »Als Angehörige wird man natürlich sehr schnell abtaxiert: ›Hey, die will zu viel, oder die mischt sich ein.‹ Und ich denke, das ist genau das, was es einem schwierig macht.«

Eine der zentralen Sorgeaufgaben der *Spitex* ist folglich die Abstimmung der professionellen Leistungen nicht nur mit den Bedürfnissen der »Kunden« (den zu betreuenden Personen), sondern auch mit den Wünschen, Ressourcen und Kapazitäten der Angehörigen. Aus dem Gespräch mit Frau Vetsch geht hervor, dass das starke Bedürfnis von Jaqueline nach Teilhabe am Pflegeprozess von der *Spitex* durchaus wahr- und ernst genommen wurde: »Also so, wie mit Jaqueline haben wir es natürlich lang nicht immer! Jaqueline hat sehr viel gemacht, was ansonsten wir manchmal machen. Sie hat wirklich alles organisiert, zum Teil fast schon zu… Aber sie hat das wirklich extrem gut gemacht.« Dieses Zitat ist besonders aufschlussreich, da die von Jaqueline erlebte Schwierigkeit, eine Balance zwischen Verantwortungsübernahme und -abgabe zu finden, von Frau Vetsch zurückgespiegelt wird. Obwohl die Einsatzbereitschaft Jaquelines geschätzt wurde, mussten sie sich erst aufeinander einspielen. So erklärt Frau Vetsch: »Zu Beginn hatte ich ein bisschen das Gefühl, dass man mit Jaqueline abklären musste, wer macht nun was. Also das Medikamentenmanagement, machen wir das jetzt oder macht sie das? Und wenn wir das machen, dass wir das ganz klar definieren. Aber danach war es dann super.«

Frau Vetsch weist darauf hin, dass die Anfangsphasen figurativer Zusammenarbeit mit Angehörigen generell »etwas anstrengender« sind: »Dann gibt es sehr viel abzusprechen, man muss die Angehörigen auch abholen«. Was Frau Vetsch hier als »Absprache« und »Abholen« bezeichnet, gelingt in der alltäglichen Praxis durch kontinuierlichen Austausch, »E-Mail-Verkehr«, regelmäßig durchgeführte Standortgespräche sowie häufige Rücksprachen, wie sie von Jacqueline auch aktiv eingefordert wurden. Diese Sorgeleistungen spielen sich eher im Hintergrund ab, sind aber essenziell für das Aufrechterhalten von figurativen Beziehungen und eine nachhaltige Zusammenarbeit.

Fokus Autonomie

»Der an Demenz erkrankte Mensch und die ihn im Alltag begleitenden Bezugspersonen stehen im Mittelpunkt aller Bemühungen«, heißt es in der *Nationalen Demenzstrategie*. In der Praxis bedeutet dies allerdings nicht, dass sich sämtliche »Bemühungen« von Profis in unidirektionaler Weise auf den Menschen mit Demenz und seine Angehörigen ausrichten. Vielmehr zeigt sich am Beispiel der Sorgefiguration um Frau Burkhard, dass es in der gemeinsamen Sorge um einen Menschen mit Demenz auch um die Sorge *umeinander* geht.

Der figurativen Verbindung zwischen den Kindern, Jaqueline und Markus, und den *Spitex*-Mitarbeiterinnen, Frau Vetsch und Frau Dupont, kam eine tragende Bedeutung zu. Zunächst brauchte es ein gegenseitiges Einlassen auf die sich laufend verändernde Situation. Dabei war die Grundhaltung der beteiligten Personen für ein gelingendes Zustandekommen wesentlich. Das vorgestellte Beispiel zeigt, dass sowohl Frau Vetsch als auch Jaqueline sich als Teil der Sorgesituation(en) um Frau Burkhard verstanden. Das Selbstverständnis, sich als Teil eines Gefüges zu betrachten, bedeutete gleichzeitig, sich selber in Relation zu Anderen und somit in der Sorge um Frau Burkhard wahrzunehmen. Beide Frauen bemühten sich um eine Zusammenarbeit, indem sie sich im Rahmen des ihnen Möglichen auf die Situation einließen. Jaqueline wollte sich »einbringen« und überließ gleichzeitig die »Einordnung« Frau Vetsch. So öffnete sie als Angehörige einen Raum dafür, dass eine Zusammenarbeit mit den ›Profis‹ zustande kommen konnte. Das bedeutete sowohl für Jaqueline als auch Frau Vetsch ein ›Sich-Einlassen‹ auf die Situation. Der gegenseitige, offene und regelmäßige Austausch durch »E-Mail-Verkehr«, die »Standortgespräche« zwischen ihnen beiden, die von Jaqueline »eingeforderten aktiven Rücksprachen« erhielten die Beziehung aufrecht und führten zu einer nachhaltigen Zusammenarbeit. Frau Hofmann bekräftigt: »[Wir arbeiten] mit den Angehörigen zusammen. Also, sie arbeiten da nicht gegen uns, sondern mit uns.«

Die Beziehung wird durch verbindende Worte wie »zusammen« und »mit uns« beschrieben. Gleichzeitig wird angedeutet, dass es durchaus Situationen geben kann, in denen der Eindruck entsteht, dass es auch ein Gegeneinander gibt. Frau Hofmann differenziert: »Also, gegen uns arbeiten sie [die Angehörigen] ja auch nicht. Es ist auch immer wieder ein Zeichen von Hilflosigkeit oder Überforderung, was das auslöst.« Die von Jaqueline und Frau Vetsch geschilderte Situation, in der es zu Beginn »etwas anstrengender« war, weist nicht auf »Hilflosigkeit oder völlige Überforderung« seitens Jaqueline hin, sondern ist Ausdruck der auszuhandelnden Beziehungsform, die aus Absprachen und Austausch besteht. Aus der »Balkonperspektive« beschreibt Frau Hofmann die Grundlage gelingender Zusammenarbeit aller Beteiligten wie folgt: »Also eben, Transparenz find ich das Wichtigste, dass man miteinander redet, dass man offen kommuniziert und wirklich auch über Erfolge und Misserfolge redet. Dass man über das redet, was jetzt wirklich wer will.« »Transparenz« meint nicht ausschließlich fachliche Sorgeformen wie Abmachungen oder koordinative Tätigkeiten, sondern bedeutet ebenso Achtsamkeit. Frau Hofmann nennt zwei Aspekte: einerseits, dass die Aufmerksamkeit auf sämtliche beteiligten Personen gerichtet ist, andererseits, dass die Bedürfnisse und Interessen aller Beteiligten zu berücksichtigen sind. Denn diese können durchaus ambivalent oder persönlicher Art sein, und sie müssen nicht stets mit denjenigen von anderen Sorgebeteiligten oder der zu betreuenden Person übereinstimmen. Sie können also zu Dissonanzen und Konflikten führen.

Dass es zu Konfliktsituationen kommen kann, liegt nach Frau Hofmanns Erfahrung weniger an mangelnder Bereitwilligkeit, sondern an den mit den veränderten Situationen einhergehenden Schwierigkeiten, dem »Rollenwechsel« und der persönlichen Nähe: »Ich find's für die Angehörigen auch schwierig... Man weiß es ja selber mit seinen Eltern oder wie auch immer, man ist so nahe dran, dass man den Wald vor lauter Bäumen nicht sieht.« Das Verständnis, welches Frau Hofmann für die Angehörigen aufbringt, wirkt sich relativierend auf die Wahrnehmung des situativen Verhaltens aus. Im Wissen um die Schwierigkeit und die sich daraus ergebenden Folgen ist für sie »oftmals Kommunikation das Beste, was man machen kann«. Indem sich die *Spitex*-Mitarbeitenden und die Angehörigen und die erkrankte Person auf »Augenhöhe« darüber austauschen, »was wer will«, können situative und individuelle Lösungen für Probleme erarbeitet werden. Dies bedeutet, Einfühlungsvermögen und Verständnis gegenüber der Situation und den Gefühlen von Angehörigen zu entwickeln, aber gleichzeitig doch auch nicht ausschließlich nach den Wünschen und Bedürfnissen der Angehörigen zu handeln. Die primäre Aufmerksamkeit, das Wohlergehen von Frau Burkhard, wird nicht infrage gestellt. Das *Spitex-Social-Care*-Team arbeitet nach dem Grundsatz, den Frau Hofmann wie folgt beschreibt:

»Wir können erst etwas machen, wenn derjenige das wirklich selber will. Wir drücken niemandem was auf. Das machen wir einfach nicht. [...] Und dass wir ihre Hilflosigkeit [die der Angehörigen] spüren und dass wir sie ernst nehmen, aber dass wir uns trotzdem nicht über den Willen von einem Menschen selber hinwegsetzen.«

Die Wahrung von Autonomie und Selbstbestimmung eines Menschen mit Demenz bildet das Fundament für die Arbeit und somit eine alltägliche Handlungs- und Entscheidungsgrundlage. Trotzdem sei nochmals betont, dass die *Spitex* von »Zusammenarbeit« mit Angehörigen spricht und deren Funktion in der Sorgekonstellation keinesfalls marginalisiert oder herabgesetzt. Frau Hofmann unterstreicht, wie wichtig es sei, die Angehörigen über alles zu informieren und sie in Entscheidungen einzubeziehen, damit die Sorge um Menschen mit Demenz gelingen kann. Angehörige sind in der Sorgefiguration ein wesentliches Binde- und Mittelglied zwischen Menschen mit Demenz und *Spitex*-Mitarbeitenden. Meist sind es Angehörige oder andere aus dem nahen Umfeld, die den ersten Kontakt zu ›Profis‹ herstellen und die Kontakte danach unterhalten. In der vorgestellten Sorgefiguration fehlt indes eine maßgebliche Stimme – die von Frau Burkhard. Über ›ihren‹ Wunsch nach Autonomie erzählen andere. Dies geschah nicht mit Absicht, sondern war durch die vorgefundenen Gegebenheiten bestimmt. Frau Burkhard konnte aufgrund ihres Demenzfortschritts nicht mehr an der Forschung teilnehmen. Dies verweist auf die Herausforderung, dass Angehörige häufig ab einem gewissen Punkt der Demenz als wesentliches Sprachrohr von Menschen mit Demenz fungieren. Dies muss beachtet werden, wenn es um Aussagen über Menschen mit Demenz und deren Situation geht. In unserem Fall handelt es sich also um eine repräsentierte Autonomie, um eine Darstellung der Sorge um Frau Burkhard durch andere.[12]

12 Vgl. beispielhaft für Einbindung von Menschen mit Demenz in Forschung: Beard u.a. (2009).

5. Professioneller Figurationsteil: Sich umeinander sorgen

Abschließend sollen ausgewählte Sorgeleistungen der professionellen Figurationsmitglieder im Hinblick auf ihre Beziehungen zur organisatorischen und gesellschaftlichen Umwelt untersucht werden. Welche Bedeutung hat der Aspekt »Team« innerhalb der *Spitex Social Care,* und zwar sowohl auf struktureller als auch auf alltagspraktischer Ebene? Wie wirkt sich die Teamarbeit auf Menschen mit Demenz aus?

Die ›Profis‹ oder professionell agierenden Mitglieder einer Sorgefiguration sind durch ihre Eingebundenheit in Organisationen (wie die *Spitex Zürich Limmat AG*) und Teams (wie das *Social-Care-*Team der *Spitex*) nicht nur Teil der Sorgefiguration, sondern wiederum Teil einer professionellen Figuration. So ist Frau Vetsch durch ihre Position als »Fallführerin« mit der »Basis-Mitarbeiterin« Frau Dupont figurativ vernetzt, und beide unterstehen formell der Teamleiterin, Frau Hofmann, die wir als weiteres Figurationsmitglied einbeziehen. Frau Hofmann beschreibt sich in ihrer Funktion als diejenige, »die eigentlich so ein bisschen von oben, auf dem Balkon, alles etwas mit Abstand sieht«. Ihr Anspruch sei es, »über alle Kunden Bescheid zu wissen«:

> »Ich habe viel Austausch mit meinen Mitarbeitern, meine Tür steht eigentlich fast immer offen. Einmal in der Woche habe ich mit meinen Fallführerinnen, mit jeder einzelnen, mindestens eine halbe Stunde einen Austausch über die Kundensituation: Ob es irgendwo Probleme gibt, ob sie irgendwo anstehen, ob wir irgendwo Hilfe hinzuzuziehen müssen, wenn sie alleine nicht mehr weiterkommen oder wenn sie gerade zu viel Arbeit haben, ob man etwas abnehmen kann.«

Dieses Zitat zeigt, dass sich Frau Hofmann, obschon in den wöchentlichen Gesprächen mit den »Fallführerinnen« zuvorderst die »Kundensituation« besprochen wird, in einem ersten Schritt um die Schwierigkeiten und Probleme ihrer Mitarbeitenden *sorgt.* Somit scheint sie nicht nur »über alle Kunden«, sondern auch über alle Mitarbeitenden »Bescheid zu wissen«. Gleichzeitig deutet ihre Aussage darauf hin, dass die Sorge um die Mitarbeitenden (im Sinne von ›sich kümmern‹) eng mit der Sorge um die betreute Person zusammenhängt: Stehen beim Betreuenden Schwierigkeiten an und geraten Pflegefachpersonen und Betreuungspersonen an ihre Grenzen, dann halten sie mit der »Fallführerin« Rücksprache, welche die Situation wiederum mit der Teamleitung bespricht und gegebenenfalls Verstärkung für die Mitarbeitenden – und somit auch Verstärkung für die betreute Person – einholt. Das Zitat von Frau Hofmann deutet weiter auf einen niederschwelligen teaminternen Austausch hin, der über strukturelle Hierarchien hinauszugehen scheint: »Meine Tür steht immer offen«. Eine offene, unkomplizierte Kommunikation hat innerhalb des *Spitex-Social-Care*-Teams einen hohen Stellenwert. Dies wirkt sich unmittelbar auf den Umgang der Mitarbeitenden untereinander aus: »Jeder guckt, dass es dem anderen auch gut geht«, erklärt die Teamleiterin. Es gebe zuweilen zwar »Reibereien, teilweise. So gerade so, wenn jetzt irgendwas nicht funktioniert, dann rumst es auch mal«, doch sei auch dies letzten Endes alles sehr »gutwillig«.

Ein Thema, welches Frau Hofmann aktuell stark beschäftigt, ist der große bürokratische Aufwand, den »ihre Fallführungen« tagtäglich bewältigen müssen, um zumindest einen Teil der *Social-Care*-Leistungen über die Krankenkassen abrechnen zu können: »Meine Fallführungen haben einen schwierigen Job«. Nach wie vor übernimmt die Grundversicherung die Kosten der Behandlungen und der Grundpflege (zum Beispiel die Hilfe bei der Körperpflege), die auf ärztliche Verordnung hin durch anerkanntes Pflegepersonal erbracht werden. Kosten im Bereich der Betreuung oder Haushaltshilfe sind jedoch nur in seltenen Fällen durch Zusatzversicherungen gedeckt (vgl. Alzheimervereinigung beider Basel 2010). Und *gedeckt* meint hier allerdings keine nicht bedingungslose Kostenübernahme. Frau Vetsch berichtet, wie sie täglich mit Schreiben zu kämpfen hat, in welchen Krankenkassen Leistungen ablehnen: »Kommt ein Brief retour: Wir bezahlen das nicht. Und sie kürzen den Beitrag zum Teil wirklich um die Hälfte!« Zusätzlich zum Kampf um Gelder stellt sich den »Fallführungen« die Schwierigkeit, dass sie mit dem RAI-HC-Abklärungsinstrument[13] arbeiten müssen. Nach Frau Hofmann ist dieses »überhaupt nicht auf Demenz ausgerichtet«. Aus diesem Grund engagiert sich die Teamleiterin stark für Veränderungen im Gesundheitswesen. Sie möchte nicht nur ihren Mitarbeitenden das Tauziehen mit den Krankenkassen ersparen, wo »so viel Zeit, Energie und Kraft flöten geht«, sondern auch Menschen mit Demenz und deren Angehörige finanziell entlasten. So hat sie unter anderem einen Brief an den *Spitex*-Verband geschrieben und erläutert, »was wir im Demenzbereich eigentlich alles noch bräuchten und was uns fehlt«. Drei ihrer Anliegen seien bis heute teilweise umgesetzt worden: Möglichkeit der Abrechnung von »Koordinationsleistungen« und »Beratung«, aber auch eine Änderung im Hinblick auf das heikle Thema »Essen und Demenz«:

13 RAI-HC (Resident Assessment Instrument – Home Care) ist ein computergestütztes Erhebungsformular zur Bedürfnisabklärung des Pflegebedarfs. Neben der Pflegeplanung dient es als Basis für die Rechnungsstellung bei Krankenversicherungen.

»Ich weiß jetzt nicht, [ob] aufgrund meines Briefes oder ob das eh in Planung war. Beim Essen helfen: Das war ein furchtbares Streitthema mit den Krankenkassen. Solange man den Löffel nicht selber in der Hand hat und dem Kunden zum Mund führt, ist es nicht bezahlt worden, dann war es Hauswirtschaft. Jetzt, mittlerweile ist ›Ermuntern zum Essen‹ auch im Katalog mit drin. Ist allerdings auch noch schwierig, das durchzuboxen bei manchen Krankenkassen.«

Was hier als eine kleine Errungenschaft erscheinen mag, hat in den Alltagen von Menschen mit Demenz einen großen Stellenwert, wie beispielhaft bei Frau Burkhard deutlich wurde. Frau Hofmann ruht sich auf dem Erfolg allerdings nicht aus – im Gegenteil: Als nächstes Ziel hat sie sich die Errichtung von »Fallpauschalen« oder »Pflegestufen« vorgenommen. Heute müssen *sämtliche* Veränderungen im Zustand und in den Bedürfnissen von betreuten Personen systematisch erfasst werden, um entsprechende Leistungsanpassungen bei den Krankenkassen einzufordern. Pflegestufen würden der *Spitex* »einen gewissen Spielraum« geben, »den man im Demenzbereich unbedingt braucht«, so Frau Hofmann.

Fokus Autonomie

Vom »Balkon« auf die Alltage der ›Profis‹ blickend wird sichtbar: Die professionellen Mitglieder der Sorgefiguration können nicht losgelöst von der Einbindung in ihre Organisation betrachtet werden. Die von Frau Hofmann beschriebenen Sorgeaufgaben innerhalb des Teams (Ansprechperson zu sein, Fallbesprechungen durchzuführen, die Tür stets offen zu halten) sind Instrumente des unterstützenden Austauschs innerhalb des professionellen Figurationsteils. Auf die Frage, was für sie wesentlich sei, was sie ihren Mitarbeitenden in den Alltagen von Menschen mit Demenz mitgeben möchte, antwortet sie: »Meine Mitarbeiter vermitteln mir, was im Umgang mit den Klienten das Wichtige ist, das Richtige. Ne, das sind einfach die Situationen, immer wieder, von denen ich höre, wie sie Situationen gelöst haben.« Diese Aussage verdeutlicht nochmals die figurative Verbindung und deren Durchlässigkeit bis in die Alltage der professionellen Mitarbeitenden hinein. Frau Hofmann möchte nicht nur über die »Kundensituation« informiert sein, damit sie unterstützend wirken kann. Sondern die von den Mitarbeitenden im Alltag gemachten Erfahrungen beeinflussen durch den Austausch auch ihre Werthaltungen. Zusätzlich werden sie von Frau Hofmann »nach oben« (zur Teamleitung) getragen und können durch diese Sorgehandlung Veränderungen bewirken. Beispielhaft dafür sind die in den Alltagen gemachten Erfahrungen und Schwierigkeiten rund um das Thema Essen.

Es wäre jedoch verfehlt, wenn der Eindruck entstünde, dass Frau Hofmann ausschließlich Missstände anprangert, Veränderungen oder Zugeständnisse fordert. Ihre Reflexion über die Vereinbarkeit von wünschenswerten und notwendigen Veränderungen mit der bestehenden Struktur macht deutlich, dass eine figurative Zusammenarbeit für sie in einem Geben und Nehmen besteht. Gerne hätte sie »unverrechenbare Zeiten«, in denen Sorgeaufgaben und Sorgehandlungen ihrer Mitarbeitenden von Abrechnungsmechanismen entbunden wären, wodurch mehr Freiraum für andere Formen der Sorge entstünde. Dass bei diesem Wunsch die wirtschaftliche Trag- und Vereinbarkeit sowie eine gewisse »systemische Abhängigkeit« beachtet werden muss, ist ihr bewusst: »Ja, irgendwo muss man ökonomisch auch noch denken. Das ist logisch. Man kann nicht nur abschöpfen und abschöpfen und nichts dafür tun, dass es erhalten bleibt. Das geht nicht […]. Man muss auch seinen Teil dazu beitragen und sich dann halt ein bisschen verrenken, dass es funktioniert [lacht].« Sich auch einmal »verrenken«, meint einerseits, manchmal auch einen Mehraufwand zu betreiben, um »seinen Teil dazu beitragen«, andererseits, in der gegeben Situation, wie sie sich darstellt, »kreativ« zu sein.

6. Fazit

Wir sind der Frage nachgegangen, wie Autonomie im Kontext von Demenz gewahrt, sichergestellt und aufrechterhalten werden kann. Unter dem Begriff ›Sorgefiguration‹ richtet sich der Blick nicht nur auf Sorgehandlungen einzelner Personen. Im Fokus stehen ebenso Beziehungen, Kooperationen, Aushandlungsprozesse sowie Dissonanzen und Konflikte zwischen Menschen, die an der alltäglichen Sorge beteiligt sind. Am Beispiel der Sorgefiguration um Frau Burkhard haben sich dabei folgende vier Aspekte als besonders bedeutend herausgestellt:

- Erstens ist Autonomie im Kontext von Demenzerkrankungen und ihrem Verlauf gegen den Faktor Sicherheit abzuwägen. Einen besonderen Stellenwert hat das Austarieren von Freiheit und Schutz bzw. Kontrolle für die Angehörigen von Frau Burkhard. Das große Bedürfnis der Mutter nach einem möglichst eigenständigen Leben zu Hause zu respektieren, bedeutet für die Kinder, Jaqueline und Markus, immer auch »loslassen« zu können und zu müssen. Damit gemeint ist vor allem, loszulassen von einer problematischen Bedeutungsdimension des Sorgebegriffs, nämlich von der Angst, dass »etwas passieren« könnte, von der Vorstellung, die Situation völlig kontrollieren zu können.

- Zweitens hat unsere Forschung mit und über Familie Burkhard verdeutlicht, dass sie in diesem Prozess des Loslassens auf die Unterstützung von ›Profis‹ angewiesen ist. Nur dank und aufgrund täglich mehrmaliger Einsätze der *Spitex* konnte Frau Burkhard eine Form der Autonomie und Selbstständigkeit erhalten werden, die der Sohn Markus als »Mittelweg« zwischen Freiheit und Kontrolle bezeichnet. Autonomie sicherzustellen bedeutete hier, Sicherheitsanker im Alltag von Frau Burkhard zu installieren, die sie weder als Missachtung ihres Willens noch als Eingriff in die Privatsphäre empfand. Autonomie aufrechtzuerhalten hieß gleichzeitig, klare Willensäußerungen zu respektieren, wie wir am Beispiel des Essens gezeigt haben.
- Drittens hat sich gezeigt, dass die Aufrechterhaltung von Autonomie im Verlauf einer Demenz, also mit zunehmendem Verlust kognitiver Fähigkeiten, Kompensationsleistungen durch Dritte erforderlich macht. Frau Burkhard konnte nur deshalb länger zu Hause wohnen bleiben, weil sich um sie herum ein Netz aus Personen herausbildete, die halfen und unterstützen, wo immer es nötig war. Anhand der Aussagen der *Spitex*-Mitarbeiterin Frau Dupont hat sich gezeigt, dass ein feinfühliges Ausbalancieren zwischen Unterstützung und Respekt vor dem Willen von Frau Burkhard stattfand.
- Viertens richten sich innerhalb einer Sorgefiguration die Sorge und die Sorgehandlungen nicht nur auf den Menschen mit Demenz. Vielmehr hat sich am Beispiel der Kommunikation zwischen der Tochter, Jaqueline, und der *Spitex*-Mitarbeiterin, Frau Vetsch, über Zuständigkeitsbereiche auch gezeigt, dass Aushandlungsprozesse um Möglichkeiten und Bedürfnisse der einzelnen Figurationsmitglieder von essenzieller Bedeutung für die Zusammenarbeit sind. Diese Sorge von Angehörigen und Pflegeprofis umeinander wirkt sich letztlich auch positiv auf den Menschen mit Demenz aus, wie sich am Teamgeist innerhalb der *Spitex Social Care* gezeigt hat.

Zusammenfassend kann festgehalten werden: Autonomie ist kein Zustand, der sich bei größtmöglicher Unabhängigkeit von anderen einstellt. Autonomie kann als unbeständiges Resultat von Sorgefigurationen verstanden werden, welches ständig neu sichergestellt, ausgehandelt und erhalten werden muss. Die *alltägliche* Autonomie entsteht in einer Sorgefiguration und kann gleichzeitig nur durch diese im Alltag aufrechterhalten werden. Autonomie ist alles andere als autonom.

Literatur

Alzheimervereinigung beider Basel (2010), Finanzielle Ansprüche bei Demenzkrankheiten. Online verfügbar unter: http://www.alzbb.ch/pdf/ALZCH-Broschueren/Finanzielle-Ansprueche-mit-Versicherungsleistungen.pdf

Beard, Renée L./Knauss, Jenny/Moyer, Don (2009), Managing disability and enjoying life: How we reframe dementia through personal narratives, *Journal of Aging Studies*, Jg. 23, H. 4, S. 227–235.

BAG/GDK (2013), Bundesamt für Gesundheit/Schweizerische Konferenz der kantonalen Gesundheitsdirektorinnen und -direktoren (Hg.), *Nationale Demenzstrategie 2014–2017*, 11/2013, Bern. Online verfügbar unter: https://www.koerber-stiftung.de/fileadmin/user_upload/koerber-stiftung/redaktion/politische-mittage/pdf/2015/Strategie_Nationale_Demenzstrategie_2014–2017.pdf

BAG/GDK (2016), Bundesamt für Gesundheit/Schweizerische Konferenz der kantonalen Gesundheitsdirektorinnen und -direktoren (Hg.), *Nationale Demenzstrategie 2014–2019. Erreichte Resultate 2014–2016 und Prioritäten 2017–2019*, 24.11.2016, Bern. Online verfügbar unter: https://www.bag.admin.ch/bag/de/home/themen/strategien-politik/nationale-gesundheitsstrategien/nationale-demenzstrategie.html

Elias, Norbert (2006), Figuration, in: Bernhard Schäfers/Johannes Kopp (Hg.), *Grundbegriffe der Soziologie*, 9., grundlegend überarb. und aktual. Aufl., Wiesbaden, S. 73–76.

Grebe, Heinrich (2015), Die Wiederbelebung der ›leeren Hülle‹. Zur metaphorischen Ko-Konstruktion von Demenz in potenzial-orientierten Kontexten, *Zeitschrift für Volkskunde*, Jg. 111, H. 2, S. 236–256.

Grebe, Heinrich/Otto, Welf-Gerit/Zimmermann, Harm-Peer (2013), »The Journey into the Land of Forgetfulness«. Metaphors of Aging and Dementia in Media, in: Ulla Kriebernegg/Roberta Maierhofer (Hg.), *The Ages of Life. Living and Aging in Conflict?*, Bielefeld, S. 89–106.

Nohl, Arnd-Michel (2013), *Interview und dokumentarische Methode. Anleitungen für die Forschungspraxis*, 4., überarb. Aufl., Wiesbaden.

Schroeter, Klaus, R. (2004), *Figurative Felder. Ein gesellschaftstheoretischer Entwurf zur Pflege im Alter*, Wiesbaden.

Spitex Zürich, Social Care Beratung, in: Spitex Zürich, 30.03.2017, http://www.spitex-zuerich.ch/fileadmin/customer/Download-Dokumente/Brosch%C3%BCren/socialCare_15pdf.pdf

Witzel, Andreas (1985), Das problemzentrierte Interview, in: Gerd Jütteman (Hg.), *Qualitative Forschung in der Psychologie: Grundfragen, Verfahrensweisen, Anwendungsfelder*, Weinheim, S. 227–255.

Wolf, Nina/Wysling, Yelena (2016), Sorge um Demenz – von Befürchtungen bis Fürsorge. Ein Einblick in das Forschungsprojekt Sorge-Figurationen bei demenziellen Erkrankungen in der Schweiz, *Schweizer Volkskunde*, Jg. 106, H. 2, S. 46–51. Online verfügbar unter: http://www.sorge.uzh.ch/dam/jcr:7007720b-ad99–43cb-9d98-f03561127b07/Volkskunde_2_16_Sorge%20bei%20Demenz.pdf

Wolf, Nina/Wysling, Yelena (2016), Sorge-Figurationen bei demenziellen Erkrankungen in der Schweiz: Projektbeschreibung. Online verfügbar unter http://www.sorge.uzh.ch/de/research-project.html [Zugriff am 04.07.2016].

Zimmermann, Harm-Peer/Kruse, Andreas/Rentsch, Thomas (2016), *Kulturen des Alterns. Plädoyers für ein gutes Leben bis ins hohe Alter*, Frankfurt/M./New York.

»Gott, was kommt jetzt daher?« Wie sich ältere Frauen in prekären Lebenslagen um ihre Zukunft sorgen

Irene Götz, Petra Schweiger

In diesem Beitrag wird auf der Basis qualitativer Interviews thematisiert, wie ältere Frauen unter materiell prekären Bedingungen über ihre Zukunft sprechen (oder nicht sprechen wollen): Worüber sorgen sie sich und (wie) sorgen sie vor? Welche Rolle spielt hier der Wunsch nach Unabhängigkeit und Selbstversorgung bis ins hohe Alter? Glauben sie, diese Autonomie unter den gegebenen Verhältnissen aufrechterhalten zu können oder sogar zu müssen?

Wir beziehen uns auf ein Sample, das sich aus dem DFG-Projekt *Prekärer Ruhestand. Arbeit und Lebensführung von Frauen im Rentenalter*[1] rekrutiert, in dem nach dem alltäglichen Wirtschaften mit Einschränkungen und dem Knappheitsmanagement von Rentnerinnen gefragt wird. Das Sample setzt sich aus rund 50 alleinstehenden Frauen zusammen, die in einer teuren Stadt wie München von einer Rente bzw. einem Haushaltseinkommen leben. Das Gros der Frauen war zum Zeitpunkt der Interviews in den Jahren 2014 bis 2016 zwischen 60 und 75 Jahre alt; acht Interviewte waren Ende der 1930er oder Anfang der 1940er Jahre geboren, also Ende 70 oder über 80, als wir mit ihnen – teilweise mehrfach – sprachen. Ihre Sorgen werden von materiellen Engpässen beeinflusst, und auch deren Bewältigungsstrategien sind, dies zeigen die biografischen Tiefeninterviews, besonders fragil: »Nicht mehr arbeiten können«, »Pflegefall werden« – diese Zukunftsvorstellungen werden zu einem besonderen Drohszenario, zumal wenn man alleine lebt und materiell nicht viel Spielraum hat.

---

1 LMU-München, Institut für Europäische Ethnologie, Laufzeit: 10/2015 bis 03/2018, Leitung: Irene Götz. Wissenschaftliche Mitarbeiterinnen: Alex Rau, Petra Schweiger und Noemi Sebök-Polyfka als Doktorandinnen, Marcia von Rebay als Masterstudentin und Hilfskraft sowie Esther Gajek (Universität Regensburg) als Projektpartnerin. Zum Konzept vgl. http://www.volkskunde.uni-muenchen.de/forschung/forsch_projekte/prekaerer-ruhestand/index.html. Siehe zur Projektbeschreibung mit ersten Ergebnissen auch Götz u. a. (2017) und Götz/Lehnert (2016). – Alle im Folgenden zitierten Interviewten werden mit Pseudonymen benannt.

Dieser eingeschränkte Spielraum gilt für allein wirtschaftende Frauen bis hinein in das mittelschichtliche Milieu, das in diesem teuren urbanen Raum mit hohen Mieten in materieller Hinsicht ebenfalls vulnerabel ist oder sich subjektiv abstiegsgefährdet anfühlt. Dabei können die bürgerlichen Frauen unseres Samples diese Gefahr der Prekarisierung – so eine im Projekt verfolgte These – durch ein hohes kulturelles oder soziales Kapital (wie Bildung, bestimmte Fertigkeiten und berufliche Qualifikationen sowie potentere soziale Netzwerke) besser ausgleichen als unterprivilegierte Frauen, die – im Sinne Bourdieus (2009) – bei allen Kapitalsorten Mangel haben. Um die alltäglichen Auseinandersetzungen mit Prekarität – zur materiellen kommt oft noch eine körperliche Einschränkung hinzu[2] – auch in Beziehung zur jeweiligen Stellung im sozialen Raum und zu den vorhandenen Kapitalsorten setzen zu können, besteht unser Sample somit aus Frauen unterschiedlicher Milieus. Wir befragten nicht nur Frauen, die schon jahrelang Grundsicherungsempfängerinnen sind oder ihre Rente ›aufstocken‹, wie etwa ehemalige Putzkräfte oder andere Ungelernte, sondern auch ehemalige (leitende) Krankenschwestern, mittlere Angestellte, Buchhändlerinnen, Facharbeiterinnen, Künstlerinnen, Therapeutinnen.

Aus unterschiedlichen Milieus stammend, haben die Frauen allerdings fast alle entsprechend der ›weiblichen Normalbiografie‹[3] ihrer Generation (Teilzeitarbeit in Familienphasen) vergleichsweise wenig Rentenpunkte erwirtschaftet. Ihre Erwerbsbiografien sind, zumindest bei denen, die verheiratet waren und Kinder haben, durch Phasen geringfügiger oder Teilzeitbeschäftigung unterbrochen gewesen. Jedoch verfügen die Interviewten über Ressourcen insbesondere in Bezug auf die durch die Reproduktionsarbeit erworbenen Fertigkeiten, die ihnen nun in der prekären Lage im Alter zugutekommen, zum Beispiel Sparen- und Hauswirtschaften-Können, Selbermachen, Tauschen, Unsichtbarhalten eines ›Abstiegs‹. Nicht wenige sind gleichwohl darauf angewiesen, nach Renteneintritt dazuzuverdienen: als Seniorenbetreuerin im Altenheim, als Köchin in einer Alteneinrichtung – auch Aufwandsentschädigungen für eine solche ehrenamtliche Tätigkeit werden als nötiger Zuverdienst genutzt – oder freiberuflich im alten Beruf als Lektorin oder Therapeutin. Andere dürfen nach Renteneintritt im herkömm-

2 Den von uns zugrunde gelegten Prekaritätsbegriff begrenzen wir mit Castel und Dörre (2009) nicht auf objektive und materielle Prekarität, sondern beziehen subjektive Aspekte mit ein. Prekarität meint also eine eingetretene Verwundung in materieller, körperlicher und psychosozialer Hinsicht bzw. eine antizipierte diesbezügliche Verwundbarkeit.

3 Siehe zu den typisch weiblichen Erwerbsbiografien dieser Generation Götz u. a. (2017).

lichen Angestelltenverhältnis nicht mehr weiterarbeiten und suchen einen Minijob, wieder andere finden überhaupt keine für sie durchführbare Tätigkeit mehr, weil sie körperlich von ihren jahrzehntelangen Einsätzen zum Beispiel als Putzkraft oder Altenpflegerin bereits ›verbraucht‹ sind oder der Arbeitsmarkt für Ältere ohnehin begrenzt offen ist.

Wie deutlich wird, setzen alle Interviewten, solange sie es schaffen, auf ihre eigenen Kräfte und Ressourcen, um ihr bisheriges Leben – insbesondere in der vertrauten Wohnung und Umgebung – aufrechterhalten zu können. Die Kinder oder Enkel werden nur im Notfall um Unterstützung gebeten. Auch der Gang zu Ämtern fällt oft schwer. Einige Frauen aus unserem Sample müssen, ergänzend zur Rente, Grundsicherung in Anspruch nehmen; einzelne lassen sich aufgrund fehlenden finanziellen Spielraums von Stiftungen beim Kauf einer neuen Brille oder einer Zahnbehandlung helfen, gehen zur Kleiderkammer, um sich zu versorgen, oder in eines der Münchner Alten- und Servicezentren, die günstige Mittagstische und Freizeitprogramme neben Sozialberatungen anbieten.

Eine Teilfrage des Projekts, die sich angesichts der sich unterschiedlich darstellenden prekären Lagen aufdrängt, setzt sich damit auseinander, wie diese älteren Frauen ihre Zukunft unter den gegebenen fragilen Bedingungen thematisieren. Die vorliegenden Interviews wurden speziell darauf hin ausgewertet, welche Semantiken, etwa Vergleiche und Sprachbilder, zur Beschreibung vorgestellter Hochaltrigkeit oder auch des Sterbens verwendet werden. Dabei wurde nicht nur auf einschlägige Sorgen (oder am Rande Hoffnungen und Wünsche[4]) geachtet, sondern es wurden auch die genannten Vorsorgestrategien aus dem umfänglichen Transkriptmaterial herauspräpariert. Folgt man Pierre Bourdieus Konzept vom sozialen Raum, der je nach vorhandenen Kapitalsorten einen anderen Habitus als lebensleitendes Prinzip hervorbringt (vgl. 1982), dann stellt sich insbesondere fol-

4 Die Interviewpartnerinnen hofften beispielsweise, noch einmal verreisen zu können, um bestimmte Orte wiederzusehen oder um in einem warmen Klima körperliche Beschwerden zu lindern. Der Wunsch nach einer billigeren Wohnung wurde genannt, oder aber unbedingt in der vertrauten Wohnung und Umgebung bleiben zu können. Besonders wichtig war auch, gesund und mobil zu bleiben. Gehofft wird auch auf mehr Kontakte, Anbindung an andere Menschen und mehr Wertschätzung. Viele Wünsche und Hoffnungen korrespondieren mit Ängsten und Sorgen: mit materiellen Engpässen oder gesundheitlichen, oft berufsbedingten Beschwerden, die Einschränkungen an Mobilität und andere Begrenzungen bereits am Horizont aufscheinen lassen. Es gab auch Interviewte, die sich als Wunsch lediglich ein Stück Torte oder mal eine neue Jacke vorstellen konnten, alles andere war nicht in ihrem finanziellen Spielraum vorstellbar.

gende Frage: Lässt sich ein Zusammenhang herstellen zwischen der jeweiligen Stellung, die die interviewten Frauen im sozialen Raum einnehmen, und deren spezifischen Sorgen angesichts der Antizipation einer ungewissen Zukunft? Außerdem soll herausgearbeitet werden, wie sich bei den Befragten die finanziellen, körperlichen und mentalen Strategien der Vorsorge alltagspraktisch gestalten. Auf welche Ressourcen und Kapitalien können sie trotz mehr oder weniger prekärer Bedingungen zurückgreifen, auch wenn diese zusehends oder erwartbar fragil werden?

Im folgenden ersten Teil werden zunächst die *Ängste* und *Sorgen* behandelt, wie sie sich bei den Interviewten in Narrativen und Metaphern, in Anspielungen und Beispielgeschichten darstellen. Vom höheren Alter wird meist, wie es auch Heinrich Grebe auf der Makroebene des Diskurses zeigt (2015: 11), als etwas Bedrohlichem, Defizitärem gesprochen. Ganz eklatant ist die Frage des allmählichen Verfalls oder aber die Furcht vor einem plötzlichen, unvorbereiteten »Systemzusammenbruch«,[5] fast immer auch vor Pflege und Heim. Ein Leitmotiv der Interviews kreist um die letzten Dinge: Wie sterbe ich unter den gegebenen oder für die Zukunft vermuteten sozialen und materiellen Bedingungen? Die Auseinandersetzungen um das Alter sind mehr oder weniger offensichtlich von einer weiteren Leitfrage durchzogen: Was passiert, wenn ich abhängig werde, etwa von der Familie, und wie kann ich das so lange wie möglich vermeiden? Genau diese Ängste und Sorgen führen, zweitens, zu spezifischen Strategien der Vorsorge, die wir im zweiten Teil unseres Beitrags in eine materielle, mentale und eine körperliche Ebene unterteilen. Zunächst wird nun die Angst vor Verfall und Sterben näher beleuchtet.

Ängste und Sorgen

Verfall, Pflege, Heim

Alle Zukunftsängste der Interviewten sind zwischen den drei Koordinaten *Verfall*, *Pflege* und *Heim* aufgespannt. Die Inbegriffe für den befürchteten

5 Unter »Systemzusammenbruch« verstand eine interviewte Lektorin, Frau Wolter, dass sie nicht nur einen physischen Kollaps erleide, sondern dass auch ihr gesamtes Alltagsarrangement zusammenbräche, wenn sie einen Rückfall in ihrer chronischen Krankheit erlitte und damit nicht mehr in der Lage wäre, als freiberufliche Lektorin ihren Lebensunterhalt zu erwirtschaften, auf den sie angewiesen ist.

allmählichen Verfall – wen wundert dies angesichts der medialen Diskurse – sind Demenz und Krebs. Sie sind das »Schreckgespenst« schlechthin, wie es eine Interviewpartnerin nannte. Ganz häufig signalisieren die nötig werdenden technischen Hilfsmittel für die Interviewten diesen Verfall, denn Badewannenheber, Gehstock und Rollator machen ihn auch nach außen sichtbar. Sie symbolisieren das Abhängig-Gewordensein und sind vor allem auch ein Einschnitt in den bewährten Alltagsroutinen. Es geht stets darum, wie man Hilfsmittel so lange wie möglich vermeiden und damit irgendwie auch den Verfall bannen kann. In diesem Punkt ließen sich keinerlei Unterschiede erkennen zwischen den Frauen aus verschiedenen Milieus. Eine Interviewpartnerin, die ehemalige Kellnerin Frau Berger, schilderte uns, wie sie reagierte, als ihr der Arzt eine Gehhilfe verordnen wollte: »Der Doktor hat auch gesagt: ›Frau Berger, schaffen Sie es noch oder soll ich einen Wagen.‹ – Ich, einen Wagen […]?!« Die 75-Jährige führt weitere Beispiele an, die ihre Widerständigkeit und ihr stures Beharren darauf, es noch zu schaffen, zeigen sollen. Der Arzt habe ihr auch einen Badewannenheber verschrieben:

»›Ohne weiteres kriegen sie das.‹ Und ich meine: ›Ich und einen Badewannenheber, oh nein‹ [lacht]. Das ist schlimm, wenn man so eigensinnig ist. Oder wenn ich dann die Leute sehe, […] wenn sie dann mit den Stöcken gehen und Stöcke kaufen. Der Doktor sagte: ›Frau Berger, kaufen Sie sich so einen Stock.‹ Dann sagte ich: ›Ich und einen Stock, ja freilich.‹«

Die Entrüstung über dieses Zugeständnis an die eigene Gebrechlichkeit und das »eigensinnige« Dagegenstemmen sind im Interview deutlich herauszuhören. Ein anderes Interviewbeispiel zeigt, wie einschlägige Hilfsmittel durch Umnutzung vorhandener Gegenstände umgangen werden – auch so bewahrt man sich seine Selbstständigkeit und die Kontinuität der eigenen Selbstwahrnehmung. Die Interviewte nutzt lieber, wie sie es immer gemacht hat, ihr Fahrrad, jetzt aber schiebend als Gleichgewichtshilfe. Der Rollator bleibt zu Hause. Sie möchte nicht von diesem abhängig erscheinen, und damit gebrechlich, sondern weiterhin als aktiv und sportlich wahrgenommen werden, und so nutzt sie dieses gewohnte Fortbewegungsmittel, ein Symbol für Fitness, kreativ um. Schließlich sei sie, die ehemalige erfolgreiche Sportschützin, doch »kei altes Weib« (vgl. Fischer 2017). Die Frauen passen sich durchweg ihren eingeschränkten Möglichkeiten aktiv an, sie nutzen bewährte Dinge oder, in anderen Fällen, ihre Wohnung so um, dass sie zurechtkommen und ihr Konzept von Autarkie aufrechterhalten können. So machte uns eine stark gehbehinderte ehemalige Krankenschwester ihre ausgeklügelte, stundenlange Waschzeremonie mithilfe eines Hockers und eingeübten

Praktiken der Körperbeherrschung ausführlich vor, stolz darauf, wie sie auch ohne einschlägige technische Hilfsmittel zurechtkommt.

Verfall heißt oft auch Leistungsverlust, »es noch bzw. es nicht mehr zu schaffen«. Und hier herrscht eine Rhetorik vor: ganz oder gar nicht. Eine andere Interviewpartnerin, Frau Heller, äußert ihre Befürchtung so: »Mein Gott, hoffentlich schaffe ich das noch. Also es wäre schlimm, wenn ich das nicht schaffen würde. Aber dann habe ich es geschafft und was ist dann?« Entsprechend findet sich in den Interviews auch die häufige Metapher des Greifens/Packens (versus des Loslassens): Die aktive Kunstliebhaberin Frau Scheibler zum Beispiel: »Dass man sagt, ich will in ein Konzert gehen, aber ich packe es nicht.« Neben dem allmählichen Verfall, der sich noch ein Stück weit kompensieren lässt durch (häusliche) Arrangements oder eben Verzicht (auf ein Kulturprogramm, Ausflüge etc.), besteht die Angst vor dem völligen und abrupt einsetzenden »Systemzusammenbruch«. Das plötzliche Aus-der-Bahn-Gerissenwerden durch Krankheit, nicht mehr machen zu können, was man alles vorhatte, das ist das eigentlich Beängstigende – in Frau Wolters Worten: »Da bricht dann das ganze System zusammen.«

Angst vor Pflegebedürftigkeit und Umzug in ein Pflegeheim erscheinen praktisch allen als die imaginierte größte Katastrophe, zumal dieser Bereich sich dem eigenen Einfluss und Kontrollbedürfnis entzieht. Man weiß nicht, was auf einen zukommt, und man kann es nicht steuern. Dies gilt vor allem angesichts der bei vielen drohenden Lücke zwischen staatlich abgesicherten Pflege- und den realen Heimkosten. Hier besteht heute ein großes Problembewusstsein, gerade bei der Generation, die früher noch nicht medial dafür sensibilisiert wurde, selbst privat vorsorgen zu müssen.[6] Stellvertretend sei hier die in einem bürgerlichen Milieu lebende Frau Zöllner zitiert:

> »Also Pflegefall zu werden, so was, das will ich nicht und das will ja niemand, aber man kann es ja nicht aussuchen. Man kann es nicht aussuchen. Man weiß nicht, was da auf einen zukommt. Und das ist schon, weil das natürlich ein Riesengeld kostet. Ich bin nicht so abgesichert, besteht schon eine Lücke zwischen Rente und was so ein Altersheim, Pflegeheim ist noch teurer. [...] Da kannst du noch so ein dickes Polster haben, das ist schnell weg.«

Dass dieses vorhandene »Polster«, das sich die ehemalige Kosmetikerin bislang bewahren konnte, durch Pflege »weggefressen« werden könnte, ist für

6 Anders als vielleicht zu erwarten wäre, bestand nur in einem Fall die konkrete Angst, dass die Kinder von den Institutionen zur Kasse gebeten werden könnten. Tatsächlich ist diese Sorge in den vorliegenden Fällen auch so gut wie unbegründet, weil ein hoher Freibetrag besteht.

sie, wie für viele Interviewte, besonders schlimm, weil es ihnen wichtig ist, den Kindern und Enkeln ein Erbe zu hinterlassen. Viele der Frauen, die bereits jetzt keine Rücklagen bilden konnten, leiden daran, nichts, nicht einmal mehr kleinere Geschenke, geben zu können. Hinzu kommt, dass die Vorstellungen, die man von Pflegeheimen hat, fast durchgehend bedrückend zu sein scheinen.[7] Frau Scheibler, ehemalige Bürokraft und Hausfrau, schildert beispielsweise Ängste, die aus ihren eigenen Erfahrungen als ehrenamtliche Seniorenbetreuerin in Pflegeheimen bei von Demenz Betroffenen herrühren:

> »Man ist nicht mehr unabhängig. Wenn du dann in einem Altenheim bist, musst du dich nach den verdammten Essenszeiten richten. Oder, diese alte Dame, die ich besuche, da gibt es um zehn vor sechs das Abendessen. Das Abendessen ist ein grausliches Mischbrot mit irgend so einem grauslichen Käse. Und die mir also dann jedes Mal, weil sie das vergisst, aber gut, wir, es betrifft sie, beschäftigt sie ja, also reden wir dann jetzt mal drüber, wie man um Viertel vor sechs schon abendessen kann. [...] Das wird einem aufgezwungen, nicht, und dann ist man nicht mehr selbstständig. [...] Oder wie gesagt, dieser Speiseplan. Und dann so unangenehme Dinge wie Uringeruch oder so, was man halt nicht immer in Griff kriegt.«

Was die gegenwärtig mit Minijob, Ehrenamt und kulturellen Betätigungen überaus aktive 74-Jährige, die viel Wert auf Ästhetik, Bildung, Geschmack legt, stört, sind Abhängigkeit und Fremdbestimmung in Bezug auf tägliche Routinen sowie die sinnliche Konfrontation mit der Reduziertheit auf den eigenen Körper. Weitere Zitate anderer Interviewpartnerinnen ließen sich anführen. Egal ob man als Besucherin oder Ehrenamtliche oder noch gar keine einschlägigen Erfahrungen gemacht hat: Das Pflegeheim wird fast durchgängig – auch unabhängig von der eigenen materiellen Lage, sozialen Herkunft oder körperlichen Verfassung – zum Inbegriff von Kontrollverlust und Rückkehr in eine die Sinne abstoßende, kreatürliche, lediglich noch basal versorgte und verwaltete Existenz. Hier manifestiert sich in den Vorstellungen an einem im Foucaultschen Sinn heterotopen Ort ein Gegenent-

7 Lediglich eine Interviewpartnerin, die schon seit geraumer Zeit Freunde im Münchner Altenstift besucht, empfindet die Zukunft in diesem Heim als nicht bedrohlich. Hier kennt und schätzt sie den Zusammenhalt einer Station von Schwulen und Lesben, die hier im Alter weiterhin gut vernetzt sind und mit ihren ›Ersatzfamilien‹ auch innerhalb und außerhalb des Heims enge Beziehungen pflegen. Für sie stellt diese Form von Betreuung damit für die eigene Zukunft einen gangbaren Weg dar, mit dem sie sich bereits jetzt auseinandersetzt. Das Heim wäre kein so abrupter Bruch, sondern folgte einer gewissen Kontinuität ihres Lebens in und mit Wahlfamilien aus der Schwulen- und Lesbenszene.

wurf zum selbstständigen Leben als Individuum.[8] Die von Multimorbidität stark belastete Frau Grujau, die zunehmend nicht mehr allein zurechtkommt und der als Grundsicherungsempfängerin nicht viel Auswahl im Falle eines Pflegeplatzes bleiben wird, bringt die Panik vor dem Heim auf den Punkt. Es ist schlechthin die Endstation, das Abstellgleis: »Ich habe schon gesehen, wie meine Schwägerin im Pflegeheim ist: Die kommen nicht rein, die reden nicht mit ihr, sie war so einsam.« So hat sie auch schon ihrer Tochter gesagt:

»Hör mal, steckt mich nicht in so ein Zimmer rein. Da schickst du mich nicht rein. Lieber erschieß ich mich. [...] Dahin, wo meine Schwägerin war, NIEMALS. [...] Alle die da sind, haben sich einsam gefühlt und sind gestorben. [...] Ich kenn da jetzt auch eine vom ASZ [Alten- und Servicezentrum], die geht jetzt auch ins Heim. Wie lange die das noch macht dann?«

Diese angstbesetzten Vorstellungen basieren sicher zu einem großen Teil auf dem kritischen Pflegediskurs im Speziellen[9] sowie dem Diskurs um das aktive, fitte und unabhängige Alter im Allgemeinen (vgl. Denninger u. a. 2014). Es ist eine schwer aushaltbare Vorstellung, in einem ganz basalen, existenziellen Sinn abhängig zu werden, zumal in einer Gesellschaft, in der Aktivität, Leistung und Fitness Leitbilder lebenswerten Lebens und die »jungen, fitten Alten«, die selbstständig für sich sorgen, das Vorbild sind (vgl. van Dyk/Lessenich 2009). In den angstvollen Bildern vom Verfall, der Pflege und dem Heim als letzter Station verkörpern sich Vorstellungen von dem anderen, dem nicht mehr lebenswerten, dem wirklich alten Alter. Es steht in Kontrast zu diesem »jungen Alter«, dem sich die Interviewten so lange wie möglich zugehörig fühlen wollen. Nur außerhalb dieser abgespaltenen Lebensphase, die sich zwischen Pflege, Verfall und Heim aufspannt, scheint Würde, Selbstverantwortung, Aktivität und Lebensqualität möglich. Der Europäische Ethnologe und Soziologe Michael Rothmund schreibt treffend über diesen diskursiv erzeugten Dualismus:

»Während die als ›junge Alte‹ Adressierten im Sinne gesellschaftlicher Integration und sozialer Teilhabe anerkannt (bleiben), wird Abhängigkeit und Bedürftigkeit zum vermeintlichen Gegenpol; zur Negation des Rahmens der Anerkennung, der

8 Siehe auch Martin Heinzelmann (2004), der zwei Altenheime untersucht hat und sich auch mit der Frage der eingeschränkten Autonomie und mit der Vorstellung von Heimen als Goffmanschen »totalen Institutionen« auseinandersetzt. Oder siehe zur Arbeit »wie am Fließband« an verwalteten Körpern im Altenpflegeheim die ethnografische Fallstudie eines Münchner Pflegeheims (Schweiger 2011).

9 Besonders populär Fussek (2007), sozialwissenschaftlich fundiert zum Pflegediskurs aus der Soziologie Schroeter/Rosenthal (2005); siehe auch diskursanalytisch Krüger (2016).

bestimmte Personengruppen exkludiert und diese aus dem Kreis der Anerkennbarkeit ausschließt und Hochaltrigkeit im Objektstatus verbleiben lässt. In der Adressierung als das ›andere‹, tatsächliche Alte werden altersbezogene Differenzen wie der Dualismus von Abhängigkeit und Unabhängigkeit jedoch nicht nur betont, sondern in vor allem medialen Diskursen – aber auch der eigenen Wahrnehmung – erst erzeugt.« (Rothmund 2017)

Sterben und die letzten Dinge

Eine mit den Vorstellungen über die letzte Lebensphase korrespondierende Sorge betrifft die eigene Endlichkeit, die Frage, wie man wohl einmal sterben wird. Direkt darauf angesprochen, antworteten manche Interviewte allerdings mit einem abrupten und irritierten Schweigen. Dieser heikle Punkt war so direkt schwer ›abzufragen‹. Auch hier ist es, zumal in unserem begrenzten Sample, generell schwierig, Unterschiede zwischen den Frauen aus den mittelschichtlichen und denen aus den unterprivilegierten Milieus auszumachen, auch weil unsere Interviews keinem starren Leitfaden folgten und das Thema somit nicht immer unmittelbar angesprochen worden war. Denn auch wir jüngeren Interviewten hatten Hemmungen bei diesem tabubelasteten Feld. Doch durchziehen alle Interviews indirekte Hinweise zu den Haltungen gegenüber den *letzten Dingen*. Bei sehr genauer Lektüre ›zwischen den Zeilen‹ finden sich hier und da dann auch Andeutungen dazu, inwieweit die jeweilige Stellung im sozialen Raum die Vorstellungen vom eigenen Sterben beeinflusst. Schließlich muss man sich einen ›schönen Tod‹ – den Tod in einem angenehmen sozialen Ambiente – auch leisten können. Wenn man beispielsweise keine Mittel hat und keine Familie oder bis ins hohe Alter durch Arbeit Geld verdienen muss, ist der plötzliche Tod in besonderer Weise eine Erlösung.

In einem häufig eher indirekten, vermittelten Sprechen über die letzten Dinge spielten zunächst Narrative und Metaphern rund um das Thema Zeit und Zeitlichkeit eine Rolle. Besonders eindrucksvoll war dies bei einer Interviewten zu beobachten, bei Frau Berger, die ihren 75. Geburtstag als unmittelbare Schwelle in die letzte Lebensphase begriff: Dieser markante Geburtstag trennte in ihrer Wahrnehmung die eigene Zeit in ein Vorher und Nachher. Die Zeit davor wird als noch autarke, aktive Existenz wahrgenommen, und danach beginnt eine ungewisse Zukunft, in der nur das erwartbare Sterben noch gewiss scheint und man sicher plötzlich von etwas

»Schlimmem« überfallen werde. Diese an der Zahlensymbolik festgemachte Schwelle vom Subjektstatus, in der man noch Herr seines Lebens ist, in den von Michael Rothmund (2017) beschriebenen sicher zu erwartenden Objektstatus, in dem einem »was passiert«, beschreibt sie wie folgt:

»Acht Tage vorher schon gekämpft, mit mir selber. Habe ich gesagt: ›Gott, was kommt jetzt daher? Was passiert mir alles? Das hast du hinter dir, das kann doch bloß noch schlimmer werden.‹ Ja, die 75 hat mich so gestört. [lacht] Da habe ich gesagt, […] Was kommt denn hier, wie lange lebst du noch? Wie stirbst du?‹«

Beim Sprechen über eine überraschende Erkrankung oder das Sterben ist immer wieder der plötzliche und unvorbereitete Tod (»es kann so schnell gehen«) ein verbreitetes Narrativ – ein traditionelles Memento Mori. *Media vita in morte sumus* – diese seit dem Mittelalter und in der barocken Vanitas-Motivik immer wieder gestaltete Vorstellung ist, auch wenn sie Angst macht, angesichts der beschriebenen Furcht vor dem allmählichen Verfall allerdings eine nicht nur negativ bewertete Angelegenheit. Frau Berger: »Nein also, wenn es heute so weit ist, dann möchte ich schon, dass es schnell geht.«

Mitten aus dem tätigen Leben herausgerissen zu werden, ist angesichts der prekären finanziellen Lage der Interviewten, die dazuverdienen müssen, allerdings auch wieder ein besonderes Problem, wie das folgende Zitat der weiterhin bei schmaler Rente berufstätigen Lektorin Frau Wolter verdeutlicht: »Als ich neulich da im Krankenhaus landete und, da habe ich gedacht, so schnell reißt einen so was. […] Ich wollte eigentlich […] noch 30 Seiten redigieren. Da bin ich dann doch sehr nachdenklich geworden, wie schnell das gehen kann.« So erscheint die Plötzlichkeit des Todes in den Narrationen unseres Samples durchaus ambivalent. Der plötzliche Tod bewahrt immerhin auch vor dem von allen Interviewten sehr gefürchteten allmählichen Kontrollverlust, wie ihn Frau Berger am Beispiel ihres von der Apparatemedizin abhängig werdenden Nachbarn erfahren hat:

»Der eine hat dann, der Herr W., der hat dann gesagt: ›Ich mag nicht mehr.‹ Der ist immer zusammengebrochen […]. Dann haben sie ihn hingelegt und er hat nicht mehr richtig laufen können. Der war, bevor er vor kurzem gestorben ist, alle acht Tage im Krankenhaus. Und der hat schon zwei so Herzkatheter gehabt, wissen Sie, so Geräte oder so. Und dann wieder eins. Und dann haben sie ihn in Reha und dann ist er wieder daheim. Und dann war er zwei Tage im Kranken… Ich sage Ihnen, nein, das möchte ich nicht.«

Solche beängstigenden Vorstellungen markieren den ›hässlichen Tod‹. Er wird in den Beispielgeschichten dieser Interviewten dem schönen, dem humanen Tod entgegengestellt. Während der ›schöne Tod‹ der Gegenwart ein friedliches, umsorgtes Sterben mit Lebensqualität und vor allem Selbstbestimmung bis zum Schluss meint, ist der ›hässliche Tod‹ in der Interviewtenperspektive einmal mehr der verwaltete Tod, der abhängige Körper und der Würde- und Kontrollverlust an Apparaten. Er findet an heterotopen Orten statt, im Krankenhaus, im Heim oder allein in der Wohnung, in Armut. So kommt bei der ehemaligen Kellnerin Frau Berger, die sich wohl aufgrund der »Schwellenangst« angesichts des 75. Geburtstags in seltener Ausführlichkeit über Tod und Sterben in ihrem Umfeld äußerte, hinzu, dass ihre prekäre finanzielle Lage und einschlägige Erfahrungen im sozial unterbürgerlichen Milieu ihr ein eigenes Ende in Armut vor Augen führen.

Frau Bergers Interviewaussagen zum Verfall, insbesondere zur letzten Etappe des Sterbeprozesses, sind einerseits von gängigen Diskursen – etwa zum einsamen Sterben in der anonymen Institution an Apparaten – gespeist[10], aber andererseits eben auch durch Erfahrungen aus dem eigenen sozialen Raum beeinflusst. Die Abhängigkeit im Sterben wird, wie Frau Berger in einer weiteren Beispielgeschichte verdeutlicht, besonders schlimm erfahren, wenn Armut und damit einhergehende soziale Isolation hinzukommen.

»Da ist jetzt meine Nachbarin. Ja, die ist ein paar Jahre älter. […] Die war jetzt wieder im Krankenhaus, weil sie offene Füße gekriegt hat. […] Wo sie sie die Woche gebracht haben, [haben sie sie] rauftragen müssen. Die kann nicht mehr laufen. Jetzt liegt sie im Bett drin. Tochter kümmert sich nicht mehr. […] Jetzt kümmert sich der Sohn. […] Jetzt fährt er alle Tag her, ganz kurz, wenn er Zeit hat. […] Und jetzt ist sie den ganzen Tag alleine da drüben. […] Früher hat sie mal aufgemacht, wenn ich rübergegangen bin oder klingelt habe. Jetzt kann sie nicht mehr aufstehen und kann nicht einmal die Tür aufmachen. […] Nein, das… Nein, nein. Das möchte ich nicht. […] Ich habe mir das vom Arzt bestätigen lassen, dass ich das nicht will. […] Weil, ich bin nicht der Typ Mensch, der sich den Arsch putzen lässt oder waschen lässt. Das finde ich furchtbar.«

Die ehemalige Kellnerin hofft, dass sie mit der Patientenverfügung, die sie bei sich hat, einer solchen von völliger Hilflosigkeit gekennzeichneten Situa-

10 Diese Geschichten exemplifizieren einen jüngeren Diskurs, den Ivan Illich (1995) die *Medikalisierung des Lebens* genannt hat. Die Soziologin Annelie Keil schreibt in ihrem aktuellen Buch, das sie zusammen mit Hennig Scherf zum Thema *Über das Sterben reden* verfasst hat: »Der Wahn der Machbarkeit haben Gesundheit und Krankheit zu einer medizinischen Ware [man muss ergänzen, die man sich leisten können muss, die Vfn.] und den Tod ›manipulierbar‹ gemacht.« (Keil/Scherf 2016) So spiegelt sich hinter der persönlichen Erfahrung der Interviewten der gesellschaftliche Diskurs um das heutige Sterben in einer medikalisierten Gesellschaft.

tion einmal entgehen kann. Sie entwickelt überdies in ihrer Erinnerung an das Ende ihrer Mutter ein Gegenszenario. In einem Exempel auf den ›schönen Tod‹ beschreibt Frau Berger diesen als selbstbestimmt und friedlich, als nicht einsam. Selbst die Todesstunde der Mutter beinhaltet vor allem Lust und Genuss, trotz Alzheimer. Es ist hier überdies der ›natürliche Tod‹ ohne Geräte. Die traditionelle Sterbebegleitung – Gaben für die Todgeweihten, Krankensalbung, letzte Ölung und letzter Wunsch – erscheinen hier in einer drastischen weltlichen Gestalt:

»Und dann denke ich immer an meine Mutti. [...] Und dann ist sie ins Krankenhaus gekommen, mit ihrem Alzheimer. [...] Und dann liegt sie im Bett drin, dann sagt sie zu meinem Schwager: ›Sag mal, hast du ein Maß Bier für mich?‹ – ›Freilich‹, hat er gesagt, ›Oma‹. Und der hat Oma gesagt zu ihr. ›Sicher, habe ich‹, und dann haben sie ihr so ein kleines Glas gegeben mit so viel Bier drin. Hat sie das getrunken, und dann hat sie gesagt: ›Kalli, hast du auch einen Schnaps für mich.‹ Sagt er: ›Freilich, Oma, habe ich für dich einen Schnaps.‹ Dann hat er ihr die Lippen vollgeschmiert, die hat sie dann abgeschleckt und dann hat sie gesagt: ›So, und jetzt schleicht's euch, jetzt geht in euer Bett‹, hat sie gesagt, weil sie hat das nicht mehr registriert. Sagt sie: ›Jetzt bin ich besoffen, jetzt mag ich schlafen.‹ Und dann sind meine Schwester und Kalli gegangen und wie sie dann in [...] draußen waren und haben die Wohnungstür aufgesperrt, ist das Telefon gegangen. War die Ärztin dran, hat gesagt: ›Die Frau O. hat die Augen zugemacht.‹ Es war ihr letzter Wunsch und den haben wir ihr erfüllt. Und so schnell möchte ich das auch. Dass ich einfach auf einen anderen Menschen nicht mehr angewiesen bin. Und das macht mir Sorgen. Das macht mir ganz, ganz große Sorgen.«

Frau Berger kann sich diesen humanen Tod der an Alzheimer erkrankten Mutter, der als Lehrbeispiel einer *Ars moriendi* dienen könnte, für sich jedoch nicht als realistisch vorstellen. Diese familiäre Überlieferung reicht nicht als Ressource aus, um den eigenen 75. Geburtstag nicht doch als Moment regelrechter Panik zu erleben. Zu viele Geschichten in ihrem sozialen gegenwärtigen Umfeld lehren sie die Furcht vor dem modernen hässlichen Tod.

Diese Beispielgeschichten zeigen, wie das Nachdenken über und die Imagination des eigenen Todes und Sterbens innerhalb von Grenzen gelingt, die die eigene Stellung im sozialen Raum gesteckt haben. Frau Berger befindet sich bereits seit ihrer frühen Jugend, auch ein Produkt ihres Arbeitens und Lebens, »ganz unten«. Als nicht mehr arbeitsfähige Kellnerin, jetzt alleinlebend mit kleiner Rente und Grundsicherung, hat sie keinen schönen Tod vor Augen. Sie kennt ihn zwar, wie das vorherige Zitat vom Sterben ihrer Mutter zeigt. Doch in ihrer Vorstellung für sich selbst gibt es nur das einsame Sterben (wie bei der Nachbarin, die alleine in der Wohnung liegt). Ein

Sterben in Unterstützung mit den Errungenschaften des Sozialstaates liegt zum einen nicht in ihrem Vorstellungshorizont und wird zum anderen als nicht finanzierbar gedacht, zumal sie nie finanzielle Rücklagen bilden konnte. Frau Berger weiß nicht um Pflegedienste oder kostenlose Hospize bzw. hat kein Vertrauen in Institutionen. Wie etwa der Münchner Armutsbericht zeigte, gibt es vermutlich einen großen Prozentsatz von älteren Menschen, die sich im Falle von Hilfsbedürftigkeit keine solchen kommunalen oder staatlichen Hilfen holen, sei es aus Scham, Misstrauen oder schlichtweg fehlendem Wissen.[11] Für die ehemalige Kellnerin ist die einzig denkbare Möglichkeit, sich auf das eigene Sterben vorzubereiten, die Patientenverfügung und eine Sterbeversicherung von 26 Euro. Denn sie ist arm, kann die Beerdigung einmal nicht selbst bezahlen und möchte ihrer Schwester und Tochter nicht zur Last fallen. Auch bei diesen letzten Dingen sucht sie finanzielle Autonomie, will nichts schuldig bleiben. Da sie nach einer Privatinsolvenz kein Konto besitzt und kein Geld übrig haben darf, lässt sie die 26 Euro im Übrigen von einem Freund einzahlen: »Und dass sie mir es halt nicht pfänden.«

Abhängig werden von der Familie

»Nicht zur Last fallen« – dies war für unsere Interviewten die Sorge, die sie zumindest in den Gesprächen mit uns am meisten ausbreiteten. Auch in diesem Punkt entsprechen die Einstellungen der Befragten dem, was gängige Altersbilder medial vermitteln. Wie Heinrich Grebe in Diskursanalysen herausarbeitete, gilt es »niemande[m] zur Last [zu] fallen, sondern Jüngere stattdessen [zu] inspirieren und [zu] unterstützen« (2015: 13). Dieser Wunsch steht auch bei unseren Interviewten als Triebkraft hinter dem angeeigneten gängigen Narrativ, im Ruhestand »diszipliniert wie produktiv« zu bleiben, wie es einschlägige Studien herausgearbeitet haben (Grebe 2015; Denninger u. a. 2014; van Dyk/Lessenich 2009). Es wird alles darangesetzt, insbesondere nicht von der Familie abhängig zu werden. Alle Interviewten folgten hier einem bestimmten Lebensmotiv: mehr geben als nehmen. Die

11 »Die Armut der älteren Menschen steigt. Inzwischen beziehen 12.000 Münchnerinnen und Münchner Grundsicherung im Alter. Überraschend ist angesichts der großen Zahl einkommensarmer Menschen ab 65 Jahren lediglich, dass der Bezug von Grundsicherungsleistungen nicht noch stärker zunimmt. Hier ist von einer nicht unerheblichen Anzahl alter Menschen auszugehen, die einen Anspruch auf Sozialhilfe haben, ihn aber nicht wahrnehmen.« (Sozialreferat München 2012: 9)

meisten Frauen betonten, wie wichtig es ihnen sei, der Familie geben zu wollen, zum Beispiel die Tochter bei der Betreuung der Enkel zu entlasten oder diesen Geschenke zu machen. Umgekehrt wollen die Frauen nur im Notfall von der Familie Unterstützung annehmen oder ihre Lage gegenüber der eigenen Familie eingestehen.

Die nicht zuletzt auch wegen ihrer Rente von 690 Euro noch beruflich tätige Therapeutin Frau Färber, die auch regelmäßig eines ihrer Enkelkinder betreut, betont – wie viele Interviewte –, wie wichtig ihr trotz Unterstützung, die sie ihrer Schwiegertochter gibt, die eigene Unabhängigkeit ist, die wohl auch ihre Kinder an ihr schätzen: »Also ich glaube, dass sie schon schätzen, dass ich selbstständig bin, dass ich das so mache, wie ich es mache, dass ich nicht abhängig bin, dass ich gut klarkomme alleine, dass ich nicht so viel vorjammere oder so was. Das wissen sie glaube ich sehr wohl zu schätzen, dass ich ihnen helfe.« Wenngleich die gut situierten Kinder sie jederzeit auch finanziell unterstützen würden, lässt Frau Färber das derzeit nicht zu. Auch hier ist – wie in vielen Familien – das System des Gebens und Nehmens zwischen den Generationen ein fein austariertes Arrangement komplexer Tauschbeziehungen:

> »Also kein so ein Abhängigkeitsverhältnis, wenn die mir jetzt... Okay, wenn sie mir zu Weihnachten ein Opern-Abo oder was schenken, das ist wunderbar, aber ich will nicht für das, was ich für sie mache, will ich kein Geld. Also das meinen sie auch nicht so. Sie wollen mich einfach [unterstützen], damit ich großzügiger leben kann. Aber von den Kindern will ich nicht abhängig sein [lacht].«

Geld für die Unterstützung, etwa bei der Betreuung des Enkels oder einfach als Zuschuss, um die geringe Rente aufzubessern, würde Frau Färber kaum annehmen. Geschenke oder Hilfsdienste, etwa das Erledigen von Einkäufen oder Reparaturen in der Wohnung, sind – dies zeigte sich bei anderen Interviewten ebenfalls – allerdings möglich bzw. diese Form der Unterstützung wird von manchen der älteren Frauen sogar von den Kindern genauso erwartet wie regelmäßig besucht zu werden. Hier spielen, so ist zu vermuten, Vorstellungen von Gaben und Diensten aus Liebe, die selbstverständlich auch als Formen des Kontaktes wahrgenommen werden, hinein, wobei sich pekuniäre Entlohnungen und der die Beziehung stets neu stiftende ›Liebesdienst‹ offensichtlich ausschließen. Dies gilt jedenfalls in die eine Richtung: Unmittelbar Geld geben dürfen nur die Großeltern bzw. die Eltern; die Beschenkten der jüngeren Generation wiederum müssen sich anders erkenntlich zeigen. Auch wenn die Unterstützung durch die Kinder nur als freiwilliges Geschenk und damit ›Liebesgabe‹, nicht aber als dringend nötige

Leistung erscheinen darf, helfen die Kinder als wichtiges ›soziales Kapital‹ den Frauen – sofern sie Kinder und auch Kontakt zu diesen haben –, das relativ autonome Leben beizubehalten. Wie sich im Falle Frau Färbers andeutet, sind hier natürlich die Frauen mit besser gestellten Kindern, die teure Geschenke machen, deutlich im Vorteil, wenn es darum geht, den Lebensstandard ein Stück weit beizubehalten. Insbesondere ist für die Frauen, die Kontakt zu ihren Enkeln haben, das Geben an die nächste Generation an sich befriedigend. Frau Scheibler, die starke Schmerzen im ganzen Körper hat, betont, wie viel Sinn und Wertschätzung ihr der regelmäßige Kontakt mit dem Enkel gibt und wie sehr er der Ablenkung von der eigenen Last sowie ganz generell der Horizonterweiterung dient, wenn sie ihn besucht:

»Ich bin, sei es jetzt der Enkel mal, ich krieche da so ungefähr hin und denke: ›Oh Gott‹. Aber man vergisst drauf, man kreist nicht mehr um sich, um seine Wehwehchen, so um seine, sondern man, ja ist auch ein Bedürfnis, sich leid zu tun, manchmal. Aber man hat… dann werden andere Bedürfnisse erfüllt. Sprich, die Bestätigung, die Wertschätzung […]. Und dann nachher geht man nach Hause. Ja. Und vielleicht tut einem wieder alles weh, aber man hat irgendwie, ja den Horizont […] erweitert oder was anderes gesehen.«

Frauen bleiben ihrem Selbstbild nach – dies lässt sich aus den Interviews fast durchweg herauslesen – die Sorgenden, und dies trotz prekärer Lage. In ihren Fantasien dürfen sie eigentlich nie zu den Umsorgten werden; die eigene Unabhängigkeit ist unter allen Umständen zu bewahren – dies hat außer mit den oben beschriebenen medial vermittelten generellen Aktivierungsdiskursen, die Abhängigkeit als das ›andere‹ Alter stigmatisieren, ganz offensichtlich mit der eigenen tradierten Rolle als Mutter und Großmutter zu tun. Dabei wirkt – auch dies zeigen die Interviews – dieses beharrliche der eigenen Familie »Nicht-zur-Last-Fallen« (und dafür beispielsweise immer weiterzuarbeiten) aus einer Außensicht fast paradox und für die Zukunft unrealistisch. So kommt es, wohlgemerkt von außen betrachtet, zu ›irrationalen‹ Arrangements, die jedoch aus der Perspektive des Familiensystems einer eigenen internen Logik folgen.

Zum Beispiel die ehemalige Versicherungsangestellte Frau Tegt, deren Rente nur knapp über dem Grundsicherungsniveau liegt: Sie will nicht, dass ihre Kinder wissen, wie knapp es bei ihr ist. Sie würde gerne ihre Enkeltochter betreuen, kann sich das aber finanziell und kräftemäßig nicht leisten, weil sie einem Minijob nachgehen muss, um die Rente aufzubessern. Trotzdem traut sie sich nicht, der Tochter anzubieten, sie solle das Geld für die Tagesmutter lieber ihr geben – dann könnte sie den kraftraubenden Minijob in einem Call Center aufgeben und sich der Betreuung des Enkels widmen – ein Gewinn für beide Seiten. Dieses Arrangement, das wir im Interview vorschlugen, war ihr selbst noch nie in den Sinn gekommen. Hier wird die überlieferte Vorstellung der Reproduktionsarbeit als unentgeltlichem ›Liebesdienst‹ geradezu zur Falle. Oder zum Beispiel eine ehemalige leitende Altenpflegerin: Vorgealtert durch berufsbedingte Erkrankungen, arbeitet sie trotz Frühverrentung auf Minijobbasis weiter in der ambulanten Pflege, damit sie ihren Enkeltöchtern Nachhilfestunden oder den schulischen Auslandsaufenthalt mitfinanzieren kann. Weil ihr Geld jedoch für sich selbst bzw. eine Wohnung auf dem freien Markt dann nicht mehr reicht, schläft sie auf einem Klappbett bei einer Tochter im Flur.

Die meisten Interviewten arbeiten lieber, obwohl es gesundheitlich kaum noch vertretbar ist, oder verzichten auf Wohnraum, anstatt die Kinder um Hilfe zu bitten, auch wenn diese ihnen, wie sie einräumen, auf jeden Fall Unterstützung anböten. Die Vorstellung, wie in früheren Generationen von der eigenen Familie finanziell abhängig zu werden (trotz Rente), erscheint den meisten Frauen wie ein Tabu und mit Schuldgefühlen beladen. Hier steht der moderne Imperativ der individualistischen Unabhängigkeit des Einzelnen einem eher traditionellen kollektivistischen Familienmodell entgegen. Haben die Frauen noch die eigenen Mütter gepflegt, so erwarten sie dies nicht mehr von ihren Töchtern oder Schwiegertöchtern. Die gesetzliche Rente, die geschaffen wurde, um die Versorgung aus dem Familienverband herauszulösen, versprach ihnen einmal, wenn sie selbst berufstätig waren, Unabhängigkeit, auf die sie sich fälschlicherweise verlassen haben. Nun fühlen sie sich vom Staat betrogen um ihren autarken und auskömmlichen ›Ruhestand‹.

Enttäuschung oder Desillusionierung ist bei den beiden zuletzt genannten Interviewten – der früheren Versicherungsangestellten, die sich bei der Beantragung von aufstockender Grundsicherung von den Ämtern schikaniert fühlte, und der ehemaligen Stationsleiterin eines Altenheimes, die über 40 Jahre voll erwerbstätig war und im Alter nun auch mithilfe des Wohnungsamtes keine Wohnung findet – ganz offensichtlich die Motivation, uns im Interview Rede und Antwort zu stehen. Sie wollen über ihre Lage aufklären und auf diese gesellschaftliche Schieflage aufmerksam machen. So offen sie ihre Sorgen uns gegenüber ansprechen, so wenig sollen jedoch die Familienmitglieder damit belastet werden. Die bestehende Versorgungslücke soll keinesfalls innerhalb der Familie geschlossen werden, sondern derzeit noch durch Sparmaßnahmen oder Minijobs, solange der Körper mitmacht. Einzelne Interviewte betonten, sich dann am Ende lieber ins Altenheim in ihre Heimat Kroatien oder Serbien bringen zu lassen, dort seien zudem die Kosten niedriger.

Diese Arrangements der Lebensführung, die aus dem Geben- und Autark-bleiben-Wollen resultieren, waren ein besonders frappanter Befund. Einerseits wirken hier sicherlich die gängigen Diskurse von der ›Altenlast‹, die die leeren Sozialkassen belasten würden, andererseits geht diese omnipräsente Haltung, lieber zu geben als zu nehmen, weit über das rein Materielle hinaus und hat mit sinnhaftem Handeln und Gebrauchtwerden, mit gesellschaftlicher Teilhabe auch im höheren Lebensalter sowie sicher auch mit dem ›Welterleben‹ in den Kindern und Enkeln zu tun. Hier ist für weiterführende Forschungen allerdings doch auch zu fragen: Inwieweit hat die anthropologische Altersrolle des sinnerfüllten Weitergebens an die nächsten Generationen, wie sie Andreas Kruse in einer Interviewstudie bei Frauen und Männern ausgemacht hat,[12] hier auch eine generationsspezifische und auf jeden Fall genderspezifische Ausprägung? Können Männer dieser Generation vielleicht familiäre Hilfe tendenziell besser annehmen? Schließlich sind sie in dieser Generation stets gewohnt gewesen, von ihren Müttern und dann den Ehefrauen versorgt zu werden.

Die Frauen – allesamt Kriegs- und Nachkriegskinder – erzählten jedenfalls, wie sie von Anfang an gelernt hatten mit wenig auszukommen, Unterstützung innerhalb der Familie zu geben und sich zurückzunehmen. Erfahrungen in der eigenen Herkunftsfamilie spielen dabei sicherlich eine Rolle. Diese sind entweder konvergent oder divergent zum vorgelebten ›Modell‹ – wie die eigene Mutter oder genau nicht wie bei der eigenen Mutter, die sich noch von der Tochter pflegen ließ, was man nun den eigenen Kindern ersparen will; dies gerade aufgrund der eigenen Erfahrung und weil sich auch die Töchter und Schwiegertöchter heute weit mehr als man selbst beruflich engagieren müssen oder wollen, sofern diese nicht ohnehin weit entfernt leben. Relevant ist hier jedoch auch die Gewohnheit, schon länger auf sich gestellt zu wirtschaften. Alle Frauen unseres Samples leben seit geraumer Zeit nach Scheidungen oder Trennungen – gelegentlich auch als Witwen – allein und können nicht darauf bauen, dass ein Partner einmal im Falle von Pfle-

12 Eine bedeutende Komponente der »Weltgestaltung«, im Alter, so Kruse (2016: 112), ist die Weitergabe von Wissen und Erfahrung an die Jüngeren. Den Kindern oder seiner Umwelt noch etwas zu geben, sie irgendwie unterstützen zu können, gibt (wie auch zivilgesellschaftliches Engagement) Anerkennung, stabilisiert die Identität und zeigt, dass man noch am Leben gestaltend teilhat (vgl. auch Kruse/Schmitt 2015).

gebedürftigkeit Unterstützung gibt. Dieser Tatbestand ist bei den Frauen ein Subtext zu den Ängsten, »es nicht (mehr) zu schaffen«, der erstaunlicherweise selten reflektiert zu werden scheint, zumal er allzu gewohnt und scheinbar unveränderbar ist. Die Vorsorgestrategien der befragten Frauen setzen infolgedessen stets beim Erhalt ihrer Unabhängigkeit an und sind daran orientiert, im fortschreitenden Alter auch weiter allein zurechtkommen zu müssen oder zu wollen.

Vorsorge treffen

Im folgenden Abschnitt werden die Vorsorgemaßnahmen beschrieben, die die Frauen in den Interviews thematisierten. Einige von ihnen entsprechen dem, was Kruse u. a. (2012) als Strategien guten Lebens im hohen Alter beschreiben. Phasen der Kontemplation und Ruhe oder auch tägliche Gespräche im Alltag werden zum Beispiel bereits jetzt bei den jüngeren Frauen des Samples, die zwischen 60 und 70 Jahre alt sind, als Strategien auch für die Zukunft genutzt, um die Kräfte zu schonen bzw. um in Kontakt zu bleiben. In den Interviews erzählten oder zeigten uns die Frauen insgesamt sehr unterschiedliche mentale, körperliche oder auch materielle Strategien, die sie entwickeln, planen oder jedenfalls andenken und teilweise schon gegenwärtig in (regelmäßige) Praktiken überführen, um sich auf das weitere Altern vorzubereiten und um sich prospektiv auf weitere Veränderungen einzustellen.

Materielle Strategien

Zu den materiellen Strategien gehören neben Maßnahmen in der Wohnung (wie ein Aus- und Umrangieren der Möbel und Einrichtungsgegenstände) das sehr gezielte Sparen und Verzichten. Frau Busch erzählt beispielsweise, dass sie ihre vorhandenen Dinge aufbraucht, ihre Kleidung aufträgt und sich nichts Neues kauft, um Geld zu sparen. Einige Frauen erzählen, sie kaufen nur noch nach Einkaufszettel ein und überlegen sich bei jedem Kauf, ob er wirklich nötig ist. Solche Sparstrategien können auch in weitere, tiefere biografische Kontexte eingebunden sein. Frau Kratzer zum Beispiel hat ihr ganzes Leben als Alleinerziehende gegen diverse Abhängigkeiten gekämpft. Es war ihr stets wichtig, die Kontrolle über Situationen zu behalten, zum Beispiel über Arbeitsplatzwechsel oder den Zeitpunkt der Frühverrentung.

Dieses Kontrollbedürfnis zeigt sich heute im Sparen, das für sie noch notwendiger geworden ist, seit sie nicht mehr als Lektoratsassistentin arbeiten kann, aber dennoch für Rücklagen für ihre Wohnung sorgen muss, damit sie auch in Zukunft allein und unabhängig darin leben kann. Sie führt Haushaltsbuch, schreibt sich Listen, wägt alle Einkäufe ab und überprüft, wo die Dinge günstiger zu bekommen sind. Es am Monatsende zu schaffen, mit den letzten Euros auszukommen, ist fast wie ein Sport für sie geworden. Um zu sparen, tauscht sie auch ihre Kleidung, anstatt sich Neues zu kaufen. Dafür engagiert sie sich in Kleider-Tauschkreisen, die für sie auch ein geselliger Austausch mit anderen Menschen bedeuten und ihr das Gefühl geben, sozial eingebunden zu sein.

Die ausgeklügelten Kontrollstrategien ›bröckeln‹ allerdings, wie wir in einem Nachinterview über ein Jahr später erfahren, nach einem Schlaganfall. Frau Kratzer reduzierte daraufhin bewusst ihre sozialen Kontakte, um sich zukünftig auf wesentliche Beziehungen zu konzentrieren, die ihr auch Kraft und Unterstützung geben und nicht die nachlassenden Kräfte weiter verschleißen. Zum Zeitpunkt des Interviews tendierte sie zu einem generellen Rückzug, auch bedingt durch eine Depression. Dieses Beispiel zeigt die Fragilität der Ressourcen und Strategien, die leicht als Ganzes labil werden, wenn sich eine Komponente ändert, zum Beispiel die gesundheitliche Situation. Sparangeboten hinterherfahren und Kleidertausch organisieren als Formen des Knappheitsmanagements erfordern Mobilität und soziale Aktivität in einem breiteren Netzwerk, das hier als wichtige Säule des seit Jahrzehnten gewohnten Allein-Zurechtkommens brüchig geworden ist. Materiell sorgen die Interviewpartnerinnen des Weiteren vor, indem sie zum Beispiel sukzessive ihre Wohnungen ausmisten oder umgestalten. Frau Träger, eine der Interviewpartnerinnen, schildert, wie sie anfängt, Dinge in ihrer Wohnung auszusortieren: »Nee, ich glaube, ich brauche nichts mehr. Ich versuche auch, mir nicht mehr so viele Sachen in den Bau zu ziehen, […] ich hab so viele SCHÄTZE, jetzt ist Schluss damit. Ich brauch jetzt keine neuen Schätze mehr. Was ich niemals loslassen möchte, ist meine Lyrik-Sammlung.«

Die Wohnung wird zum stabilen Moment und Rückzugsort, wenn, wie im folgenden Beispiel, die Mobilität und damit der tägliche Bewegungsradius eingeschränkt sind. Die Interviewte, Frau Escher, eine ehemalige Datentypistin, hat ihre Wohnung umgestaltet und die nötigsten Dinge um sich herum »wie auf eine Insel« gruppiert – an dem Ort, an dem sie tagsüber die meiste Zeit verbringt: auf ihrem Sofa im Wohnzimmer. Um sich herum hat sie mehrere Kissen; rechts neben sich hat sie ihr Telefon und die Fernbedienung deponiert und ein Getränk abgestellt, daneben ist ihr Rollator positioniert, den sie als Aufstehhilfe benutzt; links sind Gehstock und Handtasche griffbereit. Von ihrem Platz aus hat sie ihre Familienfotos und den Fernseher im Blick. Die nötigsten Dinge rücken näher, gleichzeitig wirken die Einrichtungs- und Erinnerungsgegenstände von außen betrachtet oft wie zeitlich ›eingefroren‹.[13] Eine weitere Strategie von Frau Escher, die zeigt, wie sie sich sogar auf ihren Tod vorbereitet, stellt der Umgang mit Dokumenten dar. Auf ihrer Kommode liegen die Unterlagen für den Fall ihres plötzlichen Ablebens bereit: In einem Umschlag verwahrt sie Nachrichten an den Notarzt und das Bestattungsinstitut, mit dem schon alles geregelt wurde. Auch Anweisungen an ihre Nichte hat sie in einem weiteren Kuvert dazugelegt mitsamt einem kleinen finanziellen Ausgleich für deren Arbeitsausfall am Tag des Ablebens. Es ist alles durchgeplant und vorbereitet.

Die Strategien der Interviewten im Umgang mit der Umgestaltung von Wohnumwelten und Sparmaßnahmen zeigen, wie spezifisch verschaltet Aktivität und Rückzug sind. Entgegen gängiger Altersbilder, die Alter als defensiven Rückzug wahrnehmen, zeigen die Beispiele der ehemaligen Lektoratsassistentin, die ihren Freundeskreis reduziert, und der ehemaligen Datentypistin, die wichtige Wohnelemente näher zu sich rückt und ihre Dokumente für den Todesfall bereitstellt, dass diese vermeintlichen Rückzugstendenzen eher aktive Anpassungsleistungen darstellen, die funktional und verantwortungsvoll sind, auch im Hinblick auf die Zukunft.

Körperpraktiken

Die thematisierten Körperpraktiken beinhalten zum Beispiel, sich fit zu halten, etwa durch Spazierengehen und bewusste Ernährung. Der Erhalt der Gesundheit wird häufig im Zusammenhang mit der Sorge genannt, weiter arbeiten zu können, selbstständig zu bleiben oder den Pflegefall abzuwenden. Man kann hier allerdings erkennen, dass die materielle Prekarität durch den Renteneintritt auch im körperlichen Bereich zu Sparmaßnahmen und

13 Dieses Beispiel stammt ausnahmsweise nicht aus dem DFG-Projektmaterial (siehe Anm. 240), sondern aus dem Forschungsprojekt *ATASeN* (Anwendungsfelder von Technik für Senioren aus Nutzersicht, 2014/15) an der Universität der Bundeswehr München. Dort war Petra Schweiger wissenschaftliche Mitarbeiterin, bevor sie in das DFG-Projekt wechselte. Gemeinsam mit dem weiteren Forschungsteam von *ATASeN* unter der Leitung von Helga Pelizäus-Hoffmeister gewann sie Einblick in die konkreten Alltagspraxen älterer Seniorinnen und Senioren in deren häuslichem Umfeld (Birken u. a. 2015).

dabei zu durchaus kreativen Strategien – und keinesfalls zwangsläufig und einseitig nur zu Rückzug – führt. Frau Forster, eine ehemalige Bürokauffrau und Sachbearbeiterin mit einer Rente von 1.600 Euro, leidet unter den hohen Kosten nach dem Eintritt in den Ruhestand, weshalb sie nicht nur ihr Tageszeitungs- und Theaterabonnement gekündigt hat, sondern auch aus dem Turnverein ausgetreten ist und zur Erhaltung der Fitness nach Gratisangeboten Ausschau hält:

»Aber den Schwimmkurs mache ich zum Beispiel nicht mehr mit, weil der was kostet, und ich gehe jetzt dienstags in ein anderes Bad, da ist der Kurs umsonst. Also nur mal so. Ich versuche schon immer irgendwo dann auch zu sparen, wenn das Angebot da ist. Und, also ich gehe auch einmal in der Woche zum Schwimmen, und ich gehe mindestens dreimal die Woche zwei Stunden so relativ zügig spazieren.«

Viele der Interviewten machen trotz und wegen starker körperlicher Einschränkungen zu Hause gymnastische Übungen, wie es eine gehbehinderte ehemalige Krankenschwester tut, die mit einem Gymnastikband trainiert, damit sich ihr Zustand langfristig nicht verschlechtert. Die Befragte praktiziert beim Treppensteigen eine weitere Strategie, die ihre eingeschränkte Mobilität bekämpfen soll. Anstatt darauf zu dringen, dass der kaputte Aufzug repariert wird, geht sie täglich die 50 Stufen – sie braucht dafür zehn Minuten –, um sich langfristig gehfähig zu halten. Damit Frau Rubenbauer dies mit ihren Schmerzen leisten kann, zählt sie sich – eine habitualisierte mentale Strategie – selbst den Rhythmus vor, nach dem sie mühsam Schritt für Schritt die Beine setzt. Ihre größte Sorge wäre, diese Wohnung im dritten Stock inmitten eines Viertels, in dem sie seit 30 Jahren lebt, aufgeben zu müssen. Denn hier hat sie sich ein Arrangement aus detaillierten Körperpraktiken, mit denen sie in ihrer Wohnung zurechtkommt, aber auch ihre Netzwerke (wie Ärzte und Helfer) erarbeitet und organisiert. Zu diesem Arrangement ihrer alltäglichen Lebensführung gehören Orte im näheren Umfeld des Hauses und ein praktisches Wissen, wie sie die Hindernisse in diesem vertrauten Radius überwindet. Ihr Ziel ist es, selbstständig zu bleiben. Dies ist für sie nur an diesem konkreten Wohnort möglich, an dem sie ihre eingespielten Routinen aufrechterhalten und die verfügbaren Helfer in der Nachbarschaft erreichen kann, zum Beispiel einen Nachbarn, der für sie im Notfall zuverlässig Fahrdienste übernimmt. Sie hat sich hier aber auch Orte der Vorsorge und Behandlung in nächster Nähe aufgebaut, denen sie vertraut. Kurzum, ihre größte Sorge ist der Verlust dieses ortsgebundenen Gesamtarrangements. Dafür nimmt sie die Treppen in Kauf und nutzt das Hindernis zu einer Trainingsstrategie um.

Die vorgestellten Beispiele zeigen allesamt Frauen mit großer Disziplin und auch einem milieu- oder berufsspezifischem Wissen über gesundheitliche Belange und Ernährung. So können sie trotz körperlicher und finanzieller Einschränkungen am Erhalt ihres Status arbeiten. Im Gegensatz dazu fallen manchen der Interviewpartnerinnen aus den unterschichtlichen Milieus solche Strategien schwer, zumal sie ihr ganzes Leben mit Überleben beschäftigt waren, sich aufgrund ihrer finanziellen Lage nicht gut ernähren konnten. Zum Beispiel haben wir eine stark vorgealterte Rentnerin befragt, die zeitlebens als Empfängerin von Grundsicherung ihre vier Kinder allein erzog. Es ist bei ihr und auch bei anderen aufgrund prekärer Lebensgeschichten finanziell und vor allem habituell nicht bei Zeiten möglich gewesen, Fitness zu betreiben oder sich um gesundheitliche Dinge aktiv zu kümmern. Hier zeigt sich einmal mehr eine gewisse Kontinuität der Lebensführung im Alter mit den entsprechenden Folgen: Soziale Unterschiede treten im Alter besonders eklatant zutage.

Mentale Strategien

In den Interviews finden sich eine Reihe unterschiedlicher mentaler Strategien, die bewusst als Prophylaxe für das hohe Alter eingesetzt werden. So erfuhren wir zum Beispiel von Formen des inneren Rückzugs, des Ausblendens oder des Loslassens. Religion und Spiritualität spielen bei manchen eine Rolle, aber auch ganz pragmatische Alltagsstrategien, zum Beispiel Denken in kurzen Zeiträumen und das Durchhalten. Andere Strategien sind eher bildungs- und wissensorientiert, zum Beispiel kognitives Training, Meditation und gezielte Fortbildung. Manche dieser mentalen Strategien zeigen sich weniger offensichtlich als die körperlichen oder materiellen Strategien. Sie geschehen nach besonderen Ereignissen, zum Beispiel der innere Rückzug nach einer schweren Krankheit (wie im Fall von Frau Kratzer nach ihrem Schlaganfall). Das Ablenken oder Ausblenden von belastenden Erfahrungen wird thematisiert, aber auch das bewusste Erinnern und die Erfahrung eines religiösen oder spirituellen Erlebnisses wie im Fall von Frau Färber, einer Therapeutin, der ein Angebundensein an eine größere Dimension inneren Halt gibt:

»Also ich würde jetzt nicht sagen, dass ich im christlichen Sinne ein gläubiger Mensch bin, aber es ist eher so ein […], was vielleicht durch die Körperarbeit, aber auch immer wieder in den Körpermeditationen geschieht, so Momente, wo ich sehr in wirklich was ganz Anderem, was sehr Großem getragen bin und eigentlich völlig winzig bin. Was sich sehr relativiert, also was wir uns so das Leben schwer machen und rumstrampeln, und da löst sich sehr vieles auf. Und das erlebe ich als großes Geschenk und Glücksmoment und danach rattert es halt wieder.«

Frau Färber spürt in sich »ein inneres Wissen, was doch nicht verloren geht. Das immer wieder vielleicht nicht abrufbar ist, aber doch da ist«. Dies zu wissen, lässt sie auch ihre Rückenschmerzen und ihre Zukunftsängste durchstehen. Die Frauen erzählten im Zusammenhang mit Spiritualität auch von einer Rückbesinnung auf sich selbst, was sie als ein »Loslassen« beschreiben, als eine Form von Gelassenheit »üben« und von »Dankbarkeit«. Dies sind Haltungen, die Harm-Peer Zimmermann (2013) mit dem Begriff »Alters-Coolness« zusammenfasst. Von Rückbesinnung auf sich wird auch gesprochen, wenn ruhige Orte aufgesucht oder bestimmte Personen gemieden werden. Manche Frauen orientieren sich im Gegensatz dazu bewusst zurück, reaktivieren Freundschaften, suchen familiären Rückhalt oder lassen eine familiäre Rolle, zum Beispiel ihre Großmutterschaft, aufleben. Diese Haltungen beschränken sich nicht auf bestimmte Milieus, werden aber je nach sozialer Stellung und Biografie anders hergestellt und gehandhabt. So weiß Frau Färber, die der Mittelschicht entstammt, eine große familiäre Unterstützung und ein Netzwerk aus Freunden und Klienten hinter sich, die ihr Halt geben und auch im Falle ihrer Schwester eine Wohnung zum Freundschaftspreis überlassen. Frau Färber verfügt über Wissen um Formen der Körperarbeit und Meditation, die sie als in Krisenmomenten abrufbare Ressourcen ihren vielen Fortbildungen verdankt. Im Übrigen hilft der 1942 Geborenen angesichts des geringen materiellen Spielraums, dass sie eine ihr zunächst im Nachkriegs-Elternhaus und dann in der 68-Generation vermittelte antimaterialistischen Haltung besitzt:

»Also ich denke, dass die Körperarbeit und der Atem mir da im Leben schon sehr, sehr helfen, also einfach auch zu merken, dass ich nicht an… Also es ist schon nett, eine warme Wohnung zu haben und auch noch Auto fahren zu dürfen, und also da bin ich schon sehr dankbar, aber ich muss jetzt nicht irgendwas anhäufen oder also… Da bin ich einfach dankbar, dass ich so innere Ressourcen noch habe.«

Frau Färber bringt ihre Erfahrung des »Angebundenseins« im Hier und Jetzt mit ihrer immer wieder auch in schweren Phasen geübten Strategie eines bewussten Ausblendens – in diesem Fall dessen, was die Zukunft bringen kann – in Verbindung. Dieses gelingt nicht durchgehend, sondern die Frage nach ihrer Zukunft dringt doch so weit zu ihr durch, dass sie »mehr auf sich achtet« und herausfindet, was ihr in der verbleibenden Zeit noch wichtig ist.

Bei der Therapeutin, die berufshalber eine hohe Achtsamkeit durch Selbstreflexion und Körpertechniken erworben hat, fällt auf, dass sie dieses Kapital nun im Alter auch als Ressource für den Umgang mit ihrer Zukunft nutzen kann. So gelingt es ihr gerade aufgrund des immer wieder zugelassenen Wissens um die Ungewissheit ihrer letzten Jahre und der damit verbundenen Verdrängungen und Ängste, sich positiv in der Gegenwart einzustellen:

»Also ich habe dann so gemerkt, so diese Fragen ›Was wird, wenn…‹. Eigentlich müsste ich in die Zukunft schauen, aber es ist ja Realität, dass ich einfach älter werde, dass ich unbeweglicher werde, dass ich vielleicht pflegebedürftig werde. Also einfach diese Fragen wirklich, wie gehe ich damit um, das klammere ich damit natürlich auch ein Stück aus. Also das habe ich sehr, so um die Weihnachtszeit dann schon sehr deutlich auch gemerkt, also dass das auch so dieses viele so in der Lebendigkeit, und es geht schon noch und so, das ist schon auch ein bisschen ein Selbstbetrug. Aber es ist was Positives bei entstanden. Aber jetzt merke ich, es ist was anderes, auch ein Stück weit dran, auch mehr auf mich zu achten und auch was ist mir noch wichtig die letzten, die nächsten Jahre.«

Mentale Strategien zeigen sich auch in ganz alltagspraktischer Form, zum Beispiel darin, dass versucht wird, in kurzen Zeiträumen zu denken, zum Beispiel: »morgen wieder aus dem Bett [zu] kommen«. Durchhalten, davon wird immer wieder erzählt, von »zäh« sein und »nicht nachgeben«. Diese Sätze wirken wie ein Lebensmotto, auf die die Interviewpartnerinnen immer wieder zurückgreifen. Frau Busch kommt zum Beispiel ihr enormes Durchhaltevermögen zugute und der Lebensstil, keine großen Ansprüche zu haben. Sie erzählt, dass sie im Leben schon viel überwunden habe. Sie hat sich zum Motto gemacht: »Und immer wieder muss man wieder aufstehen.« Es wurde aber auch viel davon gesprochen, am Erhalt der kognitiven Fähigkeiten zu arbeiten, zum Beispiel durch Rätsel lösen oder durch Fortbildung. So wird zum Beispiel eine Sprache gelernt oder reaktiviert – dazu werden angesichts der knappen finanziellen Mittel die günstigen Kursangebote, zum Beispiel der Münchner Alten- und Servicezentren, wahrgenommen. Allerdings ist es die Erfahrung der dortigen Mitarbeiter/innen, dass sich auch hier angesichts habitueller Schranken in diesen Kursen meist nur ihre bildungsbürgerlichen Stammgäste einfinden. Auch Frau Färber, die Körpertherapeutin, betont die Wichtigkeit, sich geistig fit zu halten, und baut mit dem täglichen Klavierspielen auf eine Strategie, welche Frauen aus den unterbürgerlichen Milieus ebenfalls kaum zugänglich sein dürfte, selbst wenn sie um die dem Klavierspielen zugeschriebenen positiven neurophysiologischen Effekte wissen sollten:

»Und habe erst versucht, ob ich überhaupt wieder reinkomme, und dann habe ich gemerkt, doch, da ist schon noch was hängen geblieben von meinen zwei, drei Jahren Unterricht, und bin da so… ich übe täglich. […] Es ist auch für mein Hirn, habe ich mir das überlegt, als Vorbeugung für Alzheimer, weil diese Kombination einfach von Sehen und Hören und dann noch das Umsetzen, das ist angeblich das Beste, und das macht mir viel Spaß.«

Frau Träger, die in einem Zitat beschreibt, dass sie sich bereits von vielen Dingen getrennt hat, »außer von ihrer geliebten Lyrik-Sammlung«, nutzt dieses kulturelle Kapital zum Erhalt ihrer geistigen Fähigkeiten: »Nachts, wenn ich nicht schlafen kann, lerne ich Gedichte auswendig. Auch ein bisschen, um mein Gehirn zu trainieren. Manchmal mache ich auch nachts mathematische Übungen.«

Diese Beispiele zeigen, dass die von Pierre Bourdieu beschriebenen sozialen Unterschiede bezüglich des vorhandenen kulturellen Kapitals – Wissen, Bildung, erworbene Fertigkeiten im geistigen, musischen, weiteren künstlerischen oder sportlichen Bereich – auch zu unterschiedlichen Ausgangsbedingungen für die Vorsorge im Alter führen. Frau Färbers Kapital, Klavier spielen zu können, kann sie eben nur einsetzen, weil sie in einem Milieu aufgewachsen ist, in dem viel Wert auf die musische Ausbildung der Kinder gelegt wurde. Viele praktische Strategien setzen, wenn nicht materielle Spielräume, so doch erworbene soziale und kulturelle Kapitalien voraus (zum Beispiel auch Sparen, Wirtschaften, Sich-gesund-Ernähren, effektives körperliches oder geistiges Training). Die inkorporierten Fertigkeiten der früheren Jahre lassen sich allerdings auch nur dort reaktivieren, wo eine gewisse materielle oder soziale Grundabsicherung und entsprechende Frei- und Spielräume gegeben sind, sodass auch hier die diesbezüglich besser gestellten Frauen im Vorteil sind. Andere Strategien sind dagegen sicherlich weniger milieuspezifisch, zum Beispiel Loslassen-Können, Sich-Zurücknehmen, Gelassenheit im Umgang mit dem Älterwerden.

Jedoch sollen diese Befunde, zumal sie mit einem Sample von rund 50 Interviews nicht repräsentativ sein können, kein Altersbild refixieren, das den älteren, zumal finanziell weniger gut gestellten Frauen einseitig Passivität oder Rückzug unterstellt. Wie auch Heinrich Grebe für die Gruppe der Hochaltrigen betont, verweist gerade die Vielfalt der inneren oder mentalen Praktiken darauf, dass es eine Fehleinschätzung ist, anzunehmen, es komme fast zwangsläufig »im Allgemeinen und vor allem beim Eintreten gesundheitlicher oder funktionaler Probleme zum Verlust von Handlungsmächtigkeit und Selbstbestimmung (loss of agency)« (2015: 16). Rückzug und

Loslassen können auch hier oft als aktive Leistung anerkannt und als Auseinandersetzung mit kommenden Abhängigkeiten gewürdigt werden, als ein oft aktives und situationsangemessenes Sich-Einstellen und Sich-Einrichten auf gegebene oder erwartbare Veränderungen. Somit erweisen sich einmal mehr Aktivität und Rückzug als ineinander verwobene Seiten der von Interviewten entwickelten und genutzten Handlungsstrategien. Potenziale und Verletzlichkeiten müssen, wie es Andreas Kruse (vgl. 2016: 124) im Kontext von Prävention auf den Punkt gebracht hat, konsequent zusammen betrachtet werden.

Zusammenschau und Ausblick

In diesem Beitrag ging es einerseits um Ängste bzw. Sorgen von allein lebenden älteren Frauen und andererseits um deren Vorsorgestrategien, wie sie sich in biografischen Erzählungen präsentieren. Sorgen macht vor allem die Vorstellung, herausgerissen zu werden aus der täglichen Routine und die Kontrolle zu verlieren – zum Beispiel durch plötzliche Erkrankung oder den drohenden Verlust einer Wohnsituation, in die man sich gut eingepasst hat. Man fürchtet sich vor körperlichem oder geistigem Abbau. Angst macht die Vorstellung, dadurch von Technik und Apparaten abhängig und ein Pflegefall zu werden, zumal wenn man sich Pflege nicht leisten kann. Und man fürchtet, wenn man von Altersarmut bedroht ist, einen ›hässlichen Tod‹ in einem dystopischen Heim zu erleiden. Hinzu kommt die Angst, der Familie zur Last zu fallen. Kurz gesagt: Prekariat verstärkt Ängste und Sorgen. Und damit verbunden ist die Sorge für die Angehörigen: Ihnen weiterhin etwas geben zu wollen (statt von ihnen zu nehmen), ist als zentraler Wunsch immer wieder geäußert worden. Dies nicht zu können, ist eine der größten Sorgen, etwa wenn das Erbe gegebenenfalls jetzt selbst aufgebraucht werden muss oder wenn in anderen Fällen sogar das Geld dafür fehlt, den Enkeln Geburtstagsgeschenke zu machen. Die prekäre Situation würde bereits jetzt und vor allem in Zukunft vielerlei Unterstützung durch die Familie erfordern, aber gerade hier ist ein (An-)Nehmen oft schambesetzt und ein Marker für Abhängigkeit und damit wohl fürs ›wirklich‹ Altsein.

Diese Ängste und Sorgen werden jedoch stets durch materielle, körperliche und mentale Strategien zu bearbeiten gesucht. Diese Strategien sind zwar immer fragil, hängen etwa von der körperlichen und geistigen Konstitution sowie der Entwicklung der finanziellen und sozialen Situation ab, aber sie sind doch auch über relativ lange Zeiträume tragfähig. Es handelt sich um differenzierte Strategien der Anpassung, des Zurechtkommens und Sich-zu-helfen-Wissens mit und trotz gesundheitlicher, finanzieller oder anderer Einschränkungen. Hinzu kommt, dass man versucht, das Altsein durch oft irritierende, aber im System der Interviewten logische Arrangements hinauszuzögern: Sich weiter für die Familie verausgaben, in der wenig altengerechten Wohnung bleiben, auf den Rollator verzichten – alle diese Praktiken sind zu verstehen als Teil einer möglichst selbstständigen und sinngebenden Strategie der Auseinandersetzung mit gegebenen Vulnerabilitäten. Und dies geschieht in einem jeweils individuellen Arrangement alltäglicher Lebensführung.

Dieses jeweilige Arrangement in seiner Komplexität und Sinnhaftigkeit zu verstehen, ist möglich über die ethnografische Analyse der Praktiken und Haltungen im Kontext der weiteren Biografien und Alltage. Für Folgestudien wäre unter Heranziehung auch männlicher Befragter zu prüfen, inwiefern und inwieweit es sich in den präsentierten Narrativen nicht nur um allgemein anthropologische Motive (etwa um Generativität), sondern auch um jeweils historisch verortbare und genderspezifische Sorgen und Vorsorgestrategien einer spezifischen Generation der Kriegs- und Nachkriegskinder, insbesondere der Frauen, handelt. Und nicht zuletzt erscheint es wichtig, bei der historischen Kontextualisierung altersspezifischen Sorgens und Vorsorgens die gegenwärtigen Altersbilder und Sozialpolitiken des Staates als Makrorahmen für die Mikroanalysen noch stärker einzubinden. Denn schließlich vollziehen sich die Sorgen und die Strategien der Vorsorge in einer Zeit, in der der Sozialstaat seine Leistungen zurücknimmt, der »wohlverdiente Ruhestand« problematisch und allein lebende Rentner und insbesondere Rentnerinnen per se prekär – vulnerabel – sind. Hinzu kommen medial vermittelte Vorstellungen vom »vierten Alter« als dem ›anderen‹, dem verworfenen Alter, in dem nur mehr Verfall und Abhängigkeit (von Technik, Apparaten, Institutionen) herrschen. Einerseits folgen die interviewten Frauen einem jüngeren öffentlichen Altersbild, das ihnen aber zugleich, wenn es um die Auseinandersetzung mit einer weniger aktiven Zukunft geht, zur Falle wird. Sie aktivieren sich derzeit auf die eine oder andere Weise selbst, doch sie wissen auch um die Endlichkeit und Begrenztheit dieses aktiven Status. Angesichts des Leitbildes des sich selbst autark absichernden »Alterskraftunternehmers« (Lessenich/Otto 2005) wird die Imagination, diesem einmal nicht mehr entsprechen zu können, eine besondere Sorge.

Literatur

Birken, Thomas/Pelizäus-Hoffmeister, Helga/Schweiger, Petra (2015), Soziologische Bedarfsanalyse für Technikentwicklung, in: Robert Weidner/Tobias Redlich/Jens P. Wulfsberg (Hg.), *Technische Unterstützungssysteme*, Berlin/Heidelberg, S. 110–118.

Bourdieu, Pierre (1982), *Die feinen Unterschiede. Kritik der gesellschaftlichen Urteilskraft*, Frankfurt/M.

Bourdieu, Pierre (2009), Ökonomisches Kapital, kulturelles Kapital, soziales Kapital, in: Heike Solga/Justin Powell/Peter A. Berger (Hg.), *Soziale Ungleichheit. Klassische Texte zur Sozialstrukturanalyse*, Frankfurt/M., S. 111–125.

Castel, Robert/Dörre, Klaus (Hg.) (2009), *Prekarität, Abstieg, Ausgrenzung. Die soziale Frage am Beginn des 21. Jahrhunderts*, Frankfurt/M.

Denninger, Tina/van Dyk, Silke/Lessenich, Stephan/Richter, Anna (2014), *Leben im Ruhestand. Zur Neuverhandlung des Alters in der Aktivgesellschaft*, Bielefeld.

Fischer, Cornelius (2017), »Kei altes Weib« – mit Disziplin gegen Abschiede und Einschränkungen, in: Irene Götz/Alex Rau (Hg.), *Facetten des Alter(n)s. Ethnografische Porträts über die Verwundbarkeiten und Kämpfe älterer Frauen*, München, S. 65–69.

Fussek, Klaus (2007), *Im Netz der Pflegemafia. Wie mit menschenunwürdiger Pflege Geschäfte gemacht werden*, München.

Götz, Irene/Gajek, Esther/Rau, Alex/Schweiger, Petra (2017), Prekärer Ruhestand. Arbeit und Leben von Frauen im Alter, in: Cordula Endter/Sabine Kienitz (Hg.), *Alter(n) als soziale und kulturelle Praxis. Ordnungen – Beziehungen – Materialitäten*, Bielefeld, S. 55–80.

Götz, Irene/Lehnert, Katrin (2016), Präventive Vermeidung von Altersarmut, in: Stefan Pohlmann (Hg.), *Alter und Prävention*, Wiesbaden, S. 85–106.

Grebe, Heinrich (2015), »Ein gewisser Zustand des Glücks«: Wie Hochbetagte um sich selbst Sorge tragen, *Aus Politik und Zeitgeschichte*, Jg. 65, H. 38–39, S. 10–17.

Heinzelmann, Martin (2004), *Das Altenheim – immer noch eine »totale Institution«? Eine Untersuchung des Binnenlebens zweier Altenheime*, Göttingen.

Illich, Ivan (1995), *Die Nemesis der Medizin. Die Kritik der Medikalisierung des Lebens*, München.

Keil, Annelie/Scherf, Henning (2016), *Das letzte Tabu: Über das Sterben reden und den Abschied leben lernen*, Freiburg.

Krüger, Carolin (2016), *Diskurse des Alter(n)s. Öffentliches Sprechen über Alter in der BRD*, Berlin.

Kruse, Andreas (2016), Prävention im Alter. Anthropologischer Kontext, Konzepte, Befunde, in: Stefan Pohlmann (Hg.), *Alter und Prävention*, Wiesbaden, S. 107–129.

Kruse, Andreas/Rentsch, Thomas/Zimmermann, Harm-Peer (Hg.) (2012), *Gutes Leben im hohen Alter. Das Altern in seinen Entwicklungsmöglichkeiten und Entwicklungsgrenzen verstehen*, Heidelberg.

Kruse, Andreas/Schmitt, Eric (2015), Shared Responsibility and Civic Engagement in Very Old Age, *Research in Human Development*, Jg. 12, S. 133–148.

Lessenich, Stephan/Otto, Ulrich (2005), Zwischen »verdientem Ruhestand« und »Alterskraftunternehmer«: Das Alter in der Aktivgesellschaft – eine Skizze und offene Fragen zur Gestalt eines Programms und seinen »Widersprüchen«, in: Ulrich Otto (Hg.), *Partizipation und Inklusion im Alter – aktuelle Herausforderungen*, Jena, S. 5–18.

Rothmund, Michael (2017), Gefährdetes Alter – gefährdetes Leben. Wider die normativen Zuschreibungen vom Alter als Phase der Abhängigkeit, in: Irene Götz/Alex Rau (Hg.), *Facetten des Alter(n)s. Ethnografische Porträts über die Verwundbarkeiten und Kämpfe älterer Frauen*, München, S. 99–117.

Schroeter, Klaus R./Rosenthal, Thomas (Hg.) (2005), *Soziologie der Pflege. Grundlagen, Wissensbestände und Perspektiven*, Weinheim.

Schweiger, Petra (2011), *»Wir haben zwar Geduld, aber keine Zeit«. Eine Ethnografie subjektivierter Arbeitsstile in der ökonomisierten Altenpflege*, München.

Sozialreferat München (Hg.) (2012), *Münchner Armutsbericht 2011*, München.

van Dyk, Silke/Lessenich, Stephan (Hg.) (2009), *Die jungen Alten. Analysen einer neuen Sozialfigur*, Frankfurt/M./New York.

Zimmermann, Harm-Peer (2013), Alters-Coolness. Gefasstheit und Fähigkeit zur Distanzierung, in: Thomas Rentsch/Harm-Peer Zimmermann/Andreas Kruse (Hg.), *Altern in unserer Zeit. Späte Lebensphasen zwischen Vitalität und Endlichkeit*, Frankfurt/M./New York, S. 101–125.

Arbeit an der Grauzone – Sorgebeziehungen zwischen einem Gedächtnistraining und dessen Nutzer/innen

Cordula Endter

Einleitung

»Ich habe schon mal ein bisschen geübt« – mit diesen Worten öffnet mir Elisabeth Bach[1] an einem Sommertag im Juni 2014 die Tür und bittet mich herein. Sie redet laut und ihre Bewegungen sind zackig und schnell. Zum Zeitpunkt meines Besuchs nimmt Frau Bach seit vier Wochen an dem *Nutzertest*[2] des Projekts *Spielen statt Vergessen* teil. Als Testperson ist es ihre Aufgabe, zweimal täglich an ihrem PC ein Gedächtnistraining zu absolvieren, welches sich aus fünf verschiedenen Übungen, zum Beispiel einem Musikmemory oder einem Bilderrätsel, zusammensetzt.

Zusammen mit ihrem Ehemann, Jürgen Bach, wohnt sie in einer geräumigen Neubauwohnung im Norden Berlins mit großer Terrasse, auf der ihr Mann Tomaten anpflanzt. Das Zimmer, in welchem sich ihr PC befindet, ist schmal, an der hinteren Wand steht ein Bett, längs davon ein Kleiderschrank, gegenüber befindet sich der Schreibtisch mit dem Computer. Früher, so erklärt mir Elisabeth Bach, war es das Kinderzimmer ihrer Tochter, heute würden die Enkelkinder darin übernachten, wenn sie bei ihr und ihrem Mann zu Besuch wären. Wenn die Enkelkinder nicht da sind, führt Elisabeth Bach hier ihre Gymnastikübungen durch, trocknet die Wäsche und trainiert ihr Gedächtnis. Lernen und Trainieren seien schon immer wichtige Bestandteile in ihrem Leben gewesen, betont Elisabeth Bach, denn als ehemalige Sportlehrerin sei es ihr wichtig, auch im Alter fit zu bleiben.

---

1 Die folgenden Personen sowie der Projekttitel wurden von mir anonymisiert. Die Aussagen von Elisabeth Bach und Sieglinde Fechner in diesem Text entstammen meinen Feldnotizen, welche ich während meiner Besuche anfertigte: Der Besuch bei Elisabeth Bach fand am 20.06.2014 statt, der bei Sieglinde Fechner am 21.06.2014. Entsprechend werde ich die Quellenangabe nur bei der ersten Zitation angeben, weitere Nennungen entfallen, da es sich stets um die gleiche Quelle handelt.

2 Bei der Verwendung des Begriffs verzichte ich auf eine gendersensible Schreibweise, da es sich um einen festen Terminus der *Usability Studies* handelt.

Deshalb geht sie drei- bis viermal in der Woche in ein Fitnessstudio in der Nachbarschaft und besucht eine Gymnastik- sowie zusammen mit ihrem Mann eine Wandergruppe.

Wir setzen uns an den Schreibtisch und Elisabeth Bach weist mich daraufhin, dass sie aufgeregt sei, weil ich sie heute beim Trainieren beobachte, deshalb hätte sie vor meinem Eintreffen auch schon einmal geübt, um sich zu beruhigen.[3] Warum aber sitze ich mit Elisabeth Bach im ehemaligen Kinderzimmer ihrer Tochter vor ihrem Computer und beobachte, wie sie die Aufgaben eines Programms zum Gedächtnistraining bearbeitet? Elisabeth Bach und ich haben gemein, dass wir beide mit dem Projekt *Spielen statt Vergessen* verbunden sind. Ich bin dort als kulturanthropologische Begleitforscherin im Rahmen meiner Feldforschung tätig, Frau Bach ist Testnutzerin, um über einen Zeitraum von acht Wochen auf einer Onlineplattform ihr Gedächtnis zu trainieren. Während mich die Frage interessiert, wie Alter(n) in der Entwicklung der Onlineplattform koproduziert wird, interessiert Frau Bach, ob sie auch mit über 60 Jahren kognitiv noch fit genug sei. »Man will doch wissen, was man kann«, erklärt sie ihren Einsatz (Feldnotiz, 20.06.2014).

Ich will diesem Satz im Folgenden genauer nachgehen, um zu verstehen, warum sich Menschen dazu entschließen, als Testnutzer/innen an einer Studie teilzunehmen, in der sie mehrmals täglich ihr Gedächtnis mittels eines interaktiven Onlineübungsprogramms trainieren sollen. Welche Beziehung stellen sie über die Zeit zu dem Programm her? Wie beeinflusst das Gedächtnistraining ihren Umgang mit dem Thema Alter(n)? Und was bedeutet kognitive Leistungsfähigkeit für sie? Ich will also wissen, was die Teilnahme an einem Gedächtnistraining mit den Teilnehmer/innen macht. Dazu werde ich kurz den Hintergrund des Projekts und den theoretischen Rahmen mei-

3 Ich wurde den Testnutzer/innen bei ihrem ersten Treffen mit dem Projektteam als Kulturanthropologin vorgestellt, die das Projekt *Spielen statt Vergessen* ethnografisch begleitet. Ich selbst habe mich ebenfalls immer wieder als externe Wissenschaftlerin positioniert, die das Projekt teilnehmend beobachtet, wozu auch die Nutzertests zählten. Die Testnutzer/innen haben mich jedoch als Mitglied des Studienpersonals wahrgenommen. Diese Zuordnung führte während der Feldaufenthalte dazu, dass ich zum einen meine Position als externe Forscherin immer wieder betonen musste, zum anderen, dass sich einige Testnutzer/innen erst nach einer gewissen Gesprächszeit trauten, Kritik gegenüber dem Trainingsprogramm, dem Artefakt und ihrer Rolle als Nutzer/innen zu äußern. Zur Positionierung im Feld, ihrer situativen Spezifik und der damit verbundenen Reflexion siehe Endter (2015; 2016a; 2016b).

ner Analyse erläutern, um anschließend anhand von zwei Beispielen aus meiner Feldforschung auf die eben genannten Fragen einzugehen.

Spielen statt Vergessen: Die Entwicklung assistiver Technologien

Spielen statt Vergessen ist ein vom deutschen Bundesministerium für Bildung und Forschung (BMBF) gefördertes Projekt, in welchem in einem Zeitraum von drei Jahren eine Onlineplattform zum Gedächtnistraining für ältere Menschen mit leichten kognitiven Beeinträchtigungen[4] entwickelt wurde. Das Programm kann sowohl auf einem handelsüblichen Tablet als auch auf einem PC installiert werden und beinhaltet neben dem Gedächtnistraining einen Informationsbereich, in dem in kurzen Texten und Videos über Themen wie Gesundheit, Mobilität und Ernährung informiert wird, sowie einen Kommunikationsbereich, in dem die älteren Teilnehmerinnen und Teilnehmer miteinander chatten oder mailen können. Das kognitive Training selbst setzt sich aus sechs verschiedenen Übungen zusammen, in denen Farbwörter Gegenständen zugeordnet, geometrische Körper mental rotiert, Begriffe gebildet, Zahlenwerte verglichen und Klangpaare gefunden werden müssen. Pro Trainingseinheit müssen fünf von diesen sechs Aufgaben absolviert werden. Die Auswahl der Aufgaben sowie deren Schwierigkeitsgrad werden durch das Programm bestimmt.

Der Nutzertest, auch *Usability Test* genannt, dient der Evaluation des Prototyps hinsichtlich seiner Benutzerfreundlichkeit und Gebrauchsfähigkeit. Die Testung setzt sich aus unterschiedlichen Testverfahren zusammen, um die Zufriedenheit der Nutzer/innen mit dem entwickelten Artefakt sowie dessen Gebrauchstauglichkeit und Benutzerfreundlichkeit zu messen. In den meisten Fällen finden die Untersuchungen in einem Laborsetting statt, um mögliche Störvariablen zu kontrollieren. Im Falle von *Spielen statt Vergessen* wurde der Prototyp jedoch nicht im Labor, sondern vor Ort bei den Nutzer/innen zu Hause evaluiert. Der entsprechende Nutzertest beinhaltete ein

4 Klinisch werden leichte kognitive Beeinträchtigungen als *Mild Cognitive Impairment* (MCI) bezeichnet. Dieses Krankheitsbild beschreibt subjektiv und objektiv über das durchschnittliche, altersbedingte Maß hinausgehende Gedächtnisstörungen. MCI kann das Risiko für eine demenzielle Erkrankung wie Alzheimer erhöhen. Symptome können Beeinträchtigungen der Erinnerungsfähigkeit, der Sprache, des Denkens und Urteilens sein, die jedoch noch nicht alltägliche Handlungen und gewohnte Routinen einschränken, aber durch die betroffene Person und ihr näheres Umfeld bemerkt werden (vgl. dazu Hermeneit 2007).

zweimaliges, tägliches Training über einen Zeitraum von acht Wochen. Zusätzlich sollten die Testnutzer/innen an einem Gruppentraining teilnehmen. Darüber hinaus wurden sie zu Beginn der Testung und am Ende verschiedenen psychologischen Testverfahren unterzogen und ein Teil der Proband/innen nahm zudem an einer MRT-Untersuchung zu Beginn des Trainings und an dessen Ende teil.[5]

Die Förderung von *Spielen statt Vergessen* durch das BMBF ist eingebettet in das Förderprogramm *Mensch-Technik-Interaktion im demografischen Wandel*, in dem so genannte *Ambient Assisted Living* (AAL)-Technologien entwickelt werden, die es älteren Nutzer/innen erlauben sollen, länger in ihrem eigenen Zuhause selbstständig wohnen und ihre alltäglichen Aufgaben eigenständig ausführen zu können. Dazu werden Mikrosensoren in der Wohnung möglichst verdeckt installiert, beispielsweise hinter Schranktüren oder unter Teppichen, die Signale sowohl senden als auch empfangen können und bei eventuell auftretenden Störfällen, wie einer nicht ausgeschalteten Herdplatte oder einem Sturz, Signale an Dritte wie den Hausarzt, den Pflegedienstleister oder ein Familienmitglied absetzen können. Darüber hinaus können die Nutzer und Nutzerinnen über diese Geräte mit anderen kommunizieren. Aber auch die Geräte selbst kommunizieren mit den Nutzer/innen, indem sie sie an die Einnahme von Tabletten oder an Arzttermine und Geburtstage erinnern – oder wie in dem von mir ethnografierten Projekt zum Gedächtnistraining animieren.[6]

Das BMBF fördert die Entwicklung von AAL seit 2008, um unter anderem durch technische Innovationen im Bereich intelligenter Assistenztechnologien die Auswirkungen des demografischen Wandels erfolgreich zu bewältigen. Bevölkerungsstatistisch bedeutet der demografische Wandel

5 Die insgesamt 80 ausgewählten Personen wurden, dem Studiendesign entsprechend, in vier Gruppen eingeteilt. Die aktiven Testgruppen, bestehend aus jeweils 20 Personen, führten das Gedächtnistraining entweder auf einem Tablet oder auf ihrem heimischen PC durch. Die weiteren 40 Personen wurden zu gleichen Teilen auf eine aktive Kontrollgruppe, die ein Videospiel testete, und eine passive Kontrollgruppe, die ihren bisherigen Aktivitäten wie gewohnt nachgehen sollte, aufgeteilt.

6 Die Feldforschung im Rahmen meiner Dissertation fand von Januar 2014 bis September 2015 an verschiedenen Orten in Deutschland statt, an denen AAL-Technologien entwickelt werden. Das Projekt *Spielen statt Vergessen* bildete dabei den Schwerpunkt meiner Feldforschung. Hier nahm ich zwischen März und November 2014 am Projektalltag der Mitarbeiter/innen und der Teilnehmer/innen des Nutzertests teil. Neben der teilnehmenden Beobachtung führte ich Interviews mit den Mitarbeiter/innen und den Testnutzer/innen durch. Die empirischen Daten bilden die Grundlage für meine Dissertation zur Ko-Produktion von Alter(n) in der Entwicklung assistiver Technologien.

eine Zunahme an immer älter werdenden Menschen, während die Zahl junger aufgrund einer sinkenden Geburtenrate abnimmt. Medial hat sich diese statistische Beobachtung innerhalb der vergangenen 20 Jahre in ein öffentliches Drohszenario verwandelt, welches vor allem dann beschworen wird, wenn es um die Sicherung von Pflegeleistungen und Rentenansprüchen geht (Denninger u. a. 2014: 9). Innerhalb des politischen Diskurses werden die älteren Menschen dabei gezielt als diejenigen adressiert, die »zur Bearbeitung der Folgen des demografischen Wandels beitragen könnten« (ebd.: 10), beispielsweise indem sie AAL-Technologien nutzen, um länger selbstständig im eigenen Zuhause zu leben. AAL-Technologien ist damit das Versprechen eingelagert, mithilfe assistiver Artefakte den selbstständigen Verbleib im eigenen Zuhause zu sichern, um so eine Versorgung durch menschliche Pflegekräfte bzw. in stationärer Pflege zu reduzieren und damit die Inanspruchnahme dieser vermeintlich kostenintensiveren Pflegeformen hinauszuzögern.[7]

Seit 2014 spielt im Rahmen des AAL-Förderprogramms auch das Thema Demenz eine immer größere Rolle (vgl. BMBF 2014). Diese Fokussierung führt zu einer Diskursverschiebung, in der Gedächtnis und die damit verbundene kulturelle Fähigkeit des Erinnerns zu *der* zentralen Metapher der gegenwärtigen »cognitive culture« (Katz 2012) werden. Gleichzeitig wird innerhalb dieser Verschiebung die Fähigkeit, sich erinnern zu können und kognitiv auch im höheren Alter leistungsfähig zu sein, mit dem Dispositiv des erfolgreichen Alter(n)s verknüpft. Um erfolgreich zu altern, reicht es eben nicht mehr allein aus, physisch fit und gesund zu sein, sondern es bedarf auch der nötigen kognitiven Fitness, um zu beweisen, dass man trotz eines höheren Alters weder zur gesellschaftlichen Last noch zum ökonomischen Risiko wird. Die (Selbst-)Sorge um den alternden Körper wird dabei um die (Selbst-)Sorge um den Geist erweitert. Die wachsende Popularität von Gedächtnistrainings, oftmals auch als »Hirnjogging« oder »Gedächtnisjogging« bezeichnet, spiegelt diese Diskursverschiebung wider.

Gedächtnistraining beruht auf der Annahme, dass regelmäßiges Üben kognitiver Aufgaben die Gedächtnisleistung verbessert oder zumindest vor einem Leistungsabfall bewahrt. Hier setzt das Projekt *Spielen statt Vergessen* an. Auch wenn es explizit nur Personen anspricht, welche unter leichten ko-

7 Die Technologieentwicklung wird grundlegend von der Annahme motiviert, dass sich technische Assistenzen im Vergleich mit menschlichen Pflegekräften ökonomisch rentieren. Untersuchungen zeigen jedoch, dass ein solcher Vorteil nicht auszumachen ist (vgl. Berndt u. a. 2009; Fachinger u. a. 2012; Gersch/Hewing 2012).

gnitiven Beeinträchtigungen leiden, muss sowohl die konzeptionelle Anlage des Projekts als auch die materielle Gestaltung des Geräts und nicht zuletzt die Außendarstellung des Projekts vor diesem hier nur kursorisch beschriebenen Hintergrund verortet werden. Mit Blick auf den Nutzertest heißt das, dass auch die Testnutzer/innen in *Spielen statt Vergessen* einer spezifischen Konfiguration durch das Projekt unterliegen, die sie erstens als Akteur *Testnutzer/in* konfiguriert und zweitens als diesen Akteur in die soziomaterielle Assemblage *Nutzertest* einbindet. Dabei werden sie aufgrund der Altersvorgabe, dass Proband/innen mindestens 60 Jahre alt sein müssen, zum einen aufgrund ihres biologischen Alters als alt definiert, zum anderen wird dieser Status mit der normativen Annahme verknüpft, dass diese Personen altersbedingt unter kognitiven Leistungseinschränkungen entweder leiden oder diese zumindest befürchten bzw. verhindern wollen.

Diese Praxis der Konfigurierung von Nutzer/innen verstehe ich als einen Prozess, indem diejenigen, welche sich bereit erklärt haben, an der Nutzerstudie teilzunehmen, schrittweise in die Rolle des oder der Testnutzer/in eingebunden werden. Sie werden (praxeologisch gesprochen) zu Testnutzer/innen *gemacht*. An diesem *doing user* sind unterschiedliche menschliche und nichtmenschliche Akteure beteiligt, die aufgrund ihres (Miteinander-)Handelns zu jener Einbindung der Teilnehmer/innen als Akteur *Testnutzer/in* in die soziomaterielle Assemblage *Nutzertest* führen, wie sie die Projektmitarbeiter/innen konfiguriert haben. In einem anderen Projekt hat Michel Callon diese Praktiken als »eine Reihe von Prozessen [beschrieben], durch die die Forscher die anderen Akteure auf die für sie in diesem Programm vorgesehenen Rollen zu fixieren […] und zueinander in Beziehung zu setzen suchten«. Callon bezeichnet diese Prozesse der Übersetzung als »Interessement« und »Enrolement« (2006: 135f.).

Auch Steve Woolgar hat die instrumentelle Konfigurierung von Nutzer/innen untersucht und betont, dass in Design- und Produktionsprozessen nicht nur festgelegt wird, wie Nutzer/innen technische Geräte benutzen sollen, sondern auch die Nutzer/innen selbst definiert werden (vgl. Woolgar 1991). Grundlegend ist die Vorstellung von Nutzer/innen als einer distinkten, eigenständigen Entität, die sich von anderen Entitäten abgrenzen lässt (vgl. Woolgar 1991: 63. Vgl. auch Oudshoorn/Pinch 2003 und Suchman 2007: 276ff.). Die für die Konfiguration von Nutzer/innen entscheidenden Abgrenzungen müssen hinsichtlich all jener erfolgen, die nicht als Nutzer/innen infrage kommen, hier vor allem gegenüber den Entwickler/innen. Gleichzeitig sind es gerade diese Entwickler/innen, welche die »boundary-work« (Gieryn 1983) der Nutzer/innen-Konfiguration konzipieren und durchführen. Im Akt der Konfiguration ordnen sie zugleich ›ihre‹ Welt und konstituieren die für ihr Handeln zentralen Entitäten: die Nutzer/innen auf der einen und das technische Artefakt auf der anderen Seite. In diesem Sinne ist die Praxis der Konfiguration von Testnutzer/innen immer auch ein Akt der Konstitution, in dem sich das Materielle und das Diskursive in gegenseitiger Intra-Aktion hervorbringen.[8] Diese materiell-diskursive Intra-Aktion von menschlichen und nichtmenschlichen Akteuren fasst Karen Barad mit dem Begriff der *Posthumanist Performativity* und schreibt: »Bodies are not objects with inherent boundaries and properties; they are material-discoursive phenomena.« (Barad 2003: 823) Die sich dabei vollziehenden Intra-Aktionen zwischen Nutzer/innen und Onlineplattform sowie die dabei stattfindenden Konfigurationen und Re-Konfigurationen stehen im Zentrum der folgenden Analyse meines ethnografischen Materials.

Zwischen Stabilität und Instabilität: Elisabeth Bach und das tägliche Training

Die erste Übung, welche Elisabeth Bach während meines Besuchs zu absolvieren hat, trägt den Namen *Farbwahl* und ist eine der schwierigeren unter den fünf anstehenden Aufgaben. Dabei wird ein Wort angezeigt, das eine Farbe benennt, beispielsweise rot, die Buchstaben des Wortes sind jedoch in blau geschrieben. Der oder die Übende muss statt der Farbe, die das Wort benennt, die Farbe nennen, in der das Wort geschrieben steht.[9] Gleich die beiden ersten Farben der dargebotenen Wörter detektiert Elisabeth Bach falsch: »Sehen Sie, da bin ich schon reingefallen!« Bei der dritten Anzeige scheint sich ihre Aufregung gelegt zu haben und sie absolviert die restlichen

8 Barad (2003: 822f.) versteht Intra-Aktion dabei als »causally constraining nondeterministic enactements through which matter-in-the-process-of-becoming is sedimented out and enfolded in further materializations«.

9 Diese Übung geht auf die experimentalpsychologischen Untersuchungen James McKeen Cattells zurück. Der Psychologe John Ridley Scott hat diesen *Stroop-Effekt* in seiner Dissertation 1935 in die englischsprachige Literatur eingeführt. Der Effekt beschreibt die längere Reaktionszeit, welche Proband/innen aufweisen, sobald eine Diskrepanz zwischen Druckfarbe und semantischem Bedeutungsgehalt des Wortes besteht (Lexikon der Psychologie 2000).

Darbietungen fehlerfrei. In der nächsten Übung muss Elisabeth Bach übergeordnete Kategorien für die angezeigten Bilder finden. Anschließend lautet ihre Aufgabe, Figuren in unterschiedlichen Farben mental zu rotieren, um dann die sich daraus ergebende Figur anzuklicken. »Puh, das geht ja gut los, gleich die Bunten«, kommentiert Elisabeth Bach die erste Ansicht. Und auch ich merke, wie fordernd die Aufgabe ist, während ich im Stillen versuche, den Körper gedanklich in die richtige Position zu bewegen.

Dann kommt der Zahlenvergleich und Elisabeth Bach wird wieder aufgeregter. Hier muss sie sich entscheiden, in welchem Verhältnis die Zahlenwerte zueinander stehen, die auf dem Bildschirm erscheinen. Dabei kann sie zwischen den Symbolen <, >, = wählen. Das erste Zahlenpaar erscheint. Elisabeth Bachs Hand zuckt und die Maus bewegt sich ruckartig nach oben. Sie entscheidet sich für <, doch auf dem Bildschirm erscheint ein rotes Rechteck mit dem Wort ›Falsch‹ und ein laut in den Ohren nachhallendes Geräusch. »Ja, das habe ich gemerkt, das war falsch«, murmelt Elisabeth Bach kopfschüttelnd. Es ist ihr unangenehm, mich als Beobachterin neben sich zu wissen und gleichzeitig in den Übungen Fehler zu machen. Viel lieber würde sie mir zeigen, wie souverän sie die Übungen absolviert, damit ich sehe, wie fleißig sie täglich trainiert und wie fit sie mental noch ist, aber es will gerade nicht klappen. Auch meine Aussage, dass ich an ihrer Stelle ebenfalls aufgeregt wäre, hilft nicht weiter. Elisabeth Bach bleibt unzufrieden mit sich und ihrer Leistung.

In der letzten Aufgabe gilt es, sich Bilder in einer bestimmten Reihenfolge zu merken, um sie anschließend in eben diese Reihenfolge korrekt zu sortieren. Als die Übung beginnt, hält sie mit der linken Hand das Mousepad fest, damit sie die Maus schneller bewegen kann. »Hier zählt nämlich Tempo«, erklärt sie ihre Haltung. Als sie fast fertig ist, erscheint auf dem Bildschirm die Anzeige: »Es ist ein Fehler aufgetreten.« Elisabeth Bach klickt auf den Pfeil, der sie zur vorhergehenden Ansicht zurücknavigiert. Aber statt zu der gerade absolvierten Übung zu gelangen, öffnet sich die Startseite. Sie blickt mich fragend an: »Muss ich das jetzt noch einmal machen?« »Wenn Sie wollen, dass das Gerät die Trainingseinheit als vollständig beendet erkennt, dann ja«, antworte ich ihr. Elisabeth Bach ärgert sich: »Dabei war ich doch gerade so gut! Und meine Punkte, die werden jetzt alle nicht gezählt?« Ich nicke, sie schüttelt den Kopf. »Dann sehe ich jetzt auch nicht die Pfeile«, fragt sie kurze Zeit später. Die Pfeile, welche Elisabeth Bach gerne sehen möchte, erscheinen nach Beendigung der Trainingseinheit und melden den Nutzer/innen ihr erzieltes Ergebnis zurück und vergleichen dieses mit den bisherigen Werten. Je nachdem, ob sich die Person verbessert oder verschlechtert hat, zeigen die Pfeile nach oben oder unten. Ich verneine erneut und erkläre ihr, dass sie dazu noch einmal das Training vollständig absolvieren müsse, da aktuell die letzte Übung fehle. Elisabeth Bach ist frustriert. Sie lässt die Maus los. Ihre Schultern hängen. Sie wendet sich von ihrem Rechner ab und sagt zu mir: »Nachher, wenn Sie weg sind, werde ich es nochmal probieren.«

Während ihr Ehemann resolut die Ansicht mit den Trainingsergebnissen wegklickt und auch sonst eher auf einen spielerischen Umgang mit dem Programm setzt, nimmt Elisabeth Bach das Training sehr ernst. Im Falle von für sie unbefriedigenden Ergebnissen startet sie einen erneuten Trainingsdurchlauf oder macht sich wie bei meinem Besuch schon einmal »warm«, wie sie es formuliert. Zudem hat sie das Training fest in ihren Tagesablauf integriert und verzichtet dafür auch auf andere Beschäftigungen wie das Treffen von Bekannten auf einen Kaffee. Sie trainiert zu abwechselnden Zeiten am Morgen und am Nachmittag, um auszuschließen, dass die Tageszeit einen Einfluss auf ihre Kondition hat und damit die Ergebnisse negativ beeinflusst. Diese Praktiken spiegeln nicht nur ihren Ehrgeiz und ihre Motivation wider, sondern sie verweisen auch auf das komplexe Beziehungsgefüge, in dem Elisabeth Bach als Testnutzerin der Onlineplattform *Spielen statt Vergessen* situiert ist und in dem sich mit jedem erneuten Training entscheidet, ob Elisabeth Bach schon *alt* oder noch *nicht alt* ist. Denn Elisabeth Bach geht es nicht um Scham vor mir als ›junger‹ Forscherin, sondern Elisabeth Bach hat Angst zu versagen: vor mir, dem Programm, den Projektmitarbeiter/innen, den anderen Teilnehmer/innen und nicht zuletzt vor sich selbst. Ihr engagiert-ehrgeiziges Training ist damit vor allem Ausdruck ihrer Angst, *alt* zu sein. Gegenüber dieser Angst greift Elisabeth Bach auf eine ihr vertraute und bewährte Strategie zurück: Als ehemalige Sportlehrerin ist sie sich sicher, dass es eine Willensfrage sei, ob man alt ist oder nicht. Deshalb gehe sie auch so vielen sportlichen Aktivitäten nach: »Denn wenn man sich erstmal gehen lässt, dann ist es eh zu spät.«

Fit-Sein und Fit-Bleiben sind für Elisabeth Bach zentrale Leitlinien ihrer Lebensführung, die nicht nur zu einem biografisch immanenten Bestandteil ihres Selbstbildes geworden sind, sondern ihr auch die Möglichkeit bieten, auf Krisen und Verunsicherungen mit sportlicher Aktivität zu reagieren.[10] Al-

10 Zum Verhältnis von Körper und Alter(n) siehe die körpersoziologischen und kulturwissenschaftlichen Arbeiten von Schroeter (2005; 2006; 2012; 2014), Schroeter/Zim-

ter(n) stellt für sie eine solche Verunsicherung dar, auf die sie mit täglichem Fahrradfahren, wöchentlichen Besuchen im Fitnessstudio und regelmäßigem Training in Sportkursen reagiert. Diese körperlichen Aktivitäten bilden ein stabiles Arrangement aus Praktiken der Selbstsorge, die es Elisabeth Bach ermöglichen, mit besagter Willenskraft und Ehrgeiz »gegen das Alter(n) anzugehen«. Die technische Unberechenbarkeit des Programms destabilisiert jedoch das von Elisabeth Bach etablierte Sorgearrangement. Ihre bisherigen Bewältigungsstrategien, mit Willenskraft und Ehrgeiz gegen mögliche körperliche Abbauprozesse anzugehen, zeigen sich gegenüber den unvorhersehbaren Abbrüchen wirkungslos. Statt jedoch auf den Abbruch des Programms ebenfalls mit der Beendigung des Trainings zu reagieren, wird Elisabeth Bach sich später noch einmal an ihren Schreibtisch setzen, den Computer anschalten und das Programm starten, ohne davor gefeit zu sein, dass das Programm erneut abbricht und ihr die ersehnte Versicherung ihrer Leistung in Form grüner Pfeile und hoher Punktwerte versagt. So etabliert sich zwischen der unablässig ehrgeizigen Nutzerin und dem fehler- und störanfälligen Programm eine Interaktionsdynamik, die das Scheitern der Nutzerin perpetuiert.

Aber auch die Plattform ist nicht in der Lage, diese Dynamik zu durchbrechen, stattdessen verstärkt das ihr eingeschriebene Handlungsprogramm des täglichen Trainierens bei gleichzeitiger Fehleranfälligkeit die asymmetrische Beziehung zwischen dem Programm und der Nutzerin. Dass das Gerät nicht in der Lage ist, dieser dependenzerzeugenden Dynamik entgegenzuwirken, liegt an der fehlenden Berücksichtigung einer solchen Interaktion innerhalb seines Programms. Weder den Informatiker/innen, die das Programm konzipiert und geschrieben haben, noch der Kognitionspsychologin, die an der Konzeption beteiligt war, war bewusst, welche Konsequenz ein unvermittelter Programmabbruch für die Beziehung von Nutzer/in und Gerät haben kann. Madelaine Akrich hat diese fehlende Berücksichtigung der Nutzer/innenperspektive auf Seiten der Entwickler/innen als »I-Methodology«(1995) bezeichnet, die dazu führt, dass die Entwickler/innen ihre Vorstellungen von Nutzer/innen und deren Nutzung in das Programm einschreiben, statt diejenigen der angehenden Nutzer/innen. Sie delegieren auf diese Weise die Verantwortlichkeit zukünftiger Nutzung an das technische Artefakt (vgl. u.a. Pickering 1995, Latour 2012: 226ff.).

mermann (2010), Denninger (2008), Denninger/Höppner (2010), Höppner (2016); mit einem besonderen Fokus auf Sport vgl. Tulle (2008; 2015a), Tulle/Dorrer (2012).

Im Falle von *Spielen statt Vergessen* erzeugt diese Praxis der »I-Methodology« (Akrich 1995) eine materiell-semiotische Ordnung, die die Testnutzerin Elisabeth Bach in eine bedenkliche Situation führt.[11] Damit ihre bisher subjektiv erfolgreichen Strategien, gegen das Alter(n) anzusteuern, auch in der Interaktion mit dem Programm erfolgreich funktionieren, bedarf die Nutzerin der Ansicht der nach oben weisenden grünen Pfeile. Nach unten weisende rote Pfeile erlebt sie als materialisierten Beweis ihrer mangelnden Leistungsfähigkeit und damit als Indizien ihres *Altseins*. Bleibt die Ansicht der Pfeile aufgrund eines vorzeitigen Abbruchs des Trainings aus, muss Elisabeth Bach einen weiteren Trainingsdurchlauf starten, um erneut zu versuchen, in Form nach oben weisender grüner Pfeile eben jene gewohnte Stabilität zurückzugewinnen, die ihr versichert, noch *nicht alt* zu sein.

Kognitive Fitness als ökonomische Ressource – Sieglinde Fechner und die disziplinierte Ordnung

Mit Sieglinde Fechner möchte ich in diesem Abschnitt eine weitere Nutzerin vorstellen, um herauszuarbeiten, was die Teilnahme an einem Gedächtnistraining mit den Teilnehmer/innen macht und wie diese mit der Konfiguration als Testnutzerin umgehen. Sieglinde Fechner hat vor dem Eintritt in die Rente als technische Konstrukteurin gearbeitet und unter anderem die Autobahnbrücke an der Prenzlauer Promenade mitentworfen. Ich treffe sie in ihrer Wohnung im Norden Berlins. Sie lebt geschieden von ihrem Mann, weshalb es auch mit der Rente knapp sei und sie trotz ihrer 70 Jahre ein paar Stunden in einem Büro als Sekretärin arbeiten müsse. Sieglinde Fechner kommentiert ihre Tätigkeit mit den Worten: »Eine Rente allein ist zu wenig.« (Feldnotiz, 21.06.2014) Ihr Computer, ein Laptop mit einem zu-

11 Lucy Suchman (2007: 270) weist darauf hin, dass es im Fall technologischer Assemblagen stets Personen sind, »who configure material-semiotic networks, however much we may be simultaneously incorporated into and through them«. Sie schlägt den Begriff der *dissymmetry* vor, »that somehow retains the recognition of hybrids, cyborgs, and quasi-objects made visible through technoscience studies, while simultaneously recovering certain subject-object positionings – even orderings – among persons and artifacts and their consequences« (ebd.: 269). Mit Blick auf *Spielen statt Vergessen* wird deutlich, dass die Asymmetrie zwischen Nutzer/innen und Gerät im Sinne Suchmans als *dissymmetry* verstanden werden muss, der eine Stellvertreterfunktion zukommt, die die eigentliche Asymmetrie zwischen Nutzer/innen und Entwickler/innen verdeckt.

sätzlichen, externen Monitor, steht gegenüber vom Esstisch an der Wand auf einem großen, breiten Schreibtisch aus Holz. Ich nehme den Stuhl vom Esstisch und setze mich neben Sieglinde Fechner, als sie mit dem Training beginnt. Sie sitzt ganz weit vorn auf ihrem Stuhl, die rechte Hand liegt auf der Maus und der Blick ist konzentriert auf den Bildschirm gerichtet. Während der Übung *Farbwahl* spricht sie leise die möglichen Lösungen vor sich hin, auch die Maus folgt ihren Überlegungen. Sieglinde Fechner absolviert die fünf Aufgaben fast fehlerfrei und zügig. Sie redet dabei kein Wort mit mir, sondern blickt konzentriert auf den Bildschirm und hält die Maus fest in der Hand. Erst nach der Auswertung beginnt sie wieder mit mir zu sprechen.

Sie erzählt mir, wie wichtig es ihr sei, dass sie bei den Übungen gut abschneide, und dass es sie immer sehr ärgere, wenn ihr ein Fehler unterlaufe. Deshalb würde sie, wenn ich jetzt nicht zu Besuch wäre, auch das Telefon aus- und die Türklingel abschalten, damit sie nicht zufällig durch die Geräusche dieser Apparate gestört werde und möglicherweise Fehler mache oder sich nicht mehr so gut konzentrieren könne. Außerdem übe sie mehrmals am Tag, auch wenn das laut Trainingsplan gar nicht nötig sei. »Man ist ja schon auch so ein bisschen ehrgeizig«, erklärt sie zurückhaltend ihr häufiges Trainieren und ergänzt: »Wenn es so eine Zehn, Neun oder Acht ist, dann bin ich zufrieden, aber wenn es dann eine Drei ist oder so, dann ärgert mich das schon.« Ihr sei es wichtig, dass sie am Ende der Übungen im oberen Drittel der Punkteverteilung liege. Ich frage sie nach dem Grund und sie antwortet mir: »Na, damit man dann was tun kann.« Ich frage sie, was sie damit meint, und sie fragt mich zurück, ob ich schon einmal einen Fall von Demenz in meiner Familie erlebt hätte. Ich verneine, und Sieglinde Fechner erklärt mir: »Das ist wirklich das Schlimmste!« Ihr Schwiegervater hatte Demenz und verbrachte seine letzte Zeit in einem Pflegeheim, »weil das [zu Hause, Anm. CE] einfach nicht mehr ging«. Sie resümiert ihre Erinnerung an diese Zeit und die Krankheit mit den Worten: »Für mich ist das der echte Horror. Da würde ich dann auch überlegen, Schluss zu machen.« Ich frage, ob sie diese familiäre Erfahrung auch zur Teilnahme an der Studie motiviert hätte. Sieglinde Fechner verneint. Mich irritiert ihre Aussage, da sie sehr deutlich artikuliert, dass sie große Angst vor einer demenziellen Erkrankung hat. Erst später, gegen Ende des Gesprächs, als wir noch einmal auf ihre Angst zu sprechen kommen, erwähnt sie, dass die MRT-Untersuchungen[12]

12 Teil des Nutzertests ist eine Magnetresonanztomografie (MRT), welche zu Beginn und am Ende der achtwöchigen Testung durchgeführt wird. Ziel der Untersuchung ist der visuelle Nachweis struktureller Veränderungen im Kortex. Dieser Nachweis gilt zu-

ein zentraler Grund seien, warum sie an der Studie teilnehme, »weil die müssen einem ja sagen, wenn sie da was finden«.

Ähnlich wie Elisabeth Bach ist auch Sieglinde Fechner darum bemüht, möglichst gute bis sehr gute Ergebnisse zu erzielen. Dafür trainiert sie zweibis dreimal hintereinander. Sie wisse ja auch, dass ihre Ergebnisse in das Projekt einfließen würden, weshalb sie sich auch Mühe gebe. Vor allem aber sei es ihr eigener Antrieb, sich testen zu wollen und nach Möglichkeit auch zu verbessern, der sie motiviere. Denn sich fit halten, das müsse man schon, erklärt sie mir und konstatiert trocken, dass dafür auch jeder selbst verantwortlich sei, schließlich könne man ja auch viel machen. Sie zum Beispiel gehe regelmäßig auf Tour mit ihrer Wandergruppe.

Sowohl für Elisabeth Bach als auch für Sieglinde Fechner ist Fitness der Gradmesser, an dem sich Alter ablesen lässt, weshalb es zu trainieren gelte. Im Gegensatz zu Elisabeth Bach differenziert Sieglinde Fechner dabei jedoch zwischen körperlicher und geistiger Fitness. Letztere spielt für sie explizit eine wichtige Rolle, denn kognitive Leistungsfähigkeit ist nicht nur berufsbiografisch fest in ihrer Identität verankert, sondern stellt für sie auch eine ökonomische Ressource dar, die sie vor einer prekären Lebenssituation im Alter schützen soll und ihr eine selbstständige Lebensführung erlaubt. In diesem Sinne ist geistige Fitness für sie nicht nur Ausdruck eines gewissen *Alt*seins bzw. *Nichtalts*eins, sondern auch eine ökonomische Absicherung und biografische Konstante. Zudem hat Sieglinde Fechner die Erfahrung gemacht, ein demenziell erkranktes Familienmitglied pflegen zu müssen, was ihre Bewertung geistiger Fitness als wichtiges Kriterium eines selbstständigen und selbstbestimmten Lebens im Alter noch einmal verstärkt hat, wenn sie sagt, dass Demenz das Schlimmste sei, das ihr wiederfahren könne, und sie im Falle einer Erkrankung überlegen werde, ihr Leben freiwillig zu beenden.

Auch wenn diese Aussage vor dem Hintergrund ihrer Erwerbsbiografie, ihrer ökonomischen Situation und der familiären Pflegeerfahrung eingeordnet werden muss, verweist sie dennoch auf die dem Gedächtnistraining inhärente Thematisierung von Erinnern und Vergessen im Kontext demen-

gleich als empirischer Beleg dafür, dass das Training positive Effekte auf die Ausbildung neuronaler Strukturen auch unter der Bedingung von MCI hatte. Werden im Rahmen dieser Untersuchung in einer außeruniversitären Forschungseinrichtung Auffälligkeiten festgestellt, wird der Person dies mitgeteilt, und ihr wird geraten, einen Facharzt zur Abklärung der Befunde aufzusuchen. Dass es sich bei der Untersuchung nicht um ein diagnostisches Verfahren handelt, wird den Teilnehmer/innen zu Beginn der Studie sowohl schriftlich als auch mündlich beim ersten Treffen mitgeteilt.

zieller Erkrankungen. Denn auch wenn *Spielen statt Vergessen* nicht direkt auf demenziell erkrankte Personen als Nutzer/innen abgestellt ist, plausibilisieren und legitimieren die Projektmitarbeiter/innen ebenso wie die Teilnehmer/innen ihr Handeln vor diesem Hintergrund, was sich nicht zuletzt auch in der Aussage von Sieglinde Fechner widerspiegelt. So begründet sie ganz explizit ihre Teilnahme an der Studie mit ihrem Wunsch, nicht nur wissen zu wollen, was sie noch kann, sondern auch, wissen zu wollen, ob sie gefährdet sei, an Demenz zu erkranken. Auch wenn die Wissenschaftler/innen, welche die MRT-Untersuchung durchführen, dazu verpflichtet sind, auffällige Befunde zu kommunizieren, sind diese nicht gleichbedeutend mit einer Diagnose. Auch wenn darauf zu Beginn der Testung hingewiesen wird, scheint diese Information in der wochenlangen Auseinandersetzung der Teilnehmer/innen mit dem Trainingsprogramm und dem Gerät im wahrsten Sinne des Wortes in Vergessenheit zu geraten, stattdessen wird in der Aussage Sieglinde Fechners deutlich, dass gerade die wissenschaftliche Auswertung ihrer täglich erzielten Punktwerte, ihr das Gefühl gibt, ein wissenschaftlich fundiertes und damit objektiv wahres Abbild ihrer Leistung zu bekommen. Eine positive Rückmeldung ist damit für Sieglinde Fechner die beruhigende Mitteilung, dass ihr keine demenzielle Erkrankung droht und sie ihr Leben mit den dafür notwendigen Ressourcen weiter aufrechterhalten kann, so wie für Elisabeth Bach die grünen Pfeile in der Auswertung den Beweis liefern, noch *nicht alt* zu sein.

Konfigurationen von und Re-Konfigurationen durch Nutzer/innen

In Hinblick auf die hier gestellte Ausgangsfrage, was die Teilnahme an einem Gedächtnistraining mit den Teilnehmer/innen macht, wird deutlich, dass das Training die Testnutzer/innen in einem Mikrokosmos situiert, der sie erst als eben jene Testnutzer/innen konfiguriert. Beteiligte Akteure dieser Konfiguration sind neben den Projektmitarbeiter/innen auch die technischen Artefakte wie das Tablet, die Onlineplattform und das ihm eingeschriebene Programm zum Gedächtnistraining. In dieser soziotechnischen Assemblage materialisiert sich die politische Logik der AAL-Förderung, die davon ausgeht, dass Gedächtnistraining mithilfe einer Onlineplattform erstens möglich ist, zweitens aufseiten der Nutzer/innen zu positiven Effekten in ihrer kognitiven Leistungsfähigkeit führt und damit drittens die Nutzer/innen im Erhalt einer selbstständigen Lebensführung stärkt. Die kulturelle Ordnung, welche sich in der achtwöchigen Interaktion zwischen Nutzer/innen und Onlineplattform etabliert, ist von dieser politischen Logik durchzogen und bildet die Verbindungslinie zu jener übergeordneten ideologischen ›Makro-Welt‹ aus Gesundheit, Aktivität und Produktivität, in welcher das Dispositiv des erfolgreichen Alter(n)s zu verorten ist. Darin wiederholt auch das Projekt *Spielen statt Vergessen* jenen Aktivitätsimperativ, der dem Dispositiv des erfolgreichen Alter(n)s immanent ist oder wie die Soziologin Emmanuelle Tulle schreibt:

»Although population ageing is still viewed largely as a burden on Western economies, the solution to minimise this is now placed in the hands of the older people themselves. Active ageing, mostly understood as economically productive ageing, the adoption of healthy lifestyles, and the prizing of ageless appearance (via fitness, clothing and cosmetic management) is the new goal that older people should actively pursue. It denotes the adoption of an instrumental orientation toward bodies as part of aging.« (Tulle 2015b: 128)

In *Spielen statt Vergessen* wird aber nicht allein der alternde Körper zum Gegenstand neoliberaler Selbstsorge-Regime, sondern auch der Geist bzw. die kognitive Leistungsfähigkeit der Nutzer/innen. Dabei führt die Adressierung kognitiver Fähigkeiten zu einer Ausweitung des politischen Zugriffs auf das alternde Subjekt. Das Gedächtnistraining und dessen materielle Präsenz in der Alltagswelt der Nutzer/innen erzeugen und wiederholen permanent die Aufforderung, sich geistig fit zu halten, und suggerieren zugleich das Versprechen mittels kontinuierlichen Trainings diese Fitness zu erreichen. Und dennoch entspinnt sich in dieser normativen Mikrowelt aus Algorithmen, Pfeilen und Menschen (und vielen weiteren Akteuren) eine intime Beziehung zwischen Nutzer/innen und Gerät, die sich den Intentionen der Projektverantwortlichen und den Politiken ihrer Fördergeber eigensinnig entziehen. Auch wenn diese Praktiken statt zu einem Abbruch des Trainings zu einer Affirmation gegenüber dem Programm führen, stellen sie dennoch eine eigensinnige Intra-Aktion jenseits des Handlungsprogramms dar, die sich der Konfiguration als Testnutzer/innen auf eine fast unscheinbare Weise entgegensetzen. Diese Praktiken erlauben es den Testnutzer/innen, das Gedächtnistraining in ihre bisherigen Sorgearrangements zu integrieren. Jeanette Pols charakterisiert diese Praktiken als »fitting activities« (2012), mithilfe derer die Nutzer/innen die technischen Artefakte, mit denen sie in Beziehung stehen, in ihre Alltagswelt und ihre Routinen einpassen. Pols hat dazu den

Umgang von Pflegekräften und Patient/innen mit einer telemedizinischen Informations- und Kommunikationsplattform untersucht und kommt zu dem Schluss, dass »fitting« eine »practical and aesthetic relation between patient and carer or caring device« aufbaut, die von einer »*modest* aesthetic, lacking grandiosity or sublime beauty« (ebd.: 42) gekennzeichnet ist.[13]

Die sich in dieser Praxis der An- und Einpassung etablierende Beziehung zwischen Nutzer/innen und Gerät ermöglicht sowohl Sieglinde Fechner als auch Elisabeth Bach, in dem spezifisch soziomateriellen Setting des Nutzertests Praktiken zu entwickeln, die der Destabilisierung ihrer Sorgearrangements durch das Programm entgegenwirken. Das heißt, in der Situation des Nutzertests bleiben Ehrgeiz, Disziplin und Fleiß für die beiden Frauen stabilisierende, resiliente Praktiken, mit denen sie für sich selbst und in Intra-Aktion mit dem Gerät aushandeln, was Gedächtnis und kognitive Leistungsfähigkeit für sie bedeuten und wie sie in der Situation des Trainings mit der Konfiguration als Testnutzerinnen umgehen wollen. Dass sich Sieglinde Fechner und Elisabeth Bach gerade nicht den Ergebnissen ihrer jeweiligen Testung entziehen, sondern diese zum Anlass nehmen, noch intensiver und ausdauernder zu trainieren, entspricht zwar ihrer Konfiguration als Testnutzer/innen, und in diesem Sinne ist es den Projektmitarbeiter/innen auch gelungen, die Testnutzerinnen Fechner und Bach erfolgreich in die Assemblage *Nutzertest* einzubinden (vgl. Callon 2006). Dennoch zeigt sich in der ethnografischen Analyse, dass diese Einbindung nur zu einem gewissen Teil als Ergebnis einer gezielten Konfiguration durch das Projektteam verstanden werden kann. Vielmehr wird deutlich, dass die beiden Frauen in *Spielen statt Vergessen* auf bereits erfolgreich etablierte Sorgepraktiken aufbauen, um ihre normative Einbindung als Testnutzer/innen zu re-konfigurieren.

Elisabeth Bach besucht drei- bis viermal wöchentlich ein Fitnessstudio und treibt darüber hinaus noch Sport. Diese (Vor-)Sorgepraxis stellt für sie eine vertraute und zuverlässige Strategie dar, um mit körperlichen Veränderungen, die ihrem agil-aktiven, gesunden und attraktiven Selbstbild nicht entsprechen, erfolgreich umzugehen. Getragen werden diese Praktiken von Ehrgeiz, Fleiß und Disziplin. Diese das Handeln von Elisabeth Bach leitenden Werte aktiviert sie auch im Umgang mit dem Gedächtnistraining. Zwar stabilisieren diese Werte immer nur dann ihr gewohntes Sorgearrangement, wenn das Training mit der Darbietung nach oben weisender, grüner Pfeile endet, dennoch erlauben sie Elisabeth Bach subjektiv erfolgreich an dem Ge-

13 Vgl. auch Kamphof (2017) sowie Pols/Moser (2009).

dächtnistraining teilzunehmen und für sich selbst zu dem Ergebnis zu kommen, noch *nicht alt* zu sein. Und auch Sieglinde Fechner setzt im täglichen Onlinetraining auf Disziplin und Ausdauer. Werte, die ihr auch mit Anfang 70 ein weiterhin selbstbestimmtes, ökonomisch unabhängiges und ihren Erwartungen entsprechendes Leben erlauben und auch in *Spielen statt Vergessen* zu guten Ergebnissen führen sollen.

Indem die beiden Frauen das Training in ihre bestehenden Sorgearrangements einbinden, erzielen sie jene Fitness, von der Jeanette Pols spricht, wenn sie schreibt: »Fitting is a relational activity, a way of interacting rather than an effect of machines. Users and devices have to continuously establish what may fit where.« (2012: 39) In diesem Sinne müssen die *fitting activities* von Elisabeth Bach und Sieglinde Fechner als Re-Konfigurationen ihrer Rolle als Testnutzer/innen im Projekt *Spielen statt Vergessen* verstanden werden, die es den beiden Frauen ermöglicht, ihre Einbindung als Testnutzerinnen jenseits der normativen Konfiguration durch die Projektmitarbeiter/innen zu gestalten.

Fazit

AAL-Technologien werden im politisch-öffentlichen Diskurs über den demografischen Wandel als technische Lösungsmöglichkeit präsentiert, die älteren Menschen unter anderem eine längere Selbstständigkeit im eigenen häuslichen Kontext ermöglicht und die Inanspruchnahme kostenintensiver Pflege hinauszögert. Die ethnografische Beschreibung macht jedoch deutlich, dass Gedächtnistraining mithilfe eines interaktiven Onlineprogramms eine komplexe Praxis ist, in der unterschiedliche Akteure miteinander in Intra-Aktion treten, ihre Interessen verfolgen und gleichzeitig in neue Interessen eingebunden werden. Dabei etabliert sich zwischen den Handelnden ein Beziehungsgefüge, das zwischen Dependenz und Eigensinn oszilliert. So treffen in der Situation des Trainings die dem Gerät eingeschriebenen Vorstellungen eines kognitiv leistungsfähigen Alter(n)s auf etablierte Sorgepraktiken, mit denen die Nutzer/innen bisher erfolgreich für sich ausgehandelt haben, was Alter(n) für sie bedeutet. Dass die dem Programm eingeschriebenen Vorstellungen diese Sorgearrangements destabilisieren können, anstatt sie zu stärken, wurde in der ethnografischen Beschreibung ebenso deutlich wie dass es den Nutzer/innen gerade aufgrund dieser etablierten Sorgepraktiken gelingt, sich gegenüber der normativen Konfiguration zu positionieren. Assistive Artefakte und die ihnen eingeschriebene technogene Fürsorge können dabei auf der einen Seite Handlungsspielräume eröffnen, auf der anderen Seite diese aber auch durch ihre spezifische Konfiguration einschränken. In dieser ambivalenten Logik zeigt sich die Paradoxie assistiver Fürsorge, in der die Selbstständigkeit der Nutzer/innen an die Nutzung assistiver Technologien gebunden ist, nicht aber die Nutzung assistiver Technologien an die Lebenswelt ihrer potenziellen Nutzer/innen.

Literatur

Akrich, Madelaine (1995), User Representations: Practices, Methods and Sociology, in: Arie Rip/Thomas J. Misa/Johan Schot (Hg.), *Managing Technology in society: the approach of constructive technology assessment*, London, S. 167–184.

Barad, Karen (2003), Posthumanist performativity: Towards an understanding of how matter comes to matter, *Signs*, Jg. 28, H. 3, S. 801–831.

Berndt, Erhard/Wichert, Reiner/Schulze, Eva/Oesterreich, Detlef/Böhm, Uta/Gohte, Holger/Freytag, Antje/Daroszewska, Agata/Storz, Philipp/Meyer, Sybille/Dierks, Chrisitan (2009), *Marktpotenziale, Entwicklungschancen, gesellschaftliche, gesundheitliche und ökonomische Effekte der zukünftigen Nutzung von Ambient Assisted Living (AAL)*-Technologien, Rostock.

BMBF (2014), Bundesministerium für Bildung und Forschung (Hg.), Bekanntmachung des Bundesministeriums für Bildung und Forschung von Richtlinien zur Förderung von Forschung und Entwicklung auf dem Gebiet »Pflegeinnovationen für Menschen mit Demenz«, 10.03.2014. Bonn. Online verfügbar unter: https://www.bmbf.de/foerderungen/bekanntmachung.php?B=922

Callon, Michel (2006), Einige Elemente einer Soziologie der Übersetzung: Die Domestikation der Kammmuscheln und der Fischer der St. Brieuc-Bucht, in: Andréa Belliger/David J. Krieger (Hg.), *ANThology: ein einführendes Handbuch zur Akteur-Netzwerk-Theorie*, Bielefeld, S. 135–174.

Denninger, Tina (2008), *Auch im Alter ist noch Sex: eine empirische Arbeit*, Saarbrücken.

Denninger, Tina/Höppner, Grit (2010), Schön alt. Eine Diskussion über Studienergebnisse, *Arranca*, Jg. 43, S. 39–41.

Denninger, Tina/van Dyk, Silke/Lessenich, Stephan/Richter, Anna (2014), *Leben im Ruhestand: zur Neuverhandlung des Alters in der Aktivgesellschaft*, Bielefeld.

Endter, Cordula (2015), Seh' ich was, was Du nicht siehst? – Aushandlungen von Partizipation in einem Technikentwicklungsprojekt am Beispiel der eigenen Forscherinnenposition, in: Julia Engelschalt/Arne Maibaum (Hg.), *Auf der Suche nach den Tatsachen: Proceedings der 1. Tagung des Nachwuchsnetzwerks »INSIST«, 22.–23. Oktober 2014,* Berlin, S. 15–23.

Endter, Cordula (2016a), Ein Tablet für Herrn Wolf. Nutzer/innenbeteiligung in Innovationsprozessen am Beispiel altersgerechter Technologien, in: Claudia Stöckl/ Karin Kicker-Frisinghelli/Susanna Finker (Hg.), *Die Gesellschaft des langen Lebens: Soziale und individuelle Herausforderungen*, 1. Aufl., Bielefeld.

Endter, Cordula (2016b), Skripting Age – The Negotiation of Age and Aging in Ambient Assisted Living, in: Emma Domínguez-Rué/Linda Nierling (Hg.), *Ageing and technology: perspectives from the social sciences*, Bielefeld, S. 121–140.

Fachinger, Uwe/Koch, Hellen/Henke, Klaus-Dirk/Troppens, Sabine/Braeseke, Grit/ Mera, Meiko (2012), *Ökonomische Potenziale altersgerechter Assistenzsysteme. Ergebnisse der »Studie zu Ökonomischen Potenzialen und neuartigen Geschäftsmodellen im Bereich Altersgerechte Assistenzsysteme«*, Vechta.

Gersch, Martin/Hewing, Martin (2012), AAL-Geschäftsmodelle im Gesundheitswesen – Eine empirisch gestützte Typologie relevanter Grundtypen ökonomischer Aktivitäten zur Nutzung von Ambient Assisted Living in sich verändernden Wertschöpfungsketten, in: Martin Gersch/Joachim Liesenfeld (Hg.), *AAL- und E-Health-Geschäftsmodelle Technologie und Dienstleistungen im demografischen Wandel und in sich verändernden Wertschöpfungsarchitekturen*, Wiesbaden, S. 3–26. Online verfügbar unter: http://dx.doi.org/10.1007/978-3-8349-3521-2

Gieryn, Thomas (1983). Boundary-work and the demarcation of science from non-science: Strains and interests in professional ideologies of scientists, *American Sociological Review, Jg.* 48, Heft 6, S. 781–795.

Hermeneit, Sonja Christina (2007), *Krankheitsverlauf und Prädiktoren der »Mild Cognitive Impairment« (MCI),* Freiburg.

Höppner, Grit (2016), *Praktiken der Verkörperung von Alter(n): Wie sich das Alter(n) in Interviews durch non-verbale Körpersprache und den Bezug auf Menschen und Dinge materialisiert*, Wien.

Kamphof, Ike (2017), A Modest Art: Securing Privacy in Technologically Mediated Homecare, *Foundations of Science*, Jg. 22, H. 2, S. 411–419. Online verfügbar unter: https://doi.org/10.1007/s10699-015-9448-5

Katz, Stephen (2012), Embodied Memory: Ageing, Neuroculture, and the Genealogy of Mind, *Occasion: Interdisciplinary Studies in the Humanities*, Jg. 4, S. 1–11.

Latour, Bruno (2012), *Die Hoffnung der Pandora: Untersuchungen zur Wirklichkeit der Wissenschaft*, Frankfurt/M.

Lexikon der Psychologie (2000), Stroop-Effekt. Online verfügbar unter: http://www.spektrum.de/lexikon/psychologie/stroop-effekt/14982

Oudshoorn, Nelly/Pinch, Trevor (2003), Introduction. How Users and Non-Users Matter, in: Nelly Oudshoorn/Trevor Pinch (Hg.), *How Users Matter: The Co-Construction of Users and Technology*, Cambridge MA/London, S. 1–25.

Pickering, Andrew (1995), *The mangle of practice: Time, agency and science*, Chicago/ London.

Pols, Jeanette (2012), *Care at a distance: on the closeness of technology*, Amsterdam.

Pols, Jeannette/Moser, Ingunn (2009), Cold Technologies versus Warm Care? On Affective and Social Relations with and through Care Technologies, *Alter – European Journal of Disability Research/Revue européenne de recherche sur le handicap*, Jg. 3, H. 2, S. 159–178. Online verfügbar unter: https://doi.org/10.1016/j.alter.2009.01.003

Schroeter, Klaus R. (2005), Doing Age, Korporales Kapital und Erfolgreiches Altern, *SPIEL*, Jg. 24, H. 1, S. 147–162.

Schroeter, Klaus R. (2006), Fitness und Wellness als gesellschaftliche Imperative, *Zeitschrift für Frauenforschung & Geschlechterstudien*, Jg. 24, H. 4, S. 69–89.

Schroeter, Klaus R. (2012), Altersbilder als Körperbilder: Doing Age by Bodification, in: Frank Berner/Judith Rossow/Klaus-Peter Schwitzer (Hg.), *Individuelle und kulturelle Altersbilder. Expertisen zum sechsten Altenbericht der Bundesregierung*, Bd. 1, Wiesbaden, S. 153–229.

Schroeter, Klaus R. (2014), Alte(r) in Bewegung – Alternde Körper zwischen Aufrichtung und Zurichtung, *Education Permanente*, H. 2, S. 32–34.

Schroeter, Klaus R./Zimmermann, Harm-Peer (2010), Doing Age on Local Stage: Ein Beitrag zur Gouvernementalität alternder Körper heute, in: Helga Mitterbauer/Katharina Schenke (Hg.), *Moderne. Kulturwissenschaftliches Jahrbuch 6 (2010/11): Alter(n)*, Innsbruck/Wien/Bozen, S. 72–83.

Suchman, Lucy A. (2007), *Human-machine reconfigurations: plans and situated actions*, 2. Aufl., Cambridge/New York.

Tulle, Emmanuelle (2008), *Ageing, the Body and Social Change: Running in Later Life*, Basingstoke.

Tulle, Emmanuelle (2015a), Physical activity and sedentary behaviour: a vital politics of old age?, in: Emmanuelle Tulle/Cassandra Phoenix (Hg.), *Physical Activity and Sport in Later Life: Critical Perspectives*, Basingstoke, S. 9–20.

Tulle, Emmanuelle (2015b), Theorising embodiment and ageing, in: Julia Twigg (Hg.), *Routledge handbook of cultural gerontology*, London/New York, S. 125–133.

Tulle, Emmanuelle/Dorrer, Nika (2012), Back from the brink: ageing, exercise and health in a small gym, *Ageing & Society*, Jg. 32, H. 7, S. 1106–1127.

Woolgar, Steve (1991), Configuring the User: The Case of Usability Trials, in: John Law (Hg.), *A Sociology of Monsters: Essays on Power, Technology and Domination*, London, S. 57–103.

Wie eignen sich Menschen mit demenziellen Erkrankungen neue Pflegetechniken an? Selektive Türschließtechniken zwischen humanistischer Theorie und ökonomisierter Praxis in der Demenzpflege

Mone Spindler

1. Zur konzeptuellen und empirischen Schärfung der Diskussion über Demenz und Technik

Die Idee, dass die Lebens- und Pflegequalität von Menschen mit demenziellen Erkrankungen auch mit technischen Hilfsmitteln verbessert werden sollte, ist alles andere als neu. Seit den 1990er Jahren wird in der Gerontologie insgesamt ausgelotet, inwiefern Technik zur Emanzipation älterer Menschen (vom Pflegesektor) beitragen kann (vgl. zum Beispiel Zapf u. a. 1994; BMFSFJ 2001: 259ff.). Den häufig als technikfeindlich stigmatisierten Älteren sollte damit nicht zuletzt auch die Teilhabe an technischem Fortschritt erkämpft werden. In diesem Zusammenhang wurden bald auch Forderungen nach neuen Techniken für Menschen mit demenziellen Erkrankungen laut (vgl. zum Beispiel Marshall 1999). Von neuer Qualität ist hingegen die enorme politische, ökonomische und mediale Aufwertung, die das Thema im Zusammenwirken krisenhafter Altersdiskurse und neoliberaler Sozialpolitiken erhalten hat. In vielen westlichen Wohlfahrtsstaaten ist die Entwicklung neuer Techniken für alte Menschen Bestandteil sozial- und wirtschaftspolitischer Strategien geworden. Dem emanzipatorischen Potenzial der Techniken wird dabei ein doppeltes ökonomisches Versprechen an die Seite gestellt: Die Entwicklung neuer Techniken soll nicht nur zu Effizienzsteigerungen im Pflegesektor beitragen, sondern auch Technikentwicklungsunternehmen neue Wachstumsmärkte erschließen. »Innovationen für eine bedarfsgerechte Pflege« sind in diesem Sinne Teil der neuen Hightech-Strategie der Bundesregierung der Bundesrepublik Deutschland (BMBF 2015: 19). Im förderpolitischen und medialen Fokus stehen dabei interaktive Assistenzroboter, die eine »menschliche und selbstbestimmte« Pflege ermöglichen sollen (ebd.).

Welche sozio-technischen Pflegearrangements haben sich in diesem diskursiven und strukturellen Spannungsfeld zwischen Emanzipation und Ökonomisierung herausgebildet? Während sich die meisten der erhofften Innovationen noch in frühen Entwicklungsphasen befinden, stellt sich der technische Alltag in Pflegeeinrichtungen sehr viel ›lowtechnischer‹ dar. So berichtete *DIE ZEIT* im Oktober 2014, dass viele Heime in Deutschland derzeit im Umgang mit Demenz »technisch aufrüsten« (Etspüler 2014). Verschiedene Ortungs- und Türschließsysteme sollen verhindern helfen, dass orientierungslose Menschen mit demenziellen Erkrankungen unbeaufsichtigt die Pflegeeinrichtungen verlassen. Um eine allzu »ungewöhnliche Lösung« (ebd.: 1) handelt es sich dabei allerdings nicht. Bereits 1999 dienten sie der Pflegewissenschaftlerin Mary Marshall als ein Paradebeispiel gelungener Zusammenarbeit zwischen Ingenieuren und Demenzpflegenden (vgl. Marshall 1999: 85f.). Und auch in der ambulanten Altenpflege ist eine Konjunktur von Monitoringtechniken festzustellen (vgl. Schmidhuber u. a. 2016). Zeitgleich entspannen sich in der Gesundheitswissenschaft, Rechtswissenschaft und Ethik Kontroversen über die Akzeptabilität von Überwachungstechnologien bei Menschen mit demenziellen Erkrankungen (vgl. Niemeijer u. a. 2010; Schultz u. a. 2014). Ein breites Spektrum von Nutzen und Risiken für die Einrichtungen, die Pflegesituation und für die Bewohnerinnen und Bewohner wird darin diskutiert. Jedoch fällt auf, dass trotz aller kritischen Kontroversen kaum Untersuchungen darüber vorliegen, wie sich die Mensch-Technik-Interaktion in der Praxis konkret gestaltet. Insbesondere die Perspektiven von Menschen mit demenziellen Erkrankungen und der Einsatz der Technik in Pflegeeinrichtungen sind kaum erforscht (vgl. Niemeijer u. a. 2010).

Diese Forschungslücke ist nicht nur darauf zurückzuführen, dass Mensch-Technik-Interaktionen einigermaßen aufwendig zu untersuchen sind. Sie steht auch in systematischem Zusammenhang mit einem Technikverständnis, das vielen Diskussionsbeiträgen zum Thema Alter und Technik zugrunde liegt. Betrachtet man aktuelle sozial- und kulturwissenschaftliche Perspektiven auf Mensch-Technik-Interaktion (vgl. Oudshoorn/Pinch 2008) im Alter (vgl. Beimborn u. a. 2016: 316ff.)), so fallen drei Verkürzungen auf:

- Häufig dienen die Szenarien, die Hersteller für den Einsatz ihrer Technik entwerfen, als Diskussionsgrundlage. Mensch-Technik-Interaktion lässt sich jedoch nur in konkreten sozio-technischen Ensembles verstehen, die die Interaktionsweisen weitreichend beeinflussen (vgl. Bijker 2002).

- Die Technik wird in diesen Einsatzszenarien meist als ein an sich neutrales Objekt thematisiert, das von einzelnen Pflegenden und Gepflegten über die Mensch-Technik-Schnittstelle wie geplant bedient wird. Mensch-Technik Interaktion ist jedoch ein wechselseitiger, adaptiver und damit offener Aneignungsprozess (vgl. Meister 2011; Hahn 2011).
- Ältere Menschen – insbesondere mit demenziellen Erkrankungen – werden meist nicht als aktive Nutzerinnen und Nutzer von Technik verstanden, sondern eher als Gegenstand technischer Lösungen. Häufig schwingt die – falsche – Annahme mit, dass ältere Menschen technikfern und technikfeindlich sind (vgl. Pelizäus-Hoffmeister 2013) und eine mangelhafte Anpassung an neue Techniken an den Tag legen (vgl. Charness/Czaja 2005).

Ein ausstehender sozialwissenschaftlicher und kritisch gerontologischer Beitrag besteht deshalb in der konzeptuellen Schärfung und empirischen Konkretisierung der Diskussion über Demenz und Technik. Hier gilt es, ausgehend von differenzierten Konzepten der Mensch-Technik-Interaktion und in systematischer Hinwendung zu verbalen wie nonverbalen, intentionalen wie unintentionalen Interaktionen, in den Blick zu bringen, wie sich Menschen mit demenziellen Erkrankungen auf vielfältige und möglicherweise auch kreative oder widerständige Weisen neue Techniken aneignen.

Im Folgenden wird deshalb untersucht, wie sich ältere Menschen mit demenziellen Erkrankungen Türschließtechniken in Pflegeeinrichtungen aneignen. Hierfür werden Ergebnisse einer ethnografischen Untersuchung über zwei Demenzwohngruppen vorgestellt, in denen ein selektives Türschließsystem in Gebrauch ist.[1] Es werden Befunde zu drei Fragen dargestellt, die Ausgangspunkt der Untersuchung waren:

- Zunächst wird das sozio-technische Ensemble skizziert, in dem die Technikaneignungen stattfinden und das diese maßgeblich strukturiert. Hierfür wird gezeigt, wie sich eine Demenzpflegeeinrichtung die selektive Türschließtechnik eines mittelständischen Unternehmens konzeptuell und räumlich angeeignet hat.

1 Die Untersuchung wurde im Rahmen des BMBF-Projekts MATERIA (2013–2015) am Internationalen Zentrum für Ethik in den Wissenschaften der Universität Tübingen durchgeführt. Mein besonderer Dank gilt Maria Beimborn für die gemeinsame Durchführung der Feldforschung. Herzlich gedankt sei auch der untersuchten Einrichtung für ihre große Unterstützung und unseren Gesprächs- und Begegnungspartner/innen für ihre Offenheit, ohne die die Untersuchung nicht möglich gewesen wäre.

- Darauf wird gezeigt, wie sich demenziell erkrankte Bewohnerinnen und Bewohner der Einrichtung das selektive Türschließsystem im Alltag aneignen. Wie kommen sie mit der Technik in Kontakt? Wie gehen sie mit der Türschließtechnik um, und zwar sowohl an den Zimmertüren als auch an der Außentür?
- Schließlich werden die Ergebnisse der Untersuchung im Hinblick auf die Zumutbarkeit des Technikeinsatzes diskutiert. Ausgangspunkt hierfür sind die zahlreichen Legitimationen, die im Untersuchungsfeld selbst für die Technik angeführt werden.

Da kulturelle Aneignungen von Technik – insbesondere die von demenziell erkrankten Menschen – nur begrenzt sprachlich vermittelt sind, war die Untersuchung ethnografisch angelegt. Ausgangspunkt der Feldforschung waren teilnehmende Beobachtungen des Alltags in einer Pflegeeinrichtung, die in zwei ihrer Wohngruppen ein selektives Türschließsystem einsetzt. In jeder der Wohngruppen wohnen in der Regel sieben Bewohnerinnen und Bewohner, die von zwei Pflegekräften und einer Alltagsbegleitung betreut werden. Im Zeitraum von April bis November 2014 habe ich gemeinsam mit Maria Beimborn 13 halbtägige teilnehmende Beobachtungen durchgeführt und in Form von Feldnotizen schriftlich dokumentiert. Die Feldaufenthalte waren durch Beobachtung, Teilnahme am Alltag der Bewohnerinnen und Bewohner und informelle Gespräche gekennzeichnet. Auf Grundlage der ersten Beobachtungsergebnisse wurden Einzelgespräche mit Pflegerinnen, Alltagsbegleiterinnen, Ehrenamtlichen, Angehörigen, Mitbewohnerinnen und Mitbewohnern, dem Hausmeister, der Einrichtungsleitung und einer Richterin durchgeführt. Drei der Gespräche wurden mit einem Audiorekorder aufgezeichnet und zwei davon auch für die Auswertung transkribiert. Die übrigen Gespräche wurden in Form von Protokollen schriftlich festgehalten und sind Teil der Feldnotizen. Die Auswertung der Feldnotizen und Interviews wurde im Forschungsstil *Grounded Theory* durchgeführt (vgl. Corbin/Strauss 2015), also in wiederholten Zyklen von Feldaufenthalten, Auswertung und Theoriebildung. Die entsprechend mehrstufige Kodierung des empirischen Materials wurde mithilfe der Software Atlas.ti durchgeführt. Zur Anonymisierung wurden alle Namen von Personen, Einrichtungen, Techniken, Orten etc., die Rückschlüsse auf das Untersuchungsfeld zulassen, geändert.

2. Das sozio-technische Ensemble

Bevor Menschen mit demenziellen Erkrankungen überhaupt mit dem selektiven Türschließsystem in Interaktion treten, haben im sozio-technischen Ensemble bereits vielschichtige Aneignungsprozesse stattgefunden, die ihre Aneignungsspielräume maßgeblich strukturieren. Zunächst hat sich ein mittelständisches Elektrotechnikunternehmen mit der Entwicklung eines ›Dementenschutzsystems‹ zur selektiven Türschließung den Demenzpflegemarkt angeeignet. Darauf hat sich eine Demenzpflegeeinrichtung dieses Türschließsystem konzeptuell und räumlich angeeignet. Diese Aneignungsprozesse wären eine eigene Analyse wert. Im Folgenden sei das sozio-technische Ensemble nur im Überblick skizziert.

Bei der untersuchten Technik handelt es sich um eine Radiofrequenz-Identifikations-Technik, deren Innovation nicht in technischen Neuentwicklungen liegt, sondern in einer sehr differenzierten und kaum sichtbaren Einpassung in den Pflegeraum. Der wahrnehmbarste der elf Bestandteile der Technik ist ein Plastikarmband, das durch ein aufgemaltes Zifferblatt an eine Armbanduhr erinnert und in das ein Transponder, also ein Funksender, eingelassen ist. Der Verschluss des Transponderarmbands funktioniert magnetisch und lässt sich nur unter Hinzunahme eines speziellen Magneten wieder öffnen. Die Technik soll wie folgt funktionieren: Wenn sich eine Person, die ein Transponderarmband trägt, einer Tür nähert, empfängt die Sensorbox neben der Tür die Signale des Transponders. Handelt es sich um die Außentür oder um die Zimmertüren anderer Bewohnerinnen und Bewohner, arretiert die Sensorbox die Schlossfalle mit einem hörbaren Klicken und die Sensorbox sendet einen Alarm an die Computer und Handys der Pflegenden. Der Person ist es nicht möglich, die Tür zu öffnen. Die Türklinke lässt sich zwar herunterdrücken, sie greift aber nicht im Schließmechanismus, und die Tür bleibt geschlossen. Nur bei ihrer eigenen Zimmertür ist die Sensorbox so programmiert, dass die Tür sich normal öffnen lässt. Personen hingegen, die keine Transponder tragen, können alle Türen normal passieren. Befindet sich jedoch eine Person mit Transponder in der Nähe der Tür, ist der Schließmechanismus arretiert, und niemand kann die Tür passieren. Die Pflegenden verfügen über Gegentransponder, damit sie jederzeit sowie gemeinsam mit ›Transponderträger/innen‹ alle Türen passieren können.

Das selektive Türschließsystem ist nicht eine Technik unter vielen in der Demenzpflegeeinrichtung. Sie ist ein »zentrales Element« (Interview 1:84) ihres Pflegekonzepts. Bauherr, Trägereinrichtung und Einrichtungsleitung haben der Technik die nicht einfache Aufgabe zugeschrieben, Demenzkranke mit »herausforderndem Betreuungsverhalten« (Interview 1:470) nicht wie üblich in gerontopsychiatrischen geschlossenen Einrichtungen, sondern ›integrativ‹ und ›beschützend‹ unterzubringen: Sie sollen zum einen gemeinsam mit Pflegebedürftigen ohne oder mit weniger starken demenziellen Symptomen zusammenleben (integrativ). Zum anderen soll es keine ›geschlossene‹ Einrichtung sein, deren Außentür dauerhaft für alle Bewohnerinnen und Bewohner geschlossen ist, wohl aber eine ›beschützende‹ Unterbringung. So soll zur Akzeptanz, Entstigmatisierung und Entmedikalisierung der »vermeintlich Verrückten« (Interview 1:165) beitragen werden. Das »herausfordernde Betreuungsverhalten« – insbesondere orientierungsloser »Bewegungsdrang«, abweichendes und aggressives Verhalten – stellt die Pflegeeinrichtungen vor besondere Herausforderungen, die sich in der Wahrnehmung der Einrichtungsleitung an den Türen der Wohngruppen kristallisieren. Sie beschreibt uns, dass zwei zentrale Probleme der Einrichtung wie folgt durch die Technik gelöst werden sollen:

Das erste Problem der Einrichtung besteht darin, dass orientierungslose Bewohnerinnen und Bewohner das Haus unbeaufsichtigt durch die Außentüren verlassen. Durch die Türschließung an der Außentür soll verhindert werden, dass die Bewohnerinnen und Bewohner sich und andere im öffentlichen Raum gefährden und dass sich die Einrichtung einer Verletzung ihrer Aufsichtspflicht schuldig macht. Faktisch dient die Technik dem Vollzug von richterlich genehmigten Freiheitsentzügen. Dennoch ist es der Einrichtungsleitung wichtig, zu betonen: »Wir sind keine geschlossene Einrichtung.« (Feldnotizen 1:59) Es ist das Arrangement der Technik im Raum, das diese Gratwanderung zwischen Offenheit und Schutz ermöglichen soll. »Ohne die Laufwege, die da sind, macht diese Technik natürlich auch keinen Sinn« (Interview 1:333), erklärt die Einrichtungsleitung. Für sie ist die Türschließung nur dann ethisch vertretbar, wenn die Bewohnerinnen und Bewohner im Inneren der Einrichtung Laufmöglichkeiten haben und zumindest symbolische Naturerfahrungen machen können. Entsprechend sind beide Demenzwohngruppen um einen begrünten Innenhof gruppiert. Um den Innenhof verläuft ein kreuzgangähnlicher Flur, der mit überwiegend verglasten Wänden vom Innenhof abgetrennt ist. Der Hof lässt sich vom Flurgang aus durch zwei, nicht mit der Transpondertechnik versehene Türen betreten, die sich jederzeit öffnen lassen sollen.

An den Zimmertüren der Wohngruppen, die zu den 15 Einzelzimmern der Bewohnerinnen und Bewohner führen, dient das selektive Türschließsystem einem anderen Zweck als an der Außentür. Hier soll es das integrative Unterbringungskonzept der Einrichtung ermöglichen. Die Einrichtungsleitung erzählt, dass die weniger schwer (demenziell) erkrankten Bewohnerinnen und Bewohner der Einrichtung »viele Nachteile« durch ihre herausfordernden Mitbewohnerinnen und Mitbewohner haben und deshalb geschützt werden müssen (Interview 1:229). Denn im Alltag betreten diese häufig ungebeten die Zimmer ihrer Mitbewohnerinnen und Mitbewohner, was zu erheblichen Konflikten führt. Da einige Bewohnerinnen und Bewohner einen verschobenen Tag-Nacht-Rhythmus haben, geschieht dies auch oft nachts, wenn wenig Personal im Haus ist. Anstatt diese »nächtlichen Aktivitäten« zu unterbinden (Interview 1:426), soll die selektive Türschließtechnik die Privatsphäre der Bewohnerinnen und Bewohner schützen, ohne dabei die Bewegungsräume der herausfordernden Bewohnerinnen und Bewohner allzu stark einzuschränken.

Das zweite Problem besteht darin, dass der Schließtechnik auch eine schwierige Aufgabe zugewiesen wird, die den Pflegesektor insgesamt aktuell prägt (vgl. Newerla 2012): die Vermittlung zwischen der skizzierten humanistischen Pflegetheorie und der ökonomisierten Pflegepraxis. Der Technikeinsatz soll auch ökonomische Vorteile bieten. Die Pflegenden sollen von der zeitintensiven Überwachung der Türen der Einrichtung entlastet werden und entsprechend mehr Kapazität für andere Pflegeaufgaben haben. Zudem ermöglicht das selektive Türschließsystem der Einrichtungsleitung, mehr Betten mit Menschen zu belegen, denen hohe Pflegegrade attestiert wurden und für die entsprechend höhere Beiträge aus der Pflegeversicherung abgerechnet werden können.

3. Aneignungsweisen der Bewohnerinnen und Bewohner

Wie eignen sich die demenziell erkrankten Bewohnerinnen und Bewohner der Einrichtung dieses sozio-technische Ensemble an? Im Folgenden werden drei Schauplätze der Mensch-Technik-Interaktion betrachtet, die im Alltag der Pflegeeinrichtung von zentraler Bedeutung sind. Zunächst wird gezeigt, wie demenziell erkrankte Bewohnerinnen und Bewohner mit der Technik in Kontakt kommen, nämlich durch das ›Anlegen‹ von Transponderarmbändern. Anschließend wird herausgearbeitet, wie unterschiedlich sie sich den Technikeinsatz aneignen, und zwar sowohl an den Zimmertüren als auch an der Außentür der Einrichtung.

›Transponderträger‹ werden

Die Interaktion mit der Technik beginnt in der Regel damit, dass Pflegende den Bewohnerinnen und Bewohnern ein Transponderarmband ans Handgelenk ›anlegen‹. Das ›Anlegen‹ der Transponderarmbänder spielt im Alltag der Demenzwohngruppen und in Gesprächen über die Technik aus mehreren Gründen eine wichtige Rolle. Es ist nicht nur eine Voraussetzung dafür, dass die Technik funktioniert. Mit dem ›Anlegen‹ der Transponder ist auch ein doppelter Freiheitsentzug verbunden: Die Bewohnerinnen und Bewohner können zum einen das Armband nicht ohne Weiteres eigenständig ablegen. Und zum anderen wird an den Bewohnerinnen und Bewohnern mit dem Transponderarmband eine freiheitsentziehende Maßnahme technisch vollzogen, die sie vor allem daran hindern soll, die Einrichtung zu verlassen. Zudem ist das häufig nötige An- oder auch Ablegen der Transponder – zum Beispiel wenn ein Akkuwechsel oder ein Krankenhausaufenthalt ansteht oder wenn eine Bewohner/in sich das Transponderarmband durchgeschnitten hat – nicht immer einfach. Die Technik entlastet die Pflegenden also nicht nur im Hinblick auf ihre Aufsichtspflicht, sie bringt auch neue Verantwortungen mit sich: Die Pflegenden sind verantwortlich dafür, dass die Transponderarmbänder zuverlässig ›angelegt‹ und getragen werden.

Die Einrichtungsleitung erzählt, dass dem ›Anlegen‹ des Transponderarmbandes eine kurze Absprache im Team mit einer recht vielschichtigen Einzelfallabwägung vorangeht. Anhand der Lebensgeschichte, der aktuellen Lebenssituation, der Beziehungen zum Pflegepersonal und der voraussichtlichen Reaktion auf die Technik wird entschieden, ob und gegebenenfalls was man den Personen über die Technik erzählt und ob auch Angehörige informiert werden sollen. Denn es handele sich um eine »Vertrauensgeschichte zwischen Mitarbeitern und Bewohnern« (Interview 1:135). In den Erzählungen der Pflegerinnen und Pfleger klingt dieser deliberative Prozess nicht an. Sie berichten, dass sie den Transponder – von einigen Pflegenden auch »Transporter« genannt – den demenziell Erkrankten als eine Uhr präsentieren. »Wir sagen meistens, dass es etwas Tolles ist, eine Quarzuhr oder eine Magnetuhr.« (Feldnotizen 2:125) Sie folgen damit der Aneignungsweise, die der Hersteller der Technik durch die aufgemalten Zifferblätter auf den Transponderarmbändern nahelegt. In einem Fall wurde dem Bewohner gesagt, der Transponder sei ein Pulsmesser, den der Doktor verordnet habe. Den ganzen Tag würde gemessen und deshalb müsse er ihn 24 Stunden tragen (vgl. Feldnotizen 1:62).

Um die Technik an den Menschen zu bringen, werden also nicht nur die Funktion und der Wert des Armbandes falsch dargestellt, sondern nicht selten auch der Grund, weshalb eine Bewohnerin oder ein Bewohner das Transponderarmband tragen sollte. »Hier ein Geschenk von uns« oder »Das hier ist ein Geschenk von mir«, sagen viele Pflegekräfte und besonders auch das neue Personal (Feldnotizen 1:42). Es fällt auf, dass die Pflegenden relativ wenige Rechtfertigungen für diese faktische Lügengeschichte anbringen. Die demenziell erkrankten Leute verstünden das ohnehin nicht, bekommen wir erklärt. An ihrem anderen Arm trügen sie ja meist ihre eigene Uhr, ohne dabei stutzig zu werden (vgl. Feldnotizen 1:62). Tatsächlich gelingt diese Anlegestrategie nicht selten konfliktfrei, wie im Fall von Frau Kanduza, deren Transponderarmband nach einem Krankenhausaufenthalt wieder ›angelegt‹ werden soll:

> Als Frau Kanduza beim Spazieren durch den Flurgang an zwei Pflegerinnen vorbeikommt, wird ihr das Transponderarmband ruckzuck von diesen angelegt. »Frau Kanduza, hier noch ein Geschenk von uns«, sagt eine Pflegerin. »Hier ist ihre Uhr wieder.« Frau Kanduza hält nicht an, läuft einfach mit dem Transponder am Handgelenk weiter. »Ah, vielen Dank, wie schön«, murmelt sie ohne ihr ›Geschenk‹ anzusehen. (Feldnotizen 1:42, 2:106)

Die ›unbemerkte‹ Lüge über die Funktion des Transponderarmbandes und den Grund des ›Anlegens‹ dient im Pflegealltag dazu, dass sich die Bewohnerinnen und Bewohner die freiheitsentziehende Technik möglichst widerstandslos und unbemerkt aneignen sollen. Die Transponder sollen von ihren Trägerinnen und Trägern als Uhren angeeignet werden, also als eine Technik, die aufgrund ihrer Alltäglichkeit, Vertrautheit und ihrer positiven Assoziation mit zeitlicher Orientierung, Schmuck und Prestige keinen Anlass geben soll, sie abzulehnen. Das Überreichen als ein vermeintliches Geschenk macht das Tragen der Technik noch schwieriger abweisbar. Die Bewohnerinnen und Bewohner werden also nicht oder nur in reduziertem Maße als aktive Akteure gedacht und angesprochen, die sich die Technik selbst aneignen sollen. Sie werden stattdessen zu ›Transponderträgern‹ gemacht und sollen bestenfalls kein Bewusstsein über die kaum sichtbare Technik haben, die ihnen bewusst keine Schnittstelle für eine aktive Interaktion bietet.

Eigensinnige Aneignungsweisen der Transponderarmbänder spielen im Pflegealltag jedoch auch eine wichtige Rolle, sonst wäre die Tarnung der Transponder als Uhren wohl nicht nötig. Herr Lang ist ein nicht demenziell erkrankter Bewohner der Einrichtung, der uns immer wieder auf dem Laufenden hält, wenn Geschichten über die Technik im Haus kursierten. Herr

Lang erzählt, dass viele ›Transponderträger‹ das Bändchen abzureißen versuchen. Auch er wurde schon gebeten: »Können Sie mir das mal losmachen?« Manchen gelänge es, die Transponderarmbänder selbst abzumachen (Feldnotizen 1:24). Wir erfahren, dass die Armbänder mit Messern oder Scheren durchgeschnitten werden oder mit anderen Gegenständen die Magnetschnallen der Armbänder gelöst werden. Die Pflegenden erzählen meist von Herrn Beckmann, der partout keinen Transponder tragen will und schon auf alle möglichen Weisen versucht hat, sich des Armbandes zu entledigen. »Trotz gerichtlicher Verfügung!«, fügt eine Pflegende etwas empört an (Feldnotizen 2:125). Auch die Einrichtungsleitung erzählt, dass es ›Transponderträger‹ gibt, »die sich da echt schwer damit tun« und »sich dagegen auch wehren, indem sie das Ding einfach abmachen« (Interview 1:234). Sie deutet den Widerstand primär medizinisch und erklärt, dass es sich dabei vor allem um Menschen handle, die sich in einer Phase demenzieller Erkrankung befinden, in der sie nicht ständig orientierungslos sind, sondern (phasenweise) über leichte Orientiertheit verfügen und zusätzlich depressive Symptome haben.

Wie lässt sich das wiederholte Abschneiden der Transponder deuten? Sicher als Widerstand – aber wogegen genau? Hier wäre vertiefende Forschung nötig. Das Armband am Handgelenk könnte einfach störend sein, ist eine Vermutung der Einrichtungsleitung. Es könnte sich aber auch um Widerstand gegen die Türschließtechnik handeln. Nicht nur, weil diese Zugänge verweigert und damit Freiheit entzieht, sondern auch, weil sie darauf verweist, dass »es einfach schwierig ist zu ertragen, wie der Körper im Moment ist« (ebd.). Eine nicht demenzkranke Bewohnerin erzählt uns von einer Frau, die unter dem Transponder »wahnsinnig gelitten« habe. »Weil sie überall nicht rein kam und nicht raus. Und weil sie dadurch gezeichnet war.« (Feldnotizen 2:233) In der Tat fungieren die Transponderarmbänder in den integrativ konzipierten Wohngruppen als ›soziale Marker‹, die Menschen mit herausforderndem Betreuungsverhalten optisch differenzieren und eine erkennbare Grenze zwischen ›den Verrückten‹ und ›den Fitten‹ zieht. Gefragt, was bei vehementem, konstantem Widerstand gegen die Transponderarmbänder geschieht, erklärt die Einrichtungsleitung, dass auf wiederholtes Abschneiden wiederholtes Anlegen folgt. »Also damit sind wir schon viel beschäftigt. Danach zu gucken.« (Interview 1:185) Zudem werden neue Anlegestrategien versucht: Pflegende berichten, dass in einem Fall der Transponder statt am Handgelenk hinten an der Hose angebracht wurde. Beim Aufs-Klo-Gehen habe der bekanntermaßen widerständige Herr Beckmann den Transponder jedoch bemerkt und hätte natürlich »Alarm geschlagen« (Feldnotizen 2:125). Seither lief er zuweilen ohne Hose herum, was für große Empörung unter den Mitbewohnerinnen und Mitbewohnern sorgte. Die Einrichtungsleitung berichtet, dass der Hersteller empfehle, den Transponder am Fußgelenk zu befestigen oder in Form eines Pflasters. Letzteres lehnt sie jedoch als zu drastisch ab. Dennoch: »Wenn der Schutz sein muss, dann muss er halt irgendwie sein, gell?« (Interview 1:246)

Die Türschließung an den Zimmertüren

Im Marketing des Herstellers und im Konzept der Pflegeeinrichtung steht der Technikeinsatz an der Außentür im Vordergrund. Im Pflegealltag nehmen jedoch die Interaktionen mit der selektiven Türschließung an den Zimmertüren deutlich mehr Raum ein. Denn die 15 Zimmertüren geben allein schon aufgrund ihrer Anzahl mehr Interaktionsanlässe als die Außentür. Wir begleiteten Bewohnerinnen und Bewohner auf vielen ihrer Runden durch den rund um den Innenhof verlaufenden Flurgang der Wohngruppen, von dem die Zimmertüren und die Außentür abgehen. Da ist zum Beispiel Herr Reinsberg, der mit seinem Rollator zahllose, wie mit dem Zirkel gezogene Runden durch den Flurgang zieht:

> Er bewegt sich auf fragilen Füßen, wortlos, mit konzentriertem, leer wirkendem Blick und meist ohne Halt zu machen an den vielen Türen, die er passiert. Begleitet wird er dabei nur vom Klicken der durch seinen Transponder aktivierten Türschließmechanismen. Da er kein herausforderndes Verhalten zeigt und bisweilen noch sein feiner Humor durchscheint, ist er bei den Pflegekräften beliebt. Der Einrichtungsleitung gilt er als Beispiel für eine gelungene Aneignung der Laufwege und dafür, dass gutes Leben unter Bedingungen von Demenz möglich ist.

Während Herr Reinsberg meist von sich aus in den ihm zugewiesenen Räumen bleibt und die Technik ihm deshalb keine Türen verschließt, ist Frau Wiche in ständiger Auseinandersetzung mit den Zimmertüren. Sie ist heute wieder unterwegs und arbeitet sich mühsam mit ihrem Rollator von Tür zu Tür den Flurgang entlang:

> Frau Wiche geht in ein offen stehendes Zimmer hinein, wo sie von der Bewohnerin darauf hingewiesen wird, dass das ihr Zimmer sei und sie umkehren solle. Darauf geht Frau Wiche an die nächste Tür. Die ist angelehnt, sie öffnet die Tür und tritt ein. Die Bewohnerin dieses Zimmers springt vom Bett auf und bittet Frau Wiche energisch, rauszugehen. Frau Wiche dreht sich also wieder schwerfällig um und

knallt die Tür zu, worauf die Bewohnerin herauskommt und sich beschwert, dass sie die Tür nicht so knallen soll. Dann geht Frau Wiche weiter zur nächsten – für sie aufgrund ihres Transponders verschlossenen – Tür. Sie rüttelt heftig an der Klinke, klopft mit beiden Fäusten gegen die Tür und ruft laut »Hallo, hallo!« und »Aufmachen!« (Feldnotizen 1:34, 40)

Bei unseren gemeinsamen Runden mit ›Transponderträger/innen‹ fällt auf, dass sich diese den Flurgang und den Innenhof gut als Bewegungsräume angeeignet haben. Die Wohngruppen bieten bei allen Laufwegen jedoch relativ wenige Haltepunkte und Rückzugsorte, die zum Ankommen oder Verweilen einladen und Orientierung bieten. Auch unser Blick richtet sich immer wieder auf die Türklinken der Zimmertüren, die den Flur säumen, da diese eine der wenigen Reize sind, die sich den auf dem Flurgang Wandelnden bieten.

Der Alltag mit der Schließtechnik an den Zimmertüren ist geprägt von ihrem Nichtfunktionieren, was teilweise zu großen Konflikten in den Wohngruppen führt. Uns wird von zahlreichen Fällen erzählt, in denen Bewohnerinnen und Bewohner mit Transponderarmband ungebeten in die Zimmer ihrer Mitbewohnerinnen und Mitbewohner gelangt seien. »Es passiert *laufend*, dass Leute in fremden Zimmern sind, fast jede Nacht. Insbesondere bei mir. Meine Zimmertür ist wie ein Magnet!«, beklagt sich eine Bewohnerin. Wir bekommen vielfach berichtet, dass die an sich schon ungebetenen Gäste in den fremden Zimmern zudem manchmal auch ihr herausforderndes Verhalten an den Tag legen und zum Beispiel urinieren oder aggressiv sind. So hat Frau Maier eines Morgens blutige Kratzer im Gesicht. Bei unserer Ankunft in der Wohngruppe werden wir mit der Neuigkeit empfangen, dass eine ›Transponderträgerin‹, die gerade die Einnahme ihrer Medikamente verweigert, Frau Maier nachts in ihrem Zimmer »angefallen« habe (vgl. Feldnotizen 1:18).

Ganz verhindern kann die Technik die Störung der Privatsphäre jedoch auch dann nicht, wenn sie funktioniert. Eine Bewohnerin erzählt uns, dass eine ›Transponderträgerin‹ eine Zeit lang fast jede Nacht zu ihr ins Zimmer gekommen sei, sicher fünf Mal. Manchmal nahm sie ihr die Bettdecke weg und schrie sie auch an. Neulich, als die Technik ausnahmsweise einmal funktionierte, hat sie stattdessen die ganze Nacht an ihrer Türklinke gerüttelt, was sie auch sehr bedrohlich fand (vgl. Feldnotizen 2:79ff.). Von Fällen, in denen die Transponder erwünschten Besuch der Bewohnerinnen und Bewohner untereinander verhindert haben, wird uns interessanterweise nicht erzählt. Kommt dies nie vor? In vielen Beschwerden über ungebetene Gäste schwingt mit, dass nicht nur die Technik, sondern auch das integrative Unterbringungskonzept der Einrichtung nicht funktioniert. »Mit den Transpondern haben wir selber nichts zu tun«, erzählt eine nicht demenziell erkrankte Bewohnerin. »Wir haben auch mit den Leuten, die die Transponder tragen nichts zu tun.« In der Tat verbringt sie ihre Tage mit einigen nicht demenziell erkrankten Mitbewohnerinnen und Mitbewohnern, meistens im sonnigen Teil des Innenhofs, sitzend und nicht selten über die ›Transponderträger/innen‹ furchtvoll lästernd (vgl. ebd.).

Die ›Einbruchsgeschichten‹ gehen Hand in Hand mit Klagen über das Nichtfunktionieren der Technik. Im Laufe unserer Feldforschung erfahren wir viele Facetten des Problems. So stellte sich heraus, dass die Sensorboxen die Transponder zunächst nicht zuverlässig erkennen konnten, was aufwendige Feinjustierungen der Technik nach sich zog. Darüber hinaus gibt es Probleme mit der Software und den Türschließmechanismen, deren Ursachen von der Einrichtung und ihrem Personal oft nur aufwendig oder gar nicht zu finden, zu verstehen und zu beheben sind. Hinzu kommt, dass die Türschließung an den Zimmertüren auch in den Fällen, in denen sie technisch funktioniert, oft nicht zur Problemlösung beiträgt oder zusätzliche Probleme bereitet. Zunächst besteht die prinzipielle Schwierigkeit, dass die Technik nur dann funktionieren kann, wenn die Zimmertüren richtig geschlossen sind und nicht nur angelehnt. Vielen Bewohnerinnen und Bewohnern fällt es aufgrund ihrer reduzierten Körperkraft jedoch schwer, die Türen ganz zu schließen. Eine nicht demenziell erkrankte Bewohnerin beschwert sich über ein weiteres Problem: »Wenn jemand mit einem Transponder an meiner Tür vorbeigeht, dann kann ich selbst nicht in mein Zimmer gehen.« (Ebd.) Zudem klagt die Einrichtungsleitung, dass ihr Personal die Technik nicht verstehe und teilweise auch unbegründete Angst davor habe.

Die Türschließung an den Zimmertüren wird entsprechend als »kaputt« wahrgenommen. »Die Technik funktioniert nicht, die Türen sind manchmal wochenlang kaputt« (ebd.), erzählt eine Bewohnerin resigniert. Auch der Hausmeister klagt: »Ich weiß nicht, das steht doch irgendwie in keinem Verhältnis, dieser riesige Technikaufwand, wenn das so unzuverlässig funktioniert.« (Feldnotizen 2:182; Interview 1:273) Mit dem technischen und sozialen Management dieser Probleme verbringt die Einrichtungsleitung zu ihrem eigenen Ärger unverhältnismäßig viel Zeit. So ist ihr Interesse an unserer Forschung, »herauszufinden, dass die Türschließsysteme nicht funktionieren. Dann können wir dem Unternehmen sagen, dass sie das verbessern müssen.« (Feldnotizen 2:31ff.) Obwohl das Nichtfunktionieren der selektiven Zimmertürschließung den Alltag der Bewohnerinnen und Bewohner, des Personals und der Einrichtungsleitung erheblich erschwert, wird die Technik erstaunlicherweise dennoch von den meisten unserer Gesprächspartnerinnen und Gesprächspartner gut geheißen. »Die Technik ist gut, aber funktioniert nicht« (Feldnotizen 1:60), hören wir. Oder umgekehrt: »Wenn die Technik funktionieren würde, wäre sie schon gut.« (Feldnotizen 2:251)

Noch gravierender ist in der Wahrnehmung der Einrichtungsleitung ein weiteres Problem der Technik: »Die Klinken funktionieren so nicht!« (Feldnotizen 2:31ff.) Wir bekommen berichtet, dass Bewohnerinnen und Bewohner, denen ihr Transponder den Zugang zu einem Zimmer verwehrt, mitunter so heftig an den Klinken rütteln und ziehen, dass diese kaputtgehen. Die Klinken hängen schlaff im Türblatt herunter und greifen nicht mehr in den Türschließmechanismus. Dies hat zur Folge, dass sich die Türen – egal ob mit oder ohne Transponder – nicht mehr öffnen lassen. Die ›Transponderträger/innen‹ setzten die Klinken also außer Betrieb bzw. eigneten sich das Türschließsystem widerständig an. Ihre Handlungsweise erscheint überaus rational. Die Türklinke ist eine gewohnte Technik, die zum Türöffnen einlädt. Sie ist die einzige Mensch-Technik-Schnittstelle, die das Türschließsystem ihnen bietet, und an der sie im wahrsten Sinne des Wortes etwas bewegen können.

Auf unseren Rundgängen mit ›Transponderträgern‹ wurde aber auch deutlich, dass die verschlossenen Türen vielfach als Ausschluss oder Anlass zur Verwirrung empfunden werden (vgl. auch Wigg 2009). Frau Wiche zum Beispiel zeigte ihre Wut deutlich und äußerte, dass sie sich ausgesperrt fühle. Auch die demolierten Klinken erzählen von enormen Kräften, die sich gegen sie richten. Dennoch beschreibt die Deutsche Alzheimer Gesellschaft in ihrer Broschüre über *Technische Hilfen für Menschen mit Demenz*: »Offensichtliches Einsperren wird oft als Bestrafung oder Bedrohung erlebt und kann Angst, Wut oder Panik auslösen.« (Deutsche Alzheimer Gesellschaft 2012: 40) Deshalb sei der Einsatz von Transpondertechniken sogar auch in der privaten Häuslichkeit zu empfehlen, offensichtlich in der Annahme, dass der technisch vermittelte Freiheitsentzug nicht als Einsperren erfahren wird. Die von uns befragte Einrichtungsleitung ist sich hingegen bewusst, dass zumindest die Transpondertechnik für alle Bewohnerinnen und Bewohner eine »Zumutung« ist. Sie erzählt von einem der häufigen Ausfälle der Technik, bei dem die Türen auch für Menschen ohne Transponderarmband verschlossen blieben. »Unzumutbar« sei diese Erfahrung (Interview 1:69ff.). Dass diese den ›Transponderträgern‹ aus Sicherheitsgründen zugemutet wird, wird spätestens mit dem richterlichen Beschluss jedoch nicht mehr hinterfragt.

Bei der Lösung, die die Einrichtung für die kaputten und demolierten Klinken sucht, spielt der Umgang mit der zugemuteten Ausschlusserfahrung keine Rolle. Sie sucht nach technischen Lösungen, die ihrerseits jedoch neue Aneignungsprobleme mit sich bringen. Der Hersteller lässt sich zu ihrem Ärger nicht zu einer entsprechenden Weiterentwicklung seiner Technik bewegen. Sie entscheidet deshalb, probeweise Türknäufe statt Türklinken verbauen zu lassen, die durch Rütteln und Ziehen nicht kaputtgehen können. Jedoch bleibt abzuwarten, ob alle Bewohnerinnen und Bewohner die Knäufe tatsächlich als solche erkennen und bedienen können.

Die Türschließung an der Außentür

Im Verlauf unserer Feldforschung konnten wir nur wenige Interaktionen der Bewohnerinnen und Bewohner mit der Außentür beobachten. Dies liegt nicht nur daran, dass man auf dem Weg durch den Flur 15 Zimmertüren und nur eine Außentür passiert, sondern auch daran, dass die Außentür so gestaltet ist, dass sie noch weniger Anreiz zur Interaktion bieten soll als die Zimmertüren. Sie ist mit einem Drehtürantrieb versehen, weshalb sie weder offen stehen noch angelehnt sein kann. Zudem sind Türknäufe verbaut, die weniger Anreiz zur Türöffnung geben sollen als Klinken. Dennoch passierten im Verlauf unserer Feldforschung immer wieder Vorfälle, in denen die Technik nicht verhindern konnte, dass Bewohnerinnen und Bewohner mit Transponder die Einrichtung verlassen haben. Ursache dafür waren unterschiedliche widerständige Aneignungsweisen der Bewohnerinnen und Bewohner, von denen uns vielfach berichtet wurde. Eine Variante des Routinebruchs an den Außentüren passierte gleich mehrfach im Verlauf unserer Feldforschung. So empfing uns ein Bewohner aufgeregt mit folgender Erzählung:

»Sie haben wieder Jagd auf den Reinsberg gemacht!« Eine FSJlerin hatte zu Feierabend den Rollator von Herrn Reinsberg auf dem Flur entdeckt, Herr Reinsberg selbst war jedoch unauffindbar. Knapp zwei Stunden lang suchte das Personal nach Herrn Reinsberg, dann auch die Einrichtungsleitung, und schließlich mit Polizeiunterstützung. Sie suchten mit großem Aufruhr im Treppenhaus, im Haus, in den Nachbarstraßen und Geschäften. Nachdem die Einrichtungsleitung angeordnet hatte, noch einmal gründlich im eigenen Haus zu suchen, fand man den ›Flüchtigen‹ im dritten Stock der Einrichtung im Bereich der Tagespflege, in dem um diese Uhrzeit sich niemand mehr aufhielt. Herr Reinsberg saß dort auf einem Stuhl am Tisch. Er war tatsächlich drei Treppen hochgestiegen, was ihm bei seinen fragilen Schritten niemand mehr zugetraut hatte. Wir bekommen berichtet, dass Herr Reinsberg bei seinem ›Ausbruch‹ einen ›Fluchthelfer‹ hatte. Herr Beckmann, der selbst das Tragen eines Transponders vehement boykottiert, soll ihm geholfen haben. Und das soll nicht das erste Mal gewesen sein, dass dieser als Fluchthelfer agiert hat (vgl. Feldnotizen 1:35, 2:108ff.).

Wichtige Fragen bleiben offen, da wir den Vorfall selbst nicht beobachten konnten. Wie ist die ›Fluchthilfe‹ wohl konkret abgelaufen? Da die Interaktionen zwischen den Bewohnerinnen und Bewohnern in den Wohngruppen insgesamt sehr reduziert sind, fragt man sich, wie die Beteiligten kommunizierten. Von einer der notorischen Fluchthelfer/innen wird erzählt, dass sie die ›Transponderträger‹ regelrecht verlockt, durch die Außentür zu gehen. Inwiefern geht es dabei um das Unterwandern der Technik oder der Ausweglosigkeit der Einrichtung? Oder sind es eher zufällige Momente? Lässt sich gar ein integratives Moment zwischen den Bewohnerinnen und Bewohnern darin ausmachen? Deutlich wird jedoch: So sehr die Einrichtung betont, keine geschlossene Einrichtung zu sein – in der Wahrnehmung derjenigen, die uns über diesen und ähnliche Vorfälle berichten, geht es um Ausbrüche und Flucht und darauf folgendes Wiedereinfangen. Der Flurgang bietet Laufwege, im Innenhof sind Luft und Licht wahrnehmbar. Die dominante Raumwirkung ist jedoch die der Geschlossenheit. Der Innenhof lässt keinen Blick in die Außenwelt zu. In Kombination mit der unauffälligen Außentür bietet sich eine durchaus freundliche, helle, aber auch unpersönliche und buchstäblich ausweglose Situation. Vielleicht deshalb stoßen die ›Ausbrüche‹ – im Gegensatz zu den ›Einbrüchen‹ in fremde Zimmer – tendenziell auf die Empathie der Mitbewohnerinnen und Mitbewohner. Sie können sich – sicherlich nicht zuletzt aufgrund der Aufklärungsarbeit der Pflegekräfte – in die Situation Demenzkranker einfühlen und deuten den ›Ausbruch‹ als Folge von Orientierungslosigkeit oder auch versuchte Flucht ins eigene, frühere Leben.

Wenn auch die Technik die ›Ausbrüche‹ nicht gänzlich verhindern kann, dient sie doch dem Management der Verantwortung für diese. Es ist die Technik, die ›entscheidet‹, wann eine pflegerische Kontrolle an der Außentür erforderlich ist. So fällt auf, dass die Alltagsbegleiter/innen und Pflegekräfte in den Ausbruchsgeschichten kaum eine Rolle spielen. Sie wären erst dann verantwortlich gewesen, wenn die Technik ihnen einen Alarm an der Außentür gemeldet hätte und sie auf diesen nicht reagiert hätten. Die Technik ist aber auch nicht verantwortlich, weil sie durch ›Fluchthelfer‹ am Funktionieren gehindert wurde. Und auch wenn von ›Ausbrechen‹ und ›Zur-Flucht-Verhelfen‹ die Rede ist, wird in den Erzählungen dennoch klar, dass auch ihnen aufgrund ihrer Erkrankung nicht problemlos Schuld zugesprochen werden kann. Die Verantwortung ist so über das sozio-technische Ensemble verteilt, dass niemand für den Alarmfall in den Wohngruppen schuldig bleibt. Die Einrichtungsleitung betont, dass die Technik eben nicht hundertprozentig sicher sei, es bleibe immer ein »Lebensrisiko«, das sie für ihr offenes Unterbringungskonzept bewusst in Kauf nimmt (vgl. Interview 1:29, 1:167).

Die nicht seltenen Vorfälle, bei denen Bewohnerinnen und Bewohner mit Transpondern die eigentlich gesicherten Außentüren passieren, führen nicht dazu, dass der Technikeinsatz im Untersuchungsfeld infrage gestellt wird. Sie sind im Gegenteil für viele unserer Gesprächspartnerinnen und Gesprächspartner Anlass, die Wichtigkeit und die Alternativlosigkeit der Technik zu betonen. Die Einrichtungsleitung versucht jedoch, das sozio-technische Ensemble so zu modifizieren, dass die Vorfälle an den Außentüren noch unwahrscheinlicher werden. Die Pflegenden und Betreuenden sind angehalten, die Bewohnerinnen und Bewohner, die nach draußen wollen, bei den dahinterstehenden Gefühlen abzuholen und zu überlegen, was man im Moment tun kann, damit es ihnen besser geht (vgl. Interview 1:176). Im Pflegealltag ist hierfür jedoch keine Zeit, zumal das Personal durch die Technik ja gerade von der ständigen Überwachung der Ausgangstür entlastet werden soll. Im Vordergrund stehen stattdessen zwei andere Präventionsstrategien. Erstens wurde im Verlauf unserer Feldforschung die ohnehin kaum als solche erkennbare Außentür von der Einrichtungsleitung und dem Personal Schritt für Schritt noch unkenntlicher gemacht. Das schmale Glaselement im Türblatt wurde nach dem Entkommen einer Bewohnerin mit weißem Papier beklebt, »sodass man nicht sehen kann, dass es dahinter weiter geht« (Feldnotizen 1:50). Eine größere Topfpflanze wurde zudem aus dem Gemeinschaftsbereich vor die Ausgangstür ›verpflanzt‹, um die Aufmerksamkeit der Bewohnerinnen und Bewohner von der Tür abzulenken.

Neben dem Verschwinden der Ausgangstür wird der Umgang mit (potenziellen) Fluchthelferinnen und Fluchthelfern diskutiert. Die Einrichtungsleitung überlegt, ob es gerechtfertigt sei, eine notorische Fluchthelferin zum Umzug in eine andere Wohngruppe zu bewegen. Bisher lehnt die Einrichtungsleitung dies ab, weil sich die Bewohnerin gut eingelebt habe und Ein- und Umzüge in der Einrichtung sehr kritische Situationen sein können (vgl. Interview 1:165). Die Einrichtungsleitung setzt stattdessen auf die – wenn auch nur begrenzt mögliche – Mitverantwortung der Bewohnerinnen und Bewohner: »Uns wurde gesagt, dass wir die Leute mit Transpondern an der Ausgangstür nicht mit rausnehmen dürfen«, erzählt uns eine Bewohnerin. »Und sie haben gesagt, dass wir denen die Transponder nicht abschneiden dürfen.« (Feldnotizen 2:86)

4. Legitimationen einer »Zumutung«

Wie lässt sich der Einsatz des selektiven Türschließsystems in der untersuchten Demenzpflegeeinrichtung bewerten? Wir haben ein sozio-technisches Ensemble kennengelernt, das zum einen integrative, beschützende, entstigmatisierende und ökonomische Demenzpflege ermöglichen soll. Sie steht für zwei Werte, denen aktuell in vielen gesellschaftlichen Bereichen große Bedeutung zugeschrieben wird: für Sicherheit an der Außentür und für Privatheit hinter den Innentüren. Jedoch widerspricht das Ensemble vielen der gängigen Kriterien für gelungene Mensch-Technik-Interaktion (vgl. Ammicht Quinn u. a. 2015): Die Technik befähigt Menschen mit demenziellen Erkrankungen nicht, sondern hindert sie am Passieren von Türen. Sie sollen bestenfalls kein Bewusstsein von dem weitgehend unsichtbaren System haben. Die Menschen entscheiden nicht selbst über den Technikeinsatz, die Technik wird ihnen angelegt. Dabei werden sie nicht selten über die Funktion der Technik und den Grund ihres Einsatzes getäuscht. Die Transponderarmbänder sind so gestaltet, dass man sich ihrer kaum entledigen kann. Widerstände gegen die Technik werden nicht anerkannt, sondern mit Modifikationen des sozio-technischen Ensembles beantwortet, die Widerstand noch schwieriger machen sollen.

Auch viele unserer Gesprächspartnerinnen und Gesprächspartner sind sich bewusst, dass dies eine »Zumutung« (vgl. Feldnotizen 2:235ff.; Interview 1:69ff.) ist – eine Zumutung, die ihnen aus bestimmten Gründen jedoch zumutbar scheint. Entsprechend führen das Personal und die Einrichtungsleitung immer wieder Legitimationen für den Technikeinsatz an – sicher auch, weil wir mit unserer Untersuchung die Technik infrage stellen. Ausgehend von den Argumenten unserer Gesprächspartnerinnen und Gesprächspartner werden im Folgenden die Ergebnisse der Forschung diskutiert.

Ermöglicht die Technik nichtgeschlossene Demenzpflege? – Im Konzept der Einrichtung bietet Technik eine Alternative zur geschlossenen Unterbringung von ›weglaufgefährdeten‹ Bewohnerinnen und Bewohnern. Sie soll eine wenn auch nicht offene, so doch ›beschützende‹ Demenzpflege ermöglichen.

Es ist jedoch nicht die selektive Türschließtechnik an sich, die für Offenheit sorgt. Sie verschließt die Außentür sehr zuverlässig. Es ist die architektonische Gestaltung der Einrichtung, die beschützten Bewegungsraum bieten soll. Viele unserer Gesprächspartnerinnen und Gesprächspartner argumentieren, dass die Türschließung durch das Raumkonzept zumutbar wird. Der kreuzgangähnliche Flur und der Innenhof der Wohngruppen sollen den Bewohnerinnen und Bewohnern zumindest symbolisch ermöglichen, was ihnen durch den Freiheitsentzug verwehrt ist: Bewegungsfreiheit und Naturerfahrung. Die vorliegende Untersuchung macht deutlich, wie wichtig die räumliche Verortung der Technik nicht nur für ihr Funktionieren, sondern auch für ihre Zumutbarkeit ist. Das Raumkonzept der untersuchten Einrichtung ist in der Tat fortschrittlich. Auch hier darf das kritische Fragen nach Bedingungen der Zumutbarkeit jedoch nicht aufhören.

So fällt auf, dass in der untersuchten Einrichtung kaum andere als räumliche Faktoren der Zumutbarkeit des Freiheitsentzugs thematisiert werden. Es gibt zwar Bewegungsräume, aber kaum sozialpädagogische oder therapeutische Bewegungs- und Beschäftigungsangebote für die Bewohnerinnen und Bewohner. Die Pflegenden sind zwar angehalten, ›Transponderträger‹, die die Einrichtung verlassen wollen und nicht können, bei ihren Gefühlen abzuholen. Im Pflegealltag ist für diese schwierige Aufgabe jedoch keine Zeit. Können die oft schmerzhaften Erfahrungen des Freiheitsentzugs ohne eine solche zwischenmenschliche Thematisierung und Bearbeitung zumutbar sein? Schließlich beklagt eine ehrenamtliche Betreuerin, dass Personal und Transportmittel fehlen würden, um Bewohnerinnen und Bewohnern, die möchten und könnten, ab und an Ausgänge in Begleitung zu ermöglichen.

Bedingungen der (Un-)Sicherheit – Ein weiteres Argument zur Legitimation der selektiven Türschließung ist, dass sie Sicherheit bringt, und zwar indem sie verhindert, dass schwer demenziell erkrankte, orientierungslose Bewohnerinnen und Bewohner unbeaufsichtigt die Einrichtung verlassen. Dabei geht es nicht nur um Sicherheit vor Selbstgefährdung im öffentlichen Raum. Ein wichtiges Kriterium für die richterliche Genehmigung der freiheitsentziehenden Maßnahme ist auch, dass die ›Weglaufgefährdeten‹ die Sicherheit anderer Menschen insbesondere im Straßenverkehr gefährden können. Die Einrichtung möchte sich nicht einer Verletzung ihrer Aufsichtspflicht schuldig machen. Die Unsicherheiten, die die Technik reduzieren soll, liegen also nicht allein in den demenziellen Erkrankungen der Bewohnerinnen und Bewohner begründet. Die Einrichtung ist direkt an einer viel befahrenen

Durchgangsstraße gelegen, die auf der Höhe der Einrichtung weder eine Geschwindigkeitsbegrenzung noch eine Ampel noch einen Zebrastreifen aufweist. Zudem ist es nicht selten gerade auch ein Wechsel in ungewohnte Umgebungen – zum Beispiel ein Krankenhausaufenthalt oder ein Umzug in eine Pflegeeinrichtung –, der ›Weglauftendenzen‹ bei Demenzkranken auslösen kann.

Auch wenn es also nicht nur um die Sicherheit der Bewohnerinnen und Bewohner geht und die Unsicherheiten nicht allein in deren demenziellen Erkrankungen begründet sind, wird doch ein erheblicher Teil der Nachteile, die mit der Transpondertechnik verbunden sind, den ›Transponderträger/innen‹ zugemutet. Sie bestehen in der alltäglichen Auseinandersetzung mit scheinbar kaputten Klinken, mit verschlossenen Türen und nicht auffindbaren Auswegen. Diese Ausgrenzungserfahrungen sind die Kehrseite der Sicherheit, die durchaus als neue Unsicherheiten und Anlässe für Verwirrung erlebt werden können (vgl. Wigg 2009). Dies werfen unsere Gesprächspartnerinnen und Gesprächspartner in ihren Abwägungen der Zumutbarkeit der Technik kaum in die Waagschale.

Ermöglicht die Technik integrative Demenzpflege und Entstigmatisierung? – In der untersuchten Einrichtung vermag es die Technik nicht, das äußerst anspruchsvolle Konzept einer integrativen Demenzpflege zu ermöglichen. Grund ist nicht allein, dass die selektive Türschließung an den Zimmertüren äußerst unzuverlässig funktioniert und die ungebetenen Besuche der Bewohnerinnen und Bewohner mit herausforderndem Verhalten nicht zu verhindern vermag. Die Technik ist zudem insofern desintegrativ, als die Transponderarmbänder als Markierungszeichen der schwer demenziell erkrankten Bewohnerinnen und Bewohner wahrgenommen werden. Uns wird berichtet, dass einige ›Transponderträger/innen‹ dies tatsächlich als eine Stigmatisierung empfinden. Zudem verstärkt diese Erkennbarkeit die starken Bemühungen der Bewohnerinnen und Bewohner ohne Transponder, sich als ›die Fitten‹ von den ›Transponderträger/innen‹ abzugrenzen. Denn zum einen nehmen ›die Fitten‹ das herausfordernde Verhalten der ›Transponderträger/innen‹ nicht nur in ihren Privatzimmern, sondern auch in den öffentlichen Räumen der Einrichtung als zutiefst bedrohlich und anstößig wahr. Zum andern herrscht unter ihnen eine große Angst davor, selbst bald ähnlich schwer zu erkranken. Die Abgrenzung von den ›Transponderträger/innen‹ ist damit immer auch eine Selbstversicherung darüber, (noch) nicht in diesem Stadium zu sein.

Dies alles verdeutlicht, dass auch ein funktionierender technischer Schutz der Privatzimmer nur ein kleiner Beitrag zu einer gelungenen Integration der Bewohnerinnen und Bewohner sein kann. Wichtiger erscheinen uns aber professionelle integrationsfördernde Beschäftigungs- und Gesprächsangebote. In der von uns untersuchten Einrichtung jedenfalls besteht der integrative Aspekt der Wohngruppen in nicht mehr als der gemeinsamen Nutzung von Fluren, Essräumen und Innenhof.

Schein und Täuschung – In die als Armbanduhr getarnten Transponder sind Schein und Täuschung bereits eingebaut. Viele Pflegende greifen dies auf und legen den demenziell Erkrankten die Transponderarmbänder als vermeintlich wertvolle Geschenke an. Schließlich würden die ›Transponderträger/innen‹ die Täuschung ohnehin nicht bemerken. Wie lässt sich die Selbstverständlichkeit dieser Lüge im Pflegealltag erklären?

Zum einen geht dem ›Anlegen‹ der Transponderarmbänder bereits ein längerer Aneignungs- und auch Enteignungsprozess voraus. Die Bewohnerinnen und Bewohner kommen in die Pflegeeinrichtung, wenn ihnen vor allem aufgrund ihrer demenziellen Krankheitsgeschichten bereits ein beträchtliches Maß an Orientierung, Bewusstsein und Selbstbestimmung verloren gegangen ist und auch abgesprochen wurde. Darauf folgt eine mehrstufige pflegerische, medizinische und rechtliche Aneignung der Technik. Die demenziell erkrankte Person wird darin selbstverständlich als Gegenstand der Technik verstanden. Zum anderen fügt sich das ›Anlegen‹ in eine gouvernementale Pflegestrategie (vgl. Newerla 2012: 204ff.), die wir im Pflegealltag mehrfach beobachten konnten. Im Umgang mit ›verwirrten‹ Bewohnerinnen und Bewohnern, die in ihrer ›eigenen Realität‹ leben, sind es oft auch die Pflegenden, die irreale Geschichten erfinden oder weiterentwickeln. Dahinter steht zum Beispiel die Absicht, den Stress der Pflegebedürftigen möglichst zu reduzieren (vgl. zum Beispiel Interview 1: 452). Häufig werden die Geschichten aber auch so erfunden und eingesetzt, dass sie anstehende Pflegeaufgaben ermöglichen oder erleichtern – und somit dem Stressmanagement der Pflegenden dienen.

In der aktuellen ethischen Debatte über den Einsatz von Scheinelementen in der Demenzpflege wird unter anderem diskutiert, unter welchen Umständen Täuschungen in diesem Kontext zu rechtfertigen sind (vgl. Graf-Wäspe 2016). Graf-Wäspe argumentiert, dass Lügen, also intendierte und explizite Falschaussagen (wie die Geschichte von der geschenkten Uhr), in keinem Fall zu rechtfertigen sind (vgl. ebd.). Die Einrichtungsleitung spricht selbst an, dass es um das Vertrauen zwischen Pflegenden und Gepflegten gehe (vgl. Interview 1:135), das angesichts der typischerweise asymmetrischen Macht- und Abhängigkeitsverhältnisse in Pflegesituationen von besonderer Bedeutung für gute Pflege sei.

(Wem) Nützt die Technik? – Die selektive Türschließtechnik soll schwer demenziell erkrankte Menschen auf möglichst zumutbare Weise vor einer Selbstgefährdung im öffentlichen Raum schützen – auch wenn die hierfür vorgenommene Einschränkung der Handlungsmöglichkeiten ihren aktuellen Interessen und Bedürfnissen widersprechen mag. Das ›Dementenschutzsystem‹ ist jedoch auch stark auf die Interessen anderer Akteure zugeschnitten und soll deren Handlungsmöglichkeiten verbessern: Es soll die Privatsphäre der Bewohnerinnen und Bewohner schützen, die keine Transponder tragen. Die Pflegenden sollen bei der Erfüllung ihrer Sorgepflicht unterstützt werden. Und der Einrichtung soll die Technik zur Umsetzung ihres integrativen Konzepts und zur Verbesserung ihres Risikomanagements und ihrer Wirtschaftlichkeit dienen. Dient das ›Dementenschutzsystem‹ also allen anderen, nicht aber den Erkrankten selbst?

Betrachtet man den Alltag in der Einrichtung, relativieren sich auch diese Nutzenversprechen. Da die Zimmertürschließung schlecht funktioniert, fühlen sich die Bewohnerinnen und Bewohner durch die Technik nicht gut geschützt. Die Pflegenden sind zwar von der ständigen Aufsicht der Türen entbunden, es entstehen ihnen aber auch nicht unerhebliche neue Pflichten. Sie müssen sich unter anderem mit der Technik vertraut machen, die Transponder an- und ablegen, die Akkuladestände und Alarmmeldungen ständig überwachen. Zwar ermöglicht die Technik, mehr Betten mit Personen hoher Pflegegrade zu belegen, für die höhere Leistungssätze aus der Pflegeversicherung gezahlt werden. Auch erzählt die Einrichtungsleitung, dass Angehörige in den ›Verkaufsgesprächen‹ die Technik häufig als einen Pluspunkt der Einrichtung wahrnehmen. Um aber die Technik funktionstüchtig zu halten, entsteht ein enormer zusätzlicher Aufwand an Kommunikation, Personalmanagement, technischer Nachjustierung, Reparaturen und Modifikationen des sozio-technischen Ensembles. Bezieht man diese in der Diskussion über Pflege und Technik häufig unterschlagenen Kosten ein, scheint der Nutzen der Technik tatsächlich fraglich. Vielmehr lässt sich fragen, inwieweit der Technikeinsatz nicht das Wirtschaften mit unzureichenden Ressourcen festschreibt und legitimiert.

Eine »alternativlose« Technik? – Zunächst fällt auf, dass fast ausschließlich die Türschließung an der Außentür Gegenstand der Legitimationen ist. Denn hier wird das Türschließsystem als eine freiheitsentziehende und damit in der Tat äußerst begründungsbedürftige Technik wahrgenommen. Die Legitimationen leben vom Aufzeigen drastischer Alternativen. Häufig wird dabei wie folgt abgewogen (vgl. Feldnotizen 2:265ff.): Obwohl es sich um eine freiheitsentziehende Maßnahme handele und obwohl die Technik häufig nicht so funktioniere, wie sie eigentlich solle, sei sie dennoch gut, weil alle Alternativen noch schlimmer seien, als da wären: »harte Fixierungsmaßnahmen« (Interview 1:53) wie Bettgitter oder Gurte, »viele Medikamente« (Interview 1:227) oder grundlose Einweisungen in die Gerontopsychiatrie (Interview 1:84). Die selektive Türschließtechnik soll also den Einsatz noch härterer freiheitsentziehender Maßnahmen verhindern, als es die Technik selbst ist. »Die Alternative ist keine Alternative« (Interview 1:53), resümiert die Einrichtungsleitung vor diesem Hintergrund.

Angesichts dieser brutalen Alternativen erscheint die Technik zweifellos als ein Fortschritt. Die Einrichtung schlägt mithilfe der Technik den sogenannten »Werdenfelser Weg« (Lexa 2015) ein, eine wegweisende juristisch-pflegerische Initiative zur Reduktion der in der Tat drastischen freiheitsentziehenden Maßnahmen, die bis heute in der Altenpflege häufig Anwendung finden und bisher kaum gesellschaftlich diskutiert werden (vgl. Billen 2014). Ohne die Fortschrittlichkeit dieses Wegs schmälern zu wollen: Die gängige Wahrnehmung von selektiven Türschließtechniken als »kleineres Übel« trägt, wie Wolfgang Billen zeigt, auch zu einer unkritischen Beurteilung des Technikeinsatzes bei (vgl. ebd.: 106f.). So machen es die drastischen Alternativen unseren Gesprächspartnerinnen und Gesprächspartnern schwer, den Technikeinsatz grundsätzlich infrage zu stellen. Sie nehmen die zahlreichen technischen und nichttechnischen Probleme des Systems stattdessen in Kauf und beurteilen es weiterhin als fortschrittlich. Zudem gerät die Suche nach besseren Alternativen in den Hintergrund.

5. »Liberating the wanderers«

Auf unsere Nachfrage hin haben einige unserer Gesprächspartnerinnen und Gesprächspartner Ideen geäußert, was bessere Lösungen als die selektive Türschließung sein könnten. Die Einrichtungsleitung fände es beispielsweise besser, wenn die Transponder zusätzlich mit GPS ausgestattet wären, sodass sich die Bewohnerinnen und Bewohner auch im öffentlichen Raum bewegen und bei Bedarf geortet werden könnten (vgl. Interview 1:448). Die Forderung der Pflegewissenschaftlerin Johanna Wigg (vgl. 2009), dass Überwachungstechniken nicht zur Verhinderung von ›Ausbrüchen‹, sondern zur Ermöglichung von ›Wanderungen‹ – und damit zur Befreiung sowohl der Wandernden als auch deren Pflegenden – genutzt werden sollten, ist ihr alles andere als fremd. Auch den dahinterstehenden Perspektivwechsel, den Wigg anmahnt, nimmt die Einrichtungsleitung im Gespräch mit uns von sich aus vor. Sie will das Bewegungsverhalten vieler Menschen mit demenziellen Erkrankungen nicht in erster Linie als pathologisches Sicherheitsrisiko deuten, sondern als ein menschliches Grundbedürfnis, dessen Erfüllung Wohlbefinden bringt. Die Leitung beschäftigt sich vor diesem Hintergrund selbst mit der schwierigen Frage, wo zu unterbindende Selbstgefährdung anfängt und ein in Kauf zu nehmendes ›Lebensrisiko‹ aufhört.

Trotz all dieser Überlegungen wird im Alltag des untersuchten soziotechnischen Ensembles den Menschen mit ›Weglauftendenz‹ die Freiheit, die Wohngruppen eigenständig zu verlassen, entzogen und die Technik so eingesetzt, dass sie ihr emanzipatorisches Potenzial nicht entfaltet. Dieser Befund verdeutlicht zweierlei: Zum einen bedarf Wiggs Fokus auf die Veränderungskraft kultureller Deutungen der Demenz einer politico-ökonomischen Erweiterung. Die Pflegewissenschaftlerin räumt selbst ein, dass eine technisch unterstützte Ermöglichung von Wanderungen nur mit deutlich besseren Betreuungsschlüsseln realisierbar sei. Gerade in dieser Hinsicht verfügen (Demenz-)Pflegeeinrichtungen jedoch über keinerlei Handlungsspielräume. So ist auch zu erklären, dass mehrere unserer Gesprächspartnerinnen und Gesprächspartner nur auf Nachfrage äußern, dass eine noch bessere Alternative zur selektiven Türschließung wäre, wenn die Einrichtung deutlich mehr und besser qualifiziertes Betreuungspersonal hätte (vgl. Feldnotizen 2:120, 135). Hier bedarf es grundlegender politischer und struktureller Veränderungen. Zum anderen wirft Wiggs Plädoyer für technisch unterstützte, begleitete Wanderungen die Frage auf, inwiefern das emanzipatorische Potenzial eines solchen sozio-technischen Ensembles überhaupt in der Technik liegt. In Wiggs Szenario informiert die Technik die Pflegenden lediglich darüber, dass eine Bewohner/in die Außentür passiert. Das emanzipatorische Potenzial liegt also in gemeinsamen Wanderungen von Pflegenden und Gepflegten, die sich sehr positiv auf deren Beziehung auswirken können – was auch ohne Technik denkbar wäre.

Über die aktuelle Emphase technischer Pflegelösungen darf der Blick für und die Forderung nach nichttechnischen Alternativen nicht verstellt werden. Hier gilt es, zunächst einmal einen reflexiven Raum für Alternativen zur Technik zu eröffnen und diese kritisch zu untersuchen. Noch besser als eine technische Lösung fände es die Einrichtungsleitung beispielsweise, wenn es Kommunen gäbe, in denen es akzeptiert wäre, dass Menschen mit demenziellen Erkrankungen sich orientierungslos im öffentlichen Raum bewegen, wie sie es selbst in ihrer Kindheit erlebt habe (vgl. Interview 1:470).

Literatur

Ammicht Quinn, Regina/Beimborn, Maria/Kadi, Selma/Köberer, Nina/Mühleck, Mara/Spindler, Mone/Tulatz, Kaja (2015), *Alter, Technik, Ethik. Ein Fragen- und Kriterienkatalog*, Tübingen. Online verfügbar unter: http://www.uni-tuebingen.de/de/40005

Beimborn, Maria/Kadi, Selma/Köberer, Nina/Mühleck, Mara/Spindler, Mone (2016), Focussing on the human. Interdisciplinary reflecions on ageing and technology, in: Linda Nierling/Emma Domínguez-Rué (Hg.), *Ageing and Technology. Perspectives from the Social Sciences*, Bielefeld, S. 311–335.

Bijker, Wiebe E. (2002), *Of bicycles, bakelites, and bulbs. Toward a theory of sociotechnical change*, 4. Aufl., Cambridge MA.

Billen, Wolfgang (2014), Aspekte des Machtmissbrauchs in Pflegeheimen. Pflege zwischen Fürsorge und Gewalt, in: Helmut Willems/Dieter Ferring (Hg.), *Macht und Missbrauch in Institutionen. Interdisziplinäre Perspektiven auf institutionelle Kontexte und Strategien der Prävention*, Wiesbaden, S. 95–110.

BMBF (2015), Bundesministerium für Bildung und Forschung (Hg.), *Technik zum Menschen bringen. Forschungsprogramm zur Mensch-Technik-Interaktion*, Bonn. Online verfügbar unter: https://www.bmbf.de/pub/Technik_zum_Menschen_bringen_Forschungsprogramm.pdf

BMFSFJ (2001), Bundesministerium für Familie, Senioren, Frauen und Jugend (Hg.), *Dritter Bericht zur Lage der älteren Generation – Alter und Gesellschaft und Stellungnahme der Bundesregierung*, Berlin. Online verfügbar unter: https://www.bmfsfj.de/blob/95162/997d1a2221fd8acf30755cdbe5706852/prm-5008–3—altenbericht-teil-1-data.pdf

Charness, Neil/Czaja, Sarah J. (2005), Adaptation to new technologies, in: Malcolm L. Johnson (Hg.), *The Cambridge handbook of age and ageing*, Cambridge, S. 662–669.

Corbin, Juliet M./Strauss, Anselm L. (2015), *Basics of qualitative research. Techniques and procedures for developing grounded theory*, 4. Aufl., Los Angeles/London/New Delhi/Singpore/Washington DC/Boston.

Deutsche Alzheimer Gesellschaft e.V. (2012), *Sicher und selbstbestimmt. Technische Hilfen für Menschen mit Demenz*, Berlin.

Etspüler, Monika (2014), Computerchip statt Pfleger? Demenzkranke sind für Pflegeheime eine Herausforderung: Sie sind oft orientierungslos und versuchen zu flüchten. Viele Heime rüsten nun technisch auf, *Zeit Online*, 23.10.2014. Online verfügbar unter: http://www.zeit.de/gesellschaft/zeitgeschehen/2014–08/demenz-pflegeheim-ortungssystem

Graf-Wäspe, Janine (2016), The Real Truman Show? Über die Legitimität von Schein-Elementen in der Betreuung von Menschen mit Demenz, *Ethik in der Medizin*, Jg. 28, H. 1, S. 5–19.

Hahn, Hans Peter (2011), Antinomien kultureller Aneignung, Einführung, *Zeitschrift für Ethnologie*, Jg. 136, H. 1, S. 11–26.

Lexa, Nadine (2015), Reduzierung von freiheitsentziehenden Maßnahmen. Der Werdenfelser Weg, *NOVAcura*, Jg. 46, H. 7, S. 44–46.

Marshall, Mary (1999), Technology to help people with dementia remain in their own homes, *generations*, Jg. 23, H. 3, S. 85–87.

Meister, Martin (2011), Mensch-Technik-Interaktivität mit Servicerobotern. Ansatzpunkte für eine techniksoziologisch informierte TA der Robotik, *Technikfolgenabschätzung. Theorie und Praxis*, Jg. 20, H. 1, S. 46–52.

Newerla, Andrea (2012), *Verwirrte pflegen, verwirrte Pflege? Handlungsprobleme und Handlungsstrategien in der stationären Pflege von Menschen mit Demenz – eine ethnographische Studie*, Berlin.

Niemeijer, Alistair R./Frederiks, Brenda J. M./Riphagen, Ingrid I./Legemaate, Johan/Eefsting, Jan A./Hertogh, Cees M. P. M. (2010), Ethical and practical concerns of surveillance technologies in residential care for people with dementia or intellectual disabilities. An overview of the literature, *International psychogeriatrics*, Jg. 22, H. 7, S. 1129–1142.

Oudshoorn, Nelly/Pinch, Trevor (2008), User-technology relations. Some recent developments, in: Edward J. Hackett (Hg.), *The handbook of science and technology studies*, 3. Aufl., Cambridge MA, S. 541–566.

Pelizäus-Hoffmeister, Helga (2013), *Zur Bedeutung von Technik im Alltag Älterer. Theorie und Empirie aus soziologischer Perspektive*, Wiesbaden.

Schmidhuber, Martina/Schweda, Mark/Spindler, Mone (2016), Zwischen Überwachung und Fürsorge. Perspektiven der ethischen Debatte um Monitoringtechniken im häuslichen Umfeld älterer Menschen, *Zeitschrift für medizinische Ethik*, Jg. 62, H. 1, S. 43–57.

Schultz, Tanja/Putze, Felix/Kruse, Andreas (Hg.) (2014), *Technische Unterstützung für Menschen mit Demenz. Symposium 30.09.–01.10.2013*, Karlsruhe.

Wigg, Johanna M. (2009), Liberating the wanderers. Using technology to unlock doors for those living with dementia, *Sociology of Health & Illness*, Jg. 32, H. 2, S. 288–303.

Zapf, Wolfgang/Mollenkopf, Heidrun/Hampel, Jürgen (Hg.) (1994), *Technik, Alter, Lebensqualität. Endbericht*, Stuttgart.

III.
Mediale Repräsentationen von Demenz

Forget, Forgot, Forgotten? Cultural Constructions of Dementia in Janet Hepburn's Care Home Novel *Flee, Fly, Flown* (2013)

Ulla Kriebernegg

»I shiver at the thought of sitting in a room filled with old people in wheelchairs and walkers. [...]«
»I hate that,« I say.
»What?«
»The sing-alongs. Sing along with the dead-but-not buried.«
»What are you talking about?« Audrey asks. »Who is dead?«
»Me, when I'm in that place.«

(Hepburn 2013a: 215)

Lilian and Audrey, the protagonists of Janet Hepburn's novel *Flee, Fly, Flown* (2013) whom readers are listening to here, are two nursing home residents who have dementia. One day, they decide that they have had enough of their boring lives in the home, and that it was time for a holiday. They escape the lock-down unit of Ottawa's Tranquil Meadows Nursing Home, steal a car, and drive west to see the Rockies of British Columbia.

In the last 30 years, dementia narratives have developed as a new way of narrating old age against the background of the ›specter of Alzheimer's‹ that is looming large – if we buy into the discourse of crisis that accompanies it, especially in Western Europe and North America, especially with increased longevity (Hartung 2013: 276). »Senile dementia, or Alzheimer's disease has come to represent the ›dark side‹ of longevity,« Heike Hartung argues, and it can be seen as a new »burden narrative« of old age (ibid.: 277). She states that while dementia narratives narrate the end of aging, they »also question the boundaries of life stories by contesting notions such as development, autonomy and personhood« (ibid.). In Hannah Zeilig's words, dementia is a cultural metaphor, which is so persistently associated with crisis, war, uncontrollable natural disaster, and death, and has become synonymous with a general sense of calamity, a complex, unknowable world of doom, ageing, and a fate worse than death (ibid.: 262).

In accordance with these arguments, *Flee, Fly, Flown* challenges the assumption that memory loss can be equated with the loss of autonomous subjectivity and personhood and advocates for a more caring environment that respects and adapts to old people's individual needs, even if these needs change with increasing cognitive impairment. Mark Schweda and Aagje Swinnen contend in their introduction to *Popularizing Dementia* that »persons are more than their brains, that personal identity does not rest on mental continuity, and that the story of dementia exceeds that of tragic loss and decline« (2015: 11).

Fiction has already been tapped as a resource to understand aging and old age better by researchers from disciplines ranging from sociology to anthropology, and from geography to narrative gerontology. The methods and approaches of literary criticism, however, have not sufficiently been incorporated into an analysis of institutional care as represented in care home novels or films that feature residents with dementia. When we look at fictional texts, we can gain from such interpretations some knowledge about individualized experiences of health, of illness, of dementia, of identity. Even if we are perhaps not able to fully understand what it means to live with memory loss, dementia narratives can at least help us recognize what it is like to experience it. How are such experiences narrated, and how can we look at them from the perspective of literary gerontology? In what follows, I will first briefly discuss the development of the newly emerging genre of the *care home novel* and then proceed to a particular example: Canadian author Janet Hepburn's 2013 novel *Flee, Fly, Flown.*

Care Home Novels

Fictional representations of institutionalized eldercare featuring characters with dementia are currently booming. When care homes are represented in novels or films, such depictions usually place an emphasis on the fact that such a home is more than simply a building or residence. Rather, it is, as sociologist Stephen Katz puts it, »a micro-complex of architectural, administrative, financial, clinical, familial, symbolic, and emotional interactions and power relations« (2005: 204). It is, in many ways, a world in itself where a seemingly homogeneous group of people is housed that shares two characteristics: being old and being in need of a certain amount of help in everyday life.

In literature and film, the care home often serves as a symbol, a spatial metaphor for the experience, fears, and uncertainties associated with old age. Used as a setting or spatial frame, the care home illustrates the marginalized social position of old age. The threat of ending up as inmates of »›halfway houses‹ between society as we know it and the cemetery« (Garvin/Burger 1968: 11) has been mirrored in literary texts since the late 1960s and has become increasingly common up until today. The genre of the care-home novel is currently flourishing, reflecting the wide variety of care-giving models that range from prison-like, infantilizing, and even abusive »total institutions« (Goffman 1961: 14) to hotel-like retirement facilities with luxurious amenities and responsible caregivers. Fiction and film that reflect the increasing variety of today's eldercare options, including its positive sides, have recently also begun to appear.

However, texts depicting the home as a place of confinement still dominate the market. The ›horrible home‹, with its parallels to the Gothic novel and the sublime, has become a predominant topos in literary texts. In such places, dementia is the utmost horror – it reinforces the dreadfulness of a forsaken place where the ›living dead‹ are roaming the hallways. The ›fourth age‹ as an expression of the uncanny is presented in stories where the oldest old inflicted with dementia are featured as zombies in a timeless limbo state, a state Haim Hazan terms the »twilight zone of human existence« (1982: 356). In such horror novels, the ›fourth age‹ is always linked to memory loss and represented as a time of suffering. The mindless stage of the ›fourth age‹ is the true horror that haunts newly arrived inmates, who have not yet been initiated into the terrors of the nursing home. The mysteries driving the plot in such novels are usually resolved with recourse to slapstick and comic relief, as in Joe R. Lansdale's short story and movie *Bubba Ho-Tep* (2003). Other novels containing horror elements are *The Tides* by Melanie Tem (1999), winner of the *Bram Stoker Award*, or *The Nursing Home* by James J. Murphy III. (2009), books whose covers feature creepy images of haunted castles, the grim reaper, and the undead. Here, the ›nursing home specter‹ looms large as an expression of the threatening forces associated with old age – which is almost always associated in these texts with dementia – that need to be kept at bay.

However, the care home novel also borrows elements and themes from several other genres: comedy and romance frequently offer templates, and so does the genre of detective fiction, in which elderly residents often slip into the role of the investigator. In several ›care home whodunits‹, the only witness is, unfortunately for the investigator, a person with severe memory loss.

Whereas on the surface, narratives set in care homes that are presented as »total institutions« may at first seem to symbolize decline, they often subvert and challenge ageist stereotypes and decline narratives fervently. They do so by offering striking individual narratives of self-determination and agency, representing escape stories or novels set in luxurious retirement lodges. Read as »Reifungsromane« – novels of ripening, as Barbara Frey Waxman (1985) calls them, or »Vollendungsromane«, novels of completion, a term coined by Constance Rooke (1992: 245), they narrate resistance, and sometimes even progress, despite adverse conditions. Whatever the setting, characters with dementia can occur in all of them. The role of illness and disability is, as Mitchell and Snyder have argued, often that of a »prosthesis« to support works of fiction, functioning either as »a stock feature of characterization« or as »an opportunistic metaphorical device« (quoted in Roy 2009: 44). Fiction, as Wendy Roy writes, depends on illness to highlight particular characters, or to serve as »a metaphorical signifier of social and individual collapse« (ibid.: 47). Sometimes, dementia is used in part as a narrative device to emphasize a postmodernist inability to determine any one's authoritative version of events, but it illustrates the ways in which fiction featuring the relationship of illness to self-narration can contribute to questions of selfhood and identity (ibid.: 44).

Following Irmela Krüger-Fürhoff, »most of the fictional texts and first person or biographically based accounts that have been published up to now revolve around three main themes: senile dementia and early-onset Alzheimer's as a threat to love relationships, as a reformulation of family dynamics and the genre of the ›family novel‹« as in Jonathan Franzen's *The Corrections*, and »as a disease with socio-political dimensions, especially in the context of WW II, the Shoah, and postcolonial migration« (2015: 91). These categories, especially the first two, also hold true to a large extent for representations of dementia in care home novels. In what follows, I would like to look at a specific sub-genre to analyze the representation of dementia: that of the ›Care Home Escape Story‹.

Fly, Fly, Flown as a ›Care Home Escape Story‹

As many dementia narratives, Janet Hepburn's novel is based on the author's personal experience, as she witnessed a frail parent's treatment in a long-term care facility. The novel, as she states in a video interview, was inspired by the wish that her mother would have had the opportunity to make choices for herself:

»I had to write a story about how a person in that position could be free, how they could be more in charge of their own destiny, of how they could live more like they wanted to live, because it's so regimented in there, everything is about safety of care, while there's really nothing about what a person needs or wants psychologically.« (Hepburn 2013b: n.p.)

In the interview, Hepburn shares her experiences as a daughter and caregiver and reveals the concerns she had about putting her mother into institutional long-term care. She contrasts the nursing home as a space of heteronomy and confinement with a space where freedom, control, and independence could be realized. In her novel, Hepburn attempts to create such an alternative fictional world for her protagonists and sends them on a road trip across Canada, from their nursing home in Ottawa to the Canadian West. In the end, however, it turns out that the adventure is too dangerous and exhausting for the two women, and they are again institutionalized.

In the following discussion, I will focus on the generic crossover observed between the nursing home novel, dementia narrative, and road narrative that Hepburn creates in *Flee, Fly, Flown,* and examine how the story is informed by the intersection of gender, age, dementia/disability, and space. I analyze the spatiality of identity construction in the nursing home and look at how old age, frailty, and subjectivity are re-negotiated on the open road. In other words, how does the gendered space of the open road, as Ganser analyzes it (2009) play out for Lillian and Audrey, the two old, forgetful *picaras*?

A reviewer has described *Flee, Fly, Flown* as a »*Thelma & Louise* for the Canadian geriatric set« (Hansen 2013). The reviewer's comparison with *Thelma & Louise* is not surprising given the similarities of the plot and the intertextual references which have become an integral part of road movies and narratives during the past decades (Mayer 2005: 371). That *Flee, Fly, Flown* is definitively a road narrative is already indicated at the story's beginning when Hepburn has Lillian say, »We'll be like Jack Whatisname. You know, *On the Road*? Or Bob Hope and Bing Crosby in *The Road to*... wherever? We'll just see where we end up.« (2013a: 30) However, the reviewer also mentions that simply dismissing the novel as a geriatric escape story would not do justice to the book, as »the novel's subtle nod to issues involving the treatment of persons with dementia infuses the story with a surprising complexity« (Hansen 2013, n.p.). On one hand, the novel uses a dementia narrative as an end-of-life-narrative to justify the protagonists' re-institutionalization. Dementia narratives, as Hartung asserts, »may define the limits of development by narrating the end of memory and consciousness. In approaching the dissolution of the autonomous subject, these stories are concerned with loss and crisis« (2013: 277). On the other hand, Hartung states the following:

»Narratives of Alzheimer's and other age-related dementias depict old age in both its negative and positive aspects. This involves a discourse of crisis, in which Alzheimer's becomes a metaphor for the fears of ageing and a new ›burden narrative‹ of old age for the twenty-first century but it also enables a counter-discourse of ›heroic helplessness‹ and ›successful frailty‹, in which dementia is represented as part of a relational process of development that moves beyond Cartesian subjectivity to embrace a prospective ending of life.« (Ibid.)

In accordance with Hartung's argument, *Flee, Fly, Flown* challenges the assumption that memory loss can be equated with the loss of autonomous subjectivity and personhood. After all, the journey west is traditionally connoted as a progress narrative. Yet, the protagonists in *Flee, Fly, Flown* never reach their destination and are forced to return. The question that arises upon this observation is: why can the two women not succeed? In other words, what should adequate and responsible care-giving for people with memory loss look like?

Flee, Fly, Flown opens on Lillian, the novel's first-person narrator, and her friend Audrey, as they complain about the »tasteless mush« (Hepburn 2013a: 3) and »rubbery cubes« (ibid.: 4) they are served for lunch at Tranquil Meadows. Lillian observes her surroundings: »Pastel uniforms with white sneakers perch on stools, spooning food into random open mouths [...] They write on clipboards, recording how much we eat, how much we leave behind. [...] A mint-green uniform stops at our table and takes away my untouched dinner« (ibid.). Residents are seen as fragmented bodies, their »mouths« a *pars pro toto*, while caregivers have no names but are synecdochically referred to by their outfits: »›Are you cold‹, the uniform asks« (ibid.). Lillian, Audrey, and the other residents are portrayed as »institutional bodies« that are measured and charted (Wiersma/Dupuis 2010) and not as individuals with whom caregivers engage in meaningful relationships.

On the level of space and time, the institution again structures the residents' lives. The nursing home is depicted as a boring, pastel-colored place, where life is organized around bingo, meals, and »silly games and repetitive sing-songs« so that »[d]ays and months are no longer distinguishable, one from the other in this place« (Hepburn 2013a: 11). In fact, the hegemony of institutions has often been discussed with reference to issues of space and time, but residents' perceptions and their experiences of time and temporal orientation have been less frequently examined than those of the medical staff in analyses of the perception of time in long-term care facilities (Wiersma 2012: 75). Analyses have so far mainly focused on institutional routines, pressure, and the culture of »time and task« (Henderson 1995: 42), which is illustrated by Lillian's perspective when she complains to her daughter: »And everything is timed, you know, like a timetable. I eat when they tell me, sleep when they tell me, play bingo when they tell me. Jeez, I even have a poop when they tell me. I could never poop on demand before. I don't know why I have to start now« (Hepburn 2013a: 20). As in many care home novels, the home's unwelcoming and sterile atmosphere, strict – but meaningless – schedule, and limitations in terms of agency and personal freedom are highlighted through the use of examples that again resonate with Goffman's »total institution« (1961). The home signifies inertia and motionlessness, while change and development are impossible.

Because they have both been diagnosed with dementia, Audrey and Lillian live in the locked ward of Tranquil Meadows. It is soon clear to the reader that Lillian's narration cannot always be trusted. For example, Lillian complains about her family members hardly ever visiting her, but when her daughter, Carol, comes from Toronto to take her mother on a shopping tour, Lillian fails to recognize her and has obviously forgotten that they had recently made this arrangement (Hepburn 2013a: 12f.). Her first-person narration is interspersed with flashbacks and dream-like sequences, which indicate that she is confusing words, people, events, places, and times. The same is true for Audrey, and unlike the reader, Lillian is not always aware of her lapses. What remains obvious, however, is that, regardless of their mental state, the two women feel bored, lonely, and isolated, a triad of feelings William Thomas calls the »three deadly plagues of the human spirit« (2014).

One day, »a uniform« wonders why Lillian is cold although it is August, and Lillian is reminded of the fact that August is a »holiday month«. She decides that she and Audrey also deserve a vacation. They share the responsibility of not forgetting their plan: »I wipe my eyes with my sleeve and pull a pen from my sweater pocket. On a napkin, I scribble the word vacation. Twice. I tear the napkin in two and give one piece to Audrey. I fold the other and place it carefully in my pocket beside the pen. ›So we don't forget‹, I say. ›This is important‹« (Hepburn 2013a: 6). Despite their memory loss and physical frailty, the two women are remarkably capable in terms of tricking characters in their environment who tend to underestimate the ›sweet old ladies‹. Each of their steps into freedom is carefully orchestrated: Lillian writes notes in a little notepad, which helps her remember the details of the plan, talks her daughter into buying her a pair of sneakers and a backpack, and carefully observes her to learn how to withdraw money from the bank. Finally, Audrey and Lillian even sign up for a crafts class to get access to a pair of scissors they can use to cut off their electronic »SafeChip« wrist bands, so they can bypass the alarm system that goes off as soon a person wearing it leaves the building. Audrey, finding car keys in her handbag, remembers selling her blue Oldsmobile Intrigue to her neighbors' son. They finally manage to escape the home by deceiving a taxi driver who unlocks the nursing home door for them from the outside, wrongly assuming that they had called him. Luckily, Audrey has a lucid moment and recalls that her home address must be written on her expired driver's license. They take the cab there, steal what used to be Audrey's car from their neighbors driveway, and manage to maneuver the car, even if quite dangerously, to the bank to collect Lillian's money.

In front of the bank, Aubrey has difficulty parking. Always flirtatious, she picks up Rayne, a young man sitting nearby next to his guitar case, backpack, and sleeping bag and asks him for help. The scene, which can serve as an intertextual reference to *Thelma & Louise*, casts some doubt on Rayne: the reader is led to wonder whether he will take advantage of the women, as J.D., the young hitchhiker in the road movie who stole all Thelma and Louise's money, did. Audrey starts a conversation with the young man who, although Lillian obviously mistakes him for her son Tom, does not seem to mind their confusion. The women invite Rayne to join them as a driver. The threesome's destination is determined not by Lillian or Audrey, who do not have any idea where they want to go, but by Rayne, who jumps at the opportunity to visit his father in British Columbia. By abandoning their roles as drivers of the vehicle, choosing instead to be driven, *Flee, Fly, Flown* reconfigures one of the central aspects of the traditional road narrative at this point – that of the car as an expression of independence.

During the course of their journey, the travelers adopt a stray dog, which they call »Shadow« and take with them. At this point of the narration, Rayne does not suspect that he is driving two nursing home fugitives and car thieves. In contrast to »the uniforms« at the nursing home, he treats the women respectfully: »›I'm just setting up my own rules for the trip. If we're gonna be traveling together, we need to be equals. No acting like my guardian, telling me what I can and can't do. You treat me with respect and I'll do the same for you. How's that sound?‹« (Hepburn 2013a: 53f.). Also, he repeatedly answers their question, »Where are we going?« (ibid.: 171f.), very patiently. While Lillian and Audrey never seem to mistrust Rayne, readers may approach him with a bit of skepticism. Although he establishes early on the trip that they are equals, it is not quite clear whether or not he plans to take advantage of the two women. This suspicion is reinforced in a scene in which Lillian and Audrey ask him to take them to a casino to gamble at slot machines. The women are fascinated and overwhelmed by the complicated buttons and the blinking lights. Although they do not know how to play, Lillian even wins quite a bit of money with Rayne's help:

»Players at nearby terminals watch the attendant return with the money. She counts it out into Rayne's palm, but with all the confusion, I can't see or hear the amount. He tucks it into his pocket. We follow Rayne out through the maze of machines and past the man in the lobby. Inside the van, Rayne hands each of us fifty dollars. ›Congratulations‹, he says. ›That's it?‹ I ask. ›With all the lights and bells, it seemed like we won millions.‹ […] ›Yeah, we all won‹.« (Ibid.: 187f.)

Readers suspect Rayne of not giving them as much as he should, which adds to the suspicion established a bit earlier in the novel when readers learn that Rayne, like a mellow version of *Thelma & Louise's* J.D., is »a homeless guy with nothing in his pockets and a record showing a couple of petty charges and vagrancy« (ibid.: 94). The scene also underlines the women's dependence with regard to financial issues, a theme that resonates with Thelma and Louise who »like countless fictional women […] can't hold on to their cash« (Dowell, quoted in Soyka 2002: 60). They are, however, totally dependent on Rayne, who not only functions as their driver and treasurer, but also as their guardian and extended memory. Here, the novel underlines aspects of interdependency. As Patricia Life argues,

»Rayne's role in the story is complex. Hepburn presents him as a son figure in need of guidance, a handsome chivalric prince who sweeps in to rescue the damsels from the distress of living in a nursing home, and also as a Byronic ›bad boy‹ who encourages the ladies in their wild adventures. For example, despite their obvious health limitations, he goes camping with them by a lake and shares some marijuana with Lillian.« (2014: 171)

While the women trust Rayne unreservedly, he begins to have doubts about their trustworthiness. Upon learning about the background of their ›vacation‹, Rayne is afraid that kidnapping and car theft will be added to his less than impeccable police record. He advises the women to turn themselves in to the police and abandons them, taking the stray dog, Shadow, with him.

Their helplessness without him immediately becomes evident: when Lillian and Audrey stop to buy chips in a supermarket, Lillian forgets to pay at the cash register and is accused of shoplifting. Ironically, the cashier accuses her of only pretending to be forgetful and fetches the manager, who urges the women to join him in his office. Lillian, however, puts up a fight and refuses to come along until the »baby-faced young man« (Hepburn 2013a: 100) is embarrassed and lets them leave. Outside, however, she almost breaks down from pain and exhaustion and cannot find their car anymore in the parking lot. Audrey tries to talk to two young men, but when she stretches her hand out to greet them, the two young »hoodlums« (ibid.: 102) grab Audrey's purse and shove her to the ground. A young mother, who happens to pass by in the parking lot, tries to help by offering to call an ambulance and the police, and their journey almost comes to an end. Observing their disorientation and exhaustion, the young woman hesitantly helps them locate their car and only refrains from calling 911 because her toddler starts fussing and crying. Linda McDowell's analysis of the intersection of gender and space dissects the scene:

»When we turn to public spaces we clearly see the effect of the associations of the public/private divide with gender divisions. Because of the strong associations between women and the home, those interior spaces of domesticity, feminist investigations of public spaces have often focused on the problems and dangers that women experience ›outside‹ compared with an assumption that men may take for granted their freedom in and dominance of these spaces. Thus there is a significant literature about the ways in which women experience fear and anxiety, as well as physical danger, harassment and attack in streets and open spaces. […] women who did not conform or keep to their place were constructed as wicked or fallen, subjected to abuse or vulnerable to physical danger, forcing them to reconsider their decision to participate in the public sphere.« (1999: 148f.)

Because Rayne has left them, the two old women are helpless out in the world. Still, Lillian and Audrey manage to get back on the road, but Lillian realizes that she is too shaken to continue driving: »My head is spinning, fogging up so that I have to pull over in the lot and turn off the car. I can't drive. I need time to sort out all that has happened« (Hepburn 2013a: 103). They have no idea where they are, how long they have been traveling, or where they are going. »Please take me home now«, Audrey begs Lillian (ibid.: 104). Time and space are categories of which they can no longer make sense. Lillian is spatially and temporally disoriented and expresses her wish for comfort. »So much space is disconcerting«, she thinks (ibid.: 171) and contrasts the open road, not to the nursing home, but to her childhood home, and expresses her desire to belong, to feel at home: »At home it's crowded but I don't mind. I share a bedroom with my sisters, and space at the table is always cramped. My brothers take up more room than they should with sharp elbows and big feet« (ibid.).

Audrey desperately wants to go back to the nursing home, which is represented as a safe haven in contrast to the open road. The novel here adopts a binary ideological construction of the (care) home as a safe place versus the public space which is portrayed as dangerous. This binary construction is paralleled by the representation of the young male as powerful and in control, whereas the elderly female is depicted as fragile and vulnerable. The protagonists' age and memory loss increase their vulnerability. The limitations of the gendered space experienced by young women in road narratives like *Thelma & Louise* are even more pronounced for Lillian and Audrey. Despite this, Lillian challenges these limits and decides to continue driving: »›We're not going home. We're going back onto the highway and we're getting away from this place and all the places we live [...]. You signed up, and now you're stuck with me. Lucy and Ethel[1] on the move‹« (ibid.: 104). When Lillian mentions two women friends »on the move« and frequently exclaims »Jeez Louise«, she again brings *Thelma & Louise* to the reader's mind. Lillian's determination to continue their journey also resonates with Thelma's command, »Let's not get caught, Let's keep going! Go!« (Scott 01:59:00, quoted in Soyka 2002: 66).

Shaken and confused, the two women continue driving in the pouring rain and accidentally almost run over Rayne and the dog. The rain induces Rayne to get back into the car, but his decision is also triggered by his guilty conscience: »Okay, maybe you're right. I couldn't stop thinking that my grandma would kick my ass if she knew I'd abandoned you, too« (Hepburn 2013a: 107). To get rid of the stolen car, Rayne rents a van and they continue their road trip, travelling westward, stopping at grocery stores, diners, cheap motels, and camping outside, which the women enjoy despite their physical ailments and incontinence, which they take care of by wearing adult diapers: »›We shouldn't need to stop again for awhile‹, Audrey says, a

1 Lucy and Ethel are two figures from the 1950s landmark American television sitcom *I Love Lucy*.

proud look spreading across her face. ›Please don't explain‹, Rayne interrupts. ›I don't need to know everything‹« (ibid.: 110). Here, Rayne's role is limited to that of a driver. As a ›helper character‹, Rayne's role is part of the road novel's genre conventions that follow traditional gender stereotypes.

Both Audrey and Lillian experience moments when their minds slip, and at times the narration focuses on the absurdity of their conversations. Lillian frequently mistakes Rayne for either Audrey's boyfriend, her own son Tom, or her late husband Albert. She also often mistakes Audrey for her favorite aunt Fraise, while Audrey repeatedly talks about going home to her husband Terry who, she assumes, must already be waiting for her. In addition, Lillian cannot always recall what the words, she has scribbled down on her pad to help her remember something, actually mean, while Audrey frequently loses her sense of orientation. Rayne, however, takes the two women for what they are and does not seem to mind the gaps in their memory. As opposed to characters in the institution and their respective relatives, where Lillian and Audrey are first and foremost seen as demented patients, he accepts them as a surrogate family: »You two are more like my grandmother than I first thought« (ibid.: 61). Rayne would also like them to meet his father and invites them to stay at his house. As Patricia Life observes,

> »[u]nlike Lillian's daughter Carol, Rayne seems to understand and accept that this technique of sharing memory on paper and/or with others provides a valid way for the ladies to remain sufficiently competent. He sees no problem with letting them use his memory as an extension of their own, and thus considers that it is reasonable for them to have left the dementia unit. When he eventually has to take Lillian to the hospital, he explains to the ›uniform‹ that ›she may need help remembering‹ (2014: 231). Significantly, he does not say that she does not remember, merely that she may need help to remember.« (Ibid.: 169)

The novel illustrates the importance of intergenerational relationships for the identity construction of both the old women and the young man. When Rayne, after first posing the two old women in binary opposition to himself, begins to recognize that they have similar needs in terms of wishing for a caring family, a sense of belonging, and a home, he begins to identify with them, recognizing their mutual interdependence. He accepts them being different and, thus, their individuality, and this recognition of difference also leads »to an acceptance of the other in the self«, as Roberta Maierhofer argues (2003a: 255f.). One night, when he takes his guitar out and plays some songs that he learned from his grandfather, it is him who needs Audrey's help: Rayne knows the chords and the familiar words of the chorus, and Audrey knows the lyrics. Together, they manage to reconstruct the music from Rayne and Audrey's childhood and youth (Hepburn 2013a: 214).

Their holiday is again endangered when the trio gets stopped by the police for speeding, and it turns out that Rayne is actually Wayne Carpenter who has had »a few minor brushes with the law« (ibid.: 161). Lillian and Audrey's idea to use the fake names »Lucy and Ethel« also triggers the police officer's suspicions, and they are taken to the police station. Although it is soon clear that »Lucy and Ethel« are in fact Lillian Gorsen and Audrey Clark, the two women missing from the nursing home, the police are forced to refrain from calling the home's administration because the women, despite their diagnoses with Alzheimer's disease, are considered adults and are, therefore, free to move (ibid.: 166). They can hardly believe their ears when they hear this and allow the policeman to contact the home, to let the officials know that they are safe, as long he does not give away their whereabouts. This new feeling of freedom is translated on a metaphorical level in terms of space: »Outside, an ocean of brilliant golden-yellow blooms stretches north across a field. It takes my breath away« (ibid.). Lillian does not recognize the flowers, but Rayne explains that what they see are sunflowers and picks one for each woman »to celebrate four days on the road« (ibid.).

A moment later, Lillian again enjoys the free space and the colors of nature: »The colors outside are as vivid as acrylic paint in the mid-morning sun. I imagine myself walking to the horizon in my navy pants and pale blue shirt; picture the trek as color wading through color. […] ›It looks like a postcard‹, I say« (ibid.: 181f.). The strong natural colors are contrasted with the pastel nursing home colors and the open landscape, with the confined space of the care home. Lillian's immersion into nature resembles Walt Whitman's *Song of the Open Road* when he writes, »The earth expanding right hand and left hand/The picture alive, every part in its best light« (quoted in ibid.: 125). Here, the novel partakes in the discourse and myth of mobility and freedom and emphasizes the open road's connotation of individualism, independence, and control for the old women, which can be read as »a textual intervention into normative spatialities«, as Alexandra Ganser observes in another context (2009: 14). Even if the novel is ambivalent at times with regard to its representation of the women's needs, it emphasizes their rights to maintain their agency and freedom and indicates that these are more important than their physical safety. Sitting around a fire pit near a forest one night, Lillian and Audrey have reached a level of individual independence: »I can't stop smiling. ›This is a grand adventure!‹ ›You said it.‹ Audrey drops down onto the log. ›I can die happy now.‹ […] I say, ›It's funny; I'm not afraid of dying anymore. I don't know when that changed for me‹« (Hepburn 2013a: 116). The act of passing through the Canadian wilderness, and the transformations this enacts, functions as a rite of passage for the women.

The old women's newly won feelings of freedom, however, soon are stifled. When the three travelers reach Saskatchewan, Rayne reminds Lillian and Audrey that after they meet his dad, they should begin to consider returning: »›I'm sure he'd say you could stay with us for a few days, but then we'll need to make arrangements for you to get back to Ottawa‹« (ibid.: 199). The women do not want to hear any of this, and Lillian immediately feels sick to her stomach (ibid.: 174). After a while, Rayne convinces them to call the home as well as Audrey's niece, Teresa, and Lillian's children, Carol and Tom: »I also know what it feels like to have a mom leave and not know where she's gone. You're not gonna want to hear this, Lillian, but even though your kids are adults now, it's still gotta be tough on them. For me, that's hard to reconcile« (ibid.). The responsibility of taking care of Lillian and Audrey begins to become a burden to Rayne as soon as he realizes that he will need to continue to be responsible for them even after reaching his home. Their phone calls pull them back into the limited world of their families and the home. The telephone functions as a spatial trap for them, since it reveals their exact whereabouts to Carol, who commands Lillian to wait for her in the motel. Lillian asks Carol whether she would let her stay with her and her husband, but Carol declines, telling her that they would find a nursing home for her closer to their house near Toronto. Lillian knows that this conversation will end her trip. »›No. That's not what I want.‹ I hang up the phone and stare at the metal-framed print on the wall – a snow-capped mountain scene with a lake beyond. It's so ordinary, so unexceptional and yet I can't take my eyes off of it« (ibid.: 220). The mountains she had been looking forward to seeing in reality are momentarily only accessible to her as a print on the wall, a surrogate reality, and she understands that she will not be able to go as far as the Rockies.

In the early morning, Lillian secretly sneaks out of the motel room with Shadow. In the park, she imagines that Albert (her dead husband) is there and fantasizes about his seduction: »Albert brushes past. He ducks inside a tent and opens the flap, calls to me, ›Come see the surprise I have for you, sexy lady.‹ He flashes his buck-naked body at me, all pink and erect, ready« (ibid.: 221). Lillian's imagined sexual encounter in nature reinforces the dichotomy between being alive in the wilderness on one hand, and dying in institutional confinement on the other. She continues looking for Albert and walks further and further into the woods, toward the river, believing that she is in Algonquin Park, a nature reserve in Ontario. Suddenly desperate, she steps into the cold water: »A heaviness settles back over me. It feels all wrong. I am my own person now with new friends, making my own choices, and it's good. I'm on my own adventure, and Carol's call, her coming here to get me, is going to bring it all crashing down« (ibid.: 222). Again, the impersonal, confining space of the nursing home is juxtaposed against the individualism and freedom possible in the Canadian wilderness:

> »I don't want to go back therezznurses wearing surgical gloves, scrubbing my armpits and privates with a scratchy washcloth, rinsing me off with a hose, a bed with railings, and Jell-O and pudding and green beans every day, and I don't want to go somewhere new.
>
> The sky is getting brighter. The air is still. The water is clear despite its churning motion, the riverbank along the edge a scree of stones and rocks, gray and brown with flecks of deep red and gold. It looks like the bottom drops off near the middle, partially hidden by swirls and reflections.« (Ibid.: 222f.)

Lillian takes in the beauty of nature, feels the cold water on her feet, and strokes Shadow's warm, soft fur. »I straighten up and look again at the river, my mind buzzing and addled, then suddenly calm and clear« (ibid.: 223). Lillian's immersion into nature and water is ambiguous. Nature, particularly water, is often described as hostile and threatening in Canadian literature, but also as an element of life, as Linda Hutcheon asserts: »[W]ater is an ambivalent image, it is both the (female) source of life (intertidal, too) and purification and the cause of death« (Hepburn 2013a: 224). For Lillian, it almost means death. Whether or not Lillian attempts to kill herself in this scene remains unclear. She wraps the dog's leash around a root, takes off her shoes, and walks further into the river. It is not clear at this point what Lillian is exactly trying to do. *Fly*, the novel's second part, ends here, and the third part, *Flown*, begins with Lillian trying to locate Albert, who she imagines again, calls out to her, »Lillian, where are you?« (ibid.: 227). In the new chapter heading, the verb ›fly‹ has been turned into the past tense, ›flown‹, and seems to indicate that the ›flying part‹ is over.

Lillian again hears Albert's voice, which is in actuality most probably Rayne's, who has come looking for her. Just as Lillian decides that she needed to get out of the cold water and »stop acting like a child, a defeated, compulsive child« (ibid.: 227), her feet cramp, and she falls into the river. The strong current shakes and pulls her along over rocks and tree trunks, until she ends up entangled in the branches of a tree. Rayne runs toward her and tries to pull her out. The fragmented first person narration indicates that Lillian has lost her consciousness. She only wakes up again in the motel room where Audrey, who assumes that Lillian's injuries must stem from Terry (Audrey's dead husband), is trying to help her out of the hot bathtub. While Audrey still wants to go home for fear of her abusive husband's scolding, Lillian keeps fighting: »We're on the road, honey. That's where we are. We're going somewhere« (ibid.: 230). At this point in the story, Rayne acts irresponsibly when he promises the women that they will continue: »By mid-afternoon, we'll be passing by Calgary. Keep watching and you'll see the city skyline. I want you to look just beyond that« (ibid.: 230). They manage to get Lillian back into the van and continue driving, but Lillian's pain becomes unbearable and she passes out. She wakes up again in hospital, where her confused narration as well as Audrey's obvious disorientation immediately reveals their dementia.

When Lillian awakes, Carol has already arrived to take the two friends back home. Rayne has informed her of her mother's whereabouts and left for British Columbia as soon as he knew that the women were safe. He leaves them a note and an envelope filled with the money he had kept since their visit to the casino. The novel ends back in Ottawa with Carol driving Audrey and Lillian from the airport to the nursing home. Their trip west into freedom, a typical progress narrative, is placed in contrast to the rapid plane ride east, a trip back into institutionalization. While Audrey will most probably stay there, Carol plans to relocate Lillian to a safer place where she cannot run away. Readers wonder how the separation of the two best friends will affect them, but Carol stonewalls any discussion about her mother's relocation. Although the final sentence of the book shows that Lillian is already plotting her next escape –»I pat the envelope that bulges in my pocket, search through my pack for my pen and pad. I need to make a note. So I don't forget.« (ibid.: 237) – her frail and sick condition and Carol's level of determination reveal to the readers that that this will be difficult.

The novel's ending is highly ambivalent; *Flee, Fly, Flown*, as Patricia Life points out, »asks readers to weigh the relative merits of freedom and safety in the lives of aging adults. How much risk is appropriate, and at what point does someone lose the right to assume that risk?« (2014: 174). I agree that the book urges readers to consider questions about responsibility, independence, and self-determination, as well as the question of how better ways of caregiving can be accommodated. The text insinuates that Lillian and Audrey actually return to Tranquil Meadows for their own good. This, however, is only one possible reading of the ending.

Reading *Flee, Fly, Flown* as a road novel, the protagonists' spatial transgressions are highlighted. Road narratives, which center around a protagonist's escape, »express the fury and suffering at the extremities of civilized life, and give their restless protagonists the *false hope of a one-way ticket to nowhere*« (Atkinson, quoted in Soyka 2002: 10 [my emphasis, U.K.]). The narration here sticks to age and gender conventions in such a way that Rayne cannot do anything more responsible than send the two women back to the care home. Lillian and Audrey are »out of place«, as Tim Cresswell puts it: »[S]pace and place are used to structure a normative landscape – the way in which ideas about what is right, just, and appropriate are transmitted through space and place« (1996: 8). Clearly, Lillian and Audrey have transgressed the limits of the space and place assigned to them. An »anocritical« (Maierhofer 2004) reading of the novel's spatiality reveals the double marginalization elderly women suffer. While the elderly male characters' journeys in *Amigoland* (Casares 2009), *Water for Elephants* (Gruen 2007), and *The Forms of Water* (Barrett 2002) normalize and naturalize both desertion and escape, the elderly women's journeys are seen as abnormalities and acts of malice. As Heidi Slettedahl Macpherson argues,

> »[o]f those female escapes which entail a physical journey, most end either with a nod to home, or an actual return; those that do not, attempt to envision a space outside of patriarchal ideology. That space may be the wilderness, as it is for many feminist novels of the 1970s, or it may be marginality, a more common site of escape in the 1980s. Regardless of the ending of these narratives, they are clearly involved in questioning the roles of women, and their ›traditional‹ placement within the domestic sphere.« (2000: 231)

In this respect, *Flee, Fly, Flown* again resembles *Thelma & Louise:* both narratives show that the expression of a wish for a better place is »frustrated by the realization that moving beyond or stepping outside the social and symbolic order altogether is indeed impossible«, as Ganser writes (2009: 87). If one interprets such similarities as intertextual references, Lillian's and Audrey's re-institutionalization can also be read as symbolic death; Thelma and Louise only avoid dying in a blaze of gunfire in the end by committing suicide, i. e., by driving off a cliff. Even though the protagonists' death is part of the traditional generic conventions of the road movie/novel, male protagonists usually die as heroes, and not by committing suicide. By driving off the cliff, Thelma and Louise catapult themselves not only off the road but also out of the genre, as Soyka argues (2002: 67). If the protagonists' death in the last battle is interpreted as the narration's punishment of them for rebelling against the law and social conventions of sedentariness, *Thelma & Louise* shows that the narration's true punishment is delivered in the form of their understanding that they are out of place – both on the road and in the genre. Their suicide, thus, represents punishment for their transgression of genre-related conventions of gender and space (ibid.). For Lillian and Audrey, this punishment consists of being sent back to institutional care and, possibly, into the oblivion of death. At the same time, however, and despite the protagonists' re-institutionalization, Hepburn's rewriting of »*Thelma & Louise* for the Canadian geriatric set« (Hansen 2013: n.p.) can be read as challenging the conventions of both the road novel and the nursing home novel. Such a generic crossover has the potential to reveal and challenge both naturalized and internalized norms in terms of pre-existing dichotomies of space, gender, and age. As Doreen Massey writes, »[o]ne gender-disturbing message might be – in terms of both identity and space – keep moving! The challenge is to achieve this whilst at the same time recognizing one's necessary locatedness and embeddedness/embodiedness, and taking responsibility for it« (1994: 11).

Conclusion

Nursing home novels and dementia narratives, as well as the literary analysis of the spatiality of aging and old age, may challenge the spatial separation in that they counteract a decline narrative and argue for inclusion and participation of people with dementia. It is the task of researchers in the field of *Age Studies* to open up a discussion about what this uncharted territory of old age actually constitutes, and to contest its borders – borders that are quite fluid, as Woodward argues in *Aging and Its Discontents* (1991): Western society, she notes, has not been culturally inventive in the sense of producing age gradations, but merely distinguishes a single binary, young and old, which is hierarchically organized; youth is the valued term and the point of reference used when defining who is old. Cultural representations of age remain locked in primarily negative stereotypes, whereas youth, subjectively speaking, remains a remarkably fluid and seemingly almost infinitely expandable category: it is a »moveable marker« (ibid.: 6). Contrary to popular conceptions of old age, which tend to define it as a distinct period in life, elderly people themselves emphasize the continuity of the ageless self amid changes across the life span. It is, however, necessary to analyze representations of age and aging across the life course from a cultural perspective in order to regain an understanding of this fluid definition of identity (Kriebernegg/Maierhofer 2013: 10).

While representations of even the ›fourth age‹ as a time of agency and self-determination are important because they contest the decline narrative of old age, fictional care home narratives can do even more. As I show by means of the exemplary analysis of *Flee, Fly, Flown*, they can reveal the culturally constructed nature of the binary opposition of young and old and, thus, the ambiguity of living and dying. Whether they are actually set in long-term care facilities or deal with the specter of the nursing home, from which protagonists try more or less successfully to escape, such texts use the setting metaphorically to express cultural assumptions – positive or negative – about aging and old age and, thus, about life itself. In fact, care homes in such texts are always more than simply buildings or residences: they are spatial metaphors that allow authors to talk about existential questions of life, offering them the opportunity to depict the ambiguities and ambivalences of our very existence.

Since the care home is usually a last resort, a space where a ›happily ever after‹ scenario is hardly possible, it is a setting that underscores the finite nature of life and the looming image of our own mortality. The care home is a place within which the human yearning for a progress narrative can rarely be satisfied. Anthropologists such as Renée Rose Shield have argued that care home residents often experience an incomplete rite of passage when moving into a long-term care institution, as they have to leave old roles behind, but do not have any new roles they can assume (1988: 103). They dwell in a »limbo« stage of existence (Hazan 1980), which is often connected to the image of stagnation. Once in a care home, elderly individuals are not expected to develop in terms of a progress narrative anymore, since it is commonly understood that any change in the ›waiting room for death‹ means decline and, ultimately, death. Hazan describes old age metaphorically in spatial terms: »The separation of the aged from society, the identification of ageing with ugliness, evil, and horror, and the reluctance to engage in physical contact with the aged all indicate that ageing is perceived as a dangerous area located, as it were, between life and death« (1994: 68). Even if a narrative of ›the best is yet to come‹ is crafted in many care home stories, it highlights the yearning for such a possibility, rather than actual progress. The space of the care home enables authors to tackle existential issues of life without actually allowing them to drift into trivial ›happily ever after‹ endings. Even if Leslie Larson in *Breaking Out of Bedlam* (2010) has her protagonist Cora Sledge move from the care home back into her old house, and even if Don Fidencio in Oscar Casares's *Amigoland* (2009) escapes to return to his roots in Mexico, such narratives primarily expose the finite nature of life and crystallize the question of what, and not only at the end of the day, defines a ›good life‹.

The French historian Georges Minois writes that »[e]very society has the old people it deserves [...]. Every type of socio-economic and cultural organization is responsible for the role and image of its old people« (1989: 7). I agree with Roberta Maierhofer, who interprets Minois's statement as referring to the task of scholars in the field of American Cultural Studies: they must consciously take on the responsibility for shaping the future (2003b: 344). One way of taking on this responsibility is by advocating, as I have done in this article, a conscious understanding of the reader's position concerning the fears of age and aging, making the ambivalences that we all feel about aging transparent. As American Studies scholars in the field of literary gerontology, we can contribute to changing traditional ways of reading such texts by resisting conventional interpretations of life in the care home as decline narratives. We need to contest readings that link agency solely to a person's own ›home‹, and see ›aging in place‹ as necessarily preferable to institutional long-term care. Only by interpreting the care home in such narratives literally and metaphorically as a space in which self-determination and agency are possible, we can achieve an understanding of experiences of old age as meaningful at all times in all places. Having agency in old age should not be undermined by interpretations that are guided by preconceived and stereotypical notions of age and aging as decline. Interpretations of care home novels and dementia narratives as disempowering, because they victimize frail, elderly people, are often ageist readings. What remains is the challenge of understanding representations of the ›fourth age‹, and the spaces associated with it, not as ›black holes‹ only relevant to those experiencing it, but for us all, and to redefine them as meaningful to understand our existence throughout the life course. As the spatiality of age relations is socially and culturally constructed, the way we narrate and interpret old age is always determined by our own position as readers. Putting age in its place not only means interpreting texts with the narrative power they have, but also making conscious the ambivalences we as readers have regarding age and aging.

References

Atkinson, Michael (1994), Crossing the Frontiers, *Sight and Sound*, 1, p. 14–17.
Barrett, Andrea (2002), *The Forms of Water*, Washington.
Casares, Oscar (2009), *Amigoland*, Boston.
Cresswell, Tim (1996), *In Place/Out of Place: Geography, Ideology, and Transgression*, Minneapolis.
Dowell, Pat (1991), The Impotence of Women, *Cineaste*, 18, p. 28–30.
Franzen, Jonathan (2002), *The Corrections*, New York.
Ganser, Alexandra (2009), *Roads of Her Own: Gendered Space and Mobility in American Women's Road Narratives, 1970–2000*, Amsterdam/New York.
Garvin, Richard M./Burger, Robert E. (1968), *Where They Go to Die: The Tragedy of America's Aged*, New York.
Goffman, Erving (1961), *Asylums: Essays on the Social Situation of Mental Patients and Other Inmates*, Garden City NY.
Gruen, Sara (2007), *Water for Elephants*, Toronto.
Hansen, Dana (2013), Flee, Fly, Flown. Retrieved September 2, 2014, from http://www.quillandquire.com/review/flee-fly-flown/
Hartung, Heike (2013), *Narrating Age: Ageing, Gender and Genre in Anglophone Literatures*, University of Potsdam.
Hazan, Haim (1980), *The Limbo People: A Study of the Constitution of the Time Universe Among the Aged*, London/Boston.
Hazan, Haim (1982), Beyond Disengagement – A Case Study of Segregation of the Aged, *Human Organization*, 41, p. 355–359.
Hazan, Haim (1994), *Old Age: Constructions and Deconstructions*, Cambridge.
Henderson, J. Neil (1995), The Culture of Care in a Nursing Home: Effects of a Medicalized Model of Long Term Care, in: J. Neil Henderson/Maria D. Vesperi (eds.), *The Culture of Long Term Care: Nursing Home Ethnography*, Westport et al., p. 37–54.
Hepburn, Janet (2013a), *Flee, Fly, Flown*, Toronto.
Hepburn, Janet (2013b), Janet Hepburn Interview Part 2: Flee, Fly, Flown. Online available: https://www.youtube.com/watch?v=WhcwHX-NRp4>
Hutcheon, Linda (1986), »›Shape Shifters‹: Canadian Women Novelists and the Challenge to Tradition«, in: Shirley C. Neuman/Smaro Kamboureli (eds.), *A Mazing Space: Writing Canadian Women Writing*, Edmonton, p. 219–227.
Katz, Stephen (2005), *Cultural Aging: Life Course, Lifestyle, and Senior Worlds*, Peterborough.
Kriebernegg, Ulla/Maierhofer, Roberta (2013), The Ages of Life: Living and Aging in Conflict?, in: id. (ed.), *The Ages of Life: Living and Aging in Conflict?*, Bielefeld, p. 9–17.
Krüger-Fürhoff, Irmela M. (2015), Narrating the Limits of Narration: Alzheimer's Disease in Contemporary Literary Texts, in: Aagje Swinnen/Mark Schweda

(eds.), *Popularizing Dementia: Public Expressions and Representations of Forgetfulness*, Bielefeld, p. 89–108.

Lansdale, Joe R. (2003), *Bubba Ho-Tep*, Erste Ausg., San Francisco [*Kindle* E-Book].

Larson, Leslie (2010), *Breaking Out of Bedlam: A novel*, New York.

Life, Patricia (2014), *Long-Term Caring: Canadian Literary Narratives of Personal Agency and Identity in Late Life*, University of Ottawa. Retrieved August 7, 2014, from http://www.ruor.uottawa.ca/handle/10393/31162?mode=full

Macpherson, Heidi S. (2000), *Women's Movement: Escape as Transgression in North American Feminist Fiction*, Amsterdam.

Maierhofer, Roberta (2003a), Crossing (Age) Lines and Negotiating Difference: Narrative Bonds in American Fiction, in: Bernhard Kettemann/Georg Marko (eds.), *Expanding Circles, Transcending Disciplines, and Multimodal Texts. Reflections on Teaching, Learning and Researching in English and American Studies*, Tübingen, p. 249–261.

Maierhofer, Roberta (2003b), *Salty Old Women: Eine anokritische Untersuchung zu Frauen, Altern und Identität in der amerikanischen Literatur*, Essen.

Maierhofer, Roberta (2004), Third Pregnancy: Women, Ageing and Identity in American Culture. An Anocritical Approach, in: Christa Jansohn (ed.), *Old Age and Ageing in British and American Culture and Literature*, Münster, p. 155–171.

Massey, Doreen (1994), *Space, Place and Gender*, Cambridge.

Mayer, Ruth (2005), »Just Driving«: Contemporary Road Novels and the Triviality of the Outlaw Existence, in: Klaus Benesch/Kerstin Schmidt (eds.), *Space in America: Theory, History, Culture*, Amsterdam/New York, p. 369–384.

McDowell, Linda (1999), *Gender, Identity, and Place: Understanding Feminist Geographies*, Minneapolis.

Minois, Georges (1989), *History of Old Age: From Antiquity to the Renaissance*, Cambridge.

Murphy III, James J. (2009), *The Nursing Home*, Shrub Oak NY.

Rooke, Constance (1992), Old Age in Contemporary Fiction. A New Paradigm of Hope, in: Thomas R. Cole/David van Tassel/Robert Kastenbaum (eds.), *Handbook of the Humanities and Aging*, New York, p. 241–257.

Roy, Wendy (2009), The Word is Colander: Language Loss and Narrative Voice in Fictional Canadian Alzheimer's Narratives, *Canadian Literature*, 203, p. 41–61. Online available: https://canlit.ca/wp-content/uploads/2015/09/CL203-Full-Issue.pdf

Schweda, Mark/Swinnen, Aagje (2015), Popularizing Dementia: Public Expressions and Representations of Forgetfulness, in: Mark Schweda/Aagje Swinnen (eds.), *Popularizing Dementia: Public Expressions and Representations of Forgetfulness*, Bielefeld, p. 9–20.

Scott, Ridley, dir. *Thelma & Louise.* Perf. Susan Sarandon and Geena Davis. Pathé Entertainment, 1991.

Shield, Renée R. (1988), *Uneasy Endings: Daily Life in an American Nursing Home*, Ithaca NY.

Soyka, Amelie (2002), *Raum und Geschlecht: Frauen im Road Movie der 90er Jahre*, Frankfurt/M./New York.

Tem, Melanie (1999), *The Tides*, New York.

Thomas, William H. (2014), *The Eden Alternative® – Improving the Lives of the Elders*. Retrieved August 30, 2014, from http://www.edenalt.org/

Waxman, Barbara F. (1985), From »Bildungsroman« to»Reifungsroman«: Aging in Doris Lessing's Fiction, *Soundings: An Interdisciplinary Journal*, 68, p. 318–334. Online available: http://www.jstor.org/stable/41178344

Wiersma, Elaine C. (2012), »You Can't Turn Back the Clock«: Conceptualizing Time after Institutionalization, *Canadian Journal on Aging/La Revue canadienne du vieillissement*, 31, p. 73–85.

Wiersma, Elaine C./Dupuis, Sherry L. (2010), Becoming Institutional Bodies: Socialization Into a Long-Term Care Home, *Journal of Aging Studies*, 24, p. 278–291.

Woodward, Kathleen M. (1991), *Aging and Its Discontents: Freud and Other Fictions*, Bloomington.

Zeilig, Hannah (2014), Dementia as a cultural metaphor, *The Gerontologist*, 54(2), p. 258–267.

»Keine Erfahrung haben mit dem Auseinanderfallen« – Funktionen der bi-perspektivischen Erzählung von Demenz in Ulrike Draesners »Ichs Heimweg macht alles alleine« (2006)

Susanne K. Christ

Ein älteres Paar verbringt einen letzten Sommer im gemeinsamen Ferienhaus in Frankreich. Sarah, die Ehefrau, scheint desorientiert zu sein: Im Morgengrauen steigt sie unbemerkt von ihrem Mann Hans auf das Dach des Hauses und balanciert auf dem First. Als er sie findet, sieht sie ihn, ruft seinen Namen und rutscht über das Dach in seine Arme. – Ulrike Draesners Erzählung »Ichs Heimweg macht alles alleine«, erschienen 2006 in dem von Klara Obermüller herausgegebenen Erzählband *Es schneit in meinem Kopf*, thematisiert in einer geteilten Perspektive die Veränderungen und Machtstrukturen einer Paarbeziehung durch die Demenz der Partnerin und wirft auf verschiedenen Ebenen ein Licht auf die Probleme und Grenzen, auf die man in der Beschäftigung mit dem Phänomen stößt. Ein Schlüssel dazu ist die Perspektivstruktur des Textes. In einer narratologischen Analyse möchte ich auf folgende Fragen eingehen: Wie wird Demenz erzählt? Wie verhalten sich die Perspektiven, die dabei eingenommen werden, zueinander? Welche Effekte ergeben sich daraus? Was kann also die Betrachtung fiktionaler Literatur zur Demenzforschung beitragen?

1. Die Perspektivenstruktur der Erzählung

Am Beginn jeder Erzählung über Demenz steht ein narrativ-epistemologisches Problem. Wer das Wahrnehmen und Erleben einer Figur mit Demenz aus der Ich-Perspektive erzählen will, steht vor dem Paradox, anhand einer Erzählinstanz, die zunehmend nicht mehr erzählen kann, dieses Nicht-erzählen-Können zu erzählen. Heike Hartung geht in ihrer Beschreibung dieses Umstandes insbesondere auf den Aspekt der temporalen Ordnung ein:

»Eine Krankheitserfahrung, die durch die allmähliche Auflösung des Erinnerungsvermögens, des Zeitempfindens und des Ich-Bezugs gekennzeichnet ist, steht im Widerspruch zur narrativen Struktur einer chronologischen Erzählung.« (Hartung 2010: 126) Dem wird unterschiedlich begegnet. Während einige Texte auf eine Außenperspektive zurückgreifen, beispielsweise auf die eines pflegenden Angehörigen wie in Arno Geigers Roman *Der alte König in seinem Exil* (2012) oder die eines allwissenden Erzählers wie Jonathan Franzen in *Die Korrekturen* (2003), werden am anderen Ende des Spektrums Sprachverfallprozesse bei Demenz bewusst aufgegriffen und zum Gestaltungsprinzip gemacht, zum Beispiel in J. Bernlefs Roman *Hirngespinste* (1988), auf den in der hier darzustellenden Erzählung intertextuell verwiesen wird (vgl. Draesner 2006: 75). Hans-Georg Pott meint zu dieser Herangehensweise kritisch: »Versuche, eine fiktionalisierte, fragmentierte und weitgehend unverständliche Sprache aufzuschreiben, die es gibt, lassen ›normale‹ Leser wie mich ziemlich ratlos zurück, weil ich dann auch nichts verstehe.« (Pott 2014: 175) Draesners Text fokussiert dieses narrativ-epistemologische Paradox und deckt in der Perspektivenstruktur beide der oben genannten Annäherungsweisen an Demenz ab.[1]

Die Erzählung besteht aus einem Demenzdeskriptiv im engeren Sinne, einer autodiegetischen Ich-Erzählung aus der Perspektive einer fiktionalen Betroffenen, in der imaginierte demenzielle Veränderungen als poetologisches Gestaltungsprinzip auf der *discours*-Ebene und als eines der Hauptthemen auf der *histoire*-Ebene angesetzt werden, und einer Angehörigenperspektive, hier die des pflegenden Ehemanns. Durch die semantisierte literarische Form der Doppelperspektive der beiden Eheleute werden die Ereignisse also zweifach beleuchtet: Einmal ›von innen‹, in Sarahs Textteil, einmal ›von außen‹, durch Hans. Der Text ist in zwei jeweils elf Seiten umfassende Teile gegliedert, deren Übergangspunkt eine in den Text montierte Anzeige bildet, die Hans aufgibt, um das Haus zu verkaufen, wie man später erfährt (vgl. Draesner 2006: 69, 80). Es gibt keine Rahmung durch eine Erzählinstanz, beide Teile sind jeweils autodiegetisch in der ersten Person mit fester interner Fokalisierung (*sensu* Genette) in zitierter Gedankenrede und

1 Weitere multiperspektivische Zugänge bei Demenz sind beispielsweise B. S. Johnsons *House Mother Normal* (1971) und *On n'est pas là pour disparaître* von Olivia Rosenthal (2007). In beiden Texten wird eine Vielzahl von Stimmen über Demenz gehört, immer befinden sich darunter auch ›demente‹ Stimmen, die selbst ihre Sicht der Dinge berichten. Auf diese Weise wird auch hier das narrativ-epistemologische Paradox des Erzählens über Demenz thematisiert.

im *evocative present* erzählt. Es besteht also »eine Koinzidenz von Diskurs und Geschichte«, deren »dehistorisierende[r] Effekt [...] den Realitätsstatus der erzählten Handlung schillernd« macht (Lahn/Meister 2008: 94, 72) – passend zum Thema des Textes. Rückblickend kann der erste Teil Sarah, der zweite Teil der Erzählung Hans zugeordnet werden, die jeweils als »Ich« ihre Version derselben Ereignisse berichten.

Betrachtet man die Erzählung als Ganzes, lässt sich (im Anschluss an die narratologische Kategorisierung von Vera und Ansgar Nünning) von biperspektivischem Erzählen sprechen. Deren Arbeitsdefinition der Funktion multiperspektivischen Erzählens lautet: »Die multiperspektivische Auffächerung der fiktiven Welt verlagert [...] die Aufmerksamkeit des Rezipienten von der Ebene des Geschehens auf die Subjektivität der Perspektiventräger und veranlaßt ihn dazu, die unterschiedlichen Versionen und Perspektiven einander zuzuordnen.« (Nünning/Nünning 2000a: 18) Die bi-perspektivische Anlage mit der ihr impliziten Aufforderung, das Verhältnis der beiden Textteile zu untersuchen, ist auch im vorliegenden Fall ein Schlüssel zum Verständnis des Erzähltexts; denn schon nach der ersten Lektüre des Textes wird klar, dass Sarahs und Hans' subjektive Betrachtungen sich in vielen Punkten unterscheiden. Sie sollen deshalb im Folgenden zunächst getrennt voneinander analysiert werden.

2. »Kriecht mühselig hin« – Die Erzählung von Sarah

In der sukzessiv erzählten Bi-Perspektive steht Sarahs Textteil am Anfang. Er geht unmittelbar ohne erzählerische Rahmung *in medias res*. Man versteht Sarahs Erzählung kaum, Bezüge zu Raum und Zeit bleiben trüb, ihre Sprache ist vor allem auf der Ebene des Lexikons, der Syntax und der Semantik verfremdet. Damit soll vermutlich ihre kognitive Beeinträchtigung dargestellt werden. Heike Hartung formuliert dieses Verfahren folgendermaßen: »Deutlich wird im ersten Teil der Erzählung lediglich, dass hier ein Ich Erfahrungen macht, die befremdlich sind, dass es nach Orientierung sucht« (Hartung 2010: 123). Auch im folgenden Ausschnitt bleibt opak, was geschieht:

»Es war leicht hereinzukommen, keine Schwelle oder – doch, eine Tür, aber erst als ich sich umdrehte, da war ich schon drin, und dann wieder das Licht, Wolken am Himmel, Schafe, will ich denken, aber ich denkt Rauch, ich wischt das Fenster frei, es ist so glatt, durchsichtig, als wäre es nicht da, und manchmal ist ich nicht da, und dann wieder das Licht, das Licht auf den Steinen, wie ein Stein ist ich hereingerollt, keine Schwelle, Welle, ich hört das Wasser, es ist der Bach, Bach in den Rohren, das Haus.« (Draesner 2006: 59)

Der zugleich einfache und deutlichste Verfremdungseffekt, der genutzt wird, um Sarahs Verwirrung sprachlich darzustellen, ist wie in »ich denkt« die Verwendung der Personalpronomina der ersten Person Singular in Kombination mit den konjugierten Verbformen der dritten Person Singular.[2] Heike Hartung bezeichnet das als Sprechen eines »entzweite[n] Ich« (2010: 123). Aber auch die zahlreichen Assoziationen (hier: »Wolken« mit »Schafen« und »Rauch«) und die lautlichen Verknüpfungen (»Schwelle, Welle«) und das Auslassen von Interpunktion (vgl. Draesner 2006: 59) sowie im weiteren Verlauf Aposiopesen, vielfache Wiederholungen, Auslassungspunkte, unverständliche Wörter wie »Unterhau«, »Qurbel« und »Berstenteuer« (möglicherweise ein Spiel mit dem Wort Abenteuer, (vgl. ebd.: 64f.) tragen zur Verunklarung des Textes bei, der auch durch die langen, meist durch Kommata, weniger durch Punkte getrennten Abschnitte wie ein innerer Monolog wirkt[3]. Immer wieder werden Gedankengänge durch Einschübe unterbrochen, nur selten wird der Faden danach wiederaufgenommen, meist geht die Assoziationskette weiter. Auffällig ist auch, dass viele dieser Techniken nicht nur für Demenz tatsächlich typische Wortfindungs- bzw. Wortbildungsstörungen aufzeigen wie in »Na...Na...Nasen« (ebd.: 65), sondern dass auch sonstige sprachliche Besonderheiten bei Demenz, beispielsweise Formen der Referenz, durch Ersetzungen mit Partizipialsubstantiv, zum Beispiel »das Gemachte« (ebd.), und durch Benennung des Gegenteils oder Umschreibungen abgebildet werden. Bäume werden als »die Großen Grünen« (ebd.) bezeichnet. Neben vielen Reimen werden auch Ausschnitte aus Kinderliedern zitiert, die teilweise wiederum verfremdet sind (vgl. ebd.: 60f., 64, 66). In den literarischen Text fließt neurolinguistisches Wissen in Be-

2 Dadurch wird unter anderem verunklart, ob es sich um eine autodiegetische Ich-Erzählung oder um eine Erzählung in der dritten Person handelt. Die Fokalisierung ist intern, was für eine figurale Erzählung spricht. Eine Erzählinstanz (*overt narrator*) ist nicht markiert. Es liegen einige Sätze mit Subjekt-Prädikat-Kongruenz in der ersten Person Singular vor (vgl. Draesner 2006: 59 ff.). Zudem wird textstrategisch die Gegenüberstellung der Perspektiven der beiden Eheleute so direkter, weil sie nicht durch eine weitere Erzählinstanz gefiltert ist.

3 Ich folge der Definition von Alan Palmer: »Interior monologue describes the long continuous first-person passages or whole texts that contain uninterrupted, unmediated free direct thought.« (2004: 24)

zug auf Sprachveränderungen bei Demenz ein.[4] In vielen Teilen erscheint die Sprache chiffriert und die semantischen Bezüge bleiben unklar. Sarahs Handlungen sind aus der Sprachhandlung kaum ersichtlich, bis zum Ende ihres Erzählabschnitts der Name Hans gehäuft auftaucht, was zumindest die Vermutung zulässt, dass er auftritt. Auch benutzt sie mehrfach das Verb »kriechen« (ebd.: 62, 68f.), was aber ohne die Kenntnis des zweiten Erzählungsabschnitts ebenso wie die einmontierte Anzeige für den Hausverkauf zunächst unverständlich bleibt.

Sarahs Sprachschwierigkeiten werden nicht nur zum Gestaltungsprinzip des Textes, sondern werden auch auf der Inhaltsebene thematisiert: »Anduze, hat Hans gesagt,/ meine recluse,/ was hat das geheißen, als wären es Wellen oder Schwellen, grüne glasige Kämme, Memme, das läuft in den Wörtern/ davon ich« (ebd.: 68). Das erzählende Ich beschreibt, wie die Bedeutung der Wörter vergeht, ausgedrückt in der Metapher des Davonlaufens und der vom Ursprungsgedanken wegführenden Lautassoziationskette. Auch ein Vergessen wird mehrfach angesprochen (vgl. ebd.: 60), aber meist in Abrede gestellt (vgl. ebd.: 62, 67). Sarahs Gedankenprotokoll ist eine Collage aus Wahrnehmungs- und Erinnerungsbruchstücken, die sich zunächst nicht zu einem kohärenten Ganzen zusammensetzen lassen. Nach der Lektüre des ersten Teils dürfte sich also rezipientenseitig vor allem Verwirrung einstellen.

Gleichzeitig hat man das Gefühl, direkt in Sarahs Erleben und Wahrnehmen der Welt blicken zu können. Diese spezielle Erzählperspektive nähert sich dem Phänomen Demenz auf eine nur der Literatur mögliche Art an. Durch autodiegetische Ich-Erzählungen bei Demenz erhalten Rezipienten einen imaginativen Zugang zu einem sich verschließenden Bewusstsein. Mit der Introspektion in *Qualia*, also in das subjektive Wahrnehmen und Erleben, wird ein Einblick in die Grenzen der Kognition, aber auch in die Auswirkungen von krankheitsbedingten Beeinträchtigungen auf soziale Beziehungen gegeben. In Sarahs Text sind also zwei vielleicht zunächst widersprüchlich scheinende Tendenzen zu finden: Die Suggestion der Introspektion und der unvermittelten Repräsentation eines Gedankenflusses sowie des Zusammenfallens von Erzählzeit und erzählter Zeit schafft ebenso narrative Proximität zu Sarah als Figur wie die Ich-Erzählsituation. Andererseits ist der Text nicht nur ereignisarm, sondern auch fast bis zur Unverständlichkeit verfremdet, was rezeptionsseitig eher Alienation zur Folge haben dürfte. Die

4 Für einen diesbezüglichen Forschungsüberblick siehe Guendouzi/Müller (2006), Hamilton (2008), Tönjes (2012).

narrative Informationsvergabe ist verzögert bzw. lediglich angedeutet und ergibt sich teilweise erst in Zusammenhang mit Hans' Textteil. Diese Kombination aus der Anmutung erzählerischer Unmittelbarkeit mit dem Effekt der Nähe zur Figur durch die narrative Perspektivierung und der Verfremdung durch die Unbestimmtheiten und Unverständlichkeiten auf semantischer Ebene ist ein Charakteristikum vieler Texte über Demenz.[5]

Diese Perspektive betont die Text-Rezipient-Beziehung: Man muss mehr kognitive Eigenleistung erbringen, um Sinnzusammenhänge zu schaffen, die bei einem kohärenten Narrativ oft klarer zutage treten. Des Weiteren bilden die fehlenden Zusammenhänge und Orientierungen (zum Beispiel an Zeit und Raum), die das Erzählen bestimmen, im Medium der Sprache die Situation der Betroffenen ab und werden spiegelbildlich auf die Rezipienten übertragen. Dadurch wird Rezipienten Gelegenheit gegeben, eine andere Wahrnehmung zu erleben und mitzufühlen. Gleichzeitig stößt man als Rezipient immer wieder an Grenzen. Autodiegetisches Erzählen von Demenz fordert von Rezipienten immer eine Syntheseleistung von befremdlichen und verbindenden Elementen. Ich folge hier James Phelans Unterteilung in *bonding* und *estranging*, also verbindenden und entfremdenden Effekten.[6] Die imaginative Erarbeitung dysfunktional erscheinender Subjektivität erlaubt somit sowohl ein Verstehen als auch ganz explizit ein Nichtverstehen eines pathologischen Bewusstseinszustandes.

3. »Fakten also, Hans« – Die Erzählung von Hans

Im Unterschied zu dem Sarah zuzuordnenden Textteil ist Hans' Erzählung kohärent und in vollständigen hypotaktischen Sätzen gehalten. Er will berichten, nicht erzählen, will sich an Fakten halten und nicht abschweifen. Er beschreibt zunächst seine Umgebung und gibt dann einen Rückblick, in dem er seine Tochter Karolin direkt anspricht. Für sie schreibt er alles auf, denn »du hast mich gebeten, dir zu schreiben, weil du selbst über Mutter und mich etwas aufschreiben willst, für dich, weil sie alles vergessen hat, hast du gesagt,

5 Beispielsweise J. Bernlefs *Hirngespinste* (1988), Alice LaPlantes *Ich darf nicht vergessen* (2013) und Emma Healeys *Elizabeth wird vermisst* (2015))

6 Phelan hat diese Einteilung für unzuverlässiges Erzählen entworfen (2008: 8). Man könnte nach seinem Modell argumentieren, dass bei Sarah nichtintentionales, unzuverlässiges Erzählen vorliegt. Ich gehe unten noch einmal kurz darauf ein.

selbst mich« (ebd.: 71). Hier ist die Frage nach der Kontinuität bzw. der Bedrohung der eigenen Identität angesprochen, wenn enge Angehörige, insbesondere aber der Partner oder die Partnerin bzw. ein Elternteil an Demenz erkrankt. Der drohende Verlust gemeinsamer Erinnerungen spielt dabei eine wichtige Rolle.[7] Er deutet den Beginn der Erkrankung seiner Frau an:

»Ich habe nichts geahnt, lange nichts gewusst, nichts verstanden, dann nachgelesen, noch immer nichts verstanden. Davon, was wirklich sein kann, obwohl ich mich ein Leben lang damit beschäftigt habe, nun gut, bloß als Physiker, wie du weißt, zuständig für Resonanzen und Echos, Übertragungswege also, und doch habe ich nicht gewusst, nicht einmal geahnt, was ›Gehirn‹ heißt, was Zerfurchung ist, was Stau, was Fließen, dort, und denke auch nicht mehr darüber nach« (ebd.: 70).

Hans beschreibt sein Unvermögen, zu verstehen, was mit Sarah passiert ist, obwohl er aufgrund seines Berufes naturwissenschaftliche Gegebenheiten und Gesetze kennt. Nun, gibt er an, habe er das Nachdenken darüber aufgegeben. Er kapituliert also vor der Krankheit, die ihn damit konfrontiert, dass weder seine eigenen kognitiven Kapazitäten noch das Wissen der Physik (oder insgesamt der Wissenschaft) zu ihrer Erfassung ausreichen. In einer Rückblende erzählt er daraufhin von dem gemeinsamen Leben im Sommerhaus und dem ersten Mal, als Sarah ihn nicht wie sonst vom Flughafen abholte, sondern verwirrt auf der Autobahn stehenblieb und dort von der Polizei aufgegriffen wurde. Erst mit seinem Bericht von der krankheitsbedingt bevorstehenden Aufgabe des Hauses erklärt sich die Verkaufsanzeige. Hans deutet mit »das Dach, darauf kommt es mir seit gestern an« (ebd.: 71) an, was passiert ist. Damit werden auch Sarahs Referenzen auf Stockwerke und Fenster klarer. Die vollständige Information darüber erhält man jedoch erst am Ende der Erzählung.[8] Dazwischen sind immer wieder Gedanken und Überlegun-

7 Darin einen subtilen Hinweis auf die identitätsstabilisierende Bedeutung der Erzählung (bzw. hier des Aufschreibens) zu sehen, mag zu weit gegriffen sein, jedoch wird auch durch Hans' Reflektion der Funktionen des Erzählens noch einmal deutlicher darauf verwiesen.

8 Durch dieses Informationsgefälle zwischen den zwei Erzählinstanzen und den Rezipierenden werden Neugierde und Spannung aufgebaut. Die Figuren und die Rezipierenden sind durch die nicht chronologische Erzählstruktur trotz der evozierten Gleichzeitigkeit von Handlung und Erzählung asymmetrisch informiert. Das Hauptereignis und somit Handlungsmotivation für die Aufgabe des Hauses wird erst am Schluss der Gesamterzählung enthüllt. Aber auch zwischen Sarah und Hans besteht ein Informationsgefälle. Hans hat zum Beispiel allein entschieden, dass das Haus verkauft werden soll. Das erweckt den Eindruck einer wahrgenommenen Überlegenheit seinerseits und hat möglicherweise Einfluss auf die Figurencharakterisierung und die Sympathielenkung.

gen eingeschoben, die den Bericht der Ereignisse unterbrechen. Erst gegen Ende der Erzählung findet er wieder dazu zurück: Nachdem er erschöpft neben Sarah eingeschlafen ist, wacht er ohne sie neben sich auf. Er entdeckt sie schließlich auf dem Dach und weiß nicht, was zu tun ist. Da hat sie ihn gesehen und kommt auf Händen und Füßen freudig auf ihn zu. Er fängt sie auf, sie fallen um, Sarah rappelt sich auf und die beiden gehen ins Haus:

»Für [diesen Augenblick] haben wir das Haus gekauft, plötzlich weiß ich das, jetzt ist er gekommen, ein Geschenk des Hauses an uns, nach 20 Jahren, mitten in dieser Geschichte, als wir lebendig sind wie vielleicht nie zuvor, mitten in dieser Geschichte, die nun mein kleines, vorsichtiges Leben geworden ist – und Sarah, ganz langsam, über die Dachziegel, zärtlich, leuchtend, kommt auf mich zu« (ebd.: 80f.).

Diese Epiphanie der Erleichterung, mit der die Erzählung endet, hinterlässt den Eindruck eines kleinen Glücks im großen Unglück. Die beiden erleben einen Moment voller Lebendigkeit und Nähe. Sarah wird anhand von Körpermerkmalen liebevoll als »zärtlich« und »leuchtend« beschrieben.[9] Dieses positive ›Bild‹, gibt er an, wird ihm bleiben. Hier weicht die Resignation einer Akzeptanz und einem Arrangement mit der Situation sowie der Wahrnehmung von intensiven Momenten der Paarbeziehung.

Ebenso betont Hans zwar auch an mehreren Stellen, dass Sarah ihn gelegentlich überrasche, »dann lächelt sie manchmal so unvermutet, verschmitzt, oder sagt etwas, das meinen Gedanken weit voraus ist« (ebd.: 71), und dass er außerdem Angst hat, sie zu verlieren. Grundsätzlich aber grenzt er sich stark gegen Sarah ab. »Sie ist langsam geworden, sehr langsam, zumindest außen, wo ich sie sehen, hören kann, und was in ihrem Inneren vor sich geht, weiß ich nicht« (ebd.). Die Anbindung mit der Konjunktion »und« verweist darauf, dass er sich nicht vorstellen kann, dass ihr Empfinden und Erleben anders sein kann als ihr Verhalten nach außen. Er schämt sich Sarahs, obwohl er das den Außenstehenden vorwirft. Er befindet: »Ihre Art zu essen löst bei mir das Gegenteil einer Spiegelhandlung aus. Ich drücke dies bewusst vornehm aus« (ebd.: 74). Er wählt nicht nur ein »vornehmes« Register, sondern macht auch von seinem Spezialdiskurs als Physiker Gebrauch, womit er klar konturiert, dass er sich kognitiv auf einem anderen Level befindet als seine Frau, die er als »verflust«, »schrumpfend« und implizit als »verrückt« bezeichnet (ebd.). Seine Abgrenzung geht hier in offene Beleidigung über. Die Asymmetrie zwi-

9 Ein näherer Blick auf die Bedeutung von Körpermerkmalen und auf das in der Kurzgeschichte verhandelte »integrative Moment der Paarbeziehung« findet sich bei Hartung (2010: 125–127, 132–134).

schen den beiden wird aber auch für seine Handlungen konstitutiv, worauf ich unter anderem im folgenden Abschnitt genauer eingehen werde.

4. Relationierung der Einzelperspektiven

In diesem Teil wird betrachtet, wie sich die beiden Textteile zueinander verhalten und welche Hinweise die narrative Anlage des Textes für seine Interpretation gibt. Zunächst scheint die Beziehung zwischen den beiden eindeutig: Sarah ist krank, Hans hilft. Sind die beiden Perspektiven aber komplementär oder widersprechen sie sich? Kann man sie überhaupt nur zusammen lesen? Und ergibt sich dadurch ein Ganzes? Man kann die beiden Perspektiven als unidirektional kompensatorisch betrachten. Was Sarahs Text nicht mehr kann, ein kohärentes Bild der Ereignisse liefern, damit hilft Hans ihr aus, liefert die Fakten nach, bietet den Kontext und den erzählweltlichen Wirklichkeitsbezug. Hartung zum Beispiel beschreibt Hans' Diskurs als Rahmung bzw. Übersetzung von Sarahs Erzählteil (vgl. Hartung 2010: 126). Die erklärende Funktion ist einseitig: Hans' Erzählung gibt den Schlüssel zum kognitiven Verständnis von Sarahs Textteil – Hans' Textteil hingegen würde man auch ohne Sarah verstehen. Mit seinem kohärenten Narrativ verfügt er also über den mächtigen, ›verständigen‹ Diskurs, während Sarahs Erzählung ohne ihn trüb bliebe. Einerseits hat Hans' Perspektive so durchaus eine wichtige Funktion für das faktisch-kognitive Verständnis, andererseits nimmt sie eine rezipientenseitige Interpretationsleistung von Sarahs Text vorweg bzw. tritt an ihre Stelle.

Man läuft als Rezipient vielleicht Gefahr, sich allzu schnell mit der komfortablen Aufschlüsselung, dem bequemen und kohärenten Narrativ von Hans zufriedenzugeben. Dann aber verpasst man Wesentliches: Sarahs Erzählung ist nicht nur fragmentiert und schwer verständlich, sie ist auch dicht und poetisch. Mehr noch, sie ist eine neue und unkonventionelle Form der Wahrnehmung und Beschreibung von Realität. Lyrische Techniken wie Onomatopoese, Akkumulationen, Laut- und Wortspiele (vgl. Draesner 2006: 60), Metaphern wie die Bezeichnung von Händen als »weißen Blumen« (ebd.: 62) und Vergleiche wie »Gesichter in den Bäumen wie Seelen« (ebd.: 67), Enjambements (vgl. ebd.: 63), Synästhesien wie »die Äste hellblau, sprechend« (ebd.: 64) und fantastische Beschreibungen der Umgebung wie »im Süden ist das Licht aus einer Badewanne mit Pulver geschüttet« (ebd.: 66) finden sich fast durchgängig. Sarahs Erzählung scheint also nicht nur (auf dem Level kognitiver Verständlichkeit) defizitär, sondern hat durchaus einen ästhetischen Mehrwert. Das lückenhafte, assoziative, uneigentliche Sprechen erinnert an Lyrik (an einigen Stellen auch typografisch) und fordert ein aufmerksames Quer- und Wiederlesen von Sarahs Text (vgl. dazu Hartung 2010: 127). Dann lassen sich auch (teilweise sogar textübergreifende) Motive (wie das der Schlange, die in die Erinnerung kriecht) finden. In der Imitation dementen Sprechens zeigt sich literarisches Sprechen und das Sprechen von Menschen mit Demenz verwandt: Beide sind verschlüsselt und ambig, der Versuch des Verstehens kostet in beiden Fällen Zeit und Mühe. Durch diese Verwandtschaft erfährt der imaginierte Demenzdiskurs eine Aufwertung und wird als gleichberechtigte Perspektive angeboten, wie Dirk Kretzschmar (2012: 139f.) am Beispiel anderer Texte argumentiert. Sarahs ›lyrische‹ Perspektive wird also zum genauso wertvollen Gegentext zu Hans' Weltsicht, worin durchaus eine poetologische Selbstreflexion vermutet werden darf. Die sich verschließende Wahrnehmung bei Demenz wird hier durch literarästhetische Techniken zugänglich gemacht. Literatur bietet also ein alternatives Betrachtungs- und Verstehensmodell für ein bisher nicht nur medizinisch ungeklärtes, sondern auch epistemologisch schwer zu fassendes Phänomen.

Möglicherweise liegt in der Gegenüberstellung, das heißt hier der Verkörperung in zwei Figuren des mächtigen kohärenten Diskurses von Hans und der subversiven, ›verrückten‹ Erzählung Sarahs, auch ein Stück Kulturkritik: Durch die Kontrastierung des Gesund-Stark-Mächtigen mit dem Krank-Schwach-Ohnmächtigen (hier überdies Weiblichen) wird eine Grenze thematisiert, die auch in der gesellschaftlichen Realität klar gezogen ist. Eine progrediente, irreversible, nicht ursächlich behandelbare Krankheit wie die Demenz, die häufig mit anderen körperlichen Morbiditäten einhergeht und das kognitive und exekutive Verhalten des Individuums grundlegend beeinträchtigt, führt *de facto* häufig zum Ausschluss aus der Gesellschaft. Foucault schreibt dazu, dass die Demenz »der einfachste der medizinischen Begriffe der Alienation« (1973 [1961]: 267) sei. Die bi-perspektivische Gestaltung zeigt die Prekarität dieser dementen Stimme im Rahmen einer Zweierbeziehung auf.

Zwischen den beiden Figuren liegt eine Machtasymmetrie vor. Zwar sorgt Hans für Sarah. Die beiden fahren trotz der Beschwerlichkeiten der Reise zusammen in ihr gemeinsames Ferienhaus. Er beschreibt, wie er ihre Versorgung sicherstellt (vgl. Draesner 2006: 72), wie er zu ihrer Sicherheit die Gasschalter des Herdes versteckt, dass er ihr ein Video von der Umgebung aufgenommen hat (vgl. ebd.: 73) und wie er sie vom Dach wieder zurück ins Haus holt (vgl. ebd.: 80). Auch gibt es durchaus zärtliche Momente zwischen Hans und Sarah, wenn er sich zum Beispiel zum Einschlafen neben sie legt und die beiden sich an den Händen halten (vgl. ebd.: 79). Was zunächst wie ein fürsorgliches Verhalten aussieht, wird auf Ebene des *discours* allerdings zumindest als ambivalent dargestellt, Pflegeaufgaben werden als einseitig zeitraubend und anstrengend bewertet. Die in der Sprachhandlung verfasste Machtasymmetrie zwischen den beiden wird auch für seine Handlungen konstitutiv. Am deutlichsten wird das in dem Video, das er für sie aufnimmt. Er setzt sie vor den Fernseher, um seine Ruhe zu haben. »15 Minuten die Gegend hier. 2 Minuten täten es auch« (ebd.: 73). In dieser Aussage spiegeln sich einerseits Überforderung, Hilflosigkeit und Resignation des pflegenden Angehörigen, andererseits aber auch Geringschätzungen der kognitiven Fähigkeiten seiner Frau und damit ihrer Bedürfnisse und letztlich ihrer Würde.

Bei einigen Episoden, die Hans erzählt, ist unklar, was wirklich passiert: »Als sie vorgestern auf allen vieren übers Bett kroch, die Windel halb offen, lachte ich laut, sonst hätte ich geschrien. Daraufhin schrie sie. Als hätte ich sie geknufft. Vom Bett geschubst. So lag sie da« (ebd.: 74). Da von Sarahs Seite aus keine eindeutigen Hinweise vorliegen, was tatsächlich vorgefallen ist, ist man auf Hans' Bericht der Ereignisse angewiesen. Der Vergleich im Konjunktiv II (*irrealis*), »als hätte ich sie geknufft«, der seinerseits impliziert, dass es nicht so war, wirft Zweifel an der Wahrhaftigkeit seiner Aussage auf, gerade weil beschrieben wird, dass Sarah schreit und dann »daliegt«. Die Zweifel werden verstärkt, wenn Hans erzählt, dass er seine Frau »ganz locker« (ebd.: 75) an einen Stuhl bindet – und ihr Schreien ihm sagt, dass sie es noch merkt (vgl. ebd.: 77). Möglicherweise referiert Sarah an einigen Stellen ihrer Erzählung darauf: »Ich hat Angst vor Hans […]. Hans wird wieder schimpfen mit ich, denn Hans kann es kleiner machen, Hans kann es größer machen, ich starrt auf seine Beugen« (ebd.: 66). Sarahs Blick auf die eigenen Beugen und ihr Hinweis auf Hans' Handlungsmöglichkeiten, kombiniert mit seinen Beteuerungen und seinen tatsächlichen Handlungen, lassen vermuten, dass er ein unzuverlässiger Erzähler sein könnte.[10] Damit korrespon-

10 Allerdings könnte man an diesem Beispiel argumentieren, dass auf Sarahs Beobachtung kein Verlass ist, weil (auch) sie unzuverlässig erzählt. Muss Sarah aufgrund ihrer kognitiven Einschränkungen grundsätzlich als unzuverlässige Erzählerin gelten? Ist jede autodiegetische Ich-Erzählung bei Demenz automatisch unzuverlässig? Interessant ist jedenfalls, dass die Zuordnung erzählerischer Unzuverlässigkeit in dieser Konstellation gerade bei der nicht beeinträchtigten Figur angedeutet wird.

diert der irrationale Gedanke, sich bei seiner Frau angesteckt zu haben. Um sich dagegen zu wappnen, überprüft er regelmäßig im Spiegel sein Aussehen und vergewissert sich mittels eines Dudens, den er immer bei sich trägt, seiner sprachlichen Kompetenz und somit seiner geistigen Gesundheit (vgl. ebd.: 72f.). Dieser Drang zur Selbstversicherung zeigt, wie sehr die Demenz auch die Nahestehenden der Betroffenen psychisch belastet, denen mit der Partnerin oder dem Partner ein Teil ihrer Identität verloren zu gehen droht. Hans widerspricht sich nicht nur an einigen Stellen selbst (vgl. ebd.: 78), sondern er betont auch auffällig häufig, dass er seine Frau gut behandele (vgl. ebd.: 73, 76, 80). Misstrauisch vermutet er in Ansprache eines implizierten Lesers: »Daraufhin werden Sie diesen Bericht doch lesen. […] Sie brauchen nicht zu glauben, dass ich etwas zu verbergen hätte« (ebd.: 73). Diese Abwehrhaltung schürt, vielleicht unberechtigterweise, genau die gegenteilige Vermutung. In diesem Sinne verliert auch Hans' Text die von ihm postulierte Faktizität, Klarheit und Offenheit.

Auch auf sprachlicher Ebene finden sich gegenläufige Tendenzen. Während auf den ersten Blick die großen sprachlichen Diskrepanzen in Register und Satzbau auffallen, zeigen sich bei genauerem Hinsehen die beiden Textteile nicht nur gegenübergesetzt, sondern sie laufen auch ineinander, sodass insgesamt ein komplexes Geflecht aus Divergenzen, aber auch Kongruenzen entsteht. Die strikte Trennung zwischen Faktizität, Wahrheit und nüchterner Betrachtung auf der einen Seite (Hans) und Fiktion, Hirngespinsten und Verunklarung auf der anderen Seite (Sarah) ist nicht haltbar. Zwar ist Hans' Impetus, die Fakten niederzulegen und nüchtern zu berichten, häufig spürbar. Dieser Textteil steht im Gegensatz zu Sarahs freier, assoziativer und nur mit Mühe zu dechiffrierender Sprache. Jedoch: Attribute wie Poetizität und Chiffrierung kann man nicht nur Sarahs Text, sondern auch Hans' Text zuordnen. Die herunterfallenden Samen einer Magnolie werden ihm zu »Einladungen in eine andere Welt« und auch er ergeht sich in Andeutungen, die zunächst trüb bleiben (ebd.: 70f.). Obwohl er meint, dass er jetzt für beide die »Faktenwelt« vertrete, gibt es schnelle, assoziative Wechsel und Metaphern auch in seiner Sprache. An einigen Stellen nähern sich die beiden Diskurse vom Duktus her aneinander an, wenn Hans das Verhalten der Nachbarn kritisiert und einen Gedanken weiterspinnt: »Keine Erfahrung haben, mit dem Auseinanderfallen« (ebd.: 77). Auch Hans' Erzählung ist nicht chronologisch geordnet – sie endet positiv mit der Vereinigung der beiden auf dem Dach, die chronologische Handlung in der Erzählwelt hingegen beim avisierten Verkauf des Hauses.

Interessant ist, dass die beiden Texte sich teilweise ähneln, nur wird man die literarischen Verfahren in dem einen Kontext (Sarah) als pathologisches Sprechen deuten, im anderen Kontext (Hans) eher als Zurückhaltung von Fakten zum Spannungsaufbau. Dabei ist Hans als Vertreter einer Faktenwelt unglaubwürdig, wenn er davon ausgeht, sich bei seiner Frau angesteckt zu haben (vgl. ebd.: 72). Liest man ›Ansteckung‹ aber metaphorisch, wird klar: Hans hat Angst, dass mit den gemeinsamen Erinnerungen auch seine eigenen und mit der Verwirrung seiner Partnerin auch seine eigene Identität bedroht sind, sodass er sich seines eigenen Status unsicher wird: »Manchmal frage ich mich, wer von uns beiden verrückt ist« (ebd.: 74). Diese Angst und Verunsicherung korrespondieren mit seinem Gefühl ihres Größerwerdens und erklärt seine Selbstversicherungen auf visueller und sprachlicher Ebene (anhand eines Spiegels und eines Dudens) und sein Bedauern, einige Dinge jetzt nicht mehr tun zu können. Liest man umgekehrt Sarahs Text mit der Kenntnis von Hans' Text wieder, findet man Hinweise darauf, dass ihr beispielsweise das Gefesseltsein an einen Stuhl Angst macht und ihr Schreien nicht, wie von Hans interpretiert, »ein gutes Zeichen« (ebd.: 77) ist. Somit können die beiden Textteile (und die Beziehung von Sarah und Hans) nicht als einseitig kompensierender Hilfsdiskurs aufgefasst, sondern müssen reziprok gelesen werden.

5. Effekte und Funktionen der bi-perspektivischen Anlage

Die formale Anlage ist also sowohl auf das unterschiedliche Erleben von Demenz als auch auf die komplexen Auswirkungen der Krankheit auf die Paarbeziehung fokussiert. Zugleich beschreibt der Text soziale Implikationen von Demenz auf unterschiedlichen Beziehungsebenen. Die Außenwelt distanziert sich zusehends. Das wird nicht nur explizit im Verhalten der Nachbarschaft im Dorf beschrieben, die wegschaut und, obwohl oder gerade weil sie um die Situation weiß, den Besuch verweigert, sondern implizit auch darin, dass der Anlass für Hans' Erzählung das Abfassen eines Berichts für die Tochter Karolin ist, die schriftlich über die Ereignisse informiert wird, also auch keinen engen Kontakt zu den Eltern zu haben scheint. Diese Stimmen tauchen jedoch nur marginal auf. Vielmehr verweist der Text zwischen Annäherung und Abwendung der beiden Hauptfiguren changierend auf die identitäre Bedeutung, die die Beziehung besonders im Alter hat.

Sarah und Hans teilen ihr Leben und somit ihre Erinnerungen seit Jahrzehnten, haben Träume wie den Hauskauf verwirklicht. Die beiden sind die wichtigsten Bezugspunkte füreinander. Jetzt sind sie noch stärker aneinander gebunden, weil Sarah pflegebedürftig ist. Dabei ist das Verständnis von Demenz, selbst (oder gerade) in einer engen Paarkonstellation, begrenzt. Hans deutet das an: »Ich frage mich, was diese Krankheit bedeutet, die nicht sie Sarah, hat, sondern die, als Krankheit, Sarah hat, von der ich nur höre, was außen passiert« (ebd.: 80). Zusammengelesen enthält der Text also sowohl integrative Elemente, also Versuche des Verstehens und Annäherungen, als auch desintegrative Elemente wie Abstoßung, Angst, und Unwillen – und das auf beiden Seiten. Demenz wird hier zum Brennglas und erlaubt, zwischenmenschliche Beziehungen in einer Extremsituation zu beobachten.

Damit korrespondiert, dass im Text wiederholt auf den Wert des Erzählens für die Bildung und Stabilisierung von Identität verwiesen wird. In der Figur Sarahs wird die Problematik der Identitätsbedrohung durch die demenziell bedingte progrediente und irreversible kognitive Beeinträchtigung der Selbsterzählung verhandelt. Ihre Stimme ist prekär, denn sie ist nicht nur schwer zugänglich und verständlich, sondern wird auch leicht von anderen Stimmen überlagert; ihre Identität ist also bedroht. Dass auf der anderen Seite Sarahs Erkrankung, die seine Identität in gewisser Weise gefährdet, Hans dazu bringt, seine Erfahrungen aufzuschreiben, hebt die Bedeutung der Narration als *coping* hervor. Die hier dargestellten engen Zusammenhänge zwischen Erzählung und Identität verweisen metareflexiv auf die Bedeutung und den Wert des Erzählens, es ist also wie in allen Erzählungen über Demenz ein hoher Grad an literarischer bzw. poetologischer Selbstreflexion enthalten, umgekehrt eröffnet die Beschreibung von Demenz ein Spielfeld für experimentelle Schreibweisen (vgl. Vedder 2012: 287).

Die narratologische Analyse der Multiperspektivität zeigt eine komplexe und vielschichtige Beziehung zwischen zwei widersprüchlichen, aber doch in verschiedenen Punkten verwandten und sich auf ein gemeinsames Referenzsystem beziehenden Perspektiven. Die beiden Textteile sind gleichgeordnet: Beide sind quantitativ ausgewogene, unvermittelt erscheinende, intern fokalisierte Erzählungen der ersten Person (*character narration*). Informationsmäßig sind sie teilweise diskrepant und driften auseinander, teilweise beziehen sie sich aber auch aufeinander. In der Erzählwelt hat allerdings Hans die stärkere Position, während Sarah durch ihre Krankheit charakterisiert wird. Obwohl die Perspektivenstruktur des Textes insgesamt eher einer geschlossenen

Form zuzuordnen ist,[11] funktioniert die bi-perspektivische Struktur des Textes als Sichtbarmachung epistemologischer Verunsicherung (vgl. Nünning/Nünning 2000b: 30) in mehrfacher Weise: Erstens in der Belichtung durch zwei Perspektiven, zweitens durch die Zweifel an der erzählerischen Zuverlässigkeit, drittens in Bezug auf die Möglichkeiten und Grenzen der Repräsentation von Demenz. Verbindende und verfremdende Tendenzen liegen dabei sowohl auf der Figuren- als auch auf der Rezeptionsebene vor, also sowohl zwischen Sarah und Hans als auch zwischen Text und Rezipient. Sarahs Textteil entzieht sich in Teilen dem Verständnis, genauso aber ist kein Verlass auf die vorgestellte ›Faktenwelt‹ in Hans' Erzählung. In beiden Teilen wird Demenz quasi operational definiert, also unter der Linse der jeweiligen Perspektive betrachtet, und eine Vermittlung zwischen den beiden Sichtweisen (beispielsweise in Form einer übergeordneten Erzählinstanz) wird nicht angestrebt. Keiner der beiden Textteile bemüht sich um eine explizite Erklärung von Demenz, eher werden mehr Fragen aufgeworfen. Die bi-perspektivische Engführung verweist also darauf, dass keiner der beiden Einzeldiskurse ein vollständiges Verständnis von Demenz und seiner Auswirkungen auf Menschen und ihre Beziehungen erbringt. Ja, nicht einmal das Erkenntnispotenzial beider Perspektiven zusammengenommen reicht aus, das Phänomen vollständig zu erfassen und zu durchdringen. Noch in der polyperspektivischen Betrachtung bleibt die Demenz letztlich unbegreiflich[12].

6. Was kann Literaturwissenschaft zur Demenzforschung beitragen?

Der in Draesners Text entwickelte vielschichtige und kritische Blick auf Demenz in einer Paarbeziehung ist ein hervorragendes Plädoyer dafür, fiktio-

11 Integrationsfördernde Strategien der Perspektivensteuerung auf der Figurenebene überwiegen, und es gibt einen aus den beiden Perspektiven zu ermittelnden gemeinsamen Fluchtpunkt: die Wirklichkeit der Paarbeziehung. Die Perspektiven fügen sich zu einem Gesamtbild, und es liegt trotz einiger kontradiktorischer Züge insgesamt mehr korrelatives und additives Erzählen vor (vgl. Nünning/Nünning 2000b: 62–65). Man kann die beiden Perspektiven somit letztlich eher als zusammengehörig betrachten.

12 Auf das letztendliche Scheitern eines Verständnisses trotz polyperspektivischer Auffächerung verweisen auch Friedrich/Keilhauer (2012: 230) am Beispiel von Olivia Rosenthals *On n'est pas là pour disparaître* (2007).

nale Literatur als Bestandteil der Demenzforschung ernst zu nehmen. Fiktionale Literatur kann dazu beitragen, Problematiken bei Demenz pointiert transparent und (narrativ) erfahrbar und kommunizierbar zu machen. Die bi-perspektivische Anlage des Textes mit ihrem heterogenen Perspektivenangebot verweist zunächst grundlegend auf verschiedene Diskurse von Demenz. Es treten ein eher (natur-)wissenschaftlicher und ein eher poetischer Text nebeneinander, die in der Kurzgeschichte synthetisiert werden. Literatur schlägt also eine Brücke, wobei besonders hervorzuheben ist, dass nicht nur eine Wahrnehmung von Demenz, sondern auch eine Wahrnehmung *mit* Demenz geschildert ist. Das heißt, in zwei stark konkretisierten Figurenperspektiven werden Außen- und Innenperspektive kombiniert. Fiktionale Literatur erlaubt also einen imaginativen Einblick in eine sich verschließende Wahrnehmung bei Demenz. Die spiegelbildliche Übertragung der kognitiven Beeinträchtigung durch Knappheit und Fragmentierung von erzählerischer Information sorgt für Desorientierung, verunsichert und lässt Verlorenheit spüren. Somit wird im Medium der Sprache die Situation von Betroffenen abgebildet. Einerseits wird die Möglichkeit zur Empathie geboten, andererseits wird gezeigt, dass Sorge, Unterstützung und Hilfe von außen nötig sind. Gezeigt werden aber auch die bei Demenz auftretenden Schwierigkeiten für die pflegenden Außenstehenden. Des Weiteren verweist die Kurzgeschichte auf die identitätsbildende, -stabilisierende und -erhaltende Funktion des Erzählens, die bei Demenz bedroht werden kann.

Draesners Text fordert neben Empathie hermeneutische Verfahren des genauen Hinsehens, Entschlüsselns und Interpretierens. Die erkenntnisskeptische, spekulativ-fiktionale Literatur wirft einerseits weiterführende Fragen im Hinblick auf die *conditio humana* auf und bietet andererseits einen Spielraum, in dem im fiktionalen Einzelfall und durch Reflexion des Figurenverhaltens eigene Standpunkte entwickelt werden können. Betrachtet man in einem breiten Begriff *care*/Sorge als einen Versuch des Verstehens und der Deutung von Bedürfnissen, können diese Verfahren aus dem abstrakten fiktionalen in den konkreten Lebensraum übertragen werden, wie es in einigen Ansätzen in der Demenzpflege (zum Beispiel Biografiearbeit und Validation) bereits geschieht.

Die Verarbeitung der Thematik Demenz in fiktionaler Literatur lässt insgesamt Rückschlüsse auf ein kulturelles Bild von Demenz zu. Die hier entwickelte Mehrfachbeleuchtung aus verschiedenen Perspektiven entwickelt einen kritischen Blick auf das Bild von Demenz in der Gegenwart, das größtenteils medizinisch bzw. naturwissenschaftlich geprägt ist und Menschen mit Demenz als sozioökonomische Belastung stigmatisiert. Mit dem literarischen Entwurf einer ganz anderen Sicht wird Sarahs Textteil hier zum Schlüssel, denn er verweist auf ein verwirrtes bzw. verwirrendes, aber dennoch reiches inneres Erleben, das Menschen mit Demenz oft abgesprochen wird.[13] Gleichzeitig wird durch die Engführung der beiden Erzählteile aufgezeigt, dass eine einseitige Betrachtung bei einem so komplexen Phänomen zu kurz greift. Wenn Hans Sarah unterdrückt, verweist das auf die Prekarität der dementen Stimme und die hegemoniale Macht des kohärenten Diskurses. Hubert Zapf bezeichnet Literatur einerseits »als Sensorium und symbolische Ausgleichsinstanz für kulturelle Fehlentwicklungen«, andererseits aber auch als »Ort einer beständigen, kreativen Erneuerung von Sprache, Wahrnehmung und kultureller Imagination« (2002: 3). Fiktionale Literatur und ihre Betrachtung werden so zum wichtigen Bestandteil eines reflektierten, vielfältigen Verständnisversuches, der angesichts der Herausforderungen, die Demenz im 21. Jahrhundert mit sich bringt, unverzichtbar ist.

Literatur

Bernlef, J. (1988), *Hirngespinste*, Berlin.

Draesner, Ulrike (2006), »Ichs Heimweg macht alles alleine« in: Klara Obermüller (Hg.), *Es schneit in meinem Kopf. Erzählungen über Alzheimer und Demenz*, Zürich, S. 59–81.

Foucault, Michel (1973 [1961]), *Wahnsinn und Gesellschaft: Eine Geschichte des Wahns im Zeitalter der Vernunft*, Frankfurt/M.

Franzen, Jonathan (2003), *Die Korrekturen*, Reinbek bei Hamburg.

Friedrich, Sabine/Keilhauer, Annette (2012), Erzählen im Zeichen des Verlustes: Formen der narrativen Auseinandersetzung mit Demenzerkrankungen in der französischen Gegenwartsliteratur, in: Rudolf Freiburg/Dirk Kretzschmar (Hg.), *Alter(n) in Literatur und Kultur der Gegenwart*, Würzburg, S. 220–243.

Geiger, Arno (2012), *Der alte König in seinem Exil*, München.

Guendouzi, Jacqueline/Müller, Nicole (2006), *Approaches to discourse in dementia*, New York/London.

---

13 Das gilt natürlich auch für das Feld der Literatur, die keinesfalls immer kritisch reflektiert, sondern Klischees über Demenz verantwortet und tradiert. Letztlich kann jede fiktionale Näherung als Unterdrückung der Stimme realer Betroffener interpretiert werden.

Hamilton, Heidi E. (2008), Language and Dementia: Sociolinguistic Aspects, *Annual Review of Applied Linguistics,* Jg. 28, S. 91–110.

Hartung, Heike (2010), Fremde im Spiegel: Körperwahrnehmung und Demenz, in: Sabine Mehlmann/Sigrid Ruby (Hg.), *»Für Dein Alter siehst Du gut aus!«: Von der Un/Sichtbarkeit des alternden Körpers im Horizont des demographischen Wandels,* Würzburg, S. 123–138.

Healey, Emma (2015), *Elizabeth wird vermisst,* Köln.

Herwig, Henriette (Hg.) (2014), *Merkwürdige Alte. Zu einer literarischen und bildlichen Kultur des Alter(n)s,* Bielefeld.

Johnson, Bryan Stanley (1971), *House Mother Normal: A Geriatric Comedy,* London.

Kretzschmar, Dirk (2012), Alzheimertexte der deutschen Gegenwartsliteratur, in: Rudolf Freiburg, Dirk Kretzschmar (Hg.), *Alter(n) in Literatur und Kultur der Gegenwart,* Würzburg, S. 117–146.

Lahn, Silke/Meister, Jan Christoph (2008), *Einführung in die Erzähltextanalyse,* Stuttgart.

LaPlante, Alice (2013), *Ich darf nicht vergessen,* München.

Nünning, Vera/Nünning, Ansgar (2000a), Von ›der‹ Erzählperspektive zur Perspektivenstruktur narrativer Texte: Überlegungen zur Definition, Konzeptualisierung und Untersuchbarkeit von Multiperspektivität, in: Dies. (Hg.), *Multiperspektivisches Erzählen: Zur Theorie und Geschichte der Perspektivenstruktur im englischen Roman des 18. bis 20. Jahrhunderts,* Trier, S. 3–38.

Nünning, Vera/Nünning, Ansgar (2000b), Multiperspektivität aus narratologischer Sicht: Erzähltheoretische Grundlagen und Kategorien zur Analyse der Perspektivenstruktur narrativer Texte, in: Dies. (Hg.), *Multiperspektivisches Erzählen: Zur Theorie und Geschichte der Perspektivenstruktur im englischen Roman des 18. bis 20. Jahrhunderts,* Trier, S. 39–77.

Obermüller, Klara (Hg.) (2006), *Es schneit in meinem Kopf. Erzählungen über Alzheimer und Demenz,* Zürich.

Palmer, Alan (2004), *Fictional Minds,* Lincoln NE.

Phelan, James (2008), Estranging Unreliability, Bonding Unreliability, and the Ethics of Lolita, in: Elke D'Hoker/Gunther Martens (Hg.), *Narrative Unreliability in the Twentieth-Century First-Person Novel,* Berlin, S. 7–28.

Pott, Hans-Georg (2014), Altersdemenz als kulturelle Herausforderung, in: Henriette Herwig (Hg.), *Merkwürdige Alte. Zu einer literarischen und bildlichen Kultur des Alter(n)s,* Bielefeld, S. 153–201.

Rosenthal, Olivia (2007), *On n'est pas là pour disparaître,* Paris.

Tönjes, Markus (2012), *»So jetzt geben wir das da rein«. Formen der Referenz bei Demenzpatienten,* Tübingen.

Vedder, Ulrike (2012), Erzählen vom Zerfall. Demenz und Alzheimer in der Gegenwartsliteratur, *Zeitschrift für Germanistik,* Jg. 22, H. 2, S. 274–289.

Zapf, Hubert (2002), *Literatur als kulturelle Ökologie. Zur kulturellen Funktion imaginativer Texte an Beispielen des amerikanischen Romans,* Tübingen.

Eiserne Ladies und alternde Cowboys im Sonnenuntergang: Ethische Aspekte der Darstellung von Demenz im zeitgenössischen Spielfilm

Mark Schweda

Seit der Jahrtausendwende ist eine wachsende Anzahl an Spielfilmen erschienen, die das Thema der Demenz anschneiden oder in den Mittelpunkt der Handlung stellen. Biopics wie *Iris* (Richard Eyre, Großbritannien/USA 2001), Dramen wie *Away from Her* (Sarah Polley, Kanada 2006) oder *The Savages* (Tamara Jenkins, USA 2007), aber auch Science-Fiction-Blockbuster wie *Rise of the Planet of the Apes* (Rupert Wyatt, USA 2011) und Komödien wie *Robot & Frank* (Jake Schreier, USA 2012) setzen sich auf die ein oder andere Weise mit der Demenzthematik auseinander und verleihen ihr dabei eine eigene filmische Darstellungsform.

Es liegt nahe, in dieser Entwicklung mehr als lediglich eine zufällige Häufung zu sehen. Tatsächlich scheinen wir es hier mit einer Art populärkultureller Konjunktur zu tun zu haben, einem – zumindest auch – kinematografischen »Demenz-Boom« (Swinnen/Schweda 2015: 10). In ihm dürfte nicht zuletzt ein wachsendes öffentliches Bewusstsein für die Thematik und ein gesteigertes Interesse an seiner individuellen und gesellschaftlichen Bedeutung zum Ausdruck kommen: die Ausbreitung demenzieller Erkrankungen im Zuge des demografischen Wandels, die immer weiteren Kreise von direkt oder indirekt Betroffenen, die fieberhafte Suche nach wirksamen therapeutischen Ansätzen und gesundheitspolitischen Maßnahmen. Mitunter erscheint die Demenz geradezu als das Signum unserer Zeit, die ›Leitkrankheit des 21. Jahrhunderts‹, in der die alternden Gesellschaften der Gegenwart charakteristische Züge ihrer eigenen psychosozialen bzw. soziokulturellen Binnenverfassung und Entwicklungsperspektiven wiederzuerkennen meinen (Zeilig 2014).

Natürlich reflektiert Film den Bewusstseinsstand der Öffentlichkeit nicht nur wie ein Spiegel. Als Massenmedium hat er vielmehr auch die Macht, dieses Bewusstsein zu formen: unsere Aufmerksamkeit auf gewisse Entwicklungen zu richten, uns für bislang vernachlässigte Probleme zu sensibilisieren, Sachverhalte in ein bestimmtes Licht zu rücken, ihre Wahrnehmung und emotionale Bewertung zu beeinflussen und damit letzten Endes sogar unseren Umgang mit ihnen zu verändern. Allein mit Blick auf das medizin- und bioethische Themenspektrum lassen sich dafür zahlreiche Beispiele anführen: Miloš Formans *One Flew over the Cuckoo's Nest* (USA 1975) hat die öffentliche Aufmerksamkeit auf die Zustände der traditionellen autoritären Psychiatrie gelenkt und so Anliegen der Antipsychiatriebewegung popularisiert (Hansen 2015). Michael Crichtons *Coma* (USA 1978) hat ein damals verbreitetes Unbehagen an der Organtransplantation auf den Punkt gebracht und dabei geradezu ikonische Bilder für gesellschaftliche Ängste rund um das entstehende Transplantationssystem geprägt (Belling 2010). Und Jonathan Demmes *Philadelphia* (USA 1993) hat mit seiner dezidierten Ausrichtung auf ein Mainstreampublikum dazu beigetragen, in der breiteren Öffentlichkeit Mitgefühl für Menschen mit HIV und Aids zu wecken (Sendziuk 2010).

Vor diesem Hintergrund möchte ich aus einer ethischen Perspektive der Frage nachgehen, wie neuere deutschsprachige und angloamerikanische Filme das Thema ›Demenz‹ behandeln. Dabei interessiert mich vor allem, wie die verschiedenen filmischen Darstellungen daran mitwirken, unser moralisches Bewusstsein des Phänomens zu formen und zu verändern. Freilich ergibt sich hier bereits eine erste methodische Schwierigkeit: Es erscheint *prima facie* keineswegs ausgemacht, wann genau ein Film überhaupt von Demenz handelt. Ich werde die theoretischen Implikationen dieses Umstands zunächst am Beispiel des Biopics *The Iron Lady* (Phyllida Lloyd, Großbritannien 2011) erörtern, bevor ich mich anschließend ausführlicher mit den ästhetischen Darstellungsmitteln beschäftige, die bei der filmischen Auseinandersetzung mit der Demenzthematik zum Einsatz kommen. Ausgehend von dem in diesem Bereich besonders verbreiteten Stilmittel der ›meteorologischen Metaphorik‹ werde ich schließlich einige Vermutungen über die ethische Bedeutung und Tragweite kinematografischer Inszenierungen von Demenz für unsere Sicht des Phänomens selbst und den Umgang mit den Betroffenen formulieren.

The Iron Lady – Wann handelt ein Film von Demenz?

Die Rahmenhandlung von *The Iron Lady* mit US-Schauspielerin Meryl Streep als britischer Premierministerin Margaret Thatcher zeigt die Titelfigur als eine Frau in vorgerücktem Alter, die auf entscheidende Stationen ihres Lebens- und Karrierewegs zurückblickt. Schon bevor der Film anlief, hatte er überaus kontroverse öffentliche und politische Debatten ausgelöst. Weggefährten und Parteigenossen empörten sich über die entwürdigende Darstellung der Ikone des britischen Konservativismus als senile Alte (Walters 2011). Und Kritiker aufseiten der Linken wandten ein, dass Thatcher in einem allzu milden, menschelnden Licht erscheine, das Mitgefühl erzeuge und unliebsame Aspekte ihrer öffentlichen Rolle ausblende (Flanders 2012).[1] Die politische Stoßrichtung dieser Einwände mochte diametral entgegengesetzt sein, doch beiden lag letztlich die Überzeugung zugrunde, dass der Film Thatcher als Person mit einer demenziellen Erkrankung darstelle, dass er also – zumindest auch – von Demenz handle.

Vor diesem Hintergrund erscheint es zunächst einmal durchaus angebracht, darauf hinzuweisen, dass *The Iron Lady* selbst das Thema ›Demenz‹ zu keinem Zeitpunkt ausdrücklich ins Spiel bringt. Keiner der Protagonisten verwendet das Wort oder auch nur ähnliche Ausdrücke. Die Hauptfigur wird weder klinisch als dement diagnostiziert noch in diesem Sinne angesprochen. Selbst in einer Szene, die im Anschluss an eine Untersuchung im Behandlungszimmer eines Arztes spielt, werden keinerlei eindeutige Aussagen zu Thatchers konkretem Gesundheitszustand getroffen. Mehr noch: Wie im Folgenden deutlich werden soll, lässt sich die grundlegende konzeptionelle Anlage und Stoßrichtung des gesamten Filmes letzten Endes überhaupt nicht angemessen verstehen, wenn man ihn in erster Linie als einen Film über Demenz deutet.

Betrachten wir zunächst einige der Szenen aus *The Iron Lady*, auf die sich Kommentatoren häufig beziehen, wenn sie dem Film einen demenzbezogenen Handlungsstrang zuschreiben. Schon die Eröffnungsszene scheint allerhand einschlägiges Anschauungsmaterial zu bieten. Sie etabliert die in der Gegenwart angesiedelte Rahmenhandlung des Films und führt ihre Protagonistin ein. Wir sehen eine unscheinbare ältere Frau mit Kopftuch und beigem Mantel, die in einem Eckladen Milch kaufen will. Die Frau erscheint ein wenig verunsichert und überfordert von der hektischen Betriebsam-

1 Die Kontroverse bezeugte nicht zuletzt, wie tiefgreifend und nachhaltig Margaret Thatcher in ihrem damals immerhin schon 20 Jahre zurückliegenden aktiven politischen Leben das öffentliche Bewusstsein geprägt hat. Bemerkenswerterweise hatten Mediziner bereits 1985 festgestellt, dass Thatcher Demenzpatienten stärker in Erinnerung blieb als jeder andere britische Premierminister der jüngeren Vergangenheit und selbst die Queen. Die Autoren schließen mit der Feststellung: »We can only say that somehow Mrs Thatcher has given an item of knowledge to demented patients that they would otherwise have lacked: she reaches those parts of the brain other prime ministers could not reach« (Deary u.a. 1985: 1768).

keit des Alltagsgeschehens in dem Geschäft: Sie zögert angesichts der unterschiedlichen Milchflaschen im Kühlregal. Sie ist ersichtlich irritiert über das rücksichtslose Verhalten eines jüngeren männlichen Kunden. Als ihr Blick auf die Titelseiten der ausliegenden Tageszeitungen fällt, scheint sie Schwierigkeiten zu haben, die Schlagzeilen über die jüngsten islamistischen Terroranschläge einzuordnen. Und als ihr an der Kasse schließlich der Preis der ausgewählten Flasche Milch genannt wird, reagiert sie ungläubig.[2]

Eine weitere Szene aus den ersten Minuten des Filmes wird immer wieder herangezogen, wenn es darum geht, dass die alte Margaret Thatcher der Rahmenhandlung als eine Person mit Demenz dargestellt wird: das gemeinsame Frühstück mit ihrem Ehemann Denis, der ihr am Küchentisch gegenübersitzt. Die beiden tauschen sich über den hohen Milchpreis aus und spötteln über notwendige Sparmaßnahmen angesichts der steigenden Lebenshaltungskosten, bis sich beim Eintritt der Haushälterin herausstellt, dass Thatcher in Wahrheit alleine am Tisch sitzt und ihr Gegenüber offenbar nur mehr ein Produkt ihrer eigenen Einbildung ist. Tatsächlich handelt es sich hier um ein zentrales dramaturgisches Mittel des gesamten Films: *The Iron Lady* wird durchzogen und strukturiert durch jene Passagen der Rahmenhandlung, in denen die alte Margaret Thatcher in Zwiegesprächen mit ihrem längst verstorbenen Ehemann ihr früheres Leben und ihre politische Laufbahn Revue passieren lässt.

Die dritte für die Demenzdeutung einschlägige Szene zeigt die alte Margaret Thatcher vor dem Frisierspiegel in einem Wortwechsel mit ihrer Tochter, die sich besorgt darüber zeigt, dass ihre Mutter erneut auf eigene Faust und ohne Begleitung das Haus verlassen hat. Thatcher reagiert gereizt und unwirsch auf die geäußerten Bedenken und hält ihrer Tochter vor, nichts Besseres mit ihrem Leben anzufangen, als Aufhebens um ihre Mutter zu machen. Im Hintergrund des Schlafzimmers erscheint Denis, der auf der Kante des Ehebettes sitzt, ein Kreuzworträtsel löst und nach einem Wort mit neun Buchstaben fragt, das die Weigerung zum Kurswechsel bezeichnet. In dieser Szene legt die Protagonistin denjenigen Charakterzug an den Tag, der immer

2 Bei näherer Betrachtung erweist sich diese Eingangsszene als ausgesprochen anspielungsreich. Zum einen hatte die Abschaffung der kostenlosen Schulmilchausgabe der Bildungsministerin Thatcher bereits in den 1970er Jahren den Beinamen ›Thatcher the milk snatcher‹ eingetragen. Zum anderen hat die spätere Premierministerin gern betont, als Tochter eines Lebensmittelhändlers kenne sie durchaus noch den Preis eines Pints Milch, habe sich mithin einen Sinn für das normale Alltagsleben und die Belange der ›kleinen Leute‹ bewahrt.

wieder als Anzeichen für ihre Demenz angeführt wird, ja, sie buchstabiert ihn förmlich aus: Sie ist starrsinnig (*obstinate*) und fügt sich nicht den Verhaltenserwartungen ihrer Umgebung.

Betrachten wir die genannten Belege für den Demenzbezug des Films zusammengenommen: Seine Hauptfigur ist eine alte Frau, die sich im gegenwärtigen Alltagsleben nicht mehr ohne Weiteres zurechtzufinden scheint, sich mitunter erratisch und unleidlich verhält und regelmäßig Gespräche mit ihrem längst verstorbenen Ehemann führt. Wie auch immer ein derartiges Verhalten im Rahmen einer klinischen Diagnosestellung genau einzuschätzen wäre: Eine demenzielle Erkrankung dürfte bei Weitem nicht die einzig mögliche Erklärung sein. Tatsächlich erscheinen einige der geschilderten Verhaltensweisen vor dem Hintergrund der Geschichte und Lebenssituation der Protagonistin durchaus nachvollziehbar bzw. sinnvoll. So kommt es vor, dass Personen, die aus dem aktiven Berufsleben ausscheiden und sich nicht selbst versorgen müssen, gewisse Schwierigkeiten bei der Alltagsbewältigung entwickeln (Baltes u. a. 1993). Auch den Dialog mit dem langjährigen Ehepartner, Weggefährten und Vertrauten nach dessen Tod nicht von einem Tag auf den anderen abreißen zu lassen, ist ein Verhalten, das von vielen verwitweten Personen beschrieben wird und durchaus eine gesunde Form der Trauerbewältigung darstellen kann (Bennett/Bennett 2000). Und Sturheit und Unnachgiebigkeit sind keineswegs vollkommen unvertraute Züge in Margaret Thatchers öffentlichem Bild. Tatsächlich handelt es sich um Eigenschaften, die während ihrer aktiven politischen Karriere immer wieder als politische Qualitäten gepriesen oder gefürchtet wurden. Genau genommen handelt es sich um just diejenigen Charakteristika, die ihr überhaupt erst den Titel der ›Eisernen Lady‹ eingetragen haben (Blundell 2008: 142).[3]

Vor diesem Hintergrund erscheint die verbreitete Deutung von *The Iron Lady* als ›Demenzfilm‹ keineswegs mehr selbstverständlich, sondern bedarf einer Erklärung. Tatsächlich mag sie sehr viel mehr über die Perspektive der Rezipienten, des Publikums verraten als über die eigentliche Intention, innere Struktur und ›Botschaft‹ des Filmes selbst. So bezeugt sie zunächst, dass der Begriff ›Demenz‹ keineswegs mehr als ein dem ärztlichen Expertendiskurs vorbehaltener medizinischer *Terminus technicus* angesehen werden kann. Der Ausdruck hat vielmehr längst Eingang in den alltäglichen Sprachgebrauch und die öffentliche Auseinandersetzung gefunden und wird hier

3 Sprichwörtlich geworden ist etwa eine Wendung in ihrer Rede auf dem Tory-Parteitag 1980, auf dem Teile der Partei einen radikalen Kurswechsel (›U-turn‹) gefordert hatten: »You turn if you want to; the lady's not for turning!«

in einer ausgesprochen breiten und alles andere als klar definierten Weise auf ältere Menschen angewendet, deren Verhalten von unterstellten Normen abweicht und dem Betrachter daher merkwürdig und erratisch erscheint. Möglicherweise zeigt sich darin ein weiteres Anzeichen für die in der sozialgerontologischen Forschung wiederholt beschriebene ›Medikalisierung des Alterns‹: die fortschreitende Ausweitung der Deutungshoheit der modernen Medizin mitsamt ihren Begrifflichkeiten, Problembeschreibungen und Lösungsstrategien auf das höhere Lebensalter, die das Altern in ein medizinisches Phänomen und seine Eigentümlichkeiten in pathologische Erscheinungen verwandelt (Estes/Binney 1989).

Hier scheint sich indes ein Einwand nahezulegen. Schließlich wissen wir aus Medienberichten und Äußerungen von Familienmitgliedern und politischen Weggefährten, dass die reale Margaret Thatcher in den letzten Jahren ihres Lebens tatsächlich mehrere Schlaganfälle erlitten hatte und insbesondere ihr Kurzzeitgedächtnis beeinträchtigt war (Wessely 2012). Womöglich prägt dieses Weltwissen um das reale Vorbild unsere Rezeption des Filmes und begründet die Annahme, dass seine Protagonistin ebenfalls an Demenz leidet. Doch auch wenn dieser Umstand die Demenzdeutung psychologisch erklären mag, kann er sie keineswegs filmästhetisch rechtfertigen. Der Film *The Iron Lady* bietet nicht nur unzureichende Anhaltspunkte für die Demenzthese. Er ist auch in seiner grundlegenden konzeptionellen Anlage und dramaturgischen Stoßrichtung, seinem Bedeutungsgehalt als kinematografisches Kunstwerk, überhaupt nicht angemessen zu verstehen, solange er ausschließlich oder vorrangig in der medikalisierenden Perspektive einer Krankheitsgeschichte betrachtet wird. Als Demenzfilm gesehen ergibt *The Iron Lady* schlicht keinen rechten Sinn. Zunächst einmal erscheint schon fraglich, inwieweit die Protagonistin überhaupt als kognitiv beeinträchtigt angesehen werden kann. Immerhin wird die gesamte Handlung des Filmes von ihrem Standpunkt aus rekapituliert, was zumindest nicht für schwerwiegende Gedächtnisprobleme spricht. Tatsächlich besticht sie in der bereits angesprochenen Szene im ärztlichen Untersuchungszimmer ausgerechnet durch ein leidenschaftliches, mit klassischen Zitaten angereichertes philosophisches Plädoyer für die Macht des Geistes über das Leben. Vor allem aber entspricht der gesamte Verlauf der Filmhandlung keineswegs dem bei demenziellen Erkrankungen zu erwartenden tragischen Muster des fortschreitenden geistigen Niedergangs. Der Film endet auf einer leichten, fast optimistischen Note.

Tatsächlich steht in *The Iron Lady* bei näherer Betrachtung nicht die Geschichte eines krankheitsbedingten geistigen Verfalls im Mittelpunkt, sondern eher die eines biografisch motivierten inneren Konfliktes. Die alte Margaret Thatcher ringt um die Bewältigung all der Verluste, die sie in den zurückliegenden Jahren erlitten hat: der Verlust ihres Amtes und der politischen Macht, der öffentlichen Bedeutung und Anerkennung und nicht zuletzt ihres Lebenspartners und engsten Weggefährten. In diesem Sinne wird das eigentliche Drama, das der Film entfaltet, gerade nicht dadurch verursacht, dass der Protagonistin ihr bisheriges Leben aufgrund einer demenziellen Erkrankung unwillkürlich entglitte, sondern ergibt sich im Gegenteil vielmehr aus ihrer Einsicht in die Notwendigkeit, die Vergangenheit hinter sich zu lassen, um in der Gegenwart weiterleben zu können. Diese Dynamik verdichtet sich vor allem in der Darstellung der Beziehung zu Denis: Einerseits bildet die über ein ganzes gemeinsames Leben hin gewachsene enge Verbindung mit dem verstorbenen Ehemann, Ansprechpartner und Vertrauten für Margaret einen wesentlichen Teil ihrer eigenen Geschichte und Persönlichkeit. Andererseits jedoch begreift sie, dass sie Denis gehen lassen muss, um ihren Wirklichkeitssinn aufrechtzuerhalten und in der Gegenwart bestehen zu können. Versinnbildlicht wird dieser nach dem klassischen psychoanalytischen Muster der Trauerarbeit deutbare Konflikt etwa in dem wiederholt angesprochenen Vorhaben, Denis' alte Kleidung zusammenzusuchen, um sie einer Wohltätigkeitsorganisation zu überlassen. Erst ganz am Ende des Filmes, in einer Szene, die geradezu als ›Showdown‹ angesehen werden kann und auch filmisch entsprechend inszeniert ist, stellt sich Margaret der Herausforderung: In einer rasanten nächtlichen Aufräumaktion verstaut sie Denis' Sachen in Plastiksäcken und nimmt dann endgültig Abschied von ihrem toten Ehemann, der daraufhin in Hut und Mantel den Korridor hinabgeht und in einer aufgezogenen Weißblende verschwindet. Die letzte Szene zeigt Margaret am nächsten Morgen in der Küche ihres Hauses. Sie spült eine Teetasse über dem Ausguss aus und blickt dabei versonnen aus dem Fenster. Zu hören sind leise Verkehrsgeräusche, der Gesang der Vögel und die Rufe spielender Kinder. Sie hat die Lasten der Vergangenheit losgelassen und scheint nun ganz im Hier und Jetzt zu sein. »Ich gehe heute nirgendwo hin«, lässt sie ihre Haushälterin wissen.

Filmische Darstellungsformen der Demenz

Ungeachtet der verschiedenen Deutungsmöglichkeiten von *The Iron Lady* stellt sich die grundsätzliche Frage, wie Filme, die von Demenz handeln, ihr

Sujet in Szene setzen. Als audiovisuelles Medium stehen dem Film hier von Haus aus vielfältige Darstellungsmittel zur Verfügung. Tatsächlich scheint sich in den vergangenen Jahren bereits eine eigene Filmsprache, ein Set an einschlägigen kinematografischen Gestaltungsformen und Darstellungskonventionen der Demenzthematik, herauszubilden. Drei besonders verbreitete Verfahren sollen im Folgenden etwas eingehender betrachtet werden (Schweda/Frebel 2015).

Einfühlung

Ähnlich wie bereits von Aristoteles mit Blick auf das antike Drama festgestellt, wirkt auch der Film in besonderem Maße auf einer affektiv-emotionalen Ebene: Er berührt und bewegt uns als empfindende Wesen. Dabei macht er sich mithilfe filmästhetischer Kunstgriffe gezielt die Disposition der menschlichen Psyche zur »Gefühlsansteckung« (Früh/Wünsch 2009: 93), die Empfänglichkeit für Gefühle anderer und die Fähigkeit zum Mitfühlen mit ihnen zunutze: Filme versetzen uns emotional in die dargestellten Personen und Geschehnisse hinein und lassen uns mit ihnen mitfiebern. Sie spielen gleichsam auf der Klaviatur unseres Gefühlslebens (Wulff 2003).

Auch und gerade zeitgenössische Spielfilme zum Thema Demenz nutzen vielfach Mittel empathischer Einfühlung. Dabei geht es insbesondere darum, sich der sonst nur schwer zugänglichen Innenperspektive und Erlebniswelt der Betroffenen anzunähern, die lange Zeit als ›leere Hüllen‹ ohne jegliches subjektives Innenleben angesehen wurden (Behuniak 2011). Eine Möglichkeit dazu bietet zunächst der dramaturgisch inszenierte narrative Nachvollzug des Geschicks einer Figur. So wird etwa in *Iris* die Empathie gegenüber der Protagonistin gefördert, indem der durch die große Fallhöhe besonders tragisch erscheinende biografische Verlauf ihrer Erkrankung nachvollzogen wird: Die gefeierte Schriftstellerin und Philosophin Iris Murdoch erkrankt an Alzheimer und verliert so nach und nach ihre intellektuelle Brillanz und literarische Begabung. Der Film erzählt ihr Leben und verfolgt – unterbrochen von biografischen Rückblenden – den allmählichen Verlust ihres Gedächtnisses. Und obwohl sie am Schluss nicht mehr dieselbe ist wie am Anfang und ihr Blick ins Leere zu gehen scheint, nimmt der Zuschauer weiterhin Anteil an ihrer Lage. Er hat ihren gesamten Leidensweg emotional mitvollzogen und ist sich daher bewusst, was hinter der äußerlich ›leeren Hülle‹ steht.

Ein weiteres bedeutendes Mittel zur Erzeugung von Emotionen ist die Musik. Die musikalische Untermalung des Filmgeschehens adressiert und bearbeitet die Empathiefähigkeit der Zuschauer fortwährend auf einer mehr oder weniger unterschwelligen Ebene. Musik illustriert und spezifiziert die inneren Gefühlszustände der Filmfiguren und ist mitunter leitmotivisch mit ihrem Charakter verknüpft. Darüber hinaus greift sie immer wieder derart tief in den somatischen Prozess der Rezeption ein, dass der Zuschauer sich letztlich nur entziehen kann, indem er komplett aus dem Rezeptionsprozess aussteigt (Wulff 2003). Am Ende von *Robot & Frank* zum Beispiel wird der an Demenz erkrankte Protagonist von seinem Sohn in ein Pflegeheim gebracht, während im Hintergrund Mozarts *Requiem* spielt. Durch die getragene Musik werden nicht nur auf der symbolischen Ebene Assoziationen zu Abschied und Tod hergestellt. Vielmehr wird das Gefühl der Trauer zugleich auch ganz unmittelbar im Zuschauer selbst erzeugt.

Besonders interessant erscheinen einige Filme zu Demenz, die die Empathie stellvertretend, gleichsam über die Bande nichtmenschlicher Protagonisten herstellen. So werden zentrale ethische Probleme des Umgangs mit Demenzkranken wie die Infragestellung des Personenstatus, das Ringen um die eigene Würde und der Kampf um Mitgefühl und Anerkennung beispielsweise in *Rise of the Planet of the Apes* zugleich auch am Geschick eines Primaten verhandelt, in *Robot & Frank* an dem eines Roboters (Frebel 2015). In beiden Beispielen wird entgegen allen anfänglichen Widerständen schließlich über biologische Spezies-, ja, sogar ontologische Kategoriengrenzen hinweg Empathie mit den Protagonisten aufgebaut. Durch die einschlägigen filmischen Mittel der biografischen Narration, der Musik, des Farbenspiels, der Kameraführung, des Schnittes und der Symbolik werden dem Zuschauer so emotional nach und nach eine innere Tiefe und Subjektivität der zunächst vollkommen fremd erscheinenden Wesen vermittelt und zugleich reflexiv das eigene, möglicherweise vorschnelle bzw. oberflächliche Einordnungs- und Wertungsverhalten vor Augen geführt.

So stellt Empathie in der Tat ein mächtiges Instrument zur filmischen Annäherung und Einholung selbst entferntester Betroffenenperspektiven dar. Freilich ist auch die moralische Ambivalenz des Vorgangs vielfach bemerkt worden. In seinem wirkungsästhetisch genau kalkulierten Zugriff auf die präreflexive Ebene unseres Gefühlslebens scheint ihm etwas Manipulatives, ja, regelrecht Gegenaufklärerisches anzuhaften. Empathiestrategien sind gewissermaßen übergriffig, und zwar in zweifacher Richtung: zum einen mit Blick auf den Zuschauer, den sie unmittelbar bei seinen Emotionen packen und geradezu gewaltsam mitreißen, ohne ihm die Möglichkeit der Distanzierung und Reflexion einzuräumen; zum anderen aber auch mit Blick auf die Adressaten der Empathie, denen entsprechend eben keine reflektierte Haltung und Reaktion zuteilwird, sondern ein Überschwang an starken, je nach Darstellungsweise beliebig variierbaren Gefühlen. Darin liegt nicht nur die Gefahr einer emotionalen Vereinnahmung, die das Fremde nicht als solches gelten lässt, sondern es insgeheim assimiliert wie in der kitschig-vermenschlichenden Darstellung von Tieren in vielen Zeichentrickfilmen. Mit Blick auf Demenz mag auch vor einer gefühlstriefenden Mitleidsästhetik gewarnt werden, die Zuschauer in eine paternalistische Haltung und Betroffene in eine Opferrolle drängt.

Verfremdung

Während die Empathie gleichsam das Fremde vertraut zu machen, uns ihm näherzubringen scheint, schlägt eine andere filmische Darstellungsstrategie der Demenz den entgegengesetzten Weg ein: Das Vertraute wird verfremdet, es wird uns gleichsam entrückt. Durch optische oder akustische Verfremdungseffekte wird die krankheitsbedingte Veränderung einer aus den Fugen geratenden Erlebniswelt unmittelbar simuliert. In der surrealistischen Filmtradition, aber auch in jüngeren filmischen Auseinandersetzungen mit psychischen Wahnvorstellungen oder drogeninduzierten Bewusstseinsveränderungen und Halluzinationen wurde hierfür bereits ein breites Repertoire an filmischen Gestaltungsmitteln geschaffen, von der Farbveränderung über die Verzerrung der Bildproportionen, Zeitlupe oder Zeitraffer und die tricktechnische Veränderung des Dargestellten bis zu akustischen Verfremdungseffekten (Fleming/Manvell 1985).

Auch im Fall der Demenznarration werden oftmals bekannte Wahrnehmungsmuster aufgelöst, um die ver-rückte Innenperspektive der an Demenz Erkrankten darzustellen. So wird das erste Anzeichen für den Verlust des Gedächtnisses von Architekt Frieder und seine Verwunderung und Angst über diese ersten Aussetzer in dem deutschen Spielfilm *Eines Tages…* (Iain Dilthey, Deutschland 2010) durch eine akustische Verzerrung intoniert, in der er die Stimmen seiner Arbeitskollegen wie ein Echo aus weiter Entfernung wahrnimmt, das ihn in tiefe Verwirrung stürzt. Filmisch wird hier der Versuch unternommen, auf der Ebene des Tones zu vermitteln, wie verunsichert der Protagonist durch seine Symptome ist und wie er seine

Umwelt immer weniger angemessen wahrzunehmen vermag. In der Folge wird er immer wieder nachts bei verzerrter Musik und dämmrigem Licht durch eine Glasscheibe gezeigt, wie er mithilfe von Skizzen versucht, den Grundriss seiner alten Wohnung nachzuzeichnen, sich jedoch nicht mehr erinnert, wie diese geschnitten war. Im Hintergrund ist der Innenaufnahme dabei ein leises Windgeräusch unterlegt. Der Protagonist scheint sich wie in einem Vakuum zu befinden: eingeschlossen von Glas, seine Gedanken vom Wind verweht.

Ein weiteres filmisches Mittel, um einen Einblick in das Innere der Betroffenen zu vermitteln, ist die Wahl und Variation der Farben. In *Vater Morgana* (Till Endemann, Deutschland 2010) etwa sind vor allem am Anfang die Farben gedeckt, Vater Walther trägt zum Beispiel dunkle Kleidung, der Film setzt mit Erinnerungen in Sepiatönen ein. Im Laufe der Handlung werden die Farben und das Wetter immer heller und heiterer. Walther trägt im letzten Teil einen weißen Anzug. In *Iris* sind die in der Gegenwart angesiedelten Szenen trübe und grau, die Rückblenden in frühe Zeiten wirken dagegen farbenfroh. In vielen Demenzfilmen sind die Farben allgemein eher gedeckt: Die ganze Welt scheint in Braun- und Grautöne getaucht zu sein. Anders in *Mein Vater* (Andreas Kleinert, Deutschland 2003): Hier wird die Normalität, das Leben ohne die Krankheit, zunächst in Schwarzweiß gezeigt. Erst mit dem Übergang zum Krankheitsverlauf wird auch zu farbigen Bildern gewechselt. Ob sie nun die Tristesse der Gegenwart oder das Verblassen der Vergangenheit illustriert: Die Farbgebung und ihre Veränderung spielen eine bedeutende Rolle bei der filmischen Darstellung der Demenz.

In einigen Filmen wird schließlich versucht, durch ein abstraktes Ende das ›Verschwinden‹ der Protagonisten in ihrer ›eigenen Welt‹ zu visualisieren. In *Vater Morgana* erklärt der an Demenz erkrankte Vater, dass er weit weg wolle. In der Schlussszene sitzt er mit seinem Sohn an einem See. Ein U-Boot taucht plötzlich aus dem Wasser auf. Seine seit elf Jahren verstorbe Frau kommt herbeigelaufen und steigt mit ihm zusammen ein. Als der Sohn wieder aufblickt, ist das Boot plötzlich verschwunden und der See liegt ganz still und unbewegt da. In *Mein Vater* kann der Sohn die nächtlichen Unruhen des Vaters irgendwann nicht mehr ertragen. Eines Abends schließt er nicht mehr wie gewöhnlich die Haustür ab. Der Vater verlässt die Wohnung und läuft auf eine stark befahrene Straße. Jump Cuts lassen nur eine fragmentierte, raumzeitlich lückenhafte Wahrnehmung des Geschehens zu. Zuletzt scheint sich die Figur einfach in Luft aufzulösen. In der Abschlussszene von *Die Büchse der Pandora* (Yesim Ustaoglu, Türkei 2008) hört die an

Alzheimer erkrankte Nusret Stimmen in den Bergen. »Lass mich zu meinen Bergen gehen, sonst vergesse ich die auch noch«, bittet sie ihren Enkel, der sie dieses Mal nicht mehr abhält. Anders als im Falle der Empathie droht die Verfremdungsstrategie hier nicht zur Vereinnahmung des Fremden der Demenz zu führen. Vielmehr soll der Zuschauer durch die Auflösung vertrauter Wahrnehmungs- und Erzählmuster selbst einer ähnlichen Erfahrung ausgesetzt werden. Im Extremfall führt dies freilich dazu, dass jeglicher auf konventionelle Regeln angewiesene eindeutige Mitteilungssinn eines Films, jede einfache ›Botschaft‹ hinter avantgardistisch anmutenden Formexperimenten zurücktritt.

Versinnbildlichung

Bildlichkeit spielt im visuellen Medium Film naturgemäß eine zentrale Rolle. Allgemein kommt Bildern dort eine besondere Bedeutung zu, wo wir es mit Erfahrungen zu tun haben, für die es kein etabliertes begriffliches Ordnungsraster gibt. Ihre sinnstiftende Funktion beruht dabei auf dem Vorgang der Übertragung: Sie stellen eine Analogie her zwischen einer gegebenen Erscheinung und einem anderen Wirklichkeitsbereich, zu dem *prima facie* keine sachliche Beziehung bestehen muss. Auf diese Weise verbinden sie das Unbekannte mit dem bereits Bekannten und Vertrauten und eröffnen so einen metaphorischen Deutungshorizont, in dem sich erst ein grundlegendes Verständnis der ins Auge gefassten Sachverhalte zu formen vermag (Lakoff/Johnson 1980).

Die innere Erlebniswelt einer von fortgeschrittener Demenz betroffenen Person stellt eine solche dem begrifflich-propositionalen Denken unzugängliche Wirklichkeitsdimension dar. Entsprechend wurde in Filmen, die sich mit Demenz beschäftigen, eine große Vielfalt an Bildern entwickelt, die diese Erlebniswelt visuell zu veranschaulichen suchen. Tatsächlich lassen sich sogar unterschiedliche Arten einschlägiger Demenzmetaphern auseinanderhalten (Grebe u.a. 2013). Eine besonders prominente Form der Bildlichkeit könnte man unter dem Begriff der ›meteorologischen Metaphorik‹ zusammenfassen, weil sie die Bilder für das Demenzerleben der Sphäre der Wetterphänomene und atmosphärischen Erscheinungen entnimmt: Nebel wie etwa in *Iris*, Schnee in allen seinen Variationen wie in *Away from Her*, Regen wie in *Small World* (Bruno Chiche, Deutschland/Frankreich 2010) oder Dämmerung wie in *The Notebook* (Nick Cassavetes, USA 2004).

Diese meteorologischen Bilder stehen in einer langen Tradition philosophisch-theologischen Nachdenkens über kognitive Prozesse in optischer Metaphorik (Blumenberg 1957). Schon bei Platon wird Erkenntnis in Analogie zur visuellen Wahrnehmung als eine Ideenschau gefasst, bei der die menschliche Vernunft das Wesen der Dinge ›erblickt‹ (*noesis*). Auch das christliche Denken hält an dieser optischen Erkenntnismetaphorik fest und ersetzt gewissermaßen nur die Lichtquelle: Bei Augustinus etwa wird wahres Wissen letzten Endes auf eine höhere, göttliche ›Erleuchtung‹ (*illuminatio*) zurückgeführt. Dabei handelt es sich keineswegs bloß um historisch überholte Vorstellungsbestände einer vorwissenschaftlichen Gedankenwelt. Auch der moderne erkenntnistheoretische Diskurs ist durchzogen von optischen Metaphern, beginnend mit Descartes' Konzeption von ›Evidenz‹ als wesentliches Merkmal wahren Wissens, der ›klaren und deutlichen‹ (*clare et distincte*) mentalen Repräsentation eines Sachverhalts. Tatsächlich hat sich die Moderne selbst in optischen Bildern definiert als Epoche der ›Aufklärung‹, die sich vom ›dunklen‹ Mittelalter abgrenzt. Noch in der Alltagssprache wirkt diese optische Erkenntnismetaphorik fort, wenn etwas ›glasklar‹, ›einleuchtend‹ oder ›offensichtlich‹ erscheint, wir eine ›Einsicht‹ haben, uns etwas ›dämmert‹ oder ›ein Licht aufgeht‹.

Die meteorologische Bildsprache der Demenz setzt diese Tradition voraus und schreibt sie fort: Wo Licht Wahrheit und visuelle Wahrnehmung Erkenntnis ist, kann der Niedergang der Erkenntnisfähigkeit als Beeinträchtigung des Sehens durch meteorologische Phänomene veranschaulicht werden: Nebel, der die Sicht behindert und den Anblick der Dinge verschleiert wie in *Iris*; Regen, der die Fensterscheibe hinunterläuft und die Welt dahinter verschwommen erscheinen lässt wie in *Small World*; dichter Schneefall, der eine Landschaft nach und nach mit einer weißen Schicht bedeckt, sodass alle Gegenstände darunter ununterscheidbar werden (*Away from Her*); Wolken, die die Sonne verdecken und ihr Licht fernhalten, sodass die gesamte Szenerie in dunkle Schatten getaucht wird; die Abenddämmerung, in der die Objekte ihre klar definierten vertrauten Konturen verlieren und allmählich in Dunkelheit versinken (*The Notebook*). Solche Bilder sind in ihrer wirklichkeitserschließenden und sinnstiftenden Kraft durchaus bedeutsam, aber zugleich keineswegs harmlos. Die bildliche Sphäre hat über die intendierte Analogie hinaus immer auch ihre eigene innere Struktur und Logik, und dieser metaphorische Bedeutungsüberschuss kann die sachliche Bezugsebene überlagern und zu problematischen Konzeptionen führen.

Ethische Implikationen filmischer Demenzdarstellung

Um die Tragweite filmischer Darstellungsmittel der Demenz zu verdeutlichen, lohnt es sich, abschließend noch einmal auf Margaret Thatcher und einen ihrer engsten politischen Weggefährten zurückzukommen: den ehemaligen US-amerikanischen Präsidenten Ronald Reagan. Beide gelten nicht nur als Vorreiter jenes politischen Neoliberalismus, dessen Umwälzung der globalen Wirtschafts- und Gesellschaftsordnung seit den späten 1970er Jahren noch bis in die Erschütterungen der unmittelbaren Gegenwart nachwirkt (Wearing 2013). Sie teilen auch ein ähnliches persönliches Schicksal. Kurz nach seinem Ausscheiden aus dem Amt erfuhr Reagan 1994, dass er an Alzheimer im Frühstadium erkrankt war. Daraufhin verfasste er einen inzwischen berühmten öffentlichen Brief, mit dem er sich vom amerikanischen Volk verabschiedete.

Bekanntlich war Reagan vor seiner politischen Karriere ein beliebter Schauspieler im Hollywood der 1930er bis 1960er Jahre gewesen und hatte in über 60 Filmen mitgespielt. Und tatsächlich lässt er diese Vergangenheit im Filmbusiness in den letzten Zeilen seines Abschiedsbriefes noch einmal anklingen, wenn er ein kinematografisches Motiv aufruft, um zu beschreiben, was ihm nun bevorsteht: die Reise in den Sonnenuntergang. »I now begin the journey that will lead me into the sunset of my life«, schreibt der damals 83-Jährige in krakeliger Handschrift. »I know that for America there will always be a bright dawn ahead« (Reagan 2003 [1994]). Noch einmal erweist sich der ehemalige US-Präsident hier als ein wahrer Meister der politischen Kommunikation: Im Bild des Sonnenuntergangs lässt er zunächst die meteorologische Metaphorik der Altersdemenz als einer biografischen Abenddämmerung anklingen, die die visuelle Wahrnehmung zunehmend erschwert und den Dingen nach und nach ihre klar umrissene Konturen nimmt, bis sie vollständig in der Dunkelheit versinken. Gleich im nächsten Satz überblendet er die Szenerie dann jedoch mit einem klassischen, geradezu ikonischen Schlussbild des uramerikanischen Westerngenres – dem in den Sonnenuntergang reitenden Cowboy – mit seinen reichhaltigen Bezügen zur nationalen Mythologie der Frontier und des unermüdlichen Zuges westwärts, dem gleißenden Morgenlicht einer verheißungsvollen Zukunft entgegen.

Etwa zehn Jahre später, im Juni 2004, starb Ronald Reagan an den Folgen seiner Alzheimer-Erkrankung. Bei der öffentlichen Trauerfeier hielt seine alte politische Weggefährtin Margaret Thatcher eine der Gedenkreden.[4] Dabei greift sie am Ende der Ansprache noch einmal das Motiv des Sonnenuntergangs aus Reagans Abschiedsbrief auf und fügt eine weitere Lage meteorologischer Metaphorik hinzu:

»For the final years of his life, Ronnie's mind was *clouded by illness*. That *cloud* has now lifted. He is himself again – more himself than at any time on this earth. For we may be sure that the Big Fella Upstairs never forgets those who remember Him. And as the last journey of this faithful pilgrim took him *beyond the sunset*, and as *heaven's morning broke*, I like to think – in the words of Bunyan – that ›all the trumpets sounded on the other side‹. We here still *move in twilight*. But we have one *beacon to guide us* that Ronald Reagan never had. We have his example.« (Thatcher 2004 [eigene Hervorhebungen])

Ersichtlich bedient sich Thatchers Rede ausgiebig aus dem Fundus der meteorologischen Metaphorik. Die in Reagans Brief evozierte kinematografische Szenerie der Reise in den Sonnenuntergang wird um Wolken und Zwielicht ergänzt und so an den zuvor eingeführten politischen Topos des Kalten Krieges als Kampf zwischen Gut und Böse zurückgebunden. Zugleich werden die meteorologischen Metaphern von Licht und Dunkel mit christlichen Motiven von Erde und Himmel, Diesseits und Jenseits, Tod, Auferstehung und ewigem Leben verwoben, die dem gesamten Bild eine noch stärkere religiöse Aufladung und Reagan selbst die Aura einer spirituellen Führungsfigur und beinahe messianischen Erlösergestalt verleihen. Führt man sich vor Augen, wie solche oftmals latenten bildlichen Deutungsmuster mediale Repräsentationen sowie öffentliche Diskurse und Praktiken durchdringen, erhält die scheinbar akademische Frage nach dem metaphorischen Bedeutungsüberschuss eine beträchtliche praktische Tragweite. Insbesondere hat sie auch ethische Implikationen für die Art und Weise, wie wir über Demenz denken und sprechen und mit den Betroffenen umgehen. Zwei mögliche Konsequenzen möchte ich abschließend aufzeigen.

Erstens wird Demenz im Rahmen der meteorologischen Metaphorik in erster Linie als ein epistemisches Problem beeinträchtigter kognitiver Wirklichkeitsauffassung betrachtet. Licht ist Wahrheit, Sehen Erkenntnis und meteorologisch beeinträchtigte Sichtverhältnisse versinnbildlichen kognitive Beeinträchtigung. »His mind was clouded by illness«, wie Margaret Thatcher sich mit Blick auf den verstorbenen US-Präsidenten ausdrückt, wobei die

4 Ein denkwürdiger Nebenaspekt der Geschichte besteht darin, dass Thatcher selbst zu diesem Zeitpunkt nach einer Serie von Schlaganfällen auf ärztlichen Rat hin nicht mehr öffentlich sprach, sodass die Rede bereits einige Zeit zuvor aufgezeichnet worden war, als Ronald Reagan noch am Leben war.

dazugehörigen Bilder vom Umherirren im Zwielicht (»moving in twilight«) und dem uns leitenden Leuchtfeuer (»beacons to guide us«) die Vorstellung unterstreichen, dass Demenz im Kern als ein Verlust kognitiver Orientierung in der Welt aufzufassen ist. Durch diese Ausrichtung der meteorologischen Perspektive auf kognitive Prozesse und ihre Beeinträchtigung drohen jedoch zugleich andere Aspekte der Demenz wie etwa die körperlichen, emotionalen und psychosozialen Faktoren und Folgeerscheinungen demenzieller Erkrankungen ausgeblendet zu werden. Damit wird nicht nur einem einseitig verkürzten Bild der Erkrankung Vorschub geleistet, das medizinisch wie pflegerisch relevanten Gesichtspunkten nicht Rechnung zu tragen vermag. Vielmehr wiederholt und verstärkt die kognitivistische Rahmung auch die allgemeine negative Bewertung der Demenz in einer »hyperkognitiven Gesellschaft« (Post 2000). Der Fokus der Betrachtung wird auf dasjenige Gebiet gelenkt, auf dem Demenz kaum anders als in Kategorien von Versagen, Verlust und Niedergang beschrieben werden kann. Selbst kleinere positive Erfahrungen bleiben in der kognitivistischen Perspektive ausgeklammert, etwa eine möglicherweise erhöhte Sensibilität auf der Ebene körperlich-sinnlichen Erlebens oder die von Angehörigen verschiedentlich beschriebene intimere Qualität emotionaler Verbundenheit. In der Folge kann die meteorologische Metaphorik letztlich eine einseitig defizitorientierte Sicht der Demenz nahelegen und damit zu dem verbreiteten negativen Bild einer einzigen langen ›Reise in die Finsternis‹ beitragen.

Zweitens hat die meteorologische Bildsprache eine Tendenz, die Demenz als eine externe Macht erscheinen zu lassen, die die Person von außen befällt und sich zwischen sie und die Wirklichkeit schiebt. Wolken, Schnee, Nebel oder Dunkelheit umhüllen den Geist der Betroffenen und trennen sie vom Rest der Welt. Diese Externalisierung legt die Vorstellung nahe, die Demenz sei eine eigenständige, von der erkrankten Person selbst getrennte Entität. Die Krankheit erscheint als eine Art Schleier, hinter dem sich irgendwo noch das wahre Selbst der Betroffenen verbirgt, wie Margaret Thatchers Ansprache nahelegt: Wenn jemandes Geist von Krankheit umwölkt ist (»clouded by illness«), scheint er hinter der Wand aus Wolken in sich intakt zu bleiben und wieder zum Vorschein kommen zu können, sobald der Schleier sich lüftet. Er ist dann wieder er selbst (»he is himself, again«), wie Thatcher mit Blick auf Reagan sagt, sobald die Wolken der Demenz sich verzogen haben (»have lifted«). Was auf der christlichen Bezugsebene von Tod und Auferstehung einen Sinn ergeben mag, kann ansonsten durchaus problematische Konsequenzen haben. Speziell die Erfahrung, dass Demenz mit inhärenten und irreversiblen Veränderungen der Persönlichkeit selbst einhergeht, die womöglich sogar unsere landläufigen Begriffe von Personalität überhaupt sprengen, kann in diesem metaphorischen Rahmen nicht angemessen zum Ausdruck gebracht werden. In der Folge ist die meteorologische Perspektive nicht in der Lage, der subjektiven Erlebnisqualität der Demenz wirklich gerecht zu werden. Stattdessen verführt sie dazu, anstelle der tatsächlich betroffenen Person eine vermeintlich ›eigentliche‹ und ›wahrhafte‹ Person irgendwo hinter dem Schleier der Demenz zu sehen und anzusprechen. Betrachtet man den tatsächlichen Zustand der Betroffenen unter diesen Vorzeichen stets im Lichte des Idealbildes einer längst verloren gegangenen früheren Person, mag der Umgang mit ihnen schnell von Enttäuschung, Verbitterung und Ungeduld geprägt sein.

Schluss

Es ist nicht abzusehen, ob die eingangs konstatierte Konjunktur der Demenz im zeitgenössischen Spielfilm ihren Höhepunkt überhaupt schon erreicht hat. Das ihr zugrunde liegende öffentliche Interesse an der Thematik scheint jedenfalls unvermindert anzuwachsen. Zuletzt hat das Drama *Still Alice* (Richard Glatzer und Wash Westmoreland, USA 2014) über das Schicksal einer an Alzheimer erkrankten Hochschullehrerin zahlreiche Auszeichnungen abgeräumt, darunter einen Academy Award für Julianne Moore als beste Hauptdarstellerin.

Film verzeichnet solche Interessenlagen nicht nur wie ein zeitdiagnostischer Seismograf. Er bietet darüber hinaus auch eine überaus ausdrucksstarke und wirkmächtige Form der Auseinandersetzung mit den betreffenden ethischen Fragen und Problemstellungen an der Schnittstelle von gelingendem Leben, moralischer Verantwortung und gesellschaftlichen Verhältnissen (Wöhlke u. a. 2015). An den öffentlichen Auseinandersetzungen um *The Iron Lady* zeigt sich allerdings auch, wie notwendig die (selbst-)kritische Reflexion unserer eigenen Rolle als Zuschauer sowie der impliziten Vorannahmen unserer Rezeption ist, wenn wir einen bestimmten Film als ›Film über Demenz‹ betrachten und seine Protagonisten entsprechend als Betroffene wahrnehmen. Das sollte uns insbesondere für die Gefahren einer allzu leichtfertigen und großzügigen Anwendung der ursprünglich medizinisch geprägten Demenzbegrifflichkeit sensibilisieren, die unsere Sicht zugleich fokussiert und begrenzt. Tatsächlich mag die Demenzperspektive uns gelegentlich eher daran hindern zu erkennen, worum es wirklich geht – in der Handlung eines Spielfilmes wie in der Realität des Lebens von älteren Menschen.

In der Kombination visueller, akustischer und narrativ-dramaturgischer Kanäle bieten Spielfilme einzigartige Möglichkeiten, ebenso durchschlagskräftige wie nachhaltige Wirkungen zu erzielen. Neben der Gestaltung der Narration und der Charaktere sowie der Dialogführung stehen ihnen vielfältige weitere Mittel wie Schnitttechnik, Kameraführung, Musik, Farben, Symbole und Metaphern zur Verfügung. Insbesondere vermittels filmischer Strategien der Einfühlung, Verfremdung und Versinnbildlichung können sie daher Annäherungen an das Phänomen der Demenz und das subjektive Erleben der Betroffenen bieten, die in ihrer Bandbreite weit über die Möglichkeiten anderer Zugangsweisen hinausgehen. Allerdings birgt diese Wirkungsmacht auch gewisse Risiken: Einerseits kann Film den Zuschauer emotional berühren und gleichsam aufschließen, seinen Wahrnehmungshorizont erweitern und symbolisch neue Sinnzusammenhänge eröffnen. Andererseits erscheinen insbesondere die auf Einfühlung und Versinnbildlichung angelegten filmischen Gestaltungsmittel durchaus ambivalent, da sie ebenso wirkungsvoll auch problematische emotionale Vereinnahmungen und hartnäckige Fehldeutungen hervorbringen und massenwirksam etablieren können. Daher erscheint ein kulturwissenschaftlich und ethisch reflektierter Umgang mit filmischen Darstellungsweisen der Demenz erforderlich, um sich nicht der suggestiven Kraft der Bilder zu ergeben. Die entstehende Filmsprache der Demenz bedarf einer kritischen Analyse im Hinblick auf ihre semantischen Implikationen, ästhetischen Wirkungspotenziale und soziokulturellen Funktionen. Zudem ist sie kontinuierlich weiterzuentwickeln, auch unter Einbeziehung der Betroffenen. Nur mit ihrer Hilfe lassen sich angemessenere Perspektiven eröffnen und so ein reichhaltigeres und differenzierteres Bild der Demenz entwickeln (Capstick u. a. 2015).

Literatur

Baltes, Margret M./Mayr, Ulrich/Borchelt, Markus/Maas, Ineke/Wilms, Hans-Ulrich (1993), Everyday Competence in Old and Very Old Age: An Inter-disciplinary Perspective, *Ageing & Society*, Jg. 13, H. 4, S. 657–680.

Behuniak, Susan M. (2011), The living dead? The construction of people with Alzheimer's disease as zombies, *Ageing & Society*, Jg. 31, H. 1, S. 70–92.

Belling, Catherine (2010), The Living Dead: Fiction, Horror, and Bioethics, *Perspectives in Biology and Medicine*, Jg. 53, H. 3, S. 439–451.

Bennett, Gillian/Bennett, Kate Mary (2000), The Presence of the Dead: An Empirical Study, *Mortality*, Jg. 5, H. 2, S. 139–157.

Blumenberg, Hans (1957), Licht als Metapher der Wahrheit. Im Vorfeld der philosophischen Begriffsbildung, *Studium Generale*, Jg. 10, S. 432–447.

Blundell, John (2008), *Margaret Thatcher: A Portrait of the Iron Lady*, New York.

Capstick, Andrea/Chatwin, John/Ludwin, Katherine (2015), Challenging Representations of Dementia in Contemporary Western Fiction Film: From Epistemic Injustice to Social Participation, in: Aagje Swinnen/Mark Schweda (Hg.), *Popularizing Dementia: Public Expressions and Representations of Forgetfulness*, Bielefeld, S. 229–251.

Deary, Ian J./Wessely, Simon/Farrell, Michael (1985), Dementia and Mrs Thatcher, *British Medical Journal*, Jg. 291, H. 6511, S. 1768.

Estes, Carroll L./Binney, Elizabeth A. (1989), The Biomedicalization of Aging: Dangers and Dilemmas, *The Gerontologist*, Jg. 29, H. 5, S. 587–596.

Flanders, Laura (2012), »The Iron Lady«: The Margaret Thatcher Movie We Don't Need, *The Nation*, 4. Januar.

Fleming, Michael/Manvell, Roger (1985), *Images of Madness. The Portrayal of Insanity in the Feature Film*, Rutherford.

Frebel, Lisa (2015), Roboter gegen das Vergessen? Technische Assistenz bei Altersdemenz im Spielfilm aus medizinethischer Sicht, in: Karsten Weber/Debora Frommeld/Arne Manzeschke/Heiner Fangerau (Hg.), *Technisierung des Alltags – Beitrag zu einem guten Leben?*, Stuttgart, S. 99–116.

Früh, Werner/Wünsch, Carsten (2009), Empathie und Medienempathie. Ein empirischer Konstrukt- und Methodenvergleich, *Publizistik*, Jg. 54, S. 191–215.

Grebe, Heinrich/Otto, Welf-Gerrit/Zimmermann, Harm-Peer (2013), »The Journey into the Land of Forgetfulness«. Metaphors of Aging and Dementia in Media, in: Ulla Kriebernegg/Roberta Maierhofer (Hg.), *The Ages of Life: Living and Aging in Conflict?*, Bielefeld, S. 89–106.

Hansen, Jette Barnholdt (2015), Does Film Keep Anti-psychiatry Alive? Aesthetic Knowledge of Mental Illness and Institutions, *Res Rhetorica*, H. 4, S. 30–37.

Lakoff, George/Johnson, Mark (1980), *Metaphors We Live by*, Chicago.

Post, Stephen G. (2000), The Concept of Alzheimer Disease in a Hypercognitive Society, in: Peter Whitehouse/Konrad Maurer/Jesse Ballenger (Hg.), *Concepts of Alzheimer Disease: Biological, Clinical and Cultural Perspectives*, Baltimore, S. 245–256.

Reagan, Ronald (2003 [1994]), Farewell Letter to the Public, in: Kiron K. Skinner/Annelise Anderson/Martin Anderson (Hg.), *Ronald Reagan. A Life in Letters*, New York, S. 832–833.

Schweda, Mark/Frebel, Lisa (2015), Wie ist es, dement zu sein? Epistemologische Probleme und filmästhetische Lösungsperspektiven in der Demenzethik, *Ethik in der Medizin*, Jg. 27, H. 1, S. 47–57.

Sendziuk, Paul (2010), Philadelphia or Death, *GLQ. A Journal of Lesbian and Gay Studies*, Jg. 16, H. 3, S. 444–449.

Swinnen, Aagje/Schweda, Mark (2015), Popularizing Dementia: Public Expressions and Representations of Forgetfulness, in: Dies. (Hg.), *Popularizing Dementia: Public Expressions and Representations of Forgetfulness*, Bielefeld, S. 9–20.

Thatcher, Margaret (2004), *Eulogy for President Reagan*, http://www.margaretthatcher.org/document/110360

Walters, Simon (2011), Friends revulsion at film that portrays Lady Thatcher as ›granny going mad‹, *The Mail on Sunday*, 21.08.2011. Online verfügbar unter: http://www.dailymail.co.uk/news/article-2028341/Friends-revulsion-film-portrays-Lady-Thatcher-granny-going-mad.html

Wearing, Sadie (2013), Dementia and the Biopolitics of the Biopic: From Iris to The Iron Lady, *Dementia*, Jg. 12, H. 3, S. 315–325.

Wessely, Simon (2012), Dementia and Mrs Thatcher, *The Lancet*, Jg. 379, H. 9812, S. 210.

Wöhlke, Sabine/Hansen, Solveig Lena/Schicktanz, Silke (2015), Nachdenken im Kinosessel? Bioethische Reflexion durch Filme als eine neue Möglichkeit der Diskussion von Standpunkten und Betroffenheit, *Ethik in der Medizin*, Jg. 27, S. 1–8.

Wulff, Hans J. (2003), Empathie als Dimension des Filmverstehens: Ein Thesenpapier, *Montage AV*, Jg. 12, H. 1, S. 136–161.

Zeilig, Hannah (2014), Dementia as a cultural metaphor, *The Gerontologist*, Jg. 54, H. 2, S. 258–267.

Figurationsprozesse und Balancen der Demenzpflege in populären Narrationen

Dirk H. Medebach

Sorgen über Sorgen … – Lässt sich so die Situation von Menschen mit Demenz und ihren pflegenden Angehörigen adäquat beschreiben? International wird inzwischen sogar die ›Demenzsorge‹ (*dementia worry*) als emotionale Reaktion auf die Angst vor einer Demenz diskutiert, die einen nicht unerheblichen Anteil der Gesellschaften inzwischen erfasst habe (vgl. Kessler u. a. 2012). Neben Selbstoptimierung (zum Beispiel Gehirntraining, gesunder Ernährungs- und Lebensstil) wenden Menschen weitere Vorsorgestrategien an (zum Beispiel in finanziell-pflegerischer Hinsicht), um den Schreckgespenstern des Alters zu entfliehen. Ist es dann so weit, bleibt vielen Menschen scheinbar nur die Hoffnung auf das heilbringende Medizin- und Pharmaziesystem. Doch stellt sich schnell heraus, dass die Sorgen nur durch Sorge weichen können. Wird diese Sorge (*care*) nur als pflegerisches Handeln im engeren Sinne verstanden, wie es in stationären Pflegeheimen weithin üblich ist, so bleiben Kultur und ein partizipatives soziales Leben auf der Strecke. Säkularisierung, soziale Differenzierung, Singularisierung und weitere soziale Prozesse tragen aber dazu bei, dass familiale Bindungen und soziale Beziehungen flüchtiger werden und Anreize zu wechselseitiger (Für-)Sorge und Verantwortung zusehends zurücktreten, um vielmehr als ein Managementprojekt der Delegation an Profis und Institutionen gelebt zu werden.

Harm-Peer Zimmermann diskutierte im Band über *Kulturen des Alterns* (2016) die Wiederentdeckung des Begriffs Balance in der Gerontologie, wodurch Altern als Balanceakt gesehen werden könnte. Im Folgenden wird anhand eines medialen biografischen Beispiels die Sorge bei Demenz im familialen Kontext aufgezeigt. Die populären Narrationen von Demenz in den Büchern von Rudi Assauer und seiner Tochter Bettina Michel dienen als empirischer Zugang zu einer anderen Sicht auf Balancen und Interdependenzen in sozialen Beziehungen bzw. Figurationen, wie sie im Verlauf eines (Krankheits-)Prozesses erlebt werden. Diese ›subjektive‹ Perspektive auf die soziale Einbettung von Demenzphänomenen ermöglicht auf dem Fundament einer kritischen gerontologischen Herangehensweise die weitgehende Distanzierung von medizinischen Deutungen und damit die Rekonstruktion psychosozialer Dynamiken und Bindungen familialer Beziehungsgeflechte. Dieser mediale Ausschnitt der *Cultures of Care* ist zugleich Zeugnis der Medialisierung, Diskursivierung und Biografisierung von Demenz als erinnernde Reaktion auf das Vergessen in einer vergessenden Gesellschaft.[1]

1. Gesellschaftlicher Rahmen von Pflege und Demenz

Welche Gründe gibt es, sich mit der häuslichen Pflege bei Demenz aus (kultur-)soziologischer Sicht zu beschäftigen? Anhand weniger statistischer Daten plausibilisieren sich der Pflegekontext und die Relevanz von Demenz in Deutschland. Aus einem *Report Altersdaten* des Deutschen Zentrums für Altersfragen geht hervor, dass Ende 2013 2,6 Millionen pflegebedürftige Menschen im Sinne der Pflegeversicherung erfasst wurden, von denen mehr als zwei Drittel bzw. 1,86 Millionen zu Hause versorgt wurden. Der Bedarf an stationären Pflegeplätzen kann nicht gedeckt werden, sodass die häusliche Pflege, auch Hochaltriger (um 44 Prozent), in den vergangenen Jahren deutlich anstieg. Etwa zwei Drittel der häuslichen Pflege wird in der Regel von Angehörigen ohne die Hilfe ambulanter Pflegedienste unternommen (vgl. Nowossadeck u.a. 2016: 7f.). Dieser Anteil trifft auch auf Menschen mit Demenz zu (Alzheimer Forschung Initiative 2017).

In Deutschland leben, Schätzungen der *Deutschen Alzheimer Gesellschaft* zufolge, gegenwärtig fast 1,6 Millionen Demenzkranke, bei einer Inzidenzrate von rund 300.000 pro Jahr in Deutschland (vgl. Bickel 2016: 1, 3). Da das Risiko an einer demenziellen Krankheit, in erster Linie an Alzheimer, zu erkranken, im Alter deutlich ansteigt, ergibt sich wegen oftmals auch aus anderen Gründen resultierender Pflegebedürftigkeit im hohen Alter ein besonderer Zusammenhang der Themen Alter, Demenz und Pflege. Daten des Statistischen Bundesamtes belegen, dass stationäre Pflegeeinrichtungen expandieren: Ihre Zahl in Deutschland stieg im Zeitraum von 1999 bis 2013 um rund 50 Prozent. Trotzdem werden sogar Menschen mit erheblich eingeschränkter Alltagskompetenz (919.000) noch zur Hälfte zu Hause ver-

1 Siehe für ein anderes medienkulturelles Beispiel zum Beispiel Medebach (2013) *Altersbilder und biographische (Re-)Konstruktion mit Filmen.*

sorgt (vgl. Statistisches Bundesamt 2015: 7), daran ändert auch die massive Ausweitung und Differenzierung von Wohn- und Pflegeangeboten wie Seniorenresidenzen und Wohngemeinschaften für ältere Menschen wenig (vgl. Jann 2015: 164). Dem Europäischen Haushaltspanel (EU SILC) zufolge muss berücksichtigt werden, dass 5,4 Millionen Personen (im Jahr 2011) formal nicht die Leistungsbezugskriterien der Pflegeversicherung erfüllten, somit in obigen Daten nicht enthalten, aber dennoch auf Pflege und Hilfe angewiesen waren. Nach OECD-Schätzungen lebten im Jahr 2006 hingegen 3,3 Millionen Personen, die keine Leistungen der Pflegeversicherung bezogen, aber informelle Pflege und Hilfe erhielten (vgl. EUROSTAT 2013 und OECD 2013, zit. nach Geyer/Schulz 2014: 295).

Eine repräsentative Befragung von Pflegehaushalten im Jahr 2010 legte ein potenzielles Problem offen, nämlich dass ein Drittel der in Privathaushalten lebenden Pflegebedürftigen alleine wohnen (vgl. Nowossadeck u.a 2016: 8). Die Bedeutung der Pflege durch Familienangehörige und Freunde, in gewohnter Umgebung, wird weiter zunehmen (vgl. Geyer/Schulz 2014: 301). »Selbstständiges Wohnen auch im Alter stärkt die sozialen Netzwerke in der Nachbarschaft, fördert die gegenseitige Unterstützung zwischen Jung und Alt und das Recht auf ein selbstbestimmtes Altern in Würde.« (BMFSFJ 2015: 9) Inwiefern diese Vision der Publikation *Länger zuhause leben* eine realitätskongruente Feststellung von Manuela Schwesig ist, kann an der nachfolgenden Medienanalyse deutlich werden. Jedenfalls zielen exemplarische Programme wie *Menschen mit Demenz in der Kommune* der *Aktion Demenz e.V.* auf entsprechende zivilgesellschaftliche Einbettung ab. Nach den Ergebnissen der EUROFAMCARE -Studie für Deutschland sind die Hauptgründe für die Übernahme der Pflege durch Angehörige emotionale Bindungen, eine gute Beziehung und Wertschätzungen. Ein Drittel der pflegenden Angehörigen fühlt sich vielmehr zur Übernahme der Pflege verpflichtet.[2] »Häusliche Betreuung hat [schlichtweg] Tradition« (vgl. Berlin Institut für Bevölkerung und Entwicklung 2011: 30). Dieser Überblick über den gesellschaftlichen Rahmen von Pflege und Demenz verdeutlicht die empirische Relevanz und verweist auf eine Problemlage. Über den Alltag und das Leben mit Demenz in einer Pflegefiguration hinter verschlossenen Türen sagt dies hingegen wenig aus.

2 Vgl. Döhner u. a. 2007, zit. nach Wetzstein u. a. 2015: 3.

2. Theoretischer Hintergrund

Der figurations-, prozess- und wissenssoziologische Ansatz von Norbert Elias bildet den Kern der theoretischen Konzepte, die insbesondere mit ausgewählten Konzepten Pierre Bourdieus und Erving Goffmans kombiniert werden, um psychosoziale Dynamiken empirisch zu untersuchen.

Figurations- und Prozesssoziologie

Figuratives, prozessuales Denken fokussiert Wandlungen von Beziehungsgeflechten, Interdependenzen von Menschen und gesellschaftliche Prozesse zugleich. Mit Willems kann der Figurationsansatz als eine Metatheorie zur Synthese verschiedener soziologischer Theorien verstanden werden (vgl. 2012). ›Figurationen‹ meint Beziehungsnetzwerke von der Paarbeziehung über Institutionen bis zu Gesellschaften. Besonders wichtig ist das Verständnis dieser als wechselbezüglicher Verflechtungszusammenhänge (Interdependenzgeflechte), wie sie ausschließlich für Menschen typisch sind (vgl. Elias 1986: 10ff.). Die in Wissenschaft und Alltag weit verbreitete verdinglichende Gegenüberstellung von Individuum und Gesellschaft ist ebenso fehlleitend wie eine akteurs- oder egozentrierte Perspektive (vgl. Elias 2006 [1986]: 100). Die oftmals unternommene methodologische Ausrichtung auf Mikro- oder Makrophänomene reduziert gesellschaftliche Wirklichkeiten und bedarf vielmehr verschiedener Synthesen (vgl. zum Beispiel Elias 1986: 47, 49; Treibel 2008: 25; Willems 2012). Bestritten wird damit nicht, dass es verschiedene »relativ autonome« »Integrationsebenen« bzw. »-stufen« des menschlichen Zusammenlebens gibt (vgl. Elias 1986: 79, 101ff.). Die Idee relativer Autonomie (sozialer Kontexte) findet sich bereits bei Durkheim und Weber (vgl. auch Paulle u. a. 2012: 73). Figurationen bestehen in der Regel aus komplexen und sogar generationenübergreifenden Interdependenzketten.

Der Kernbegriff des sozialen Prozesses zielt auf kontinuierliche, langfristige, mehrere Generationen umfassende Wandlungen von Figurationen (vgl. Elias 1997a: 11f.; 2006 [1986]: 104). Gesellschaftsentwicklung ist dabei kein geplanter Prozess einzelner Individuen, weder positiv konnotiert noch auf einen Aufstieg bezogen. Für zeitlich kürzere Prozesse bietet sich der Begriff der ›Wandlungen‹[3] an, der auf den ständigen Fluss bzw. psychosoziale Dyna-

3 Hier auch ›Figurationswandel‹ (Elias 1997a: 12).

miken verweist. Elias selbst agierte diesbezüglich terminologisch nicht immer trennscharf. Die Untersuchung von Prozessen bezieht sich jedenfalls auf Integration und Desintegration, Zivilisierung und Dezivilisierung, Engagement und Distanzierung, Auf- und Abstieg, zunehmende oder abnehmende Differenzierung, Vergrößerung oder Verkleinerung des sozialen Kapitals, des Spielraums der menschlichen Kontrolle über die nichtmenschliche Natur oder des Mitgefühls mit anderen Menschen. In historisch größeren Zeitverläufen können mit diesen entgegengesetzten (Prozess-)›Richtungen‹ strukturelle Spannungen, Stufen oder Phasen herausgearbeitet werden (vgl. Elias 2006 [1986]: 104f.). Trotz unterstellter Richtungsbeständigkeit der Prozesse wird keinesfalls vernachlässigt, dass diese zum Beispiel aufgrund von Machtkämpfen zeitweiligen (Richtungs-)Wandlungen unterliegen können. Wandlungen ergeben sich in psychischer, emotionaler und sozialer Hinsicht, weshalb nicht zuletzt biografische Analysen wichtig erscheinen.

Wissen, Macht und Balancen

Die Dynamik und der Prozesscharakter der menschlichen Existenz im Singular wie im Plural werden mit dem eher spärlich verwendeten Begriff ›Figurationsprozess‹ aber besonders deutlich, den Elias als »ein fluktuierendes Spannungsgleichgewicht, das Hin und Her einer Machtbalance, die sich bald mehr der einen, bald mehr der anderen Seite zuneigt« begreift (1986: 143). Der generationsübergreifende Wissenstransfer und die Kommunikation erlangten mit der ›Symboltheorie‹ bzw. der Elias'schen ›Wissenssoziologie‹ an Bedeutung. Auf Basis klassischer kommunikationstheoretischer Einsichten wird von der engen Kopplung von Wandlungen im Sprechen und Denken ausgegangen (vgl. ebd.: 13ff.; 2001: 108). Elias diagnostizierte zudem eine Verdinglichung des Gesellschaftlichen durch die heute übliche Sprache und Deutungsmuster, wodurch Prozesse zu statistischen Zuständen simplifiziert würden. Gesellschaftliche Symbole definieren für Elias neben Raum und Zeit als fünfte Dimension sozusagen den ›sozialen Raum‹ (vgl. 2001: 77, 193). Die Geflechte, Abhängigkeiten und Zwänge von Menschen manifestieren sich als Machtbalancen bzw. -differenziale (vgl. Elias 1986: 69ff.). Die Balancesemantik meint dabei kein Gleichgewicht, sondern legt dimensionales, relationales Denken nahe: »Zwischen den beiden Polen liegt ein Kontinuum, und dieses Kontinuum bildet das eigentliche Problem.« (Elias 1987: 10f.) So verhält es sich auch mit den »Wandlungen der Wir-Ich-Balance«

(vgl. Elias 2001 [1987]), mit denen Verschiebungen in Richtung einer größeren Gruppenorientierung einerseits oder in Richtung zunehmender Individualisierung andererseits historisch rekonstruiert werden.

Die theoretische Konzeptdimension ›Engagement und Distanzierung‹ wird von Elias als »wechselnde Balancen zwischen zwei Typen von Verhaltens- und Erlebensimpulsen« definiert. Engagement meint emotionale Involviertheit und einen affektiven Zugang zum Wissen, während eine distanzierte Haltung mit Sachlichkeit und Kognition einhergeht. Ähnliche analytische Begriffspaare seien rational oder irrational, objektiv oder subjektiv (1987: 9f.). An dem Maß der Realitätskongruenz (vs. Fantasie), das sich mit sozialen Symbolen und Denken verbindet, sieht Elias einen Indikator für den Entwicklungsstand einer Gesellschaft. Moderne Gesellschaften tendieren insofern zu realitätskongruenteren Vorstellungen und Wissenssynthesen, die mit mehr (wissenschaftlicher) Distanzierung einhergehen. Mit dem zweibändigen soziologischen Klassiker *Über den Prozeß der Zivilisation* (1997a und b) wurde die zivilisatorische Transformation bzw. Internalisierung von Fremdzwängen in Selbstzwänge prozesssoziologisch herausgearbeitet, wobei Emotionen, Affekte und deren Kontrolle thematisiert werden.[4] Elias greift damit psychoanalytische Grundgedanken Freuds auf.

Habitus

Das Habituskonzept wird seit Längerem prominent mit Pierre Bourdieu verknüpft und auf dieser Basis für empirische Forschung verwendet. Einzug hielt es in seine kybilische Forschung in den 1960er Jahren. Nach einer bekannten Bourdieu'schen Definition ist ›Habitus‹ zu verstehen »als ein sozial konstituiertes System von strukturierten und strukturierenden Dispositionen, das durch Praxis erworben wird und konstant auf praktische Funktionen ausgerichtet ist« (Bourdieu/Wacquant 1996: 154). Es handelt sich um Wahrnehmungs-, Denk- und Deutungsmuster, die in den Körper eingeschrieben (Hexis, verkörperlichte Vergangenheit) und darüber sichtbar wer-

4 Triebe, Affekte bzw. Emotionen will Elias als Ganzes bzw. als wiederum sehr interagierendes bzw. interdependentes Gefüge begreifen (vgl. etwa 1997a: 356f.) Dabei wurden von Elias prominent einerseits die Triebdämpfung, der Zwang zur Langsicht, Psychologisierung und Rationalisierung (vgl. 1997b: 347ff., 380ff.), die in Richtung Distanzierung tendieren, und andererseits Scham und Peinlichkeit (vgl. ebd.: 408ff.; 1997a: 248ff.), Furcht und Kampfeslust/Aggression (vgl. 1997a: 82, 357ff.) untersucht.

den (zum Beispiel Haltung, Sprechen, Gehen, Fühlen), was eng mit der sozialen Klasse verknüpft ist (vgl. zum Beispiel Bourdieu 1987: 129; Grenfell 2014: 56, 64).

Bourdieus theoretischer Ansatz ist in hohem Maße relational. Es lassen sich durchaus verschiedene theoretische Anknüpfungs- oder Ausgangspunkte der Konzepte von Marx über Wittgenstein und Heidegger bis zu Panofsky rekonstruieren (vgl. Lenger u. a. 2013; Paulle u. a. 2012). Der zentrale ausdrückliche Vorläufer ist jedoch in den soziologischen Untersuchungen von Elias zu begründen. Bereits Elias untersuchte den psychischen und den sozialen Habitus. Letzterer wird beschrieben »als eine Art von Knotenpunkt für eine Fülle von gesellschaftlichen Verflechtungen, die ganze Prägungsapparatur des Individuums, die Wirkungsweise der gesellschaftlichen Forderungen und Verbote, [...] und vor allem auch die Ängste, die im Leben eines Individuums eine Rolle spielen« (1997a: 82). Der soziale und der nationale Habitus sind zudem leitende Konzepte für die Werke über die höfische Gesellschaft und über die Deutschen (vgl. vertiefend Elias 2001 [1987]: 207ff.). Wenngleich Elias damit historisch früher anzusiedeln ist, so formuliert Bourdieu ab Mitte der 1970er Jahre vor Elias sein Konzept genauer aus (vgl. 1974; 1982; vertiefend auch Paulle u. a. 2012: 71ff.; Schumacher 2013: 131f.). Ebenso wie Elias nutzt Bourdieu das Habituskonzept zur Überwindung von Strukturalismus und Subjektorientierung bzw. Subjekt und Objekt (vgl. dazu auch Schumacher 2013: 131). An einigen Stellen ihrer Werke verwenden Bourdieu und Elias den philosophisch tradierten Begriff der ›zweiten Natur‹ synonym für Habitus, auch Goffman ist dieser nicht fremd.

Totale Institutionen, Image und Stigma

Totale Institutionen sowie deren soziale Kontexte und Folgen beschreibt Goffman in seinem Werk *Asyle*. Sie zeichnen sich durch ihren allumfassenden bzw. totalen Charakter, Beschränkungen mit der Außenwelt und Freizügigkeiten aus. Letztlich sind Autonomieverlust, Standardisierung bzw. allumfassende Regulierung, basierend auf Planung, Rationalisierung und Überwachung des Lebens in der Großgruppe, die Folgen (vgl. 1973: 17f.). Die Kategorisierung der Institutionen knüpft Goffman ausdrücklich an Aspekte der Für- und Selbstsorge und nennt dabei in der ersten Gruppe Altersheime. Die zweite Gruppe ist auf Personen ausgerichtet, die, auch unbeabsichtigt, eine Bedrohung für andere darstellen können (vgl. ebd.: 15f.). Hier kann durchaus an die Pflege verwirrter Menschen mit fortgeschrittener Demenz gedacht werden.

Aus einer interaktionistischen Mikroperspektive befasst sich Goffman zudem mit alltäglichen sozialen Situationen, in denen die Interagierenden grundsätzlich Analysen der Haltung, Gesten, Sprache und Blicke der bzw. des Anderen vornehmen. Darauf aufbauend thematisiert er Techniken und Strategien der Imagebildung und -pflege sowie rituelle Rollen. Mit Blick auf Demenzprozesse ist die Idee, dass es einen Antrieb zur Vermeidung von Peinlichkeit und des Gesichts- und Imageverlustes gäbe, der ein wichtiger Bestandteil jeder Interaktion sei, interessant (vgl. vertiefend Goffman 1975). Die soziokulturellen Grundlagen dessen können mit Elias im Zivilisationsprozess gesehen werden. Das konzeptionell eng verknüpfte Werk *Stigma* zielt auf die Beschreibung von Techniken zur Bewältigung beschädigter Identitäten ab. Stigmata seien zugeschriebene, diskreditierende Eigenschaften wie »Abscheulichkeiten des Körpers«, »Charakterfehler«, zu denen er auch Geistesverwirrungen zählt, und »phylogenetische Stigmata« (Goffman 1967: 12f.). Die Abweichung von der Norm sowie das Verhalten in und als In- und Out-Group(s) werden daran anschließend thematisiert, womit sich Verknüpfungen zu Elias und Scotsons Werk *Etablierte und Außenseiter* (1990) herstellen lassen.

3. Empirisches Material und Methodologie

»Die in unserer Gesellschaft dominierenden Altersbilder werden der Vielfalt des Alters, die in Zukunft eher weiter zunehmen wird, oftmals nicht gerecht« (BMFSFJ 2010: 23), konstatierten die Autorinnen und Autoren des *Sechsten Altenberichtes* im Jahr 2010. Ähnliches trifft auf statistische Daten zu, die qualitativer (Anschluss-)Forschung bedürfen, um die Vielfalt und Details kultureller, sozialer Wirklichkeiten darstellen zu können. Biografische Narrationen und medialisierte Lebensgeschichten werden oftmals aus Anlass und Reaktion auf eine Krise verfasst, weshalb sich auch das Genre Ratgeberliteratur plausibilisiert. Medien und soziale Konflikte stehen in einem komplexen wechselbezüglichen Verhältnis (vgl. vertiefend Gummert u. a. 2017). Gerade nichtfiktionale Texte können als empirische Quelle und dichte Beschreibung von Lebenswirklichkeiten, Deutungen und Fokussierungen gelten.

Trotz des Aufwandes qualitativer Forschung und der regelmäßig damit einhergehenden Fülle an Analysematerial, offenbaren sich Muster und Vielfalt nur durch möglichst viele ›Fälle‹. Hier kann und wird trotzdem nur ein kombiniertes medial-kulturelles Beispiel exemplarisch die Möglichkeiten und Chancen der (kultur-)soziologischen Analyse der sozialen Seiten der Demenz aufzeigen. Das Angebot an populärer Literatur und Filmen kann zumindest im deutsch- und englischsprachigen Raum als umfassend, stetig expandierend und insofern auch als empirisch relevant angesehen werden. Der Popularitätsbegriff bezieht sich auf vergesellschaftende kulturelle Aspekte der Massen sowie eine umfängliche öffentliche Darstellung bzw. Thematisierung und nicht zuletzt Beliebtheit. Die »Medialisierung des Erzählens« kann damit nicht zuletzt als eine etablierte Kulturtechnik gelten (vgl. vertiefend Hagelmoser u. a. 2012). Biografisierung dient der Selbstvergewisserung und der erinnernden, partizipativen Identitäts- und Sinngenerierung (vgl. zum Beispiel Hahn 2000; Nünning, V. 2013; Bohn/Willems 2001). Es handelt sich keinesfalls um rein subjektive Schilderungen und Deutungen.

Um sich den figurativen Welten und Innenwelten der Demenz zu nähern, bieten sich qualitative Interviews und ethnografische Forschung ebenso an wie biografische Narrationen. Im Folgenden werden anhand populärer Narrationsliteratur zu Demenz und konkret anhand des ›Falls‹ Rudi Assauers typische Figurationsprozesse eruiert. Es handelt sich um eine zweiteilige populäre Narration von Figurationsprozessen der Alzheimer-Demenz. Ein Grund für die Auswahl der beiden Bücher zum ›Fall‹ Rudi Assauer ist die Mehrperspektivität. Es ist ein relativ neues Beispiel, welches zu weitgehender Anschlusskommunikation und medialen Diskursen zum ›Fall‹ wie zu Demenz allgemein geführt hat. Da das Thema Demenz leitend ist, kann hier von einer Klassifikation als ›Demenznarration‹ im Medienbereich ›Demenzliteratur‹ gesprochen werden. 2012 wurde das Buch von bzw. über Assauer *Wie ausgewechselt* publiziert, in dem von seiner »fortgeschrittenen« Alzheimerkrankheit und seiner Lebensgeschichte erzählt wird. Die Textsammlung entstand auf Basis von Gesprächen des Journalisten Patrick Strassers mit Rudi Assauer und weiteren Personen, weshalb es als eine Biografie vor dem Hintergrund des Demenzphänomens, aber weniger als Autobiografie im eigentlichen Sinne gelten kann.[5] Die insofern eigentliche bzw. fokussier-

5 Das Buch wird in der Vorbemerkung als »Autobiografie« deklariert (Assauer 2012: 11), was jedoch aufgrund mangelnder Personalunion von Autor, Erzähler und Protagonist (vgl. dazu etwa Lejeune 1994: 15) in weiten Teilen des Buches problematisch ist. Fokussiert wird auch das Leben mit Demenz auf Basis zahlreicher Zitate Assauers.

te ›Demenznarration‹ ist jene literarisch-biografische Antwort seiner Tochter Bettina Michel mit dem Titel *Papa, ich bin für dich da*, welche zwei Jahre später veröffentlicht wurde.

In methodologischer Hinsicht ist der Elias'sche Ansatz mit seinen kultursoziologischen Schwerpunkten und (historischen) Text- bzw. Quellenanalysen ein guter Ausgangspunkt für die empirischen Gesellschafts- und Kulturanalysen. Mit Blick auf relationale und synthetische Grundgedanken erscheint die Überwindung oder Integration von Mikro- und Makroansätzen ebenso bedeutsam wie die Offenheit für Triangulationen bzw. *Mixed Methods* (vgl zum Beispiel vertiefend Baur/Ernst 2011: 123ff., 134). Die Figurationssoziologie bietet das Instrumentarium, die egozentrierte Weltsicht zu dekonstruieren, wie sie dem Genre (Auto-)Biografie immanent ist oder zu sein scheint. Somit verläuft der Einstieg in das empirische Material entlang eines engen Mikrokosmos, der zumal mit gesellschaftlichen Besonderheiten aufwarten mag. Spätestens über das Herausarbeiten verschiedener figurativer Verflechtungen und zugrunde liegender gesellschaftlicher Prozesse sowie über die Kontextualisierung und Vergleiche der Ergebnisse mit ähnlichen empirischen Untersuchungen lässt sich ein facettenreiches gesellschaftliches Bild nachzeichnen.

Die Grundlage bildet qualitative Forschung sozialer Aspekte des Alter(n)s und von Demenz. Als Synthese aus Analysemethoden werden neben dem figurations- und prozesssoziologischen Überbau (vgl. vertiefend Dépelteau/Landini 2014) qualitative inhaltsanalytische Verfahrensschritte nach Mayring (2015) und deutende hermeneutische Textanalyseverfahren von Oevermann u.a. angewendet (vgl. Oevermann u.a. 1979; Oevermann 1989). Von strukturierenden Grobanalysen des Textmaterials ausgehend finden Sequenzfeinanalysen statt, wie sie hier nur ansatzweise dargestellt werden. Vergleiche sowie die Bildung von Kategorien und Typisierungen zur Struktur- bzw. Musterfindung und Generalisierung werden induktiv vorgenommen. Der Verknüpfung von Wissen und Alltag bzw. kultureller Praxis entspricht das deduktive wie das empirisch-induktive Vorgehen bei der Synthetisierung von theoretischen Vorannahmen und empirischem Material. Die Analyseprozesse zeichnen sich durch zunehmende Fokussierung und Komplexitätsreduktion aus. Grundeinsichten der kulturwissenschaftlichen Narratologieforschung helfen, den Blick zu erweitern (vgl. zum Beispiel Nünning, A. 2013). »Die Erzählung schert sich nicht um gute oder schlechte Literatur: sie ist international, transhistorisch, transkulturell, und damit einfach da, so wie das Leben«, hält Barthes (1988) fest. Die erzähltheoretische Universalie aufgreifend, findet sich leicht ein (kultur-)soziologisches Fundament zur Untersuchung unterschiedlichster Erzählungen als empirischem Zugang zur sozialen Welt.

4. Populäre Demenznarrationen: Analysen und Ergebnisse

Leben, Figurationen und Konflikte

Rudi Assauer wurde am 30. April 1944 in Altenwald/Saar geboren. Er bezeichnet sich als »Kind des Ruhrgebietes«:

»Ich bin in einer Zeit groß geworden, als es den Menschen nicht gut ging. Für mich gab es nichts anderes als Fußball, ich habe noch in Trümmern gespielt. Wir hatten einen Ball aus alten Kleidungsstücken. Die einzigen, die etwas anderes gemacht haben, waren die Hochnäsigen auf dem Gymnasium Herten-Nord. Die haben Handball gespielt. Im Gegensatz zu meiner Schwester bin ich nicht aufs Gymnasium gegangen.« (Assauer, offizielle Homepage)

Nach der Schulzeit begann er bereits im Alter von 14 Jahren eine Lehre als Stahlbauschlosser in Herten. Es folgen ein halbes Jahr Arbeit in einem Steinkohlenbergwerk und eineinhalb Jahre Wehrdienst bei der Bundeswehr in Unna. In Herten begann er mit dem Fußballsport. 1964 wird er Profifußballer beim *BVB Dortmund*, beginnt zur Absicherung aber parallel eine Bankkaufmannlehre (vgl. Assauer 2012: 251, 259). An Popularität gewinnt er während der Zeit als Manager des deutschen Fußballclubs *Schalke 04* ab den 1980er Jahren bis 2006. Als Person des öffentlichen Lebens pflegte er das Image des strikten Geschäftsmanns und Machos. Die Zigarre fungiert als eines seiner Markenzeichen, seines Images, die auch die habituelle Kontinuität und Inkorporierung bis in den Demenzprozess symbolisieren:

»[…] unser Manager war immer ganz vorne dabei, natürlich hatte er dabei stets eine Zigarre im Mundwinkel hängen«, beschreibt bereits Huub Stevens im Vorwort. »Beim Paffen kamen mir immer die besten Gedanken.« »Auch wenn andere sagen, lass es sein, Rudi. Es schmeckt mir eben immer noch. Sind ja nicht mehr so viele.« (Ebd.: 13, 29f., 246)

Es ist zudem eine Nachkriegsaufstiegsgeschichte, auf dem Fundament des Fußballsports. Ein nationaler Habitus lässt sich anhand der Biografie, etwa entlang des Fußballs, nur bedingt rekonstruieren. Die vertiefende Untersuchung des (sozialen) Habitus müsste bei Momenten des Lebensstils, der Grundorientierung und Milieuspezifika ansetzen, wozu es aber an Daten mangelt. Habitus und Hexis kommen aber in Schilderungen des Tätigseins zum Ausdruck: »Ich wollte mich aber immer bewegen, konnte nicht stillsitzen und nur rumliegen und faulenzen.« (Ebd.: 135) Urlaub gab es für Assauer nur selten; später verschlug es ihn (privat) auch nur nach Norddeutschland, Mallorca oder ähnliches. Insgesamt deutet vieles, auch die Sprache in seinem Buch, auf einen Proletariats- bzw. Arbeiterhabitus hin. Beruf und Familie waren für ihn die alternativen Schwerpunkte im Leben, sodass er Fußball vorzog. Distanzbeziehungen zu Frauen waren eine Folge, die er recht gerne in Kauf nahm (vgl. ebd.: 235). Sechs »Lebensabschnittsteilzeitgefährtinnen« begleiteten ihn auf seinem Lebensweg. Die weibliche Ästhetik und Schönheitsaspekte der verschiedenen Frauen greift Assauer in einer sexualisierenden Weise wiederholt auf, sodass der Eindruck eines konservativen Frauenbildes und zugrunde liegender heterosexuellen Rollenmuster und Normen verstärkt wird:

> »Beate hatte eine gute Figur, war sehr sportlich und gepflegt. Hat sie einen Raum betreten, haben sich die Männer nach ihr umgedreht. Sie war gebildet, sprachlich begabt – und keine Jasagerin, sie hatte ihren eigenen Kopf. Die war absolut in Ordnung. […] Ein dralles Mädel [, die Kerstin], die war hübsch. Die war in Ordnung.« (Ebd.: 237f.)

Diese Rollenmuster werden nochmals biografisch untermauert: »Tatsächlich hat er wirklich nie [zum Beispiel im Haushalt] geholfen. Als Teenager war er immer nur draußen, Fußball spielen. Schwester Karin musste dagegen der Mutter zur Hand gehen. Haushalt? Wäsche? Putzen? Einkaufen? Es war nie seine Aufgabe, er hat es nie gelernt.« (Ebd.: 235) Karin ist seine Zwillingsschwester. Er hat zudem zwei Töchter: Bettina und Katy. Die Narrationen dienen nicht dem Zugang und Verständnis aller biografisch relevanten Beziehungen und Figurationen Assauers (vgl. ebd.: 11).[6] Gescheiterte Beziehungen, Ärzte, Rechtsanwälte und die Fußballfiguration *Schalke 04* werden als Teile des sozialen Netzwerkes erwähnt. Die Sekretärin Sabine Söldner spielt eine ebenso tragende Rolle wie die langjährigen, aber wenigen engen Freunde bzw. Weggefährten Werner Hansch und Huub Stevens, welcher auch als Vorwortschreiber fungiert (vgl. ebd.: 21, 254; Michel 2014: 46).

6 Dies ist auch keinesfalls das Bestreben figurationssoziologischer Untersuchungen, was sie von eher formalen und in quantitativer Hinsicht umfassenderen Netzwerkanalysen unterscheidet.

Das Buch Bettina Michels hingegen hebt die Figuration mit ihrem Vater hervor. Sie spricht eher abstrakt von ihren und seinen Freunden sowie den Fußball-Figurationen.

Die Demenzerzählung setzt bei der Reflexion der Demenzen seiner Mutter und des Bruders Lothar an (vgl. Assauer 2012: 17). »Und jetzt mit Lothar ist das ähnlich. Ihm geht es noch schlechter als mir. Ganz, ganz dreckig. Aber da ins Pflegeheim hinzugehen und ihn da liegen zu sehen – das halte ich nicht aus, das stehe ich nicht durch« (ebd.: 23), wird Assauer zitiert. Assauers Zwillingsschwester besuchte Lothar regelmäßig im Pflegeheim (vgl. ebd.: 24), welcher im Jahr 2013 schließlich verstirbt. »Eines Tages« habe Assauer eigene Gedächtnisprobleme festgestellt. Aus den Narrationen wird indes deutlich, dass es ein längerer Prozess seit 2004 und kein punktuelles Ereignis war. Menschen seiner Figurationen, allen voran die langjährige Sekretärin, bemerkten wiederkehrend Verhaltensveränderungen (vgl. ebd.: 19f.; Michel 2014: 23ff.). Irritationen des Fremdbildes entstanden durch Inkonsistenzen im Handeln und der Identität. Im Zusammenhang mit einer ärztlichen Demenzdiagnostik im Jahr 2010 gibt es einen Konflikt mit der jüngeren Tochter Katy, der nicht genauer ausgeführt wird (vgl. Michel 2014: 32; Assauer 2012: 21). Der Kontakt bricht ab. »Schwierige Vater-Tochter-Phasen« hatte es zuvor auch mit Tochter Bettina gegeben, die ohne den Vater aufgewachsen war und ihn erst im Alter von 17 Jahren wirklich kennenlernte (vgl. Michel 2014: 24, 34). Später stellte sich heraus, dass Assauer bereits im Jahr 2006 alleine einen Neurologen aufgesucht hatte, er den Krankheitsverdacht in der Folge aber für sich behielt (vgl. ebd.: 31f.). Eine Mischung aus Verdrängung, Scham und vielleicht einem Funken fantastischer Hoffnung begleiteten ihn die Folgejahre (dazu unten mehr).

Auf den ersten Blick gibt es wenige zentrale Figuren bzw. Menschen im Leben Assauers, die auch während des Demenzprozesses relevant sind. Je tiefer man die Figurationen analysiert, umso mehr stößt man aber auf die wechselseitigen Verflechtungen und Wandlungen, zum Beispiel der beruflich-öffentlichen und privaten Sphäre, wie auch den Schilderungen von Bekannten und Freunden wie Jens Lehmann zu entnehmen ist (vgl. ebd.: 242ff.). Neben dem Konflikt mit Katy hält beispielsweise die zweite Ehe mit der rund 20 Jahre jüngeren Britta nur wenige Monate des Jahres 2011 und scheitert nicht zuletzt an den Belastungen durch die Demenzerkrankung (vgl. Assauer 2012: 17).

Demenzsymbole

Ein weiterer Zugang zum Demenzwissen sind die sprachlichen Symbole, die in der Narration Verwendung finden. Anhand von Zitaten Assauers sollen einige Deutungen aufgezeigt werden. – Gleich zu Beginn des Buches wird das Demenzphänomen dramaturgisch inszeniert: »Und jetzt Alzheimer. Warum ich? Assauer, frage ich mich, warum du?« (Ebd.) In doppelter Hinsicht ist diese Frage analytisch interessant: Assauer individualisiert sich (als spezielle Person) durch Emanzipation von einer indifferenten Vielzahl von Alzheimer-/Demenzfällen. Ist es nur Zufall oder Realisierung statistischer Wahrscheinlichkeit? Zugleich distanziert er sich von sich selbst; in einer Art innerem Dialog wird er zu zwei Sprechern, als Alter und Ego. Diese scheinbare Dualität der Identität ist vielmehr eine Einheit, deutet aber auf den weiteren typischen Demenzprozess hin: »Und [die Mutter] hatte es nicht verdient, ihre letzten Jahre mit dieser Krankheit kämpfen zu müssen. […] Ich will nicht mein eigenes Siechtum sehen, meinen eigenen Untergang. Ich wollte doch nie etwas mit dieser Krankheit zu tun haben.« (Ebd.: 23) Der »Untergang« steht mit der Furcht vor Ohnmacht und Identitätsverlust sowie dem Sterben und Tod in Verbindung. Das Krankenhaus symbolisiert dies als Institution und Raum: »Ich hasse Krankenhäuser.« (Ebd.: 24) Ein scheinbar innerer Kampf gegen die Krankheit geht mit deren Personifizierung als Feind einher. Bei Michel finden sich ähnliche Textpassagen, wenngleich sie um Akzeptanz der Wandlungen bemüht ist.

Assauer separiert sich und exkludiert die Demenz(-symptome) als etwas Extraordinäres: »Ich habe eines Tages gemerkt, dass der Kopf in manchen Situationen nicht so wollte, wie ich wollte.« (Ebd.: 19) Gesundheit ist der Normalzustand menschlicher Existenz und Krankheit der Parasit, der einen befällt. Das Selbstbild muss konstant sein und wird hier erschüttert. Insofern ›distanziert‹ er sich hier von sich selbst, um die Wandlung als etwas Fremdes darzustellen. »Die Tabletten verzögern ja nur den Verfall. […] Wenn ich jetzt 80 Jahre alt wäre, wäre das ja okay. Aber ich bin mit meinem Alter viel zu jung für diese Krankheit.« (Ebd.: 242) Wenn er auf sein relativ junges Alter rekurriert und sich nicht zu der Phase der Hochaltrigkeit zugehörig empfindet, so kontextualisiert er die letzte Lebensphase mit Krankheit. Dass Menschen im Alter von 80 Jahren oftmals noch sehr agil sind und den Tod noch nicht nahe sehen, verkennt Assauer. »Aber der Kopf. Die Birne. Schlimmer geht's nicht.« (Ebd.: 18) Hier wird erneut die vermeintliche Dualität von Körper und Geist angedeutet. Assauer verkennt damit andere Facetten und

Auswirkungen von Demenzen. Die Sorge um den Kopf bzw. Geist offenbart sich als eine ›Seelsorge‹, hinter der die Sorge um die (künftigen) Wandlungen des sozialen Lebens verborgen ist, denen nur in Figurationen begegnet werden kann.

Demenzprozesse, Phasen und Wandlungen

Wandlungen Assauers korrelieren mit solchen der Figurationen. Die Bezugnahme auf Kontinuitäten der Beziehungen, Handlungsmuster und Identitäten ist für die Erzählenden wichtig: »Ja, es gibt Tage, da habe ich das Gefühl, es hat sich nichts Großartiges geändert. Da ist es nicht schlechter geworden, das ist schon mal positiv«, so Assauer (ebd.: 29). Michel stellt in ihrem Buch »drei Stadien der Demenz« im Sinne einer Fach- oder Ratgeberliteratur vor. Mit ihren Erzählungen über den Zeitraum von 2006 bis 2014 (re-)konstruiert sie hingegen andere zentrale Figurationsprozesse und Phasen (vgl. Michel 2014: 40ff.). Ihre Deutungen divergieren von den üblichen Krankheitskonstruktionen. Sie rahmt die zeitlichen Episoden aufgrund spezieller, als einschneidend interpretierter Ereignisse und verschiedener thematischer Prozesse wie das Zusammenleben von »Rudi und Bettina«, die Herstellung und Aufrechterhaltung von Normalität, die Wandlungen der Kommunikation. Dies offenbart die figurativen Wechselbezüglichkeiten und Wandlungen im Zusammenhang mit Demenzphänomenen:

(1) Mai 2006 bis Dezember 2011: Auffälligkeiten, erste Symptome und heimliche Demenzdiagnose
(2) Dezember 2011 bis September 2012: Neue Wohnsituation »Rudi und Bettina«
(3) Oktober 2012 bis Februar 2013: »Ein normales soziales Leben«
(4) März 2013 bis Mai 2014: Kommunikationsprobleme und Mobilität
(5) April und Mai 2014: 70. Geburtstag
(6) Mai 2014 bis September 2014: Ausblick: Im Hier und Jetzt

Die erste gerontopsychiatrische Diagnostik wird als ein Wendepunkt (Krisis, Wandlung) in Demenz-Figurationsprozessen stilisiert. Die damit einhergehende ›brutale Gewissheit‹ des Demenzakteurs, krank zu sein, versperrt zunächst den Blick auf die Vielfalt des Alter(n)s, auf (Handlungs-)Optionen und Rahmungen eines guten sozialen Lebens. Wenngleich Michel (und auch Assauer) an das Ratgeberliteratur-Genre und medizinisches Expert/innenwissen anknüpft, reproduziert sie dieses letztlich nicht nur, sondern beschreibt soziale Deutungen von Demenz. Raum-zeitliche Wandlungen wie die Wohnsituation sind dafür ebenso relevant wie der Rückgang der Kommunikations- und Deutungsfähigkeit als fünfte, symbolische Dimension.

Pflege und Balancen

Michel inszeniert sich als sorgende Tochter, die gibt, ohne jemals zuvor wirklich genommen zu haben. Wegen der Popularität Assauers wurde gegen fremde Hilfe und stationäre Pflege entschieden; Familie und Freunde helfen Michel ab und an, die sie aber nicht überstrapazieren will. Es handelt sich somit um einen Fall informeller häuslicher Pflege in einer Vater-Tochter-Familien-Figuration. Auf die Unterstützung durch ambulante Pflegedienste greift sie, nach einer ersten Gewöhnungs- und Pflegezeit Ende 2011, gerne zurück (vgl. ebd.: 88ff.). »Vater [hatte] immer große Angst, einmal in einem Heim untergebracht zu werden«, und: »den Wechsel in ein Heim [hätte] er jedoch auf keinen Fall verkraftet« (ebd.: 78). Durch die häusliche Pflege kann Michel laut eigener Bekundung komplett auf ihn eingehen.

Diese klassische Pflegefiguration symbolisiert zugleich eine typische Rollenverteilung. Biografisch plausibilisiert sich auf den ersten Blick die Pflege durch Michel nicht, weder in moralischer noch in lebensweltlicher Hinsicht. Aus der frühen Vater-Tochter-(Nicht-)Beziehung könnten jedoch Schuldgefühle oder Sehnsüchte resultieren – dies bleibt aber vage. Michel wurde von der »Flucht« Assauers von seiner Ehefrau überrumpelt und musste sich an den Sorgealltag gewöhnen. Es scheint, als hätte es keine andere informelle Pflegefigurationsoption gegeben, als habe das Mitgefühl Michel diese Lösung als Herausforderung annehmen und mit Sinn beladen lassen (vgl. ebd.: 57ff.). Ein Stück weit sieht sie ihre Rollenkonstellation analog zu der einer Mutter und eines Kindes, was zu dem beschriebenen Rollenmuster in Genderperspektive passt: die (um-)sorgende (Haus-)Frau und Mutter. Dies ist aber eine stereotype, simplifizierende Kategorisierung.

Mit Blick auf eine Wir-Ich-Balance stellt Michel das Wir heraus. Ihren eigenen Lebenslauf betreffend, stellt sich dies als Wandel vom Ich zum Wir dar: »Die Bettina Michel, die ich vor dem 12. Dezember 2011 gewesen bin, existiert nicht mehr. Seitdem gibt es nur noch Bettina und Rudi, keiner von uns beiden kann noch ein eigenständiges Leben führen.« (Ebd.: 56) Die Interdependenz der Zweierfiguration wird deutlich, bei der die Individuen, nicht zuletzt durch die spezifische Sorge (*care*), als Ich und Du – Bettina und Rudi – erhalten bleiben, anstatt in eine Anonymität abzudriften. Das Augenmerk auf Individualität und Persönlichkeit kann in einer hoch individualisierten und differenzierten Gesellschaft nicht verwundern.

In vielen Figurationen seines Lebens, beruflich wie privat, waren Assauers Machtpotenziale, allen voran als Manager, relativ groß, und er hatte Einfluss. In großen Gruppen und Gesellschaft fühlte er sich, oftmals als die Hauptfigur, wohl. Interdependenzen und Abhängigkeiten verkennend, fühlt er sich im extremen Alltag der Demenz ohnmächtig. Michel beschreibt all diese Balancedimensionen und die damit einhergehenden (inneren bzw. Rollen-) Konflikte eindrücklich (vgl. vertiefend ebd.: 94f.). In der letzten in Michels Buch beschriebenen Phase wird von Frieden und Ruhe, die Assauer inzwischen gefunden habe, berichtet. Eine ›Balance‹ im üblichen Wortsinne, ein Gleichgewicht, hat sich vermeintlich eingestellt.

Wissen und Emotionen zwischen Engagement und Distanzierung

Assauer beschreibt, wie die Medikalisierung und damit die Krankheit an Routine gewinnen, ohne dabei mit Blick auf das Vergessen an Schrecken zu verlieren (vgl. etwa 2012: 26). Die aufoktroyierte medikamentöse Abhängigkeit führt zur regelmäßigen Vergegenwärtigung der Demenzsymptome als Krankheit und zu ›negativen‹ Gefühlen. Mit Alzheimer verbindet er tiefe Ängste: »Doch wenn es eine Sache in der Welt gibt, wenn es eine Sache in meinem Leben gibt, vor der ich immer Angst hatte, so richtig Schiss auf gut Deutsch, dann Alzheimer.« (Ebd.: 17) Handlungsohnmächtig zu werden und vielleicht an Identität zu verlieren, wie er die erlebten Krankheitsverläufe und sozialen Folgen bei seinen Familienangehörigen deutete, wäre für ihn hochproblematisch: »Du bist blockiert. […] Wie gelöscht. Man fühlt sich ohnmächtig.« (Ebd.: 19)

Wenn hiermit das Innere beschrieben wird, so steht dies doch auch für die soziale Problematik des Vergessens, des potenziellen Identitätsverlustes, der Interaktions- und Kommunikationsprobleme. Die Beschreibung ist recht engagiert, auf Gefühle und subjektive Wahrnehmung bezogen. Es zeigt sich, inwiefern (Wir-Ich-)Fantasien an der Wissenskonstruktion und letztlich an figurativen Konsequenzen beteiligt sind. Assauer merkt an: »Daher wollte ich sie [die Mutter] nicht mehr sehen in ihrem Zustand, das habe ich nicht verkraftet.« (Ebd.: 23) Laut Assauers Schwester ist die Generationenkette und Bindung zur Mutter noch relevant und real: »Rudi hat unsere Mutter öfter besucht. […] Als sie ihren Sohn dann nicht mehr erkannt hat, hat er sich geweigert, sie weiter zu besuchen. Diese bitteren Momente, wenn ein Kind merkt, dass ihn die eigene Mama nicht mehr erkennt, die hat er damals nicht verkraftet.« (Ebd.: 233) Im Verlauf der Krankheit wird das wechselseitige emotionale Engagement Assauers und seiner Tochter größer und deren Beziehung intensiver. Michel selbst verkörpert eine der intertemporalen, biografischen Interdependenzen.

Strasser interpretiert Assauers Ängste als solche vor Kontroll- und Autonomieverlust: »Angst bestimmt Assauers Gedanken heute. Die Angst vor dem endgültigen Verlust der Kontrolle des Gehirns über sein Leben. Die Angst, überhaupt nicht mehr Herr seiner selbst zu sein – ein Leben in totaler Abhängigkeit zu verbringen. Damit hatte er immer schon Schwierigkeiten.« (Ebd.: 244) Durch die häufige Erwähnung der Flugangst (vgl. ebd.: 134, 171, 239, 244f.) kann Strasser aber unterstellt werden, eine ›Narration der Angst‹ bzw. einen Mythos aufbauen zu wollen. Mit Demenz werden häufig Scham- und Peinlichkeitsgefühle verbunden, so auch bei Assauer:

> »Ich hatte mit niemandem darüber geredet. Da ist dieses Schamgefühl. Als könnte man was dafür! Man will es nicht zugeben. Mit wem soll man auch sprechen? Mit jemandem aus der Familie? Nein. Mit der Partnerin? Schon gleich gar nicht. Gibt es etwas Peinlicheres? […] Als Knirps hat man sich darüber lustig gemacht. Hehe, haste wohl vergessen, du Alzi. Na, biste blöd, das weißte nicht mehr, du Patient.« (Ebd.: 20)

Im Goffman'schen Sinne dürften die Interaktions- und Kommunikationsprobleme ursächlich sein, die eine Beschädigung des Images und (Selbst-)Stigmatisierung imaginieren lassen. Demenz selbst kann als »Charakterfehler«-Stigma nach Goffman (vgl. 1967: 12f.) gelten, womit sie die soziale Identität berührt. Ist der Zugang zu sozialen Symbolen und damit Kommunikation blockiert, entfernt sich der Demenzakteur von den Universalien des Menschseins. Die Scham resultiert aus dem imaginierten Blick der Anderen und umso mehr innerhalb familialer Figurationen und bezogen auf engagierte, affektuelle Bindungen. Eine Distanzierung im gewöhnlichen Wortsinne kann das Ergebnis sein. Assauer verheimlichte Krankheitssymptome und die erste Diagnostik. Der von stationären (Pflege-)Einrichtungen ausgehende Schrecken lässt sich anhand Goffmans Beschreibung ›totaler Institutionen‹ nachvollziehen. Distanzierung demonstriert auch Michel. Mit Fachwissen, mit analytischer selbst- und fremdreflexiver Art, Kognition, Rationalität versucht sie, den Alltag zu bewältigen und Hilfe zu leisten, in der

Regel wohl erfolgreich. Medizinische Deutungsmuster sollen für Distanzierung und Objektivität sorgen; sie rekurrieren aber auf krankheitsbedingte Defizite und nicht einlösbare Heilsversprechen, was wiederum zur psychoemotionalen Belastungsprobe werden kann. Gerade Bindung, Nähe und das emotionale Engagement Michels können sich ebenso positiv auswirken, wenn sie nicht von Ängsten, Aggressionen und Schuld geleitet sind. Letztlich zeigt sich besonders bei ihr das Hin und Her der Balance aus Engagement und Distanzierung.

5. Fazit

Was Elias grundlegend zur Wir-Ich-Balance schrieb, lässt sich auch auf Demenz beziehen: »Es sind [...] innergesellschaftliche Unstimmigkeiten, die in der Vorstellung einer ewigen Spannung und Kluft zwischen der ›inneren Welt‹ des Individuums und der ›äußeren Welt‹ der Gesellschaft Ausdruck finden.« (2001 [1987]: 197) Synthesen aus Psychodynamik und (Lebens-) Geschichte bieten analytischen Mehrwert. Mit Blick auf Demenz lässt sich konstatieren, dass vielfach Bilder handlungsunfähiger Individuen tradiert und reproduziert worden sind, die inzwischen unter anderem durch künstlerisch-kulturelle Forschungs- und Therapieansätze infrage gestellt wurden (vgl. zum Beispiel Swinnen/Sweda 2015; Kontos u. a. 2015; Kriebernegg u. a. 2014; Nebauer/de Groote 2012; Kollak 2016), wenn scheinbar hochgradig demente Personen plötzlich wieder interaktions- und kommunikationsfähig sind. Dem zwanghaften Erinnern-Wollen und -Müssen steht die figurative Anpassung an die Wandlungen gegenüber, die sich beispielsweise im Lernen nonverbaler Symbole der Pflegenden und in der Arbeit am relativen Gleichgewicht der Macht, der Emotionen und des Wissens manifestieren können.

Die Narrationen erlauben Einblicke hinter die Kulissen in vielfältige soziale Verflechtungen und Interdependenzen, wodurch Prozesse als Wandlungen und Kontinuitäten des psychosozialen Beziehungsnetzes in Erscheinung treten. Kategorisierungen als ›Pflegebedürftige‹ oder ›Demenzkranke‹ führen noch lange nicht zu einer Gruppen- bzw. Wir-Identität. Vielmehr vermag eine Makroperspektive auf das Thema Verdinglichung und Stigmatisierung befördern. Rudi Assauer und Bettina Michel waren sich nie so nahe gewesen wie in den Jahren der Demenz. Soziale Chancen und Möglichkeiten, positive wie negative Facetten der interdependenten Demenzprozesse herauszuarbeiten, bleibt damit eine große Aufgabe hin zu einer neuen ›Vergesellschaftung der Demenz‹.

Literatur

Alzheimer Forschung Initiative e.V. (2017), Zahlen und Fakten zur Alzheimer-Krankheit, in Pressemappe »Alzheimer vorbeugen – Experten klären auf«, 21.09.2017, Düsseldorf, S. 7. Online verfügbar unter: https://www.alzheimer-forschung.de/fileadmin/user_upload/0_Presse/Pressemappe_2017–09–12_AFI_Veranstaltung_Frankfurt.pdf

Assauer, Rudi (mit Patrick Strasser) (2012), *Wie ausgewechselt. Verblassende Erinnerungen an mein Leben*, München.

Assauer, Rudi (o. J.), Rudi Assauer (offizielle Homepage) – Biografie. Online verfügbar unter: https://www.rudi-assauer.de/rudi/biografie [Zugriff am 30.05.2017].

Barthes, Roland (1988), Einführung in die strukturale Analyse von Erzählungen, in: Ders., *Das semiologische Abenteuer*, Frankfurt/M., S. 102–143.

Baur, Nina/Ernst, Stefanie (2011), Towards a process-oriented methodology: modern social science research methods and Norbert Elias's figurational sociology, in: Norman Gabriel/Stephen Mennell (Hg.), *Norbert Elias and figurational research. Processual thinking in sociology*, Malden/Mass, S. 117–139.

Berlin Institut für Bevölkerung und Entwicklung (2011), *Demenz-Report. Wie sich die Regionen in Deutschland, Österreich und der Schweiz auf die Alterung der Gesellschaft vorbereiten können*, Berlin. Online verfügbar unter: http://www.berlin-institut.org/fileadmin/user_upload/Demenz/Demenz_online.pdf

Bickel, Horst (für Deutsche Alzheimer Gesellschaft e.V.) (2016), *Informationsblatt 1: Die Häufigkeit von Demenzerkrankungen*, Berlin. Online verfügbar unter: https://www.deutsche-alzheimer.de/fileadmin/alz/pdf/factsheets/infoblatt1_haeufigkeit_demenzerkrankungen_dalzg.pdf

BMFSFJ (2010), Bundesministerium für Familie, Senioren, Frauen und Jugend (Hg.), *Sechster Bericht zur Lage der älteren Generation in der Bundesrepublik Deutschland – Altersbilder in der Gesellschaft. Bericht der Sachverständigenkommission an das Bundesministerium für Familie, Senioren, Frauen und Jugend*, Berlin. Online verfügbar unter: https://www.bmfsfj.de/blob/101922/b6e54a742b2e84808af68b8947d10ad4/sechster-altenbericht-data.pdf

BMFSFJ (2015), Bundesministerium für Familie, Senioren, Frauen und Jugend (Hg.), *Länger zuhause leben. Ein Wegweiser für das Wohnen im Alter*, Berlin. Online verfügbar unter: https://www.bmfsfj.de/blob/94192/c468d2287a2c5e675374475d980e0e66/laenger-zuhause-leben-wegweiser-data.pdf

Bohn, Cornelia/Willems, Herbert (Hg.) (2001), *Sinngeneratoren. Fremd- und Selbstthematisierung in soziologisch-historischer Perspektive*, Konstanz.

Bourdieu, Pierre (1974), *Zur Soziologie der symbolischen Formen*, Frankfurt/M.

Bourdieu, Pierre (1982), *Die feinen Unterschiede. Kritik der gesellschaftlichen Urteilskraft*, Frankfurt/M.

Bourdieu, Pierre (1987), *Sozialer Sinn*, Frankfurt/M.

Bourdieu, Pierre/Wacquant, Loïc J. D. (1996), *Reflexive Anthropologie*, Frankfurt/M.

Dépelteau, François/Landini, Tatiana Savoia (Hg.) (2014), *Norbert Elias and empirical research*, New York.

Elias, Norbert (1986), *Was ist Soziologie?* 5. Aufl., Weinheim.

Elias, Norbert (1987), *Engagement und Distanzierung, Arbeiten zur Wissenssoziologie 1*, Frankfurt/M.

Elias, Norbert (1997a), *Über den Prozeß der Zivilisation. Soziogenetische und psychogenetische Untersuchungen*, Bd. 1: *Wandlungen des Verhaltens in den weltlichen Oberschichten des Abendlandes*, Frankfurt/M.

Elias, Norbert (1997b), *Über den Prozeß der Zivilisation. Soziogenetische und psychogenetische Untersuchungen*, Bd. 2: *Wandlungen der Gesellschaft, Entwurf zu einer Theorie der Zivilisation*, Frankfurt/M.

Elias, Norbert (2001 [1987]), Wandlungen der Wir-Ich-Balance, in: Ders., *Gesellschaft der Individuen*, Frankfurt/M, S. 207–315.

Elias, Norbert (2001), *Symboltheorie*, Frankfurt/M.

Elias, Norbert (2006 [1986]), Figuration, sozialer Prozeß und Zivilisation: Grundbegriffe der Soziologie, in: Ders., *Aufsätze und andere Schriften III*, Frankfurt/M., S. 100–117.

Elias, Norbert/Scotson, John L. (1990), *Etablierte und Außenseiter*, Frankfurt/M.

Geyer, Johannes/Schulz, Erika (2014), Who cares? Die Bedeutung der informellen Pflege durch Erwerbstätige in Deutschland, *DIW-Wochenbericht Wirtschaft, Politik, Wissenschaft*, Jg. 81, H. 14, S. 294–301.

Goffman, Erving (1967), *Stigma. Über Techniken der Bewältigung beschädigter Identität*, Frankfurt/M.

Goffman, Erving (1973), *Asyle. Über die soziale Situation psychiatrischer Patienten und anderer Insassen*, Frankfurt/M.

Goffman, Erving (1975), *Interaktionsrituale. Über Verhalten in direkter Kommunikation*, Frankfurt/M.

Grenfell, Michael (2014), *Pierre Bourdieu. Key Concepts*, 2. Aufl., Cambridge.

Gummert, Henrik/Henkel-Otto, Jelena/Medebach, Dirk H. (Hg.) (2017), *Medien und Kulturen des Konflikts. Pluralität und Dynamik von Generationen, Gewalt und Politik*, Wiesbaden.

Hagelmoser, Rebecca/Kusche, Sabrina/Meyer, Jonas I./Nünning, Ansgar (2012), Die Medialisierung des Erzählens. Narratologische und intermediale Erzähltext- und Medienanalyse, in: Jana Klawitter/Henning Lobin/Torben Schmidt (Hg.), *Kulturwissenschaften digital. Neue Forschungsfragen und Methoden*, Frankfurt/M./New York, S. 73–91.

Hahn, Alois (2000), *Konstruktionen des Selbst, der Welt und der Geschichte. Aufsätze zur Kultursoziologie*, Frankfurt/M.

Jann, Antonia (2015), Age-Wohnmatrix. Bedürfnisse statt Begriffe ins Zentrum stellen, *Zeitschrift für Gerontologie und Geriatrie*, Jg. 48, H. 2, S. 164–168.

Kessler, Eva-Marie/Bowen, Catherine E./Baer, Marion/Frölich, Lutz/Wahl, Hans-Werner (2012), Dementia worry. A psychological examination of an unexplored phenomenon, *European Journal of Ageing*, Jg. 9, H. 4, S. 275–284.

Kollak, Ingrid (Hg.) (2016), *Menschen mit Demenz durch Kunst und Kreativität aktivieren. Eine Anleitung für Pflege- und Betreuungspersonen*, Berlin.

Kontos, Pia/Miller, Karen-Lee/Mitchell, Gail J./Stirling-Twist, Jan (2015), Presence redefined: The reciprocal nature of engagement between elder-clowns and persons with dementia, *Dementia*, Jg. 16, H. 1, S. 46–66.

Kriebernegg, Ulla/Roberta Maierhofer/Barbara Ratzenböck (Hg.) (2014), *Alive and kicking at all ages. Cultural constructions of health and life course identity*, Bielefeld.

Lejeune, Philippe (1994), *Der autobiographische Pakt*, Frankfurt/M.

Lenger, Alexander/Schneickert, Christian/Schumacher, Florian (Hg.) (2013), *Pierre Bourdieus Konzeption des Habitus. Grundlagen, Zugänge, Forschungsperspektiven*, Wiesbaden.

Mayring, Philipp (2015), *Qualitative Inhaltsanalyse. Grundlagen und Techniken*, 12., aktual. und überarb. Aufl., Weinheim.

Medebach, Dirk H. (2013), Altersbilder und biographische (Re-)Konstruktion mit Filmen. Pflege und Imagearbeit zwischen Identität erinnern und Demenz vergessen, in: Clemens Schwender/Dagmar Hoffmann/Wolfgang Reißmann (Hg.), *Screening Age. Medienbilder – Stereotype – Altersdiskriminierung*, München, S. 259–271.

Michel, Bettina (mit Eva Mohr) (2014), *Papa, ich bin für dich da. Wie Sie Demenzkranken helfen können*, München.

Nebauer, Flavia/de Groote, Kim (Hg.) (2012), *Auf Flügeln der Kunst. Ein Handbuch zur künstlerisch-kulturellen Praxis mit Menschen mit Demenz*, München.

Nowossadeck, Sonja/Engstler, Heribert/Klaus, Daniela (2016), *Pflege und Unterstützung durch Angehörige*, Berlin.

Nünning, Ansgar (2013), Wie Erzählungen Kulturen erzeugen: Prämissen, Konzepte und Perspektiven für eine kulturwissenschaftliche Narratologie, in: Alexandra Strohmeier (Hg.), *Kultur – Wissen – Narration. Perspektiven transdisziplinärer Erzählforschung für die Kulturwissenschaften*, Bielefeld, S. 16–53.

Nünning, Vera (2013), Erzählen und Identität: Die Bedeutung des Erzählens im Schnittfeld zwischen kulturwissenschaftlicher Narratologie und Psychologie, in: Alexandra Strohmeier (Hg.), *Kultur – Wissen – Narration. Perspektiven transdisziplinärer Erzählforschung für die Kulturwissenschaften*, Bielefeld, S. 145–170.

Oevermann, Ulrich (1989), *Objektive Hermeneutik – Eine Methodologie soziologischer Strukturanalyse*, Frankfurt/M.

Oevermann, Ulrich/Allert, Tilman/Konau, Elisabeth/Krambeck, Jürgen (1979), Die Methodologie einer »objektiven Hermeneutik« und ihre allgemeine forschungslogische Bedeutung in den Sozialwissenschaften, in: Hans-Georg Soeffner (Hg.), *Interpretative Verfahren in den Sozial- und Textwissenschaften*, Stuttgart, S. 352–434.

Paulle, Bowen/van Heerikhuizen, Bart/Emirbayer, Mustafa (2012), Elias and Bourdieu, *Journal of Classical Sociology*, Jg. 12, H. 1, S. 69–93.

Schumacher, Florian (2013), Norbert Elias' »sozialer Habitus« als Vorläufer des Bourdieu'schen Habitus? Eine vergleichende Analyse, in: Alexander Lenger/Christian Schneickert/Florian Schumacher (Hg.), *Pierre Bourdieus Konzeption des Habitus. Grundlagen, Zugänge, Forschungsperspektiven*, Wiesbaden, S. 131–145.

Statistisches Bundesamt (Hg.) (2015), *Pflegestatistik 2013. Pflege im Rahmen der Pflegeversicherung. Deutschlandergebnisse*, Wiesbaden, 12.03.2015. Online verfügbar unter: https://www.destatis.de/DE/Publikationen/Thematisch/Gesundheit/Pflege/PflegeDeutschlandergebnisse5224001139004.pdf?__blob=publicationFile

Swinnen, Aagje/Schweda, Mark (Hg.) (2015), *Popularizing Dementia: Public Expressions and Representations of Forgetfulness*, Bielefeld.

Treibel, Annette (2008), *Die Soziologie von Norbert Elias. Eine Einführung in ihre Geschichte, Systematik und Perspektiven*, Wiesbaden.

Wetzstein, Matthias/Rommel, Alexander/Lange, Cornelia (2015), Pflegende Angehörige – Deutschlands größter Pflegedienst, *GBE kompakt*, Jg. 6, H. 3, S. 1–12.

Willems, Herbert (2012), *Synthetische Soziologie. Idee, Entwurf und Programm*, Wiesbaden.

Zimmermann, Harm-Peer (2016), Altern als Balanceakt. Ein kulturwissenschaftlicher Ansatz zwischen Frustration und Freude, in: Harm-Peer Zimmermann/Andreas Kruse/Thomas Rentsch (Hg.), *Kulturen des Alterns. Plädoyers für ein gutes Leben bis ins hohe Alter*, Frankfurt/M./New York, S. 387–399.

Reflexionen der Sorge: Demenz in privaten Tagebüchern

Malte Völk

Ein Zusammenhang von Demenz mit Tagebüchern mag im Kontext der Sorge zunächst nebensächlich, vielleicht auch abwegig erscheinen – sind doch Dokumente der schriftlichen Reflexion im Alltag von Pflege und Sorge nicht unmittelbar von praktischem Nutzen. Aber gerade ein solches Zurücktreten in eine Sphäre, die befreit ist von einer Verpflichtung auf praktische Verwendbarkeit und in der überdies soziale Konventionen und Tabus nur noch abgeschwächt wirksam sind, kann als ein Bereich der Reflexion zu wertvollen Einsichten führen. Ich möchte, um diesen Zusammenhang auszuleuchten, in drei Schritten vorgehen: Zuerst soll in einem kurzen Abriss dargelegt werden, wie das Tagebuchführen als kulturelle Praxis zur heutigen Rolle des Tagebuchs als Textgattung und Forschungsobjekt der Sozial- und Kulturwissenschaften geführt hat. Dies führt zur Thematik der Bedeutung von biografischen Erinnerungen bei Demenz, die insbesondere auch für Angehörige und Pflegende/Sorgende besteht. Schließlich werden einige Dokumente aus dem Deutschen Tagebucharchiv in Emmendingen vorgestellt und analysiert.[1]

Tagebuch: Kulturgeschichtliche Herleitung

Kulturgeschichtlich hat das private Tagebuch sich wandelnde, zum Teil sehr verschiedene Formen und Funktionen angenommen: Die oft auch kollektiv geführten bäuerlichen Chroniken der Frühen Neuzeit können in Ansätzen als »›genossenschaftliche‹ Realisierung von Individualität« (Peters 1993: 247) verstanden werden, hatten aber auch eher handfeste Funktionen wie

1 Dieser Beitrag ist im Rahmen eines Postdoc-Stipendiums der *Fritz Thyssen Stiftung* entstanden (Projekt »Herausforderung Demenz« am Institut für Sozialanthropologie und Empirische Kulturwissenschaft der Universität Zürich).

die Weitergabe von Wissen und technischen *best-practice*-Beispielen. Die kalendarischen Rechnungsbücher, die Einnahmen und Ausgaben verzeichneten, trugen wesentlich bei zur modernen Verfestigung von Zeitstrukturen (und zur Durchsetzung des Gregorianischen Kalenders) (vgl. Holm 2008). Während individuelle Reflexionen dabei zunächst eher ausnahms- und andeutungsweise auftraten – stärker wohl noch in Mischformen wie dem Reisetagebuch oder der Familienchronik –, wird der endgültige Durchbruch zum heutigen »Buch der Seele« (Schönborn 1999: 40–52) zumeist auf die aufsehenerregende Publikation der Tagebücher von Johann Caspar Lavater (ab 1771) datiert (vgl. Pestalozzi 1982).[2]

Die Vielfalt, die von nun an im persönlichen, emotionalen Ausdruck in Tagebüchern zu finden ist, lässt sich kaum noch sinnvoll zusammenfassend benennen. Ein hervorstechender Zug wird aber in der Forschung zumeist darin gesehen, dass grundsätzlich zu unterscheiden ist zwischen solchen Tagebüchern, die zu einem bestimmten Anlass oder in einer besonderen Lebensphase temporär geführt werden, und solchen, die als »Lebenswerke« (Holm 2008: 41) dauerhaft das Erleben des Alltags spiegeln. Letzteren wird meist eine größere Unmittelbarkeit zugesprochen. Gerade diese – erwünschte, manchmal fast ersehnte – Unmittelbarkeit ist es nun, die das Tagebuch in den letzten Jahrzehnten zu einer bevorzugten Quelle der Wissenschaften hat werden lassen. Im Zuge des verstärkten Interesses an »Ego-Dokumenten« (Schulze 1996), die freilich in dieser Wortprägung der Geschichtswissenschaft auch ganz andere Quellen wie Verhörprotokolle oder Bittschriften meinen, rücken besonders die vorher tatsächlich kaum beachteten Tagebücher von unbekannten, nicht öffentlich präsenten oder historisch bedeutsamen Personen in den Fokus der Aufmerksamkeit.

Nicht immer ganz einfach ist dabei die Abgrenzung zu biografischen Schreibweisen.[3] Wenn, zum Beispiel im höheren Alter, eine Auseinandersetzung mit dem eigenen Lebensweg zum Verfassen einer Autobiografie führt, muss ein dabei entstehendes Dokument nicht unbedingt einen tagebuchartigen Charakter haben. Dies kann aber durchaus sein, etwa wenn das Verfassen der Autobiografie sich über einen längeren Zeitraum erstreckt und aktuelle Ereignisse einbezogen werden. Fügt man nun also der oben erwähnten Unterscheidung in Tagebücher als »Lebenswerke« und temporär geführte

2 Dies ist freilich auch im Zusammenhang mit der literarischen Mode der Empfindsamkeit zu sehen; vgl. hierzu und zum Einfluss des Literarischen auf das Tagebuchführen allgemein auch Messerli (2001).

3 Vgl., auch über diesen Punkt hinausgehend, Dusini (2005).

noch diese biografische Mischform hinzu, so ist die Bandbreite der für den hier betrachteten Zusammenhang relevanten Dokumente abgesteckt.

Demenz und Biografie

Dass das Auftreten von demenziellen Symptomen, die man bei sich selbst oder bei einem nahen Angehörigen erlebt, zu derartigen selbstreflexiven Schreibweisen den Anstoß geben kann, liegt auf der Hand. Schließlich führt das Nachlassen der Erinnerungsfähigkeit oft zu einer massiven Verunsicherung, die mit dem Aufschreiben gewissermaßen gebannt werden kann. Durch die Entäußerung und Materialisierung der Erinnerungen und des Erlebens tritt offenbar eine Erleichterung ein. Das ist schon zu beobachten bei einem Nachlassen der Gedächtnisfunktion, die noch nicht unbedingt als demenziell gelten müsste oder historisch in eine Epoche vor der Pathologisierung solcher Veränderungen fiel. So erklärt etwa ein erst Jahrhunderte nach seinem Tod durch sein Tagebuch bekannt gewordener Pariser Bürger der Revolutionszeit, die Motivation für das Beginnen des Tagebuchs habe in seiner nachlassenden Erinnerungsfähigkeit gelegen und er sehe es auch als »Merkbuch« (Müller/Preuschoft 2009: 11).

Auch in fiktionalen Ausgestaltungen trifft man immer wieder auf diesen Zusammenhang. Das gilt für seichte Unterhaltungsromane[4] ebenso wie für literarische Kunstwerke. Die eingangs erwähnte kulturgeschichtliche Vorform des modernen Reflexionstagebuchs, das sporadisch von Reflexionen begleitete Kalendertagebuch, wird dabei ebenfalls aktiviert. So lässt Philip Roth seine über Jahrzehnte hinweg immer wiederkehrende Romanfigur Nathan Zuckerman im Jahr 2007 mit Demenz abtreten, wobei das Führen eines solchen »chore book« (Roth 2008: 105) der Figur einen gewissen Halt gibt (vgl. Völk 2017: 58ff.).

Gänzlich nun im Übergangsbereich zwischen literarischem und biografischem Schreiben kann das Tagebuch eine Rolle einnehmen, die geradezu virtuose erzählerische Kunstgriffe ermöglicht. Hier ist besonders zu denken an Arno Geigers Buch über seinen demenzkranken Vater, *Der alte König in seinem Exil*. Diese 2011 erschienene »Alzheimer-Narration« (Dackweiler

4 Vgl. etwa den Erfolgsroman *Einfach unvergesslich* (2014) von Rowan Coleman, der als fiktives Tagebuch einer demenzkranken Frau angelegt ist.

2014) kann in verschiedener Hinsicht als prägend und besonders gelungen gelten. Sie ist jedenfalls sehr populär geworden. Geiger, der bereits etablierte und gefeierte Literat, bemüht sich auf mehreren Ebenen gleichzeitig darum, seinen zunehmend demenziell veränderten Vater in die Praxis der Schriftstellerei einzubinden.[5] Obwohl der Vater sich sein Leben lang nie fürs Schreiben interessiert hatte, wird er nun im Zustand der Demenz unter anderem auch präsentiert als eine Art Assistenzautor, der geschliffene Aphorismen beisteuert – wie etwa: »Die Zeiten ändern sich, aber nicht mehr lange« (Geiger 2015: 148). Dennoch gelingt es Geiger stets, den Eindruck zu vermeiden, der Vater oder auch andere Betroffene im Pflegeheim würden vorgeführt. Zudem streut der Erzähler in biografischen Rückblicken zunächst Leerstellen, die gegen Ende des Buches mit den Worten des Vaters geschlossen werden. Dafür bedient sich der Erzähler eines alten Tagebuchs aus dessen Hand. Dieses wird bei seinem Umzug in ein Pflegeheim zufällig gefunden, was als erzählerischer Glücksfall erscheint. Die eindrückliche, plastische Schilderung wird nun seitenweise wörtlich zitiert (vgl. ebd.: 164–167), sodass es tatsächlich der Vater selbst ist, der vermittelt durch das Tagebuch seine eigenen Biografie vollendet.

Tagebücher: Einzelanalysen

Ein solches Einbeziehen von an Demenz erkrankten Angehörigen in den Schreibprozess ist nun tatsächlich auch bei solchen Tagebuchschreibern zu beobachten, die nicht als professionelle Autoren gelten können. Dies erfolgt ebenfalls durch die Aufnahme von Tagebuchsequenzen aus ihrer Hand oder durch Wiedergabe von Aussprüchen. Als Beispiel dafür möchte ich genauer auf ein Tagebuch aus dem Deutschen Tagebucharchiv in Emmendingen eingehen, das eine Mischform aus einem Gelegenheitstagebuch und einem biografischen Rückblick darstellt. Dieses Tagebuch von Frau S. ist in der Zeit von 2002 bis 2008 entstanden und behandelt diese Jahre schwerpunktmäßig, wobei auch frühere Ereignisse einbezogen werden. Die Diaristin ist zum Zeitpunkt der Niederschrift im Rentenalter, in den hohen Siebzigern. Sie hat selbst gesundheitliche Probleme: Wiederholt ist die Rede von einer Chemotherapie und von Blutkrebs. Im Vordergrund steht allerdings die Demenz-

5 Die folgenden Überlegungen basieren zum Teil auf Völk (2015).

erkrankung ihres Ehemannes. Biografisch lässt sich erschließen, dass Frau S. in der DDR als Lehrerin tätig gewesen war, bevor das Ehepaar nach Norddeutschland übersiedelte. Ihr Mann, Herr S. – offenbar früher als Professor an einer Technischen Hochschule tätig –, verstirbt am Ende der Schilderungen im Alter von 82 Jahren. Die letzten Jahre seines Lebens sind von einer fortschreitenden Demenz und einem Umzug in ein Pflegeheim geprägt.

Auffällig an dem Tagebuchdokument ist eine formale, stilistische und typografische Uneinheitlichkeit. So sind etwa die letzten acht Seiten, die im Detail die letzten Tage und das Sterben von Herrn S. behandeln, mit Schreibmaschine verfasst, und zwar auf Blättern mit vorgedruckten kalendarischen Angaben. Dieses aus der Kulturgeschichte des Tagebuchs ja durchaus bekannte Zurückgreifen auf die vorgedruckte Kalenderstruktur scheint in dieser besonders schwierigen Phase Halt zu geben. Insgesamt betrachtet stellt das Tagebuch eine Komposition dar, die auch absatzweise zitierte ältere Einträge aus der Hand von Herrn S. enthält. Zudem werden Dialoge mit ihm wiedergegeben, die Frau S. bemerkenswert erschienen. Auf diese Art wird also auch hier, wie es in dem Buch von Arno Geiger zu beobachten war, ein an demenziellen Symptomen Leidender in die schriftstellerische Tätigkeit einbezogen.

Gleich zu Beginn wird eine fünf Seiten umfassende Sequenz von Herrn S. zitiert. Frau S. wird später auf diesen tagebuchartigen Reisebericht ihres Mannes so verweisen, wie man auf eine Publikation verweisen würde: »Genaueres ist nachzulesen in ›Pariser Impressionen‹« (Diaristin Frau S.: 2). Als die gesundheitlichen Probleme von Herrn S. zunehmen, dokumentiert Frau S. einen weiteren ausführlichen Reisebericht ihres Mannes über einen Aufenthalt in Österreich. Unter dem Titel »Hohe Berge, tiefe Einschnitte« (ebd.) geht dieser über in Schilderungen von ärztlichen Untersuchungen und Krankenhausaufenthalten. Dabei wird es zunehmend unübersichtlich, denn die demenziellen Symptome machen sich nun in der sprachlicher Darstellung mehr und mehr bemerkbar. Deutlich wird aber, dass Frau S. sorgfältig darum bemüht ist, mit redaktionellen Anordnungen die sprachliche Ausdruckskraft ihres Mannes – und seine Vitalität und Lebensfreude – durchscheinen zu lassen.

Mit der fortschreitenden Demenz nimmt sie immer weniger Zitate von ihm auf. Nun ist auch in ihren eigenen Reflexionen eine Entwicklung erkennbar, die zuerst von Verlusten und Einschränkungen geprägt zu sein scheint, bevor sich der Umgang mit der Demenz verändert. So beklagt Frau S., dass der Verlust der kognitiven Fähigkeiten ihres Mannes sie selbst in eine »Kommunikationslücke« (ebd.: 39) führe. Es gebe Situationen, in denen er »in seiner Welt verharrt, zu der ich keinen Eingang mehr fand« (ebd.: 48). Die Symptome werden knapp, aber prägnant und deutlich dargestellt: Herr S. ist aufgrund von »Orientierungsschwierigkeiten« »allein sehr hilflos«; »große Unruhe, starke Verwirrtheit« belasten ihn. Nach dem Besuch einer Theateraufführung resümiert Frau S., ihr Mann »versteht alles nicht mehr« (ebd.: 18, 29). Im Laufe der Zeit findet sie aber wieder einen Zugang zu ihrem Mann: »Unser Zusammengehörigkeitsgefühl ist [...] nicht verloren gegangen. Es hat sich vielleicht sogar gefestigt, ist noch stärker geworden« (ebd.: 50). Jetzt nimmt sie auch wieder die Praxis des Zitierens von Aussprüchen auf. Ähnlich wie bei Geiger sind es auch hier Äußerungen von überraschender poetischer Qualität, die bevorzugt dokumentiert werden, etwa: »Ich will nachdenken, aber es gibt nichts zu denken. Es ist alles gegenstandslos!«; »Ich möchte wissen, was das für eine Krankheit ist« oder: »Meine Mutter hat mir ein System gegeben, das noch hält, vielleicht kann man noch etwas verbessern!« (ebd.: 51, 54) Insgesamt entsteht der Eindruck, dass es Frau S. – auch mit Bezug auf ihre eigene Krebserkrankung – gerade durch den unverstellten Blick auf die Verluste gelingt, auch diese schwere Zeit als lebenswert zu empfinden.

Das gilt auch für einen weiteren Diaristen, Herrn K., dessen Mischung aus einer Familienchronik, einer Autobiografie und einem Pflegetagebuch im Folgenden betrachtet werden soll. Auch er hat sein Dokument mit einem Titel versehen. Dieser lautet: »Bis dass der Tod Euch scheidet. Eine ausführliche Familienchronik (Saga). Erzählt über 80 Jahre – 1924–2004«. Herr K. beschreibt unter anderem, wie er elf Jahre lang seine demenzkranke Frau pflegt, und zwar bis zu ihrem Tod im Jahr 2003. Damit ist dieses Tagebuch viel näher an einer alltäglichen Pflegepraxis als das von Frau S., denn Herr K. übernimmt tatsächlich einen Großteil der Pflege selbst – unterstützt von Fachkräften, jedoch im häuslichen Umfeld.

Herr K. ist in seinem Berufsleben als Bilanz- und Finanzbuchhalter tätig gewesen, seine Frau als Sekretärin. Aus dem Umland von Berlin stammend, haben sie sich nach Tätigkeiten in West-Berlin in Süddeutschland niedergelassen, wo sie für den Rest ihres Lebens geblieben sind. Die lange Zeitspanne der Schilderungen erlaubt es, frühere Beziehungs- und Verhaltensmuster mit der späteren Pflegesituation in Verbindung zu bringen. So führt Herr K. aus, seine Frau habe lange unter Depressionen gelitten. Nach familiären Unglücksfällen habe bei ihr sogar »das Gespenst eines Suizids im Raum« (Diarist Herr K.: 92) gestanden. Herr K. erlebt schon in dieser frühen Zeit ihrer

Ehe – in den 1950er Jahren – Episoden, in denen er meint, seine Frau »nicht alleine lassen« zu können und »immer in ihrer Nähe« sein zu müssen. Ihre »inneren Gefühle« (ebd.: 92f.) seien stets düster gewesen, auch wenn es ihr zwischenzeitlich gelungen sei, mit den zwei Kindern ein alltägliches Familienleben zu gestalten: »Sie hat jahrelang mit dieser seelischen Not in der Familie gelebt und war allen anderen Menschen immer als fröhlicher Mensch gegenübergetreten« (ebd.: 101). Es habe in der Familie »nie Streitigkeiten oder laute Worte« (ebd.: 97) gegeben.

Die Chronik folgt einer klaren Gliederung mit Untertiteln wie »Familienglück I« oder »Familienglück II«; der letzte längere Teil ist betitelt mit »Muttis Krankheit und Abschied«. Die demenziellen Symptome seiner Frau beschreibt Herr K. ausführlich und reflektiert. Die ersten Gedächtnislücken waren demnach noch als unbedenklich eingeordnet worden, denn das Thema Demenz sei damals, im Jahr 1992, allgemein und in der Medizin noch nicht besonders präsent gewesen. Präzise beschreibt Herr K. aber dann den Augenblick, in dem ihm das Vorliegen eines ernsthaften Problems klar geworden sei. Das Ehepaar saß beim Würfelspiel zusammen, beim *Kniffeln*, und: »Eines Tages gab sie die Würfel nicht mehr zurück. Sie würfelte so lange weiter, bis sie die benötigte Zahl erwürfelt hatte« (ebd.: 119). Kurz darauf ist Frau K. bereits pflegebedürftig geworden. Herr K. hat jahrelang »keinen freien Tag«. Seine Frau ist offenbar kurz nach Ausbruch der Symptome völlig verstummt; sie habe die ganzen Jahre über »kein Wort gesagt. Nie jemanden erkannt« (ebd.: 122f.). Oft vertraut Herr K. dem Tagebuch – obwohl er sich grundsätzlich nie beklagt – Gefühle der Einsamkeit an, schreibt etwa, er ginge immer wieder »zu ihr ins Zimmer, versuchte einige Worte mit ihr zu wechseln, aber keine Reaktion. Sie war immer in meiner Nähe und doch so fern« (ebd.: 125).

Doch auch bei Herrn K. reift mit der Zeit die Erkenntnis, dass seine Frau, wenn auch »fern«, so doch noch eine Verbindung zu ihm aufrechterhält. Diese Art der Kommunikation stellt sich etwa so dar: »Wenn ich mit den Schwestern eine Unterhaltung hatte, bemerkten wir beide, dass Mutti unser Gespräch verfolgte und ihre Gedanken arbeiteten. Die Schwestern und ich waren der Überzeugung, Mutti nahm noch teil am Leben, vielleicht auch wenig.« (Ebd.: 124) Solche Beobachtungen eines Fortbestehens von Individualität auch im Zustand der fortgeschrittenen Demenz lassen sich gerontologisch lesen als eine weniger zielgerichtete, aber weiterhin personenspezifische situative »Selbstaktualisierung«, die »Reste einer Selbstgestaltungstendenz« aufweist: »Selbstgestaltung erscheint hier nicht mehr als ein bewusster, zielorientierter Prozess, sondern vielmehr als eine grundlegende Tendenz, sich Ausschnitten der Welt – und damit auch der sozialen Umwelt – zuzuwenden, auf diese in einer bestimmten Art und Weise zu antworten« (Kruse 2010: 25). Gerade in der Identifizierung solcher differenzierter Wahrnehmungen stellt das reflexive Medium Tagebuch eine höchst ergiebige Quelle dar.

Doch auch Probleme, die sich im Alltag mit Demenz ergeben, sind in ihrer Vielfalt oft ungefiltert präsent. Rücksichtnahme auf soziale Erwünschtheit spielt im Tagebuch kaum eine Rolle oder ist zumindest schwächer ausgeprägt. Die Bandbreite erstreckt sich von frühen Strategien des Verbergens, Verdrängens und Verleugnens über Urlaubsreisen und festliche Anlässe bis hin zum Umgang mit Medizinern. Für Letzteres sei ein Beispiel aus dem bereits erwähnten Tagebuch von Frau S. betrachtet, die mit ihrem an Demenz leidenden Mann eine Reise an die Ostsee unternimmt – in der Frühphase, noch vor der Diagnosestellung. Einmal kommt wegen der Herzprobleme von Herrn S. ein Arzt. Als dieser im Hotel eintrifft, findet er den Patienten Klavier spielend vor – offenbar im Zustand der »Senior coolness« (Zimmermann/Grebe 2014). Der Arzt sieht sich vorschnell alarmiert und wird wütend. Welche Folgen mangelndes Verständnis für Demenz haben kann, zeigt sich immer wieder, und auch der Ärger darüber wird zum Ausdruck gebracht.

Man stößt auch auf Tagebuchschreiber, die erklären, mit der neuen Situation nicht umgehen zu können, sie als Abbruch jeglicher Kommunikation wahrnehmen und geradezu dämonisieren. Dann erscheint der Beginn der Demenz als Ende der Beziehung. Ein Diarist, Herr N., beschreibt seine Gedanken zur Diagnose seiner Frau mit den Worten: »Der wesentliche Sinn einer Ehe, gemeinsam alt zu werden, hat keine Erfüllung gefunden. Dies ist das traurige Ende einer über Jahrzehnte von Glück begleiteten Bindung« (Diarist Herr N.: 323). Insgesamt ist aber meist zu beobachten, dass die Diaristen in einem »inneren Zwiespalt« (Diaristin Frau S.: 33) stehen, dass sie darum kämpfen, sich nicht von den immer stärker werdenden Einschränkungen und Defiziten überwältigen zu lassen, dass sie versuchen, stattdessen die noch vorhandenen oder gar neu auftretenden Möglichkeiten und Potenziale zu nutzen. Dieses Moment der Veränderung steht besonders dann im Vordergrund, wenn die demenziellen Veränderungen Brüche auslösen, die die Wahrnehmung des Beziehungsgeflechts einer ganzen Familie verändern.

Als Beispiel lässt sich ein Tagebuch heranziehen, in dem die Diaristin einen bereits Jahrzehnte zurückliegenden Abbruch des direkten Kontaktes zu ihren Eltern beschreibt. Mit der beginnenden Demenz des Vaters setzt dann auch die Beschäftigung mit den Eltern wieder ein und in einem Nachtrag zum Tagebuch wird schließlich die Aussprache zwischen Mutter und Tochter dargelegt. Ein ähnliches Konflikttagebuch beginnt ebenfalls als eine Abrechnung besonders mit der Mutter und dem Bruder, die aus Anlass der einsetzenden Demenz des Vaters niedergeschrieben wird. Als dieser Rückblick in der Gegenwart ankommt, wird daraus ein klassisches Tagebuch, das noch drei Jahre lang, bis zum Tod des Vaters, die Pflegebemühungen dokumentiert. Es lässt sich immer wieder nachvollziehen, wie sich die Beziehungsgeschichte in der täglichen Pflegepraxis *en detail* auswirkt. Dabei wird auch von den Beteiligten selbst ganz deutlich erkannt, wie das Verhalten des Umfelds die Symptome beeinflussen kann. So wird etwa der Irrglaube, der Betroffene würde nichts mehr mitbekommen, als schädlicher Einfluss beschrieben, wenn es über die Mutter heißt: Sie »glaubt, Vater würde es nicht spüren, wie sie mit ihm umspringt« und »sie macht sich entweder über ihn lustig oder sie schimpft über seine Vergeßlichkeit und Hilflosigkeit«. Die Diaristin hat den Eindruck, dies »bringt ihn nur noch mehr um den Verstand«, er stehe »unter Dauerstreß und dann dreht er halt durch und macht die unmöglichsten Sachen« (Diaristin Frau T.: 55f.).

Zusammenfassung

Die Tagebücher, die hier im Kontext von Reflexionen der Sorge bei Demenz betrachtet worden sind, stammen aus den letzten 30 Jahren. Sie umspannen Konstellationen oder Figurationen der Sorge mit sehr unterschiedlichen Graden der Einbindung und Nähe zwischen den Diaristen und den an demenziellen Symptomen Leidenden: sei es, dass eine volle Übernahme der häuslichen Pflege für über zehn Jahre geleistet wird; sei es, dass das Auftreten einer Demenz bei einem lange schon entfremdeten Familienmitglied zur Auseinandersetzung mit alten Konflikten führt – präsent ist dabei stets der direkte, von den Beteiligten selbst wahrgenommene Einfluss solcher Beziehungskonstellationen auf die Ausprägung und Schwere der Symptome. Ebenfalls auffällig ist eine Entwicklung, in der oft mit dem Einsetzen der Symptome zunächst die Verluste und Schwierigkeiten der neuen Situation im Vordergrund stehen, während mit der Zeit immer stärker auch eine neue Form der Bindung und Kommunikation beschrieben wird. Die individuellen Ausdrucksformen und Wahrnehmungen sind dabei freilich sehr verschieden. Auf der Makroebene ist eine ganz ähnliche Entwicklung zu beobachten, wie sich der Umgang mit Demenz mit der Zeit änderte, dass etwa Berichte aus den achtziger und neunziger Jahren öfter eine harte Abgrenzung an den Tag legen. Hier ist oft noch zu sehen, dass den Menschen die Worte fehlen und sie manchmal geradezu auf Verdrängung setzen, was in jüngeren Schilderungen seltener wird.

Quellen

Aus dem Deutschen Tagebucharchiv Emmendingen

Diarist Herr K.: Signatur: 1913/1, Register-Nr. 1615/1
Diarist Herr N.: Signatur: 892/1
Diaristin Frau S.: Signatur: 79/3, Register-Nr. 75/3
Diaristin Frau T.: Signatur: 841/1, Register-Nr. 870/1

Literatur

Coleman, Rowan (2014), *Einfach unvergesslich*, 5. Aufl., München.

Dackweiler, Meike (2014), Die Alzheimer-Narration am Beispiel von Arno Geigers »Der alte König in seinem Exil«, in: Henriette Herwig (Hg.), *Merkwürdige Alte. Zu einer literarischen und bildlichen Kultur des Alter(n)s*, Bielefeld, S. 251–276.

Dusini, Arno (2005), *Tagebuch. Möglichkeiten einer Gattung*, München.

Geiger, Arno (2015), *Der alte König in seinem Exil*, 6. Aufl., München.

Holm, Christiane (2008), Montag Ich. Dienstag Ich. Mittwoch Ich. Versuch einer Phänomenologie des Diaristischen, in: Helmut Gold/Christiane Holm/Eva Bös/Tine Nowak (Hg.), *Absolut privat!? Vom Tagebuch zum Weblog* [Katalog zur gleichnamigen Ausstellung im Museum für Kommunikation Frankfurt vom 6. März bis 14. September 2008], Heidelberg, S. 10–50.

Kruse, Andreas (2010), Menschenbild und Menschwürde als grundlegende Kategorien der Lebensqualität demenzkranker Menschen, in: Ders. (Hg.), *Lebensqualität bei Demenz? Zum gesellschaftlichen und individuellen Umgang mit einer Grenzsituation im Alter*, Heidelberg, S. 3–25.

Messerli, Alfred (2001), Der papierene Freund. Literarische Anregungen und Modelle für das Tagebuchführen, in: Kaspar von Greyerz/Hans Medick/Patrice Veit

(Hg.), *Von der dargestellten Person zum erinnerten Ich. Europäische Selbstzeugnisse als historische Quellen (1500–1850)*, Köln/Weimar/Wien, S. 299–320.

Müller, Wolfgang/Preuschoft, Claudia (2009), Einleitung, in: Wolfgang Müller (Hg.), *In Pantoffeln durch den Terror. Das Revolutionstagebuch des Pariser Bürgers Célestin Guittard*, Frankfurt/M., S. 7–22.

Pestalozzi, Karl (1982), Das Tagebuch als Mittel der Introspektion, in: Gaetano Benedetti/Therese Wagner-Simon (Hg.), *Sich selbst erkennen*, Göttingen, S. 154–174.

Peters, Jan (1993), Wegweiser zum Innenleben? Möglichkeiten und Grenzen der Untersuchung popularer Selbstzeugnisse der Frühen Neuzeit, *Historische Anthropologie*, H. 2, S. 235–249.

Roth, Philip (2008), *Exit Ghost*, London.

Schönborn, Sibylle (1999), *Das Buch der Seele. Tagebuchliteratur zwischen Aufklärung und Kunstperiode*, Tübingen.

Schulze, Winfried (Hg.) (1996), *Ego-Dokumente: Annäherung an den Menschen in der Geschichte*, Berlin.

Völk, Malte (2015 [erschienen 2017]), »Wenn sie die Augen schloss, fing sie an zu denken«. Demenz in Biographie, Chronik und Tagebuch, *BIOS – Zeitschrift für Biographieforschung, Oral History und Lebensverlaufsanalysen*, Jg. 28, S. 102–118.

Völk, Malte (2017), Driving, not Losing, the Plot: Narrative Patterns in Implicit and Explicit Fictional Representations of Dementia, *Open Cultural Studies*, H.1, S. 55–65.

Zimmermann, Harm-Peer/Grebe, Heinrich (2014), »Senior coolness«: Living well as an attitude in later life, *Journal of Aging Studies*, Jg. 28, S. 22–34.

IV.
Gesellschaft und Zivilgesellschaft: Who cares?

Demenzbarometer Schweiz – Vorstellungen, Einstellungen und Erfahrungen zu Altern und Demenz in der Bevölkerung

Hans Rudolf Schelling

Welches Bild hat die Bevölkerung in der Schweiz vom hohen Alter, insbesondere von einem hohen Alter, das auch von Beeinträchtigungen wie etwa einer Demenzerkrankung begleitet ist? Im Folgenden werden auf der Basis einiger einleitender Überlegungen zu Altersbildern Ergebnisse einer Repräsentativbefragung über Vorstellungen, Einstellungen und Erfahrungen der Schweizer Bevölkerung zum Alter(n) und zu Demenz vorgestellt.

Mittels verschiedener Imagekampagnen wurde in den letzten Jahren seitens Altersorganisationen, Kirchen und staatlicher Träger versucht, das hohe Alter als etwas darzustellen, das keine Angst machen muss – weder in individueller noch in sozialer Perspektive. Insbesondere die Kampagne *Alles hat seine Zeit* von *Justitia et Pax*, den Reformierten Kirchen der Schweiz und *Pro Senectute* im Jahr 2014 hatte zum Ziel, das Bild des hohen Alters positiv zu beeinflussen. Dabei wurden der bedingungslose Wert des menschlichen Lebens und die Möglichkeit einer hohen Lebensqualität auch bei altersbedingten Einschränkungen in den Vordergrund gestellt (Abb. 1). Zumindest auf den Plakaten fand man indessen das Thema ›Demenz‹ kaum explizit.

Demenz ist aber heute gerade im hohen Alter ein zentrales Thema: Nach aktuellen Schätzungen der *Schweizerischen Alzheimervereinigung* (2017) litten 2016 rund 144.000 Menschen in der Schweiz an einer Demenzkrankheit, mit stark zunehmender Tendenz; so wird für das Jahr 2040 mit bis zu 300.000 Demenzkranken gerechnet. Während die Prävalenzrate noch stark ansteigt, weisen neueste Studien allerdings auf die Möglichkeit einer sinkenden Neuerkrankungsrate (Inzidenz für ein bestimmtes Lebensalter) infolge erfolgreicher Prävention hin (zum Beispiel Satizabal u. a. 2016).

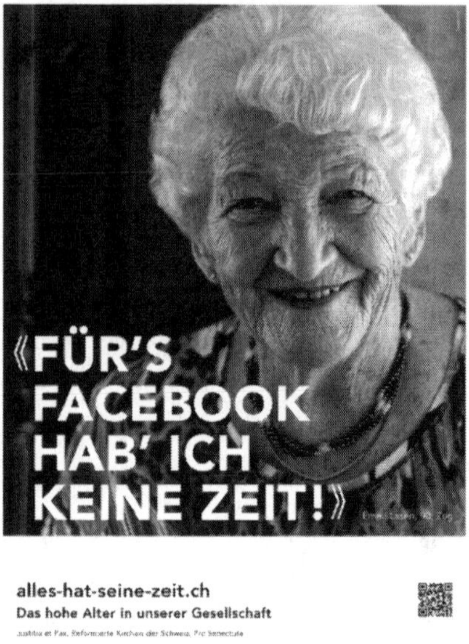

Abbildung 1: Positive Darstellung des hohen Alters in der Kampagne Alles hat seine Zeit (2014)

Quelle: Justitia et Pax, Reformierte Kirchen der Schweiz & Pro Senectute Schweiz, 2014

Altersbilder: Auf- und Abstieg, Gewinne und Verluste

Der Begriff des Altersbildes umfasst zum einen die Vorstellungen, die Menschen jeden Alters vom Alternsprozess, vom Alter und von den alten Menschen im Allgemeinen haben (Alters-Fremdbilder), zum anderen die Art und Weise, wie alternde und alte Menschen ihren eigenen Altersprozess, ihre Lebensphase und sich selbst als ältere Menschen sehen (Alters-Selbstbild; BMFSFJ 2010: 37). Fremd- und Selbstbilder können sich wesentlich unterscheiden; insbesondere Fremdbilder können desto mehr von Stereotypen geprägt sein, je unpersönlicher über das Alter nachgedacht wird. Gemäß Studien von Becca Levy u. a. beeinflussen internalisierte Altersbilder den eigenen Alternsprozess positiv oder negativ, bis hin zu deutlich unterschiedlichen Entwicklungen der funktionalen Gesundheit und der eigenen Lebenserwartung (Levy u. a. 2002).

Ein klassisches Verständnis des Lebenslaufs und des Alterns wird durch die Lebenstreppe symbolisiert. Entsprechende Darstellungen (Abb. 2) finden sich in Europa seit dem 16. Jahrhundert bis in die Gegenwart. Die höchste Stufe, die Reife, findet sich typischerweise im Alter von zirka 50 Jahren – erstaunlich, wenn man sich vor Augen hält, dass zu Anfang des 19. Jahrhunderts die mittlere Lebenserwartung bei Geburt deutlich unter 50 Jahren lag. Ab 60 Jahren beginnt der Abstieg, der im dargestellten Beispiel bei 100 Jahren im *Age d'enfance et d'imbécillité*, einer wenig schmeichelhaften Umschreibung einer Demenzerkrankung, endet. Danach folgt nur noch das Jüngste Gericht.

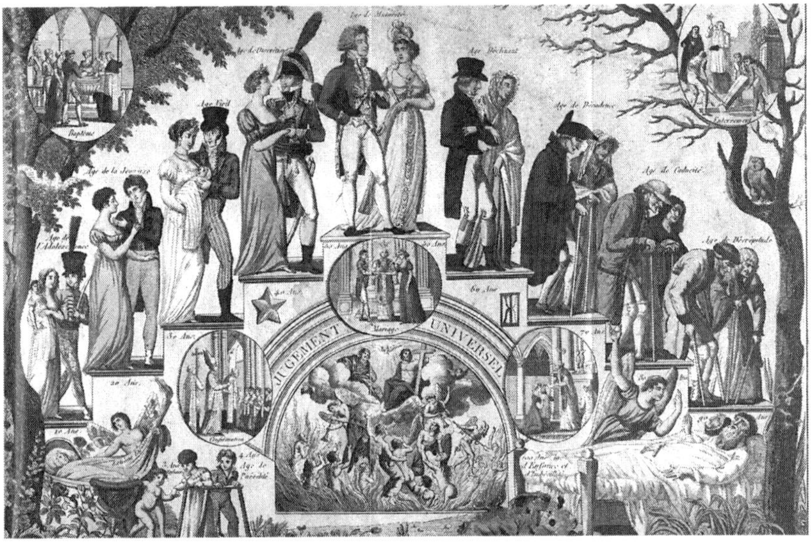

Abbildung 2: Tafel Degrés des Ages, Kupferstich handkoloriert um 1810. Paris, I. Empire

Quelle: Die vier Stufen des menschlichen Alterns, 34. Zürcher Druck der Offizin der Gebrüder Fretz AG, Zürich, zu Weihnachten 1968 (Original in der Sammlung Walter Tobler, Lattenberg, Stäfa)

Die moderne Gerontologie sieht – ähnlich wie das naive Bild der Lebenstreppe – den Lebenslauf ebenfalls aus der Perspektive von (Entwicklungs-)Gewinnen und Verlusten, schreibt aber allen Lebensphasen sowohl Gewinne als auch Verluste zu. Bis zum Alter von ca. 80 Jahren überwiegen in der Regel die subjektiv wahrgenommenen Gewinne die Verluste (Heckhausen u.a. 1989). Ein erster Kipppunkt tritt dabei häufig im Alter um 70 Jahre auf, wenn die Gewinne deutlich abnehmen, die Verluste aber weitergehen. Objektive und subjektive Lebensbedingungen und Handlungsspielräume – und deren Veränderung – prägen indessen die Wahrnehmung des Alters stärker als das Alter an sich (Schmitt 2004; Kruse/Schmitt 2006; Schelling/Martin 2008).

Demenzbarometer Schweiz: Bevölkerungsbefragung

Im Hinblick auf die Entwicklung einer *Nationalen Demenzstrategie* in der Schweiz wurde 2012 eine repräsentative Befragung durchgeführt, die Aufschluss über Wissen und Einstellungen zu sowie praktische Erfahrungen mit Demenz in der schweizerischen Bevölkerung ab 18 Jahren geben sollte (Moor u. a. 2013). Im Folgenden sind der Hintergrund und die wichtigsten Ergebnisse der Studie zusammengefasst:

Demenzerkrankungen, zum Beispiel und vorrangig Alzheimer, nehmen infolge der demografischen Alterung weltweit rasant zu. Ein adäquater Umgang mit dieser Entwicklung erfordert den Einbezug der Bevölkerung in gesundheitspolitische Maßnahmen, daher auch Kenntnisse über Einstellungen, Meinungen und Wissen der Bevölkerung über die Erkrankung sowie über betroffene Menschen und ihr soziales Umfeld. Solche Kenntnisse sind wesentlich für die Entwicklung und Umsetzung einer *Nationalen Demenzstrategie*, welche die Schweizerische Regierung im Auftrag des Parlaments erarbeiten ließ (BAG/GDK 2016). Es ist erforderlich, die Sicht der Bevölkerung und spezifischer Gruppen besser zu verstehen, um sie gezielt im Umgang mit dem Thema Demenz und Menschen mit Demenz zu unterstützen. Ein guter Wissensstand in der Bevölkerung dürfte auch über präventives Verhalten die beeinflussbaren Erkrankungsrisiken reduzieren und sich günstig auf Versorgungsparameter wie Früherkennung und eine entsprechend optimierte Behandlungsplanung auswirken. Gleichzeitig ist davon auszugehen, dass Wissensstand und Einstellungen in der Bevölkerung – direkt oder indirekt –Auswirkungen auf die Situation und das Befinden Betroffener haben. Auf direktem Weg bestimmen Einstellungen im sozialen Umfeld, wie man Menschen mit Demenz und ihren Familien begegnet, wie ihre Lage eingeschätzt wird und ob und in welcher Form sie Unterstützung erfahren. Auf indirektem Weg wird die Situation Betroffener beeinflusst durch die Bereitschaft der Bevölkerung, sich mit der Thematik Demenz auseinanderzusetzen und sich für Betroffene im öffentlichen Umfeld einzusetzen, zum Beispiel durch politisches Handeln in gesundheits-, sozial- und finanzpolitischen Fragen, durch Spenden oder freiwilliges Engagement.

Die *Schweizerische Alzheimervereinigung*, die Beratung und Informationen für Betroffene und die Gesellschaft anbietet und sich für die Verbesserung der Lebensqualität mit Demenz engagiert, beauftragte 2012 das Zentrum für Gerontologie der Universität Zürich, eine gesamtschweizerische

Repräsentativbefragung zu diesem Themenbereich durchzuführen. Deren Ergebnisse sollten einerseits direkt in die Demenzstrategie einfließen, andererseits sollte die Erhebung als ›Barometer‹ für spätere Wiederholungsstudien zur Beobachtung von Veränderungen geeignet sein. Die Ergebnisse lassen sich natürlich nicht direkt auf andere Länder übertragen. Ländervergleiche sind teilweise unter Heranziehung anderer nationaler und internationaler Studien (zum Beispiel Alzheimer Europe 2011) möglich, die bei der thematischen Auswahl und der Formulierung der Fragen berücksichtigt wurden. Folgende Themenbereiche wurden in der Befragung erfasst:

- Einstellungen zum Alter(n) und zu alten Menschen allgemein
- Aktuelle oder frühere Kontakte zu Menschen mit Demenz sowie Art und Kontext der Beziehung
- Wissen und Informationsquellen zu Alzheimer und anderen Demenzformen
- Einstellungen zu Demenzerkrankungen und zu Menschen mit Demenz
- Meinungen zum Befinden von Angehörigen von Menschen mit Demenz
- Wissen und Meinungen zu typischen Symptomen, Diagnose, Präventions- und Behandlungsmöglichkeiten bei Demenzerkrankungen
- Erfahrungen, Idealvorstellungen und Meinungen zu Langzeitpflege und -betreuung
- Eigenes allgemeines und gesundheitliches Wohlbefinden
- Soziodemografische Merkmale

Die schweizweite, standardisierte telefonische Befragung von 1.007 Personen ab 18 Jahren wurde im Spätsommer 2012 auf Deutsch, Französisch und Italienisch durchgeführt. Die Stichprobenziehung erfolgte als geschichtete Zufallsauswahl nach Haushalt und Zielperson. Die Ausschöpfung der Stichprobe betrug knapp 50 Prozent. Die Interviewdaten, die ein Übergewicht an älteren Menschen und an Frauen enthalten, wurden für die deskriptive Auswertung mittels Nachgewichtungen korrigiert. Nicht zuletzt um möglichen Stichprobenverzerrungen zu begegnen, wurde in der Datenanalyse primär zwischen Befragten mit und ohne Kontakt zu Menschen mit Demenz, außerdem zwischen den Sprachregionen Deutschschweiz, Romandie und Tessin unterschieden.

Einstellungen und Vorstellungen zum Alter(n)

Mittels einer Itemauswahl aus der Skala von Kruse und Schmitt (2006) zu Altersstereotypen und zugeschriebenen psychischen Entwicklungsgewinnen und -chancen bzw. Entwicklungsverlusten und -risiken wurden allgemeine Einschätzungen zum Alter(n) in der Schweizer Bevölkerung erhoben. Die Anteile der jeweiligen Zustimmungen und Ablehnungen zu einzelnen Aussagen sind in den Abbildungen 3a und 3b für verschiedene Altersgruppen dargestellt.

Die ersten vier Items geben die Dimension möglicher Entwicklungsgewinne wieder (Abb. 3a):

a) Im Alter ist die glücklichste Zeit des Lebens vorüber (in der Skala umgepolt).
b) Das Alter ist eine sehr schöne Lebensphase.
c) Ältere Menschen sind genauso aktiv wie jüngere.
d) Ältere Menschen haben mehr innere Ruhe als jüngere.

Es fällt auf, dass die Einschätzung, im Alter sei die glücklichste Zeit des Lebens vorüber, am stärksten von den ›jungen Alten‹ zwischen 50 und 70 Jahren abgelehnt wird; über 70-Jährige neigen etwas häufiger – wenn auch nicht mehrheitlich – dazu, hier zuzustimmen. Hingegen sehen rund drei Viertel in allen Altersgruppen das Alter als eine sehr schöne Lebensphase, mit einer Tendenz zu stärkerer Zustimmung mit zunehmendem eigenen Alter. Bezüglich einer ebenso starken Aktivität älterer Menschen im Vergleich zu jüngeren sind die Meinungen geteilt, mit zunehmender Zustimmung zwischen 30 und 70 Jahren; die Jüngeren und die über 70-Jährigen sind skeptischer. Das Stereotyp der größeren inneren Ruhe im Alter wird von einem runden Drittel der Befragten bestätigt, am stärksten von den Ältesten. Durchschnittlich 20 Prozent – mit größten Werten bei den 18- bis 29-, den 40- bis 59- und den über 80-Jährigen – lehnen diese Aussage hingegen ab.

Weitere vier Items drücken mögliche Entwicklungsverluste im Altern aus (Abb. 3b):

e) Ältere Menschen sind häufig deprimiert.
f) Die meisten älteren Menschen fühlen sich einsam.
g) Mit zunehmendem Alter sind ältere Menschen immer weniger in der Lage, selbstständig Entscheidungen zu treffen.
h) Im hohen Alter haben viele Menschen geistig abgebaut.

Altersdepression ist ein reales Problem, auch wenn es falsch wäre, eine Zunahme der Depressivität im Alter zu verallgemeinern. Die Mehrheit lehnt denn auch die pauschale Aussage ab, wobei sich in höheren Altersstufen eine zunehmende Polarisierung der Einschätzung zeigt. Die meisten älteren Menschen fühlten sich einsam, wird von fast zwei Dritteln der Befragten tendenziell bestätigt, die Zustimmung nimmt aber mit steigendem eigenen Alter deutlich ab. Tendenzen zur Polarisierung mit zunehmendem Alter der Befragten finden sich wiederum zu den Aussagen, mit zunehmendem Alter seien ältere Menschen immer weniger in der Lage, selbstständig Entscheidungen zu treffen, und im hohen Alter seien viele Menschen geistig abgebaut. Während die Altersabhängigkeit der Entscheidungsfähigkeit mehrheitlich knapp abgelehnt wird, stimmen zwei Drittel der neutraleren – da häufigkeitsbezogen, nicht generell konstatierten – Feststellung eines geistigen Abbaus zu. Dies dürfte als Hinweis auf die mit dem Alter steigende Prävalenz von demenziellen Erkrankungen zu verstehen sein.

Altersbezogene Unterschiede der Einschätzung des Alter(n)s lassen sich hypothetisch aus dem individuellen Bezug zum Alter erklären. Teilweise findet sicherlich eine Transformation von einem Altersfremd- zu einem Altersselbstbild statt, die dazu führt, dass entsprechende Aussagen mit dem eigenen Altern selbstwertrelevanter werden. Dazu dürfte beitragen, dass ›das Alter‹ nicht genau definiert und daher schon in einer mittleren Lebensphase zunehmend auf die eigene Person bezogen wird. Gleichwohl ist die Fremdbild-Perspektive in den vorliegenden Aussagen vorherrschend. Dieses Bild des Alter(n)s ist in allen Altersgruppen tendenziell ambivalent, keinesfalls aber von überwiegenden negativen Vorurteilen geprägt.

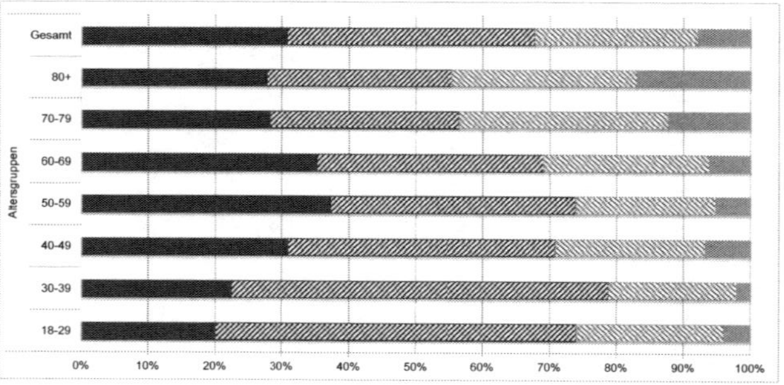

Abb. 3a: Im Alter ist die glücklichste Zeit des Lebens vorüber.

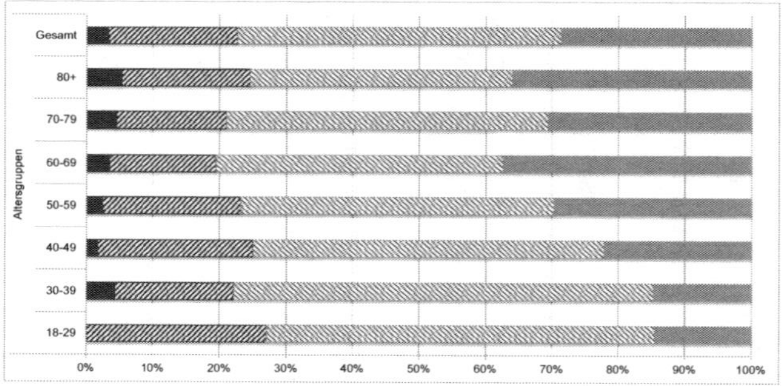

Abb. 3b: Das Alter ist eine sehr schöne Lebensphase.

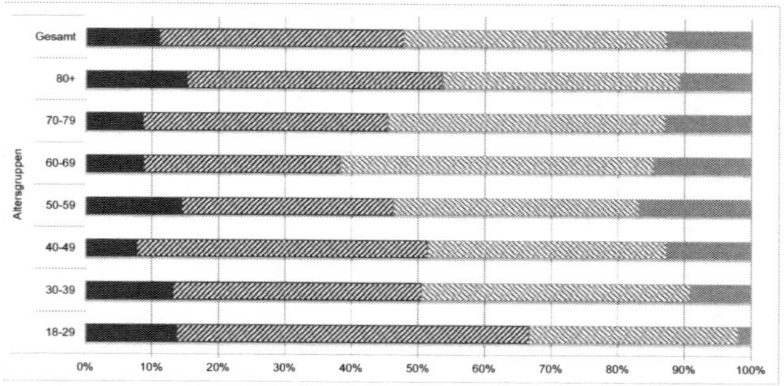

Abb. 3c: Ältere Menschen sind genauso aktiv wie jüngere.

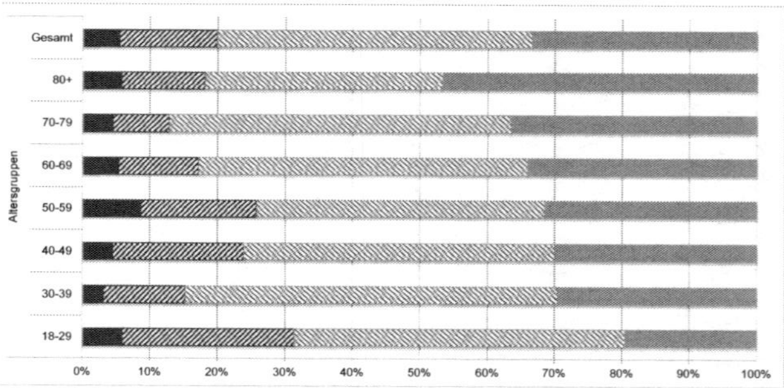

Abb. 3d: Ältere Menschen haben mehr innere Ruhe als jüngere.

Abbildung 3a–d: Meinungen und Stereotype des Alter(n)s, nach Altersgruppen: Entwicklungsgewinne

Quelle: Eigene Darstellung nach Daten aus Moor et al. 2013

Demenzbarometer Schweiz 2012
Ständige Wohnbevölkerung der Schweiz ab 18 Jahren
Telefonische Repräsentativbefragung durch M.I.S. Trend SA
N = 1.007 (ungewichtete Daten)

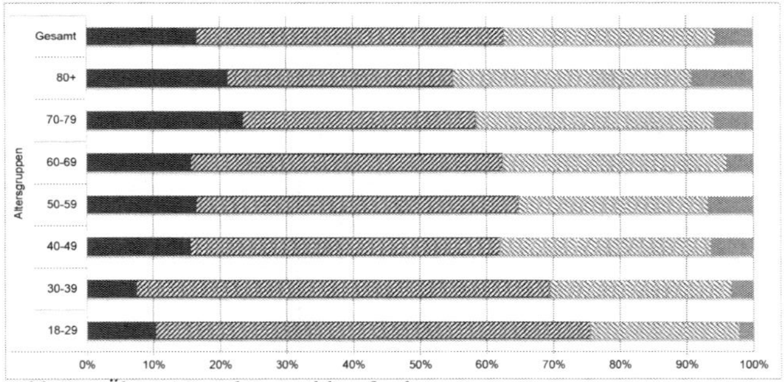

Abb. 3e: Ältere Menschen sind häufig deprimiert.

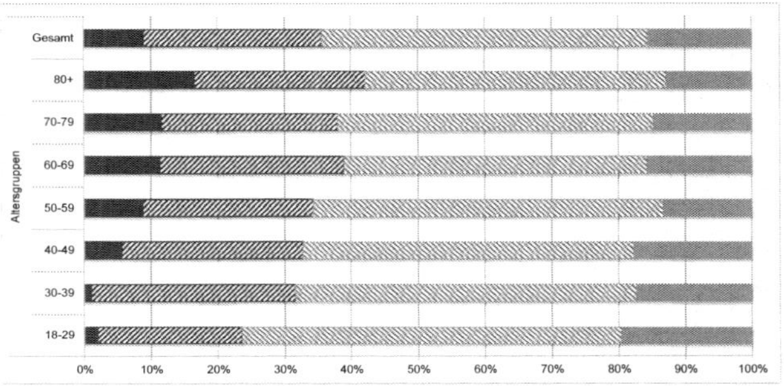

Abb. 3f: Die meisten älteren Menschen fühlen sich einsam.

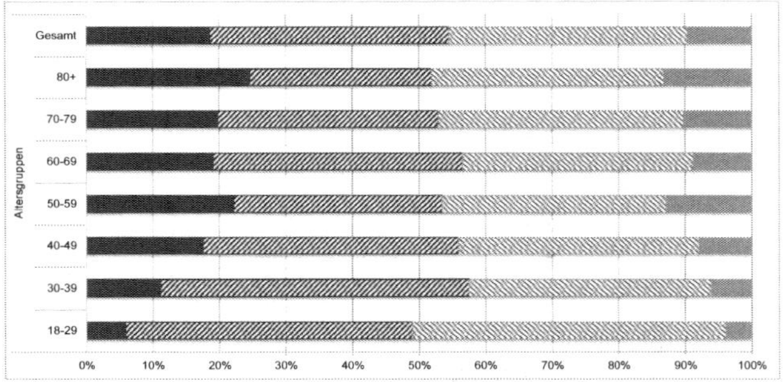

Abb. 3 g: Mit zunehmendem Alter sind ältere Menschen immer weniger in der Lage, selbstständig Entscheidungen zu treffen.

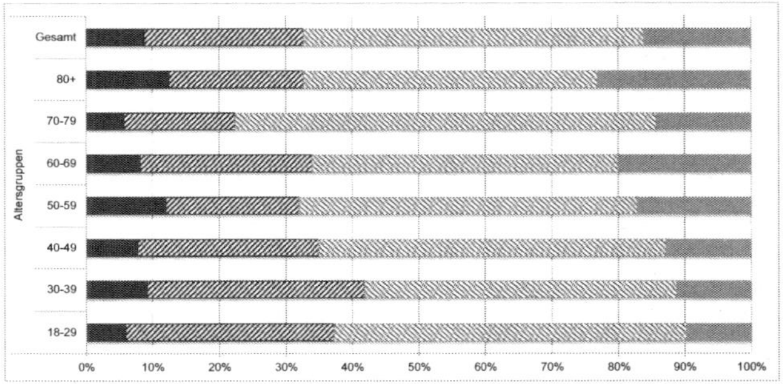

Abb. 3h: Im hohen Alter haben viele Menschen geistig abgebaut.

■ trifft überhaupt nicht zu ▨ trifft eher nicht zu ▧ trifft eher zu ■ trifft voll zu

Demenzbarometer Schweiz 2012
Ständige Wohnbevölkerung der Schweiz ab 18 Jahren
Telefonische Repräsentativbefragung durch M.I.S. Trend SA
N = 1.007 (ungewichtete Daten)

Abbildung 3e–h: Meinungen und Stereotype des Alter(n)s, nach Altersgruppen: Entwicklungsverluste

Quelle: Eigene Darstellung nach Daten aus Moor et al. 2013

Nähe zu und Erfahrungen mit Menschen mit Demenz

Für die Wahrnehmung von Demenz ist der persönliche Erfahrungshintergrund von zentraler Bedeutung. Wir nahmen an, dass Personen, die mit Menschen mit Demenz in Kontakt stehen, diesen mit mehr Verständnis begegnen und mehr über die Krankheit wissen. Daher wurden alle Analysen auf die Unterscheidung zwischen Menschen mit und ohne Kontakt zu Menschen mit Demenz fokussiert. 62 Prozent der Befragten gaben aktuelle oder frühere direkte Kontakte mit Menschen mit Demenz an, bei je knapp der Hälfte davon betraf der Kontakt Personen aus der engeren Familie (vor allem Großeltern oder Eltern), andere Verwandte oder Bekannte und Nachbarn. Ein großer Teil davon (rund 70 Prozent, Tab. 1) leistete selber schon Unterstützung verschiedenster Art.

Tabelle 1: Im privaten Umfeld für Menschen mit Demenz geleistete Unterstützung durch Personen mit Kontakt zu Menschen mit Demenz

	Anteil von Personen mit entsprechenden Kontakten	
	n	**%**
Unterstützungsleistungen im privaten Umfeld	367	69.2
organisatorische Unterstützung (z. B. Rechnungen, Behörden)	*102*	*19.3*
Unterstützung rund um den Haushalt	*123*	*23.1*
Begleitung (z. B. Fahrdienst, Besuche, Spazieren)	*304*	*57.2*
Pflegetätigkeit	*58*	*11.0*
sonstige Unterstützung	*162*	*30.6*

Anmerkung: Gewichtete Daten; Mehrfachnennungen möglich. Die Prozente sind auf Personen mit Kontakten im privaten Umfeld bezogen.

Quelle: Eigene Darstellung nach Daten aus Moor et al. 2013

Wissen über Demenz (Alzheimer und andere Formen)

Die Begriffe ›Alzheimer‹ und ›Demenz‹ sind praktisch allen Befragten bekannt. Die Mehrheit hält sich für ›mittel‹ bis ›eher gut‹ über Demenz informiert, von den Personen mit Kontakt glaubt mehr als die Hälfte, sie sei mindestens ›eher gut‹ informiert (Abb. 4). Als Informationsquellen dominieren die klassischen Massenmedien (Fernsehen, Radio, Printmedien) sowie persönliche Gespräche. Das Internet wurde nur von knapp einem Viertel als Informationsquelle genannt.

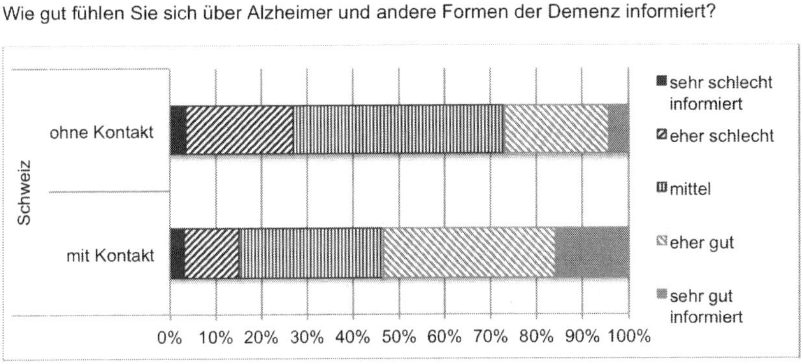

Abbildung 4: Subjektiver Informationsstand über Alzheimer und andere Demenzformen

Quelle: Eigene Darstellung nach Daten aus Moor et al. 2013

Die aktuelle Prävalenz von Demenzerkrankungen wird häufiger über- als unterschätzt; rund ein Viertel nannte eine Schätzung, die der aktuellen Rate von rund 9 Prozent der über 65-Jährigen in der Schweiz nahe kommt. Die noch stärkere Überschätzung durch Menschen mit Demenzkontakt dürfte auf die subjektiv empfundene Bedeutsamkeit zurückzuführen sein.

Die meisten Befragten konnten spontan Merkmale von Demenzerkrankungen nennen und erkannten die wichtigsten Symptome aus einer Liste als typisch. Eine knappe Mehrheit glaubte spontan, dass man einer Demenz vorbeugen könne; bei Nennung möglicher Präventionsmaßnahmen stimmten dann aber teilweise über 80 Prozent einer Wirksamkeit zu. Immerhin ein Viertel denkt, dass ein gottgefälliges Leben das Demenzrisiko verringere. Dass bis heute keine Impfung verfügbar ist, wissen fast alle. Ob Alzheimer eine tödliche Krankheit sei, darüber gehen die Meinungen weit auseinander; rund ein Drittel stimmte dem zumindest teilweise zu.

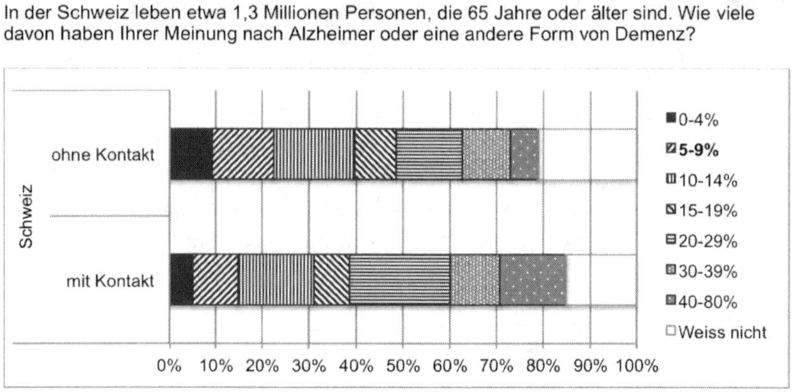

Abbildung 5: Schätzung der Prävalenz von Demenz in der Bevölkerung ab 65 Jahren

Quelle: Eigene Darstellung nach Daten aus Moor et al. 2013

Einstellungen und Meinungen zu Menschen mit Demenz und ihren Angehörigen

Aus der für die Schweiz angepassten und validierten *Dementia Attitudes Scale* (O'Connor/McFadden 2010; Peng u. a. 2011) wurden zur Messung von Einstellungen zu Demenz acht der insgesamt 20 Items verwendet, die am ehesten auch von Personen eingeschätzt werden können, die noch nie direkten Kontakt mit einem demenzkranken Menschen hatten. Sie gliedern sich in einen Bereich, der eher das Wissen (kognitive Komponente), und einen, der Gefühle und Verhalten betrifft (affektiv-konative Komponente).

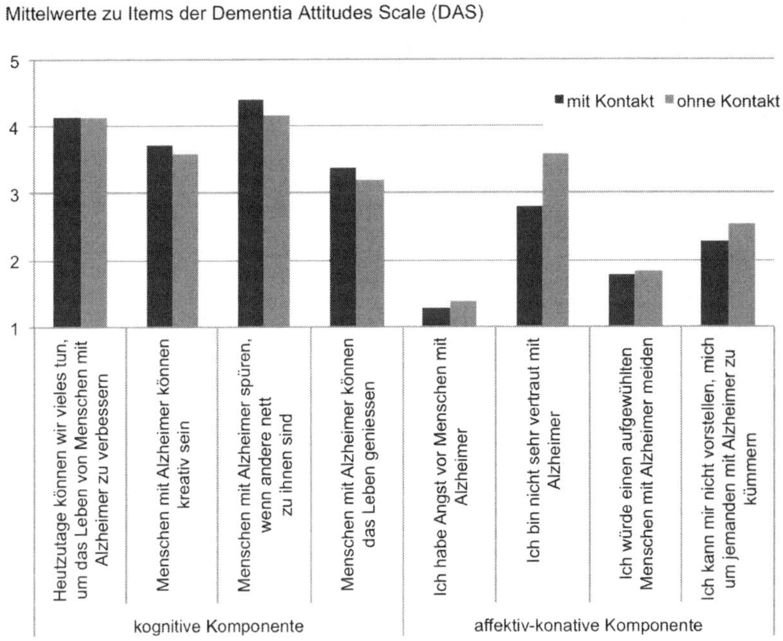

Anmerkung: Gewichtete Daten. N=883–990.
Items aus der Dementia Attitudes Scale (O'Connor & McFadden, 2010; Peng, Moor & Schelling, 2011)
1 „stimme überhaupt nicht zu"; 2 „stimme eher nicht zu"; 3 „stimme teils teils zu"; 4 „stimme eher zu";
5 „stimme völlig zu"

Abbildung 6: Einstellungen zu Menschen mit Demenz (DAS, Mittelwerte)

Quelle: Eigene Darstellung nach Daten aus Moor et al. 2013

Die Einschätzungen der Items zeichnen insgesamt das Bild einer durchschnittlich recht positiven Einstellung gegenüber Demenzkranken (Abb. 6). Bezüglich der Möglichkeiten, das Leben für Betroffene zu verbessern, sind die Befragten eher optimistisch. Menschen mit Demenz wird Kreativität und das Spüren von Freundlichkeit in recht hohem Maße zugetraut, Lebensgenuss etwas weniger. Die Befragten geben kaum Angst vor Menschen mit Demenz zu erkennen und würden sie auch eher nicht meiden, wenn sie aufgewühlt wären; viele können sich auch vorstellen, sich um jemanden mit Demenz zu kümmern. Es zeichnet sich eine Tendenz ab, dass Personen mit Demenzkontakt etwas ›demenzfreundlicher‹ eingestellt sind, die Unterschiede sind aber – abgesehen von der Aussage »Ich bin nicht sehr vertraut mit Alzheimer« – recht gering. Die meisten – ob mit oder ohne Demenzkontakt – sind denn auch überzeugt, dass Demenz als Problem die ganze Gesellschaft angehe.

Diese sehr erfreulichen Ergebnisse können natürlich durch zwei Faktoren verzerrt sein: durch die vermehrte Teilnahme (Selbstselektion) am Thema Demenz Interessierter und durch die verspürte soziale Erwünschtheit demenzfreundlicher Antworten. Trotzdem stehen die Ergebnisse in Kontrast zu einer angeblich verbreiteten Demenzangst. Angehörige demenzkranker Menschen werden von je ungefähr der Hälfte der Befragten als › eher selten‹ bzw. als › eher häufig‹ mit ihrem Leben zufrieden eingeschätzt, wobei die Einschätzung bei Personen mit Demenzkontakt tendenziell etwas positiver ausfällt – ein erfreuliches Signal (Abb. 7). Fast alle denken aber, Angehörige seien wegen der Krankheit häufig überfordert; auch hier ist die Zustimmung der Kontakterfahrenen noch etwas stärker. Wiederum je etwa die Hälfte beider Gruppen glaubt, dass Angehörige sich für die Krankheit des Familienmitglieds ›eher selten‹ bzw. ›eher häufig‹ schämen. Dies gibt einen Hinweis darauf, dass die Tabuisierung von Demenzerkrankungen noch nicht ganz überwunden ist.

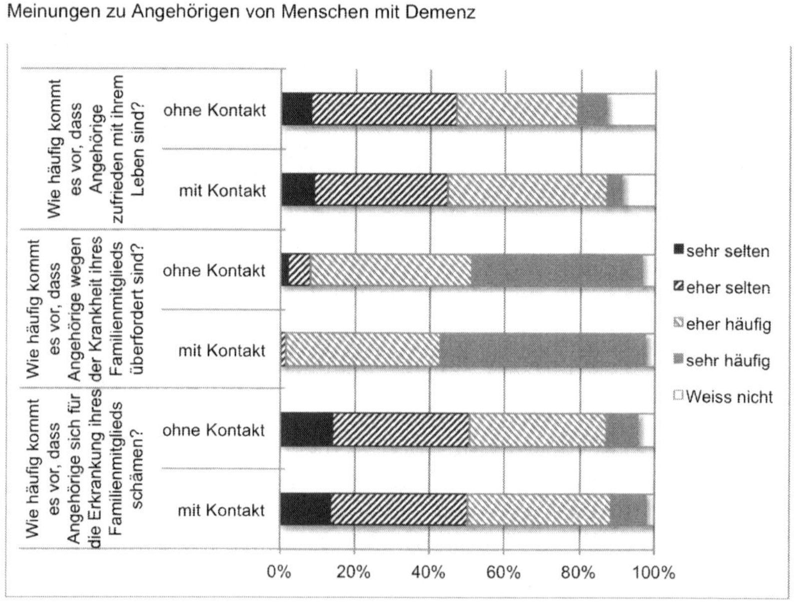

Abbildung 7: Meinungen zu Angehörigen von Menschen mit Demenz

Quelle: Eigene Darstellung nach Daten aus Moor et al. 2013

Persönliche Perspektiven und Ängste bezüglich Demenz

Von früheren Surveys ist bekannt, dass Alzheimer oder andere Demenzformen als schlimme Erkrankungen empfunden werden. In der *Knowing-Studie* (Alzheimer Europe 2011) nahm Demenz als gefürchtete Erkrankung den zweitobersten Platz ein – nach Krebs an erster Stelle und vor Schlaganfall und HIV/Aids. In unserer Befragung wurde untersucht, wie besorgt man sei, selber an Alzheimer zu erkranken und dass jemand in der Familie erkranken könnte. Rund drei Viertel der Befragten machen sich bezüglich der eigenen Person wenig bis gar keine Sorgen, ein Viertel ist ›eher‹ bis ›sehr besorgt‹ (Abb. 8). In der *Knowing-Studie* äußerte ein größerer Anteil ›eher‹ bis ›sehr‹ Besorgnis (49 Prozent in Deutschland, 77 Prozent in Frankreich). Bezüglich Familienangehöriger ist die Besorgnis verbreiteter, möglicherweise weil Befragte bei Eltern oder Großeltern das altersbezogene Risiko als akuter empfinden: Fast 40 Prozent sind mindestens ›eher besorgt‹. Personen mit Demenzkontakt sind tendenziell etwas besorgter, sowohl bezüglich der eigenen Person als auch bezüglich Angehöriger. Es zeigen sich auch Unterschiede nach Sprachregionen: Befragte in der Deutschschweiz sind am wenigsten, im Tessin am häufigsten besorgt, sie selber oder Angehörige könnten an Alzheimer erkranken.

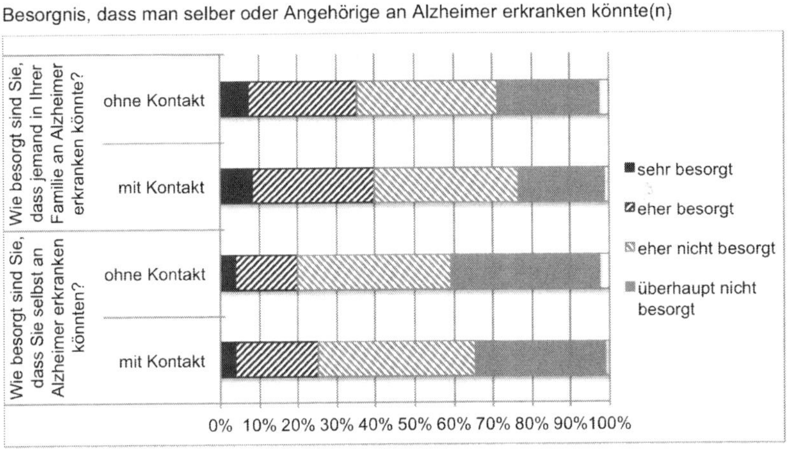

Abbildung 8: Besorgnis über eine mögliche Alzheimererkrankung

Quelle: Eigene Darstellung nach Daten aus Moor et al. 2013

Die Vorstellung, selber an Alzheimer oder an einer anderen Demenzform zu erkranken, kann einen Menschen dazu bewegen, bestimmte Vorkehrungen für diesen Fall zu treffen. Nur sehr selten motiviert die Diagnose Demenz aber zu einem Freitod, und noch seltener – dafür aber medial umso auffälliger wie etwa im Fall von Gunter Sachs – genügt dazu bereits ein Verdacht. Trotzdem wird die Frage, ob das Leben mit Demenz noch lebenswert sei, immer wieder diskutiert. Die Befragten wurden gebeten, sich vorzustellen, sie würden die Diagnose Demenz erhalten: Wäre dies etwas, wo Sie denken würden: »Damit will ich nicht weiterleben?« Um jedes Risiko zu vermeiden, wurde diese Frage Befragten, die aus Sicht der Interviewenden möglicherweise selber kognitive Probleme hatten, nicht gestellt. Rund drei Viertel dachten auch mit einer Demenzdiagnose nicht, damit nicht mehr leben zu wollen; knapp 20 Prozent möchten nicht mit einer Demenz leben (Abb. 9). Tendenziell ist die Unsicherheit (nicht aber die Zustimmung, damit nicht leben zu wollen) bei Menschen mit Demenzkontakt etwas verbreiteter; sie antworteten doppelt so häufig mit ›Weiß nicht‹.

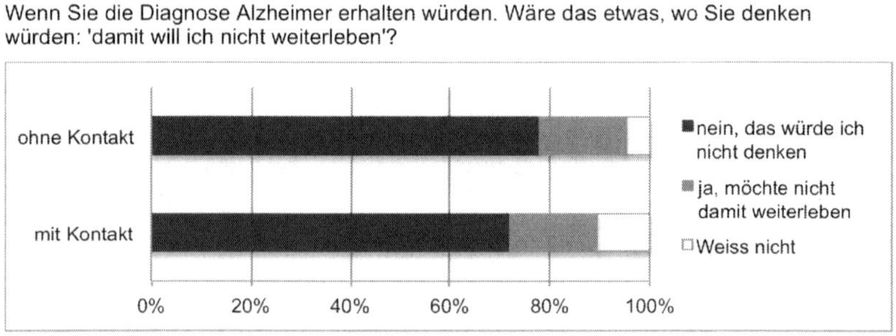

Abbildung 9: Nicht weiterleben mit der Diagnose ›Alzheimer‹?

Quelle: Eigene Darstellung nach Daten aus Moor et al. 2013

Fazit

Befragte mit und ohne persönlichen Kontakt mit Demenz unterscheiden sich in der Stichprobe insgesamt erstaunlich gering. Bei aktuellem oder früherem Kontakt mit Menschen mit Demenz ist in einem gewissen Maß das subjektive und objektive Wissen besser und die Einstellung leicht positiver, auch werden – wohl anhand der Erfahrung – Angehörige von Demenzkranken häufiger als überfordert eingeschätzt. Dafür überschätzen Kontakterfahrene die aktuelle Prävalenz (noch) stärker als die Kontaktunerfahrenen. Die schweizerische Bevölkerung scheint über Demenzerkrankungen erstaunlich gut informiert und der Thematik gegenüber aufgeschlossen zu sein, auch wenn das Bild durch eine interesseabhängige selektive Teilnahmebereitschaft an der Studie etwas geschönt sein mag. Im Detail zeigen sich aber in der Bevölkerung durchaus noch Informationsdefizite, denen nicht nur durch Informationskampagnen, sondern auch durch verstärkte Forschung etwa im Bereich der Primärprävention beizukommen ist. In Konsequenz der Studien zu den Folgen positiver und negativer Altersbilder (Levy u. a. 2002) gehört zur Prävention – neben strukturellen und bildenden Maßnahmen – auch die Förderung eines realistischen und eher positiven Altersbildes; selbst wenn dies eine mögliche Demenzerkrankung nicht zu verhindern mag, so unterstützt es doch eine gute Lebensqualität bis ins hohe Alter.

Literatur

Alzheimer Europe (2011), *Value of Knowing. Five-Country Alzheimer's Disease Survey*. Online verfügbar unter: http://www.alzheimer-europe.org/Research/Value-of-Knowing

BAG/GDK (2016), Bundesamt für Gesundheit (BAG) und Schweizerische Konferenz der kantonalen Gesundheitsdirektorinnen und -direktoren (GDK) (Hg.), *Nationale Demenzstrategie 2014–2019. Erreichte Resultate 2014–2016 und Prioritäten 2017–2019*, 24.11.2016, Bern. Online verfügbar unter: https://www.bag.admin.ch/bag/de/home/themen/strategien-politik/nationale-gesundheitsstrategien/nationale-demenzstrategie.html

BMFSFJ (2010), Bundesministerium für Familie, Senioren, Frauen und Jugend (Hg.), *Sechster Bericht zur Lage der älteren Generation in der Bundesrepublik Deutschland – Altersbilder in der Gesellschaft. Bericht der Sachverständigenkommission an das Bundesministerium für Familie, Senioren, Frauen und Jugend*, Berlin. Online verfügbar unter: https://www.bmfsfj.de/blob/101922/b6e54a742b2e84808af68b8947d10ad4/sechster-altenbericht-data.pdf

Heckhausen, Jutta/Dixon, Rorger A./Baltes, Paul B. (1989), Gains and losses in development throughout adulthood as perceived by different adult age groups, *Developmental Psychology*, Jg. 25, S. 109–121.

Justitia et Pax (2014), Reformierte Kirchen der Schweiz & Pro Senectute Schweiz.

Kruse, Andreas/Schmitt, Eric (2006), A multidimensional scale for the measurement of agreement with age stereotypes and the salience of age in social interaction, *Ageing & Society*, Jg. 26, S. 393–411.

Levy, Becca R./Slade, Martin D./Kunkel, Suzanne R./Kasl, Stanislav V. (2002), Longevity increased by positive self-perceptions of aging, *Journal of Personality and Social Psychology*, Jg. 83, S. 261–270.

Moor, Caroline/Peng, Aristide/Schelling, Hans Rudolf (2013), *Demenzbarometer 2012. Wissen, Einstellungen und Erfahrungen in der Schweiz*, Zürich. Online verfügbar unter: http://www.zfg.uzh.ch/de/projekt/alt/demenzbaro-2012

O'Connor, Melissa L./McFadden, Susan H. (2010), Development and Psychometric Validation of the Dementia Attitudes Scale, *International Journal of Alzheimer's Disease*, Jg. 2010. Online verfügbar unter: http://dx.doi.org/10.4061/2010/454218

Peng, Aristide/Moor, Caroline/Schelling, Hans Rudolf (2011), *Einstellungen zu Demenz. Übersetzung und Validierung eines Instruments zur Messung von Einstellungen gegenüber Demenz und demenzkranken Menschen. Schlussbericht zu Handen des Forschungsfonds der schweizerischen Alzheimervereinigung*. Online verfügbar unter: http://www.zfg.uzh.ch/static/2011/Peng_Moor_Schelling_Einstellungen_Demenz_2011.pdf

Satizabal, Claudia L./Beiser, Alexa S./Chouraki, Vincent/Chêne, Geneviève/Dufouil, Carole/Seshadri, Sudha (2016), Incidence of dementia over three decades in the Framingham Heart Study, *New England Journal of Medicine*, Jg. 374, S. 523–532.

Schelling, Hans Rudolf/Martin, Mike (2008), Einstellungen zum eigenen Altern: Eine Alters- oder eine Ressourcenfrage? *Zeitschrift für Gerontologie und Geriatrie*, Jg. 41, S. 38–50.

Schmitt, Eric (2004), Aktives Altern, Leistungseinbußen, soziale Ungleichheit und Altersbilder – ein Beitrag zum Verständnis von Resilienz und Vulnerabilität im höheren Lebensalter, *Zeitschrift für Gerontologie und Geriatrie*, Jg. 37, S. 280–292.

Schweizerische Alzheimervereinigung (2017), Anzahl demenzerkrankter Personen in der Schweiz und Prognose. Online verfügbar unter: www.alz.ch

Wohlfahrtspluralismus und Subsidiarität in modernen Gesellschaften: Grundlagen für neue Antworten auf die Frage: Who cares?

Thomas Klie

1. Vom Subsidiaritätsprinzip zum Wohlfahrtspluralismus: Ein programmatischer Einstieg

Das Subsidiaritätsprinzip gehört zu den zentralen Konstruktionsprinzipien des deutschen, aber auch des schweizer Wohlfahrtsstaates. Es unterliegt aber in den verschiedenen Phasen wohlfahrtsstaatlicher Regulierungen unterschiedlichen Deutungen und Thematisierungen. Nicht so sehr ein eher formales und in der Vergangenheit im Sozialrecht verankertes Subsidiaritätsverständnis (Vorrang der Träger der freien Wohlfahrtspflege) steht heute im Vordergrund der Debatten. Dieses Verständnis wurde durch die zunehmende Wettbewerbsorientierung randständig. Es ist vielmehr die subsidiäre Anlage sozialer Sicherungssysteme, insbesondere in der Langzeitpflege, die heute eine Renaissance des Subsidiaritätsprinzips befördert (BMFSFJ 2016; Heinze u.a. 2015). Die Frage *Who cares?* (Klie 2014) avanciert angesichts der demografischen Herausforderungen und insbesondere im Hinblick auf Menschen mit Demenz zu einer der dringendsten sozialpolitischen Fragen. Gerade Deutschland, aber auch Österreich setzen sowohl in der Kindererziehung als auch in der Langzeitpflege alter Menschen noch immer auf vormoderne subsidiäre Netzwerke. Trägt hier das Leitbild der Subsidiarität noch und wenn ja in welchem Verständnis? Was heißt Subsidiarität in einer (post-) modernen Gesellschaft, die immer stärker von Heterogenität, Pluralität und Migration geprägt wird?

Vergegenwärtigt man sich den Subsidiaritätsgrundsatz in seiner Geschichte und seiner Bedeutung für die Architektur sozialer Sicherung, so wird offensichtlich, wie bedeutsam er heute sein könnte. In sozialwissenschaftlichen Diskursen zeichnet sich eine Übereinstimmung in der Diskussion um Voraussetzungen für die Zukunftsfähigkeit wohlfahrtsstaatlicher Strukturen ab. Innovationen sind demnach nicht alternativ als Frage des

Wohlfahrtsstaates oder der Privatisierung zu diskutieren, sondern müssen als kreative Vermischung verschiedener Sektoren und Akteure aufgefasst und gesteuert werden – im Sinne des Wohlfahrtspluralismus (Evers/Olk 1996). Eine Neuinterpretation des Subsidiaritätsprinzips, das seine Wurzeln im Protestantismus hat, könnte konstruktiv zur Lösung anstehender wohlfahrtsstaatlicher Herausforderungen beitragen, wenn sie auf eine bessere komplementäre Vernetzung der drei Steuerungsressourcen Staat, Markt und Solidarität zielen würde. In einem modernen Sinne setzt Subsidiarität heute voraus, dass eine übergreifende Gesamtaufgabe auf eine Vielzahl von Akteuren und Trägern verteilt ist, die sich ergänzen, um zur Erfüllung der jeweiligen Aufgabe, etwa derjenigen der Sorge und Pflege, beizutragen (Baumgartner/Korff 1999).

Die Vorstellung von konzentrischen Kreisen, die in der *Enzyklika rerum novarum* als Bild diente, wird einer modernen Gesellschaft nicht mehr gerecht. Es bedarf vielfältiger Formen des Zusammenwirkens von sozialen Netzwerken und Formen der Selbstorganisation mit staatlichen Instanzen und Institutionen, um dem Subsidiaritätsprinzip in neuer Weise Geltung und Wirksamkeit zu verschaffen. Der Wohlfahrtspluralismus bietet neue Realisierungsoptionen subsidiärer Ordnungen. In dem Zusammenwirken von Familie, Markt, Staat und Drittem Sektor liegt eine Perspektive sozialer Sicherung. Im Zusammenhang mit einem wohlfahrtspluralistischen Ansatz lässt sich ein moderner Subsidiaritätsbegriff konzeptionieren, der davon ausgeht, dass alle relevanten Aufgaben innerhalb einer Gesellschaft subsidiär nach dem Grundsatz gelöst werden können, »dass die Vielfalt der sich von unten her aufbauenden sozialen Einheiten in ihrer Eigenfunktion zu respektieren, zu bewahren und zu stärken ist, wo immer und solange sich diese gegenüber dem, was die ihnen übergeordnete gesellschaftliche Steuerungsinstanz zu leisten vermag, als die kompetenteren bewähren« (ebd.: 235).

2. Wohlfahrtspluralismus – alltäglich, analytisch und strategisch

Bereits Anfang der 1990er Jahre wurde der Begriff des »Wohlfahrtsmix« einer breiteren Fachöffentlichkeit vertraut gemacht (Evers 1992): Wohlfahrt entsteht, so die Annahme, im Zusammenspiel von Staat, Markt, freien Trägern und informellem Bereich (Haushalte, Familien usw.), ein Zusammenspiel, das vier Aspekte hat: erstens die gezielte Einbeziehung des informellen Sektors (statt ihn und seine Ressourcen im Sinne einer traditionellen subsidiären Betrachtung nur stillschweigend vorauszusetzen); zweitens die neue Bedeutung gewerblicher Anbieter in Wohlfahrtsmixturen; drittens die *Governance*-Funktion des Staates, dem vorrangig die Rolle eines Initiators, Regulators und Moderators von Wohlfahrtsmixturen zugewiesen wird; viertens die Bedeutung des freiwilligen bürgerschaftlichen Engagements in Wohlfahrtsmixturen.

»Gemischte Wohlfahrtsproduktion« ist ein alltägliches Phänomen. Wohlfahrt – verstanden als das »Ergebnis eines Konsumptionsprozesses, im Verlauf dessen aus dem Einsatz und dem Verbrauch von Gütern, Diensten, Zeit und Energie subjektiv und objektiv wahrgenommene Bedürfnisbefriedigung entsteht« (Evers/Olk 1996: 15),[1] ist immer in einem Mix produziert worden: durch verschiedene gesellschaftliche Akteure, in verschiedenen Formen, aus unterschiedlichen Motiven und Interessen. So wurde schon im Mittelalter die Armenfürsorge in einer Mischung aus kirchlichen Initiativen (zum Beispiel Klöster), persönlicher Mildtätigkeit (zum Beispiel Almosen, Stiftungen) und Initiativen der erstarkenden städtischen Bürgerschaft (zum Beispiel Bürgerspitäler) geleistet.

Zudem ist ›Wohlfahrtspluralismus‹ auch im Bereich der persönlichen Lebensführung alltägliche Realität. In der Kinderbetreuung wird die eigene Betreuungstätigkeit von Mutter und/oder Vater ergänzt durch die Unterstützung seitens Großeltern und Nachbarn (Informeller Sektor); kommunale Kindertagesstätten bzw. öffentliche Zuschüsse (Staat) werden ebenso genutzt wie das gegen Bezahlung erbrachte Dienstleistungsangebot der Babysitterin (Markt); und schließlich sind auch die Trainingszeiten und Gruppenaktivitäten des Sportvereins (Dritter Sektor) fest eingeplanter Bestandteil des Betreuungsmixes. In der Pflege von Angehörigen werden ebenfalls Familienselbsthilfe (Informeller Sektor), organisierte Nachbarschaftshilfe und ehrenamtlicher Besuchsdienst der Kirchengemeinde (Dritter Sektor) sowie gewerblicher Pflegedienst (Markt) miteinander kombiniert – finanziell ermöglicht und mit einem zugeschriebenen Sicherstellungsauftrag garantiert unter anderem durch die Pflegeversicherung (Staat).

Das Vier-Sektoren-Modell (Klie/Roß 2005) veranschaulicht in idealtypischer Darstellung die konstituierenden Merkmale der vier Sektoren der

1 Im Anschluss daran wird von mir ein breiter Begriff von Wohlfahrt vorausgesetzt, der den engeren Bereich der öffentlichen und freien Wohlfahrtspflege überschreitet und sich tendenziell auf alle Bereiche der Daseinsvorsorge bezieht (Klie/Roß 2005).

Wohlfahrtsproduktion, indem sowohl Institutionen und Funktionslogiken als auch Zentralwerte und Imperative benannt werden. Das Modell lässt erkennen, wie sich die Sektoren jeweils ergänzen können, dass sie bei guter *Governance* nicht auf Substitution und Kompensation bei Versagen einzelner Sektoren ausgerichtet sind, sondern auf funktionale Ergänzung im Sinne eines modernen Subsidiaritätsverständnisses. Ein in diesem Sinne synergetisches Wirken der vier Sektoren kennt allerdings zahlreiche Voraussetzungen und ist keineswegs trivial:

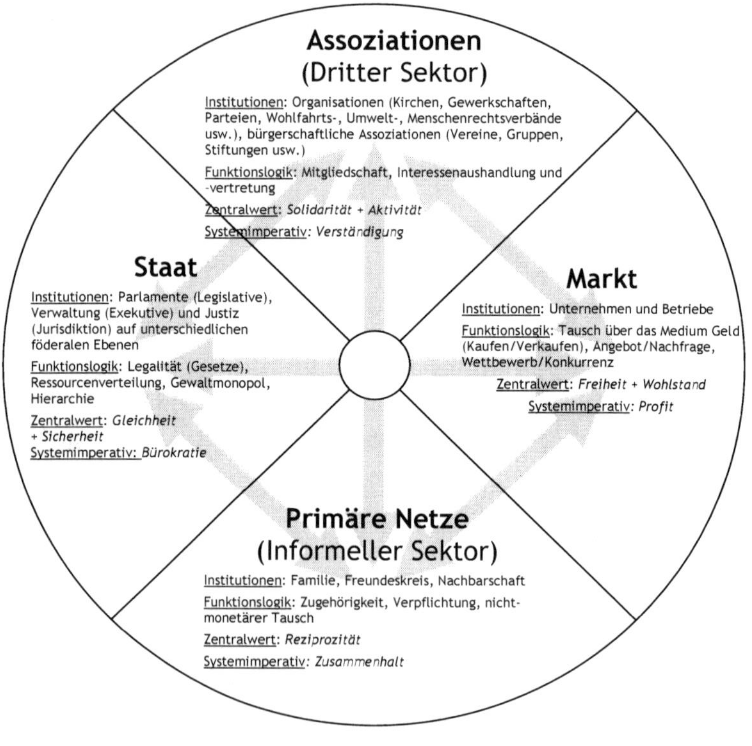

Abbildung 1: Das Vier-Sektoren-Modell

Quelle: Klie/Roß (2005)

Die Bedeutung, die Leistungsfähigkeit und die Inanspruchnahme von Wohlfahrtsleistungen und -beiträgen aus den vier Sektoren werden auf unterschiedlichen Ebenen gesteuert und ausbalanciert:

Persönliche Ebene: Hier werden die Wohlfahrtsmixturen ausbalanciert. Diese Balancen sind zum einen geprägt von den immer vielfältiger werdenden je individuellen Situationen: Gibt es, wenn zum Beispiel Kinder zu betreuen oder Angehörige zu pflegen sind, im konkreten ›Patchwork‹ der Lebensumstände familiäre Netze, die aktiviert werden können, eine Nachbarschaft, die einbezogen werden kann, ein professionelles Angebot, das finanzierbar ist? Die Balancen hängen weiterhin ab von Mentalitäten: Werden in bestimmten Bedarfssituationen staatlich finanzierte Hilfen oder Dienstleistungen von professionellen Anbietern überhaupt in Erwägung gezogen, oder werden sie gegebenenfalls als Eingrenzung familialer kultureller Autonomie interpretiert? Aussiedlerfamilien etwa sehen in der Bewältigung von Pflegebedürftigkeit in der heimatlichen Fremde eine Bewährungsprobe für die familiale Identität und Leistungsfähigkeit, weshalb sie die Inanspruchnahme von professioneller Hilfe gegebenenfalls zurückweisen (Schnepp 2000). John Baldock (2004) unterscheidet vier Bewältigungsformen, die jeweils eine Nähe zu den vier Sektoren des wohlfahrtspluralistischen Schemas aufweisen: *consumerism*, *welfarism*, *privatism* und *clientalism*. Ursprünglich wurde – je nach persönlichem Bewältigungsmodell – für die konkrete Problembewältigung im Wesentlichen auf einen der Sektoren und seine spezifische Handlungslogik zurückgegriffen. Mit der Ausdifferenzierung der Gesellschaft und den Modernisierungsprozessen wächst die Notwendigkeit zum Mix, ohne dass jedoch die persönlichen Mentalitäten immer ›hinterherkommen‹ bzw. mit den Systemlogiken der in Anspruch genommenen Sektoren in Deckung zu bringen sind.

Institutionelle Ebene: Auch hier vollzieht sich das Ausbalancieren der potenziellen Sektoren und ihrer Systemlogiken. Kollektive Akteure, die zunächst eindeutig einem bestimmten Sektor zuzuordnen sind, bewegen sich zunehmend in verschiedenen Bereichen bzw. bringen in ihrem Handeln unterschiedliche Systemlogiken in vielfältige, durchaus spannungsreiche Mischungsverhältnisse. Beispiel 1: Die Bemühungen um die Etablierung des Leitbildes der Bürgerkommune (KGSt 2014) führen dazu, dass sich zahlreiche Kommunen auf den Weg machen, sich sowohl von der Dominanz einer hoheitlichen Logik der Eingriffsverwaltung zu lösen als auch das Dienstleistungsparadigma (wie in Zeiten des *New Public Management*) zugunsten einer stärkeren Beteiligung von Bürgerinnen und Bürgern zu ergänzen (Roß 2012).

Beispiel 2: Die deutschen Wohlfahrtsverbände treten als Marktteilnehmer auf (etwa wenn sie ein Krankenhaus oder einen Pflegedienst als ausgegründete gGmbH betreiben); sie übernehmen zum Teil staatliche Aufgaben (zum Beispiel in der Betreuung von Asylsuchenden), bieten aber auch Raum für das Engagement Freiwilliger und sind als wertorientierte Träger zentraler Teil des Dritten Sektors.[2]

Der Staat markiert eine eigene dritte ›strukturelle‹ Ebene, auf der Wohlfahrtsmixturen vorausgesetzt, gefördert oder behindert werden – ohne dass dies stets expliziert würde. Wie sich in den Hilfearrangements auf der persönlichen Ebene verschiedene Bewältigungsmentalitäten spiegeln, so kommen in den Arrangements auf staatlicher Ebene unterschiedliche sozialstaatliche Konzepte zum Ausdruck, die auf jeweils unterschiedlich akzentuierte Beiträge von Staat, Markt, Assoziationen und primären Netzen bauen: Liberale Vorstellungen akzentuieren in besonderer Weise den Markt, konservative stellen die Familie als zentrale stabilitätsstiftende Institution der Gesellschaft heraus, sozialdemokratische Modelle kennzeichnet eine besondere Verantwortungszuordnung zugunsten des Staates.

Ressourcenorientiert statt defizitfixiert zu arbeiten, gehört seit den 1980er Jahren zu den zentralen Leitprinzipien und zur strategischen Konzeption von Wohlfahrtsmixturen vieler Professionen, insbesondere der Sozialer Arbeit, aber auch der (professionellen) Pflege. In der großen Familie ressourcenorientierter Konzepte finden sich drei Arbeitsansätze, die in besonderer Weise dieses Prinzip systematisch auf alle Ressourcen beziehen, welche verschiedene gesellschaftliche Teilsysteme für die Bewältigung einer individuellen Problemlage oder für die Verbesserung der Situation in einem Sozialraum bieten: *Case Management*, *Quartiersmanagement* und *Sozialplanung*.

Case Management: Diesem Ansatz wird im Zuge von De-Institutionalisierungsimpulsen staatlicher Steuerung immer mehr Beachtung geschenkt. *Case Management* wird in einem allgemeinen Sinne verstanden als eine »Handhabung […], in der die Verbindung zwischen der komplexen Problematik und der Vielfalt möglicher Abhilfen hergestellt und durchgehalten wird« (Wendt 2005: 4). Von daher können als Anwendungsbereich dieses Ansatzes alle Felder humandienstlicher Versorgung und Leistungserbringung bezeichnet werden. In all diesen Gebieten dient *Case Management* dazu, personenbezogen die Ressourcen der Adressat/innen und der unterschiedlichen Sektoren der Wohlfahrtsproduktion aufeinander zu beziehen, sie zu koordinieren und auch unter ökonomischen Gesichtspunkten effizient miteinan-

2 So bereits Heinze und Olk (1984) mit ihrer These vom Neo-Korporatismus; ebenso Olk (1996) und Blaumeiser (2002: 248f.). Zimmer bezeichnet die Wohlfahrtsverbände sogar »zu einem erheblichen Teil« als »funktionales Äquivalent des Sozialstaats« (2002: 6). Zu den besonderen Spannungsverhältnissen, in die Wohlfahrtsverbände in zivilgesellschaftlichen Settings geraten vgl. Roß und Klie (2000).

der zu verknüpfen. In der Drogenhilfe, im *Disease Management* oder in der Altenhilfe geht es um die Herstellung von Ligaturen eines pluralen Hilfe- und Unterstützungsmixes. Insofern setzt *Case Management* in mehrfacher Hinsicht auf Koproduktion (zwischen seinen Adressaten und den ›helfenden‹ Akteuren aus den unterschiedlichen gesellschaftlichen Sektoren einerseits sowie zwischen diesen Akteuren andererseits) bzw. fördert diese und hat mehr oder weniger explizit seine zentrale Aufgabe darin, Wohlfahrtsmixturen professionell zu arrangieren. Unterschiedliche Professionen bemächtigen sich dieses als zukunftsträchtig identifizierten Ansatzes, der keineswegs ausschließliche Domäne der Sozialen Arbeit ist. Gleichzeitig wird er zum Teil für die Durchsetzung spezifischer Interessen einzelner Akteure im wohlfahrtspluralistischen Viereck funktionalisiert – aktuell etwa in der Arbeitsverwaltung mit einer im Vordergrund stehenden eindimensionalen Zielrichtung: der des Abbaus der sichtbaren Arbeitslosigkeit (Reis 2005).

Quartiersmanagement: Mehr oder weniger explizit folgen Konzepte im Bereich Gemeinwesen- bzw. sozialraumorientierter Sozialer Arbeit einem wohlfahrtspluralistischen Ansatz. Diese als Quartiersmanagement, Quartiersarbeit oder Quartiersaufbau[3] bezeichneten Arbeitsansätze speisen sich (ähnlich wie das *Case Management*) sowohl aus sozialarbeiterischen Traditionen (der langen gemeinwesen- bzw. sozialraumorientierten Tradition Sozialer Arbeit) als auch aus Entwicklungen auf dem Gebiet der Verwaltung (der sozialräumlichen Vernetzung von Angeboten zur Effizienzsteigerung sozialer Dienstleistungen als ein Element des *New Public Management*). Hinzu kommt eine der Stadtplanung entstammende Traditionslinie. Während im *Case Management* Wohlfahrtsmixturen *personennah* arrangiert (und die Voraussetzungen ihrer selbst analysiert und geschaffen) werden, geht es im Quartiersmanagement darum, *sozialraumbezogen* Ressourcen aus Staat, Markt, Drittem und Informellem Sektor so heranzuziehen, aufeinander abzustimmen und gegebenenfalls erst zu entwickeln, dass im jeweiligen Raum soziale Probleme entweder leichter bewältigt werden können oder erst gar nicht entstehen. Mit Quartiersmanagement verbindet sich damit »die Schaffung einer neuen Sozialstaatlichkeit auf lokaler Ebene« (Krummacher u.a. 2003: 205).

Sozialplanung: Auf der Ebene der Kommunen, Kreise und Regionen werden in modernen sozialplanerischen Konzeptionen systematisch *Welfa-*

3 Vgl. für einen zusammenfassenden Überblick Krummacher u.a. (2003) und Maier u.a. (2004).

remix-Ansätze verfolgt und auf Bedingungen bürgerschaftlicher Wohlfahrtsproduktion als Faktor im *Welfaremix* gesetzt. Hier steht nicht klassische, an Richtwerten orientierte Infrastrukturentwicklung (und Förderung) im Vordergrund, sondern ein eher (kultur-) entwicklungsorientierter Ansatz, der alle im wohlfahrtspluralistischen Viereck vertretenen Akteure am Planungsprozess beteiligt und mit ihnen sowohl Bedingungen als auch Aufgaben und Rollenverteilungen sowie Spielregeln des Miteinanders aushandelt. Hier wird Planung zu einem dauerhaft inszenierten wohlfahrtspluralistischen Aushandlungs- und Verständigungs- und Vernetzungsprozess, zu dem auch die gemeinsame Ausrichtung auf normative Zielsetzungen gehört. In Abwendung vom Bild eines Staates, der Wohlfahrt garantiert und schafft, sieht sich der Staat heute gezwungen, seine Rollen zu differenzieren in einen gestaltenden, gewährleistenden und nur noch subsidiär gewährenden Part. Hier ist der Staat, wenn ihm nach europäischer Sozialstaatstradition an einem Gesamtsicherungskonzept gelegen ist, auf die jeweilige Leistungsfähigkeit der anderen Sektoren verwiesen. Schließlich nehmen die Wohlfahrtsverbände wohlfahrtspluralistische Ansätze in ihr Selbstverständnis und ihre Sozialstaatskonzeption auf. Dabei müssen sie sich allerdings verabschieden von ihrer klassisch korporatistischen Rolle und sich entweder zentral zu Akteuren im Wohlfahrtsmix machen oder in sich selbst die Systemlogiken der unterschiedlichen Sektoren vereinigen und ausbalancieren.

3. Neue Bedeutung lokaler Politik

Wohlfahrtspluralistische Arrangements werden stets auf lokaler Ebene entwickelt, praktiziert und wirksam. Entgegen dem Trend einer immer stärkeren zentralen Steuerung (etwa der Qualitätssicherungsvorgaben in der Langzeitpflege) wird die kommunale Handlungsebene – ebenfalls subsidiär gegenüber der staatlichen – in ihrer besonderen Steuerungskompetenz betont. So hatten sowohl der *Siebte Altenbericht* (BMFSFJ 2016) als auch der *Zweite Engagementbericht* (BMFSFJ 2017) der deutschen Bundesregierung die Aufgabe, die Bedeutung lokaler Politik für die Gestaltung des demografischen Wandels in den Mittelpunkt ihrer Analysen zu stellen. Die unterschiedlichen Strukturbedingungen zwischen Stadt und Land, strukturschwachen und prosperierenden Regionen fordern in je spezifischer Weise kommunale Handlungsfähigkeit respektive die Berücksichtigung spezifischer regionaler und lokaler Bedingungen für die Ausgestaltung von Sozialpolitikfeldern. Das gilt für das Gesundheitswesen, mit höchst unterschiedlichen Dichten und Qualitäten der Versorgung mit niedergelassenen Ärzten, ambulanten Diensten, aber auch Krankenhäusern. Hier wird gefordert, die Kommunen als die »Spinne im Netz« mit entsprechenden Steuerungskompetenzen auszustatten, die dann auch wohlfahrtspluralistische Arrangements berücksichtigen (Burgi 2013). Für die Langzeitpflege konnte mit dem Pflegereport der Bertelsmann Stiftung (2012) gezeigt werden, wie unterschiedlich die demografischen Bedingungen einerseits und die Versorgungsstrukturen für auf Pflege angewiesene Menschen andererseits auf Kreisebene beschaffen sind: Weder die Steuerungsinstrumente der Pflegekassen noch die Marktprinzipien führen zu einer einheitlichen Versorgung vor Ort. So wird eine Stärkung der Kommunen in Fragen der Infrastrukturentwicklung und dem *Care* und *Case Management* in der Pflege gefordert (Hoberg u. a. 2013; BMFSFJ 2016) – und dies explizit mit Verweis auf wohlfahrtspluralistische Konzepte wie das der *sorgenden Gemeinschaften* (BMFSFJ 2016; Klie 2014).

Für die Integration von Menschen mit Migrationsgeschichte, insbesondere für geflüchtete Menschen, ist die kommunale Handlungsebene eine zentrale, da nur dort ihre Integration gestaltet werden kann. Auch und gerade hier erweisen sich koproduktive Formen wohlfahrtspluralistischer Art als Voraussetzung für eine gelingende Integrationsarbeit (BMFSFJ 2017). Die für die Prosperität und Zukunftsfähigkeit von Regionen wichtige Gewährleistung der Mobilität lässt sich in dünn besiedelten Regionen häufig nur noch im Zusammenwirken von Kommune, Unternehmen und Zivilgesellschaft sicherstellen, wie Beispiele etwa aus dem Odenwald zeigen (OREG 2012). Ob im Bereich Bildung und Schule oder Energieversorgung: Überall gewinnt die regionale und lokale Handlungsebene an Bedeutung, wenn es darum geht, eine bedarfsgerechte, in die regionale und lokale Politik integrierte Strategie der Daseinsvorsorge zu verfolgen, die häufig auf koproduktiv getragene Infrastrukturen setzen muss. Eine Aufgabenverlagerung zugunsten der kommunalen Handlungsebene setzt, neben entsprechender Ressourcenausstattung und Kompetenzzuordnungen, *Governance*-Kompetenz voraus, die mit dem Leitbild der Bürgerkommune auch durch die *Kommunale Gemeinschaftsstelle für Verwaltungsmanagement* betont wird (KGSt 2014). Im Leitbild der Bürgerkommune wird von einem wohlfahrtspluralistischen Politikansatz auf der kommunalen Ebene ausgegangen und die Notwendigkeit gesehen, zukünftige Herausforderungen der Absicherung lokaler und regionaler Infrastrukturen sowohl in demokratische Aushandlungsprozesse einzubinden als auch neue Dynamiken, Ressourcen und Effizienzen aus wohlfahrtspluralistischen Arrangements zu generieren (vgl. auch Roß 2012). Mit einer Stärkung der kommunalen Handlungsebene in unterschiedlichen Feldern der Wohlfahrtspolitik werden zentralstaatliche und klassisch korporatistische Steuerungen auf den Prüfstand gestellt, die sich in Teilen gegen Formen der Unterversorgung in Regionen anästhesieren, sei es in der gesundheitlichen, sei es in der pflegerischen Versorgung.

4. Fazit: Wohlfahrtspluralismus und *Hybriditätsmanagement*

Der Wohlfahrtspluralismus setzt wie der Hybridmotor auf unterschiedliche Ressourcen der Wohlfahrtsproduktion. Das Zusammenwirken unterschiedlicher Sektoren auf der institutionellen, auf der regionalen und lokalen, aber auch auf der Personenebene ist indes keineswegs trivial und kann angesichts der sehr unterschiedlichen ökonomischen Zielsetzungen, der differierenden Werthaltungen und Handlungslogiken der beteiligten Sektoren nicht einfach vorausgesetzt werden. Wenn man etwa in der Palliativversorgung das Zusammenwirken von Ärzten, Pflegekräften, Familien und Freiwilligen befördern will, setzt das besondere Kompetenzen in der Steuerung des Hilfeprozesses einerseits und in der Netzwerkarbeit andererseits voraus. Für den Bereich der ambulant betreuten Wohngemeinschaften für Menschen mit Demenz – ein prominentes Beispiel für einen modernen Wohlfahrtsmix – gilt dies besonders (Klie u. a. 2016a). Damit jeder Sektor das ihnen Gemäße beitragen kann zur Wohlfahrtsproduktion, sei es in der Schule, sei es im Kindergarten, in der *Palliative Care* oder im Gesundheitsbereich, bedarf es also eines *Hybriditätsmanagements* (Klie u. a. 2016b), das auf der Fallebene durch das *Case Management*, auf der institutionellen Ebene durch die Wahrnehmung von Koordinations- und Moderationsfunktionen sichergestellt werden muss, will man vermeiden, dass wohlfahrtspluralistische Strategien auf bestimmte Milieus von handlungsfähigen Bürgerinnen und Bürgern beschränkt leiden. *Hybriditätsmanagement* besteht aus dem Zusammenwirken dreier Funktionslogiken:

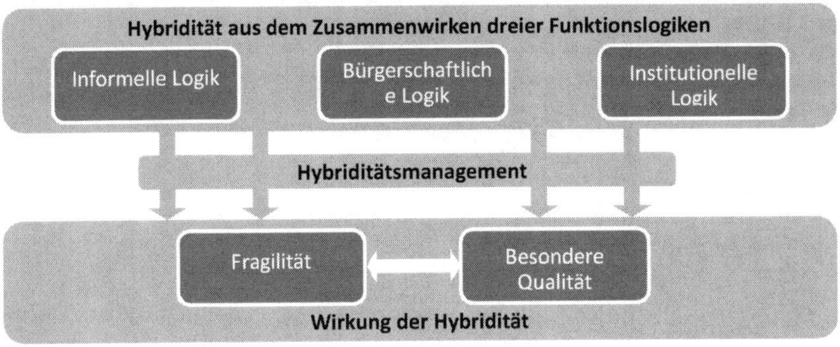

Abbildung 2: Hybriditätsmanagement

Quelle: Klie u. a. (2016b)

Wohlfahrtspluralistisch strukturierte Arrangements können fragil sein, da sie typischerweise auf einer symmetrischen, auf Gleichberechtigung basierenden Kooperation aufgebaut sind. Sie können eine besondere Qualität erzeugen, da die Akteure aus den unterschiedlichen Sektoren jeweils eine besondere, sich ergänzende Dimension der Unterstützung bieten – von professionellem Handeln über solidarische bis hin zu emotional zugewandten und flexiblen Handlungsweisen. Anders als beim vormodernen Subsidiaritätsverständnis, das auf der Selbstregulationsfähigkeit der kleinen Lebenskreise aufbaute, ist bei wohlfahrtspluralistischen Arrangements als moderne Ausprägung des Subsidiaritätsprinzips auf die Koproduktionsbedingungen achtzugeben, die nicht immer, aber doch regelhaft Fragen eines adäquaten Managements dieser hybriden Form der Wohlfahrtsproduktion mit zu bedenken haben. Ein solches ist auch in der sozialrechtlichen Architektur von Leistungsnormen und im Leistungserbringungsrecht mit zu berücksichtigen. Nachbarschaftliche Unterstützung und Leistungsfähigkeit der Familien sind nicht einfach vorauszusetzen; Ehrenamt ist kein *add on* von betriebswirtschaftlich ausfinanzierten Institutionen, sondern Ehrenämter sind Bestandteile eines wohlfahrtsstaatlichen Arrangements mit entsprechender Verantwortung des Sozialstaates für die Voraussetzungen ihres Funktionierens. *Sorgende Gemeinschaften*, *Caring Communities* basieren auf derartigen wohlfahrtspluralistischen Arrangements, in denen der jeweilige Beitrag der Akteure im *Welfaremix* reflektiert, gefördert und in eine Vorstellung guter Sorge in geteilter Verantwortung einbezogen wird, wovon nicht zuletzt Menschen mit Demenz profitieren.

Literatur

Baldock, John (2004), Choice and Consumerism in Social Care, in: Thomas Klie/Alexander Spermann (Hg.), *Persönliche Budgets – Aufbruch oder Irrweg? Ein Werkbuch zu Budgets in der Pflege und für Menschen mit Behinderungen*, Hannover, S. 40–53.

Baumgartner, Alois/Korff, Wilhelm (1999), Sozialprinzipien als ethische Baugesetzlichkeiten moderner Gesellschaft: Personalität, Solidarität und Subsidiarität, in: Wilhelm Korff (Hg.), *Handbuch der Wirtschaftsethik Bd. 1*, Gütersloh.

Bertelsmann Stiftung (Hg.) (2012), *Themenreport »Pflege 2030«. Was ist zu erwarten – was ist zu tun?*, Gütersloh. Online verfügbar unter: http://www.bertelsmann-stiftung.de/fileadmin/files/BSt/Publikationen/GrauePublikationen/GP_Themenreport_Pflege_2030.pdf

Blaumeiser, Heinz (2002), Sozialpolitik und Wohlfahrtspluralismus, in: Thomas Klie (Hg.), *Fürs Alter planen. Beiträge zur kommunalen Altenplanung. Reader und wissenschaftlicher Bericht*, Freiburg, S. 243–253.

BMFSFJ (2016), Bundesministerium für Familie, Senioren, Frauen und Jugend (Hg.), *Siebter Bericht zur Lage der älteren Generation in der Bundesrepublik Deutschland. Sorge und Mitverantwortung in der Kommune – Aufbau und Sicherung zukunftsfähiger Gemeinschaften und Stellungnahme der Bundesregierung*, Berlin. Online verfügbar unter: https://www.siebter-altenbericht.de

BMFSFJ (2017), Bundesministerium für Familie, Senioren, Frauen und Jugend (Hg.), *Zweiter Bericht über die Entwicklung des bürgerschaftlichen Engagements in der Bundesrepublik Deutschland. Schwerpunktthema: »Demografischer Wandel und bürgerschaftliches Engagement: Der Beitrag des Engagements zur lokalen Entwicklung«*, Berlin. Online verfügbar unter: https://www.bmfsfj.de/blob/115624/d6da5ce2163c59600f48a7a5d360a3b2/2-engagementbericht-und-stellungnahme-br-data.pdf

Burgi, Martin (2013), *Kommunale Verantwortung und Regionalisierung von Strukturelementen in der Gesundheitsversorgung*, Baden-Baden.

Evers, Adalbert (1992), Megatrends im Wohlfahrtsmix. Soziale Dienstleistungen zwischen Deregulierung und Neugestaltung, *Blätter der Wohlfahrtspflege*, Jg. 139, S. 3–7.

Evers, Adalbert/Olk, Thomas (1996), *Wohlfahrtspluralismus. Vom Wohlfahrtstaat zur Wohlfahrtsgesellschaft*, Opladen.

Heinze, Rolf G./Klie, Thomas/Kruse, Andreas (2015), Subsidiarität revisited, *Sozialer Fortschritt*, Jg. 64, S. 131–138.

Heinze, Rolf G./Olk, Thomas (1984), *»Rückzug des Staates – Aufwertung der Wohlfahrtsverbände«. Organisierte Nächstenliebe*, Opladen.

Hoberg, Rolf/Klie, Thomas/Künzel, Gerd (2013), *Strukturreform Pflege und Teilhabe*, Langfassung, Freiburg. Online verfügbar unter: http://agp-freiburg.de/downloads/pflege-teilhabe/Reformpaket_Strukturreform_PFLEGE_TEILHABE_Langfassung.pdf

KGSt (2014), Kommunale Gemeinschaftsstelle für Verwaltungsmanagement (Hg.), Leitbild Bürgerkommune. Entwicklungschancen und Umsetzungsstrategie, *KGSt-Bericht Nr. 3*, Köln.

Klie, Thomas (2014), *Wen kümmern die Alten? Auf dem Weg in eine sorgende Gesellschaft*, München.

Klie, Thomas/Heislbetz, Claus/Schumacher, Birgit/Keilhauer, Anne/Rischard, Pablo/Bruker, Christine (2016a), *Ambulant betreute Wohngruppen. Bestandserhebung, qualitative Einordnung und Handlungsempfehlungen. Abschlussbericht*, Berlin. Online verfügbar unter: https://www.bundesgesundheitsministerium.de/fileadmin/Dateien/5_Publikationen/Pflege/Berichte/Abschlussbericht_AGP_HWA_Wohngruppen-Studie.pdf

Klie, Thomas/Rischard, Pablo/Schuhmacher, Birgit/Heislbetz, Claus/Keilhauer, Anne (2016b), *Bestandserhebung, qualitative Einordnung und Handlungsempfehlungen zur Stärkung ambulant betreuter Wohngruppen – BequaHa-WG. Endbericht*, Freiburg/Fürth.

Klie, Thomas/Roß, Paul-Stefan (2005), Wie viel Bürger darf's denn sein!? Bürgerschaftliches Engagement im Wohlfahrtsmix – eine Standortbestimmung in acht Thesen, *Archiv für Wissenschaft und Praxis der sozialen* Arbeit, H. 4, S. 20–43.

Krummacher, Michael/Kulbach, Roderich/Waltz, Viktoria (2003), *Soziale Stadt – Sozialraumentwicklung – Quartiersmanagement. Herausforderungen für Politik, Raumplanung und soziale Arbeit*, Opladen.

Maier, Konrad/Sommerfeld, Peter/Hoch, Hans (2004), *Inszenierung des Sozialen im Wohnquartier. Darstellung, Evaluation und Ertrag des Projekts »Quartiersaufbau Rieselfeld«*, Freiburg.

Olk, Thomas (1986), *Abschied vom Experten: Sozialarbeit auf dem Weg zu einer alternativen Professionalität*, Weinheim.

OREG (2012), Odenwald-Regional-Gesellschaft mbH (Hg.), *Garantiert mobil! Fachkonzept zur Sicherstellung nachhaltiger Mobilität im ländlichen Raum*, Michelstadt.

Reis, Claus (2005), Welche Wirkung hat Fallmanagement?, *Case Management*, Jg. 1, S. 10–19.

Roß, Paul-Stefan (2012), *Demokratie weiter denken. Reflexionen zur Förderung bürgerschaftlichen Engagements in der Bürgerkommune*, Baden-Baden.

Roß, Paul-Stefan/Klie, Thomas (2000), Lokale Agenda 21 oder Bürgerschaftliches Engagement. Was macht Gesellschaft zukunftsfähig?, *Soziale Arbeit. Zeitschrift für soziale und sozialverwandte Gebiete*, Jg. 49, S. 409–417.

Schnepp, Wilfried (2000), *Familiale Sorge in der Gruppe der Russlanddeutschen Spätaussiedler. Funktion und Gestaltung*, Witten-Herdecke.

Wendt, Wolf Rainer (2005), Die generelle Rolle und Bedeutung von Case Management in Humandiensten, *Case Management*, Jg. 1, S. 3–9.

Zimmer, Annette (2002), *Dritter Sektor und Soziales Kapital*, Münster. Online verfügbar unter: http://nbn-resolving.de/urn:nbn:de:0168-ssoar-372210

The Dementia-Friendly Community

Reimer Gronemeyer

A city consists of different kinds of people;
for similar people do not create a city
Aristotle

There is a Crack in Everything

The topic of dementia is a key issue: it is said that when you want to find out something about cats, you should ask the mice. If I want to discover something about the society in which I live, I should examine ›dementia‹. It tells us a lot. It reveals that we live in a society inhabited by radicalized individuals. We the ›normal‹ are, above all, the singles. In a way, the modern single experiences through people with dementia that something has gone wrong. People with dementia are apparently the ultimate ›social misfits‹ who hold a mirror in front of us: »this is you«. People with dementia bring to a conclusion what we started: the radical isolation. For this reason, the question of what holds society together, the question of social cohesion, is so important; for the ›normal‹ as well as the ›insane‹, for those who are unaffected as well as for the demented citizens of either gender. What holds us together in society or in communities? What do we need in order to re-establish a connection whereby the insane and the sane can live together? How can the spreading coldness be overcome by a rekindling of social relations in such a way that the spheres of life become friendly, dementia-friendly, age-friendly and people-friendly?

On this we all agree: that dementia is perhaps the most important social and human challenge that we face. It is possible that, for the cultural future of Europe, the fluctuations of stock market prices will be less decisive than the question of whether or not, in Central Europe, we will succeed in finding humane ways of coping with this issue, that is of coping with growing numbers of people with dementia and in need of care. Right now, 1.4 million people with dementia have been tallied in Germany and in the foreseeable future this figure should rise to three million; every child has heard of demographic aging. Three million? Basically, these are wild estimates, as it is, of course, possible that dementia will explode numerically or that it will evaporate to a trickle. Dementia evades planning. This creates irritating tasks for the planning, rational, future-oriented modern society. Dementia is a provocation for society which sees itself headed for an ever more perfect and organized structure. It is sand in the works. As the control of this demented population is not possible through any therapy, great efforts will be required to make it inconspicuous, if not invisible. Otherwise the picture of a rationally functioning, modern, progressive society will acquire a crack. Leonard Cohen, the 80-year old singer, says in one of his songs: »There is a crack in everything. That's how the light gets in«. There is a »crack« in all things. And it is this crack that allows the light to penetrate.

Should we for a moment toy with the idea that ›dementia‹ is a crack in the rational, self-assured, steely science-based society? The people with dementia are a symbol that the strategy of the majority of society will not succeed. Period, full stop. And perhaps in this totalitarian planning and prevention society, hope can only show itself in the distorted form that dementia drags in? Whereby dementia announces: it doesn't work that way. A concrete dementia strategy, that seeks its salvation only in doing, will not really bring us any further. What we need is not more concepts; what we need is much more a philosophy of dementia, which, proceeding from the phenomenon of dementia, will try to understand our total situation.

The attempt to understand the phenomenon of dementia from societal contexts includes a possible misunderstanding. It is not a matter of attributing fault or guilt; neither is it about hasty moralizing; it is a matter, if understood correctly, of grasping the situation in which we and those affected are stuck. Comprehension may not yet necessarily produce prescriptions. It is precisely this, and more, that a dementia-friendly community does not want. What we want is a society, a community that does not conjure up a happy ending that won't happen, but rather a humane acceptance of what should be part of the pains of aging. It is not a matter of deluding ourselves that we can eliminate dementia, that we can make it disappear. We must practice the self-restraint that consists of opening our arms in order to catch and hug those who fall and can no longer keep up, those who have lost their minds, at least insofar as we can. This could be the »crack« that people with dementia are donating us. What could people with dementia in modern society possibly instigate? They are our twin siblings who stutter to us: »What have you really done that we, who are no longer clear-headed, can no longer find a place with you?« There is the temptation that we do not hear the voice of people with dementia; and as for the fissure, through which sounds and light might penetrate, we plaster it shut with concepts, projects and plans. It is in handling dementia, if anywhere, that the wisdom of *equanimity* or *serenity* applies. To be able to let it be.

I admit it, I don't know myself what it really means. Should we leave those who have so clearly distanced themselves from us in peace? Or should we mobilize, include and integrate them? I have recently seen, more and more often, people with dementia on the stage. Dancing, playing an instrument, singing. I have great respect for those who do this kind of work, but I detect in myself at the very least contradictory feelings. I am touched when I see the old women and men tap on or beat the drums with a stick. How they sit there, their eyes on the conductor, or reacting to the direct cues from the social workers! They are still doing something. They still manage to accomplish something. Next to the emotion, however, there is also pain. I wouldn't like being so displayed or set up. Is it good for the haggard old demented man that he should stumble on the stage and yet stand once more in the spotlight? Does dignity require a last flickering of activity or should it be that we observe, silent and helpful, to the final fading out? Once again, and here too, we sense the helplessness that dementia provokes. Must a society centered on activity and events impose its imperatives until the last moment and as far as the insane? Or should we say: enough. Leave them be. The dementia-friendly community that is only created because we can't stand dementia is the wrong way. On the other hand, the dementia-friendly community that stems from the thought that no human being can survive without being addressed by others, that community is possibly doing something right and important.

Yes, the increase in dementia has obviously something to do with aging. In a way, dementia is surely something like a symptom of aging and the increase in the numbers of the old and very old in Germany and Europe will turn the topic of dementia into an issue of growth, as it has already been suggested. It is amazing that today we seem to be surrounded by crises of growth. The desirable economic growth is the core message of all parties. But at the same time the dreaded growth of the world's population or the growth of environmental problems are exponential. And now even that of dementia. It grows, at least emotionally, almost exponentially; the problems associated with it are also growing exponentially, as is the related caring apparatus. Dementia is like a kick to an anthill: it sets off an excited scurrying to-and-fro because the order of a society, where security seems to be guaranteed no longer, has been disrupted.

Perhaps at this very point we should pause and ask ourselves what is actually happening when we tie unabashedly the topic of dementia into the ubiquitous growth rhetoric. By this means, people with dementia are transformed into a ›problem population‹, into a statistical measure that allows individual destinies or individual faces to disappear, and that turns ›dementia‹ into a complex that must be ›treated‹ and ›managed‹. This is a major temptation that numbs the topic of dementia, turns it into a state of stupor, and thus basically tries to render it harmless. Once the issue of dementia is detached from concrete faces and becomes a ›problem‹, then the modern state and the health-care industry see themselves compelled to diagnose, measure, quantify the problem and to meet it with solutions, projects or models.

›Dementia‹ was indeed ›invented‹ around the beginning of the 1980s. Until then, there were various phenomena: cognitive disturbances, Alzheimer's, delirium, old-age insanity. All of a sudden all of these phenomena ended up under the definitional umbrella of ›dementia‹. That is practical and beneficial for medicine, social work, and care-givers. By combining the various crazies under the concept of dementia it becomes possible to plan, conceptualize, raise funds, create jobs, and procure resources. New experts are trained; in ministries and communities, in hospitals and universities dementia specialists show up to cultivate the problematic field of dementia. Dementia becomes a source of funds from which institutes, projects, and service providers finance themselves. Not everything that emerges from all this is senseless. There is, however, the constant danger that the problem of dementia acquires a life of its own. That it is inflated to increase the flow of resources and that (in case of doubt) tendencies emerge to create a dementia bureaucracy that, on closer inspection, people with dementia do not need at all. The medical-social dementia complex develops its own dynamic, which carries the risk of being interested primarily in its own growth.

It is perhaps the task of citizens of either gender, and it is within their means, to turn this ›complex problem‹ into an assembly of stories, faces, tragedies, experiences and ideas again. The figures of 1.4 million or three million are a kind of statistical threatening posture that has to be mollified by money, professionalism and activity, and that leads to pulling instruments, strategies, or even, summarily, ›approaches‹ out of the hat, instead of reflecting on the re-animation of communities and neighborhoods in which those affected and their relatives live. There is a dementia alarmism that stands in a peculiar mismatch to the ›dementia‹ phenomenon. That is because the people for whom these projects are designed, and to whom the projects apply, are obviously uninterested in this programming. Yes, they perhaps like to dance, or paint or sing. But no dance *project* and no dementia *strategy* will ever reach their brains or their hearts. In saying so, I am reminded of a story told by a friend who paints with people with dementia. In the nursing home, we are sitting in a side room separated by glass doors. The ladies and men who are painting are seated around a table, brush in hand, with a sheet of paper in front of them. Outside, the nursing staff is running to-and-fro, pushing carts and wheelchairs. Mrs. B. asks Mrs. Z: »Why are those outside running around?« Mrs. Z.: »I don't know.« At this point, Mrs. G. joins in, and says: »Hey, they are doing something for their health. They are keeping fit.« Have care-givers and those in their care ever existed next to each other in such a way?

It does often occur to me that the ›PwD‹ (people with dementia have thus been reduced, disturbingly so, to an abbreviation) act primarily to leave the ›normal‹ stranded or stumped. I see before me this table in a nursing home, around which crazy women and men are sitting. Others are snoozing in recliners or wheelchairs. A woman with wild hair at the table is incessantly beating a teddy bear against the table, screaming. Others are staring. Yet others are sleeping. A woman is arranging advertising brochures in a small case. A dignified older man, dressed oddly in a brown suit and tie, has placed his arms around a doll. It is as though he has a lecture manuscript with him – either that, or he is seeking affection and warmth. I think involuntarily of limbo, that place that the theologians have devised, the place where the unredeemed wait between heaven and hell. Once the demented are in an advanced stage, they sit there as though in a waiting room, or as in a play by Beckett or Sartre. The impression always imposes itself on me that these people in such dementia sections look like people who have survived a catastrophe, and now sit here as though numbed by it. And somehow that fits. As though the fear of isolation and the unbearable burden of the isolated individual have descended on them. And if you are ready to listen, then you discover similar phenomena sprouting everywhere: children who go crazy and who have to be sedated with Ritalin; the burned-out or depressive middle-aged; the number of those who have lost or deviated from the way or place is obviously increasing. (They are ›verrückt‹, ›pushed out of place‹ as the German expression has it). Yes, but here, too, there is more that is recognizably man-made. How many of those who are dozing have been pharmaceutically sedated (Vogt 2017)? I see the overworked staff, the stressed-out relatives, and I cannot bring myself to a moral condemnation of this anaesthetic violence. We are dealing with a siren alarm emanating from those who are exhausted and from those who can no longer cope.

We know little of how people with dementia and their families feel. Many caring relatives – and these are primarily women – reach the edge of break-downs. There is violence on both sides, there is sacrificing dedication, there is neglect, in other words there is everything that belongs to life. Now and then we can detect the alarm signals that inform us of the helplessness or cluelessness that marks our approach to dementia. Thus the pharmaceutical researcher Gerd Glaeske has worked out that, in Germany, almost 240,000 dementia patients are being incorrectly treated with psychopharmaceuticals (2012). In 2012, throughout Germany almost 360,000 out of 1.1 million dementia patients were treated with antipsychotics. It is nothing but a matter of sedation; it is also bodily harm on a large scale. But those who do this are often, precisely, at the limit of their strength. These data, which speak of pharmaceutical violence, are confirmed by other countries. In the UK, in two cases out of three, drugs are given to dementia patients, which could have been avoided through better care for these patients. And it has been determined throughout the country that nursing homes have for years practiced overmedication with psycho-pharmaceuticals. We have a society that no longer knows how to proceed.

The topic of ›dementia‹ can drive you crazy. The longer I have concerned myself with it, the more I have the impression of having landed in a thorny bush, in which I am caught now, and the deeper I sink into it, the more hopeless my release becomes. I suspect that the dementia *doers* (of which I am surely one) and those affected by dementia tend to live in two worlds that basically have very little connection. The risk is that dementia experts of all kinds celebrate mostly themselves, and are intoxicated by their own involvement, whereas in the everyday life of those affected hardly anything changes.

Perhaps we need the child who stands up in the crowd and, without inhibition, shouts out the truth: »The emperor has no clothes!« The dementia alliances, the dementia weeks, the dementia congresses, the dementia projects: none of them can really distract from the fact that we have nothing and know nothing. For me, a 55 year old man, whom I have met, is the essence of the soul-searing issue of dementia (and his story, or a facsimile thereof, is constantly being repeated in many places). He shares a house with his demented mother. She usually comes in five times every night, wakes him, and says: »Klaus, the meal is ready. Are you coming?« What should he do? There ireally is no good answer to it. He can tie her to the bed, which occurs more often than we are willing to admit. He can fetter her pharmaceutically to the bed, which happens even more often. He can lock her door, or his. Or choose the *ultima ratio*: the nursing home. None of these is a good answer, we know that. And this – so I think sometimes – is perhaps the real secret of dementia. It is that it knocks whatever answers we may have from our hands, we who live in a nearly perfect world of doers. It is the insult that we who maintain space stations, and who have decoded the human genome, can't find an answer to this nerve-wracking insanity of the old. Maybe they, the old, dance in the woods at night and sing as in the Grimm fairytale: »Ha, glad am I that no one knew, that Rumpelstiltskin I am styled«? Dementia is the underground levels of rationality, and while above the Powerpoint presentation on new strategies for dealing with dementia is taking place, directly underneath somebody is smearing the walls of his room with feces.

The dementia-friendly community is a two-sided undertaking. Does it also belong to the line of cheerily produced projects with which the topic of dementia can be made as invisible as possible? Is it a convenient code or label that allows dementia practitioners and theoreticians to do their own thing? Is it the communion wafer that district administrators and mayors wave about, and pretend to heal with it the festering wounds of the communities? The idea of dementia-friendly communities in Germany and, in a rudimentary way, in Austria has spread rapidly. Pleasure over this success is mixed with scepticism caused by the discernible tendencies to turn an undertaking, conceived as defiant or upsetting, into a ›smooth‹ project with which communities could embellish themselves, without any serious efforts to really change something.

Dementia-Friendly Communities: How Did It Start?

It all began for us when the Robert Bosch Foundation invited 70 experts from the fields of research, politics, nursing and medical care to discuss the issue of ›dementia‹ in regular meetings over two years (2004–2006). It was a time when dementia was not yet as present in the public arena as is the case now. There was a growing recognition by then that we in Germany live in an aging society, and that dementia – as it was recongnized through this initiative – would be part of it. Today the perception has changed: Perhaps it is necessary to name our time ›the century of dementia‹. The Foundation's initiative has, without question, shown itself to be far-sighted. The results were varied, but at the center was the recognition that the social side of dementia should receive greater attention (Robert Bosch Stiftung 2007). It had become clear that medicine has (temporarily?) no potential cures to offer, that the fear of dementia on the part of aging people was increasing, that healthcare facilities increasingly had to deal with dementia, and that caring relatives were overburdened. It was also evident that the traditional family care was reaching its limits, that neighborhood assistance was dissipating, and that urbanization and societal change would lead to greater numbers of elderly persons living alone. In short: that the situation of people with dementia would become more difficult.

The initiative's expert workshops were run under the heading of ›Together for a better life with dementia‹. In view of the fact that by then the social side had become more visible, the question then arose of what should be done. What should become of the conclusions of the experts' discussions? After the end of the workshops (on the initiative of the Robert Bosch Foundation) and in collaboration with several practitioners and theoreticians the *Dementia Campaign. Together for a better life with dementia* (*Aktion Demenz. Gemeinsam für ein besseres Leben mit Demenz*) was founded in 2006 as a non-profit association (Rothe et al 2017). The participants assumed that the difficulties of people with dementia and their relatives would be felt first and foremost in the community – and that, under favorable circumstances, it was also there that they would most likely be socially ›cured‹. It is there in the community that the new isolation of the aged is visible; it is there in the community that the disintegration of the family is perceived; it is there that the relatives reach the limit of their capacities; and it is there that the old are who are in the early phases of confusion, living alone, and therefore especially vulnerable. They slide, isolated and frightened, more easily into the next phase of dementia than when they are imbedded in a social context.

This is the reason why the *Dementia Campaign* – inspired by the Scottish Alzheimer Society – designated the concept of the *Dementia-friendly community* as the focus of the work.[1] The campaign succeeded in securing funding

1 Mary Marshall, professor emerita at the University of Stirling, has played an important role in this respect.

from the Robert Bosch Foundation, which made it possible, in three successive calls for tender, to motivate communities to devote themselves to the issue of dementia. The response to the calls for tender was overwhelming – the range of the applications submitted was surprisingly varied, and alternated between small and large initiatives, between volunteer and more professionally run projects, and between care-oriented and more participative proposals. (Concerning the experience with the program and the projects that were authorized and implemented, cf. the following chapter). Besides the projects authorized, the idea of dementia-friendly communities also elicited a strong response in other places; we can say that in Germany the impulse quickly spread beyond the projects authorized. In the Austrian state of Vorarlberg, a Dementia Campaign was soon founded, with which an intense collaboration soon developed. In 2008, a kick-off event of the German Dementia Campaign took place in Esslingen near Stuttgart, which sought, as it turned out to strong resonance, to bring new impetus to the topic of dementia in the German public scene, and was therefore quite successful. It has to be recalled that, as recently as a decade ago, the view of dementia was primarily a medical one, and that a climate of fear and stigmatization clung to the topic of dementia. The event in Esslingen helped to set in motion a change of course.

The special fear that the phenomenon of ›dementia‹ instilled, and continues to trigger, is surely only to be explained against the background of our modern performance society. Ability to perform, autonomy, and individuality are the pillars of the modern self-image. The reference to the social community, to family connections, and to neighborhood ties pales in comparison. Dementia is, therefore, conceivably the greatest threat to *homo modernissimus.* Perhaps we have not achieved more than prompting the communities to reflect on the topic of dementia. The projects that we managed to instigate do not always cause a sensation, but locally they are often consequential. They often originated from the commitment of professionals, whereas we had in mind more of a civic break with the past. Well, perhaps we are not there yet. Of course, as a result we have run the risk that, under the catchword of dementia-friendly communities, it has been more about the optimization of professional practice (clearly outlined by Brandenburg/Brünett 2014: 90–196).

Will the idea fizzle out? Even though it is now being supplemented by an expanded version promoted by the German Federal government – the so-called agenda *Local Alliance for Dementia* (*Lokale Allianz für Demenz*)?

With it, the health-care establishment has appropriated the topic, and thus it has been almost inevitably turned from the civic idea (the ›upheaval‹ or at least the ›new departure‹) into one aspect of health care. This danger has always been present. We have seen how quickly district administrators and mayors have seized on the idea of dementia-friendly communities. They jumped at it because the communities are broke, and yet they are increasingly faced with the issue of dementia. They, too, sensed right away that the dementia-friendly communities are, above all, a new caring device that promised to be cost-neutral. This is understandable, but basically it must be finally grasped that we need a new conviviality: a revolution in social life (Leggewie/Adlofff 2014). To this end, in November 2008 we formulated, in the so-called *Esslingen Appeal* (*Esslinger Aufruf*), five leading themes that, in a way, represent a *Charter of the Dementia Campaign* (*Charta der Aktion Demenz*):

1. *People with dementia are citizens!* Until now, we have treated and cared for people with dementia as patients. This is not enough. Too often we have found it difficult to relate to them as men and women citizens.
2. *People with dementia belong with us!* We can and must do much more to see to it that people with dementia and their families do not withdraw and are not driven into isolation.
3. *People with dementia have rights!* The rights of people with dementia are curtailed in daily life, often for caretaking reasons. We should make sure that these people can continue to do what they are able to do.
4. *People with dementia concern us all!* How we live in old age, how we nurture and look after, and whether or not we share responsibilities and rekindle our social interactions – these are concerns for all of us in our society: the young and old, politics and administration, art and culture, caring relatives as well as nursing professionals, the churches, businesses, trade unions, sports associations, and everyone else who has civic commitments.
5. *People with dementia need our imagination!* We want a communal life in which all have a sense of responsibility for one another. To this end, we shall have to leave well-trodden paths.

As a result, the objectives of the *Dementia Campaign* were, above all, focused on two topical areas:

- Awareness-raising for the issue of dementia, in order to extract it from the dead end of stigmatization, marginalization, and of horror scenarios;

- Practical politics (and politics not only as a matter for professional politicians of either gender) in the community which should primarily concentrate on a new departure for civil society, not conceived as dispensing with the network of professional service providers, but rather keeping in sight that which the paid service providers cannot or can barely do: weaving together a network of outreach and neighborly cooperation.

The agenda included not only the re-discovery of neighborliness in its broadest sense, but also the enrichment of the community with knowledge. The cashier at the scanner in the supermarket was supposed to know that the old lady who fails to pay and shoves her trolley right past the check-out counter is no shop-lifter, but rather the victim of confusion. The policeman, the fireman, the lady bus driver, the woman in the newspaper kiosk, all of them can be more helpful if they know something about the phenomenon of dementia. The difficult situation does not vanish by itself when the bank teller notices that somebody constantly withdraws ten euros. The reaction, however, can be thought through more effectively. (And, by knowledge, we don't mean factual knowledge dispensed in briefings, but rather an awareness, a knowledge of the need for empathy and sensitivity.) It is, on the one hand, the hour of compassion, of empathy, but, on the other, also the hour in which the rights of people with dementia are to be respected. The concept of dementia-friendly communities rests on the notion that is not a matter of trivializing dementia, but much more one of ending its demonization and, in the best sense of the term, of normalizing it.

»It starts with children, as early as nursery school and in the schools where they learn that some people are different, and somehow comical. It may be strange that an old man puts his shoe in the fridge, but it is not threatening. It is a little painful alright when it is your own grandfather, but understanding promotes sympathy. This grandfather belongs just as much as his children and grandchildren, who sometimes are totally irritated by him.« (Rothe et al. 2017: 11)

The respect for people with dementia also requires that we, to begin with, should try to listen to them. We should recognize that it is them who, in awkward situations, are often competent interpreters of their situation. In dealing with the handicapped, the saying is often heard: »Not about us without us.« In dealing with dementia this is sometimes impossible, but the possibilities in this respect have not yet been exhausted. The encouragement should be added here to approach dementia spontaneously, which to this day remains a difficult area. In the dementia-friendly community, once it acquires a period of sustained implementation, nobody is lost or left behind. Somebody keeps going, for example, on bicycle tours, but perhaps he or she does not exactly ride in the lead. The singers in the church choir tolerate it when their no-longer-in-her-prime soprano insists on singing the Hallelujah, even when something entirely different is on the program. They explain it to her patiently. What is decisive is that the dementia-friendly community does not develop as a new version of health care: it should remain in the hands of the citizens. At first glance, this appears hopeless. After all, what works in the communities without money and professionalism? Isn't more and more of the familial and neighborly solidarity replaced by remunerated services every day? Isn't everything more reliable, better and safer in the hands of professional service providers?Yet, the dementia-friendly community has two arguments on its side:

- The remunerated provision of services will never be able to perform and offer all that is needed and desired.
- The perfect provision of services will never be able to offer what people with dementia need the most: that somebody is there for them. As a familiar you. As a human being. As a counterpart.

Theology knows, from analogy to the Bible, an interesting and exciting concept, that of *creatio ex nihilo* (the creation of the world from nothing). The dementia-friendly community wants nothing more and nothing less: it wants to create, from the ruins of a community marked by commerce and competition – and that has become an uninhabitable place – a livable space, livable for all, the workers and the handicapped, the unemployed and the workaholics, the young and the old.

The Humus of the Community – Premises for a Dementia-Friendly Community

The development of the city and of society has led to a state in which life, and that which holds people together, have largely succumbed to decline or disappeared altogether. What still seems to be alive is generally connected to the consumption of goods and services. The department stores and the Pubs and restaurants are full. Otherwise there is the stillness of death; sometimes one could gain the impression that cities are places inhabited by individuals who take their dogs for walks and walk by one another. It is as though the communities are waiting to be brought back to life. This might lead to a turn away from senseless consumption, from the non-culture of the event, to a time of new departures, of encounter and conviviality. Within this consumer monoculture what is now required is to reinvent the cooperative interactions between persons – with participation of people with dementia. The many-faceted communal ›We‹ was formerly an element of the human condition, of the living condition of people in their immediate surroundings. The first person plural is the blossom that emerges from this, in the sense that what is in common is shared. The ›We‹ belongs to the ›commons‹ that characterize the community. Today this communal ›We‹ has been replaced by a statistical ›We‹, which is counted, classified and managed, and could be best typified by the bar chart. This new ›We‹ is hollow; it appears in the speeches of ministerial officials and of managers; it is the object of planning and regulation. The ›We‹ that is mentioned in the dementia-friendly communities is the ›We‹ that consists of living subjects who have not become faceless. To demonstrate most clearly what is meant here let us think about meals. They take place ever more rarely at a common table. The industrial grub that has replaced meals and that is brought by a pizza delivery man feeds the individual who no longer relies on a ›We‹ (Illich quoted in Esteva/Suri Prakash 1997: 52).

The Mexican sociologist and philosopher Gustavo Esteva has described, together with the Indian Madhu Suri Prakash, the life and disappearance of the community. In Mexico, the *comida,* or communal meal, is at the basis of the communal culture. The *comida* disappears where people buy, prepare and cook their food in order to feed the *industrial man*, the individual self. The reanimation of the community begins, according to Esteva and Prakash, where people try to escape from the prison of *industrial food.* Also, where the ›We‹, the common action that is not administratively planned nor sponsored by paid coordinators, takes place. Where people with dementia peel potatoes, not for pedagogical or socio-therapeutic reasons, but rather because they participate in a common task according to their abilities; or simply because they are around. Meals are just one of many possible approaches. It is always a matter of rediscovering oneself, or the rediscovery of survival in the sprawling spaces of communities, stripped of communication. *Urban gardens* are an example of a grassroots civic activity: the collective cultivation of dead spaces. By extension, it is possible to imagine an urban garden that occupies and revitalizes dead areas of communication or interaction. *Gueril-*

la gardening is the attempt to occupy the unused, yet inviting, spaces within the community. The dementia-friendly communities, should they blossom, could stage *guerilla communicating*: the expansion of zones of spontaneous, as opposed to organized, human encounters – areas in which even the crazies could find their place.

Yes, it is a dream. The issue of dementia and the topic of community, however, are precisely crying out for unconventional or not yet imagined answers to the great helplessness or cluelessness. It is a matter of gathering the cultural humus, and to cover the community with a new revitalizing layer on which communality can grow. Why should a self-aware and creative citizenry not be in a position to create the substrate for a spontaneous or non-administrative fullness of meaning, a surprising solidarity, or for more cordial everyday relationships?

Dementia Shines a Light on It: On the Way to a New Conviviality

Yesterday the old man was still weeding his garden, today he is being operated on (actually for something trivial), and tomorrow he will reawaken in a nursing home. This is not a rare occurrence, says the internist from the university hospital. The delirium, which at the start was a temporary consequence of the anaesthesia, quickly becomes dementia in an unfamiliar new setting. The old man no longer recognizes anything, and, furious, disappointed and embittered, he even denies recognizing his visiting daughter: »I don't know who you are.« Stories about dementia are also stories of disappointed hopes, of despair, and of misunderstandings.

I found the following counter-example, told to me by Guenther M., very enlightening. »I saw to it that my mother would be terrorized«, he said. She had returned, confused, from the hospital to the village. It didn't look as though she would ever manage living alone again. So Guenther rang the doorbells and knocked on the doors of all the villagers. He asked each one of them to go by his mother, and to talk to her. And this is what happened, in the nicest sense of the word she didn't have a minute to herself. »I saw to it that she was terrorized by all the neighbors.« And after some time the confusion left her. Now she can cope again on her own. Of course, it doesn't always happen that way. The story, however, provides a few hints. It says that a dense communicative network, the expression of the other, being addressed, serve to reconnect to life. Life stays comprehensible, because it can be grasped. In contrast, the nursing home must remain a contraption, maybe owing to its glass and steel construction. Even if it displays a dementia-friendly, barrier-free architecture: it can never be anything else but an artificial uterus, in which remunerated service providers restructure life – and every affected person knows it. It is, however, possible to imagine that nursing homes do not see themselves as custodial institutions, but rather open their doors to a surrounding community that has itself discovered that it might be interested in those who have been shunted off or are in need of care.

I shall never forget how, many years ago, I visited a farmer from Schleswig-Holstein, a relative, in the Hamburg University Hospital after an operation, how I eventually collected him from there, and how he, first thing and as soon as he stepped outside, he bent over, grabbed a handful of soil, and smelled it – a return to life. Also, a symbol of the past; today we are more likely to reach for the smartphone than for the soil on leaving the hospital. Dementia, however, always seems to me like a special expression of this separation or cutting-off that mark our life. The demented are symbolic figures of a society in which the old social settings have melted away. A growing number of people no longer really have a family or a neighborhood. The normal pattern of existence is being alone, and a lack of direction, because no one remembers how it is possible to age without simply spending time, be it months or years. The frantic traveling that today belongs to old age as ketchup belongs to fries is a desperate attempt to escape the old age imposed on us by the performance society that has descended on us. The number of those who can no longer cope with this modern performance society is growing. And so we may – regardless of whether we lean towards a medical or social, a pharmacological or a nutritional-physiological explanation of dementia – consider dementia in all cases as something like a gerontological burn-out. The setting is easily described: old people are primarily single. If they are lucky, they still have a partner with whom they can quarrel and reconcile. As a rule, they live and are housed alone. In Germany, every second person over 85 lives alone. Family connections have disappeared or are crumbling. Most children live far away, and they are often so busy that they cannot look after the old systematically. Or don't wish to do so. The majority of people with dementia are still cared for by relatives, mainly by women. It is foreseeable, however, that this family care, for various reasons, will fade out.

An examination of our communities makes it clear that they are deserted as far as communications or interactions are concerned. Life stirs in specific settings of large cities, at least on the surface. Communal life is reduced to shopping malls, movie centers, and catering venues. On the occasions of street festivals and Christmas markets, this void that exists among people is brought to the fore. Communal life does not seem to occur anymore. Sometimes one is tempted to think that the old would rather be crazy than leave themselves open to this mad mix of loneliness, shopping and unkindness. The ›demented‹ are the truth of this society. This is because this society aims to destroy connections; it is turning into a conglomerate of isolated individuals, and it cannot gain anything from aging because only youth counts. Whereas the service providers try frantically to perform optimally in order to keep up, those who no longer belong to this group are basically the wrecks who eke out an existence in those communal cracks and gaps of the performance society that have not yet been swept out. That communal life is becoming more inhuman and unbearable is painfully evident among people with dementia, provided one takes the trouble to notice something along these lines through one's calloused soul. Just one example to illustrate the difficulties and the need to re-sensitize ourselves: It reveals clearly the fundamental changes in our daily life. The media and communications expert Heinz Buddemeier juxtaposes the following two images which reveal the changes in our experience of everyday communal life:

»First image: a person goes through a village. The cobblestones echo his steps. From an open window he hears a child's laughter. In the church, an organist rehearses a chorale, which will be sung later by the community. From the last farm, a dog barks at him as he goes by.
Second image: a person is standing at a bus stop. Countless cars go by. They make so much noise that the birds, which are singing and twittering in the tree next to the bus stop, can hardly be heard. In the bus, people are reading or are listening to music through their earphones. The bus stops are announced over a loudspeaker by a recorded voice. At home, the person meets his fellow occupants. He chats with some of them. At this time, background music is heard. Later, they all watch the same TV show.« (Buddemeier 1996: 5, own translation)

Dementia: that is the truth of this society. Somehow, it is uncanny – people with dementia get to the heart of the matter. To my mind, two aspects are at the forefront of the topic: this society in which we live is relentlessly busy destroying the ›We‹, and producing the ›I‹ – the isolated ego that optimizes itself but that nobody any longer needs – from daycare nursery to short-term care. Turn it on its head and see it upside-down, and the people with dementia become the perfecters of this societal goal. Now, right away people will say, yes, it was so but it was not meant to be so. Right. But aren't people with dementia precisely radical individuals who sometimes no longer perceive the others at all? They become then to some extent the indispensable counterweight to the society of (the seemingly) normal. They are, of course, at the same time the victims of this process. They are the desired single – though one with negative early symptoms or omens.

When ministers pay more and more lip service to the ›neighborhood‹, we should become vigilant. The facts of the matter are such that they lead one to conclude the state of the neighborhoods is deplorable. It is great that local sites are discovered, but when a location ends up in the hands of planning bureaucrats, it is done for. However, there is not much left anyway of what used to be a neighborhood. A viable neighborhood is not created from above, but rather from the bottom up. These are not propositions that romanticize the deplorable state of people with dementia. They are, however, propositions that challenge the dominant claim of a rational society that risks seeing in other domains – in feelings or in intuition, for example, which in people with dementia surely play a greater role than we admit to ourselves – only intellectual deficits: the standard deviation.

References

Robert Bosch Stiftung (ed.) (2007), *Gemeinsam für ein besseres Leben mit Demenz*, 7 Volumes, Bern.

Brandenburg, Hermann/Brünett, Matthias (2014), Demenzfreundliche Kommunen in Deutschland und England, *Sozialer Fortschritt*, 8, p. 190–196.

Buddemeier, Heinz (1996), *Das Hören*, Rastatt.

Glaeske, Gerd (2012), Zahlreiche Demenzkranke bekommen zu Unrecht Psychopharmaka. *Deutsches Ärzteblatt*, 109, p. 27–28.

Esteva, Guatavo/Suri Prakash, Madhu (1997), *Grassroots Post-Modernism. Remaking the soil of cultures*, London.

Leggewie, Claus/Adloff, Frank (ed.) (2014), *Les Convivialistes: Das konvivialistische Manifest*, Bielefeld.

Rothe, Verena/Kreutzner, Gabriele/Gronemeyer, Reimer (2017), *Staying in Life. Paving the Way to Dementia-Friendly Communities*, Bielefeld.

Vogt, Hans Friedrich (2017), Demenz als Folge der Therapie, *Deutsches Ärzteblatt*, 114, p. 577–580.

Wahrhaftige Sorge oder künstlicher Umgang mit demenziell veränderten Bürgerinnen und Bürgern

Peter Wißmann

Wie schaut in unserer Gesellschaft des langen Lebens der Umgang mit einer Gruppe von Bürgerinnen und Bürgern aus, deren Leben von kognitiven Beeinträchtigungen gekennzeichnet ist? Ist unsere Sorge (*Care*) eine wahrhaftige Sorge oder eine künstliche und somit also unaufrichtige? Die Diskussion dieser Frage macht sich in der Regel an den Begriffen von Wahrheit und Lüge, von Täuschung, Virtualität und Scheinelementen in der Praxis von Pflege und Begleitung fest.

Wahrhaftigkeit und Tugend

Der Begriff der Wahrhaftigkeit klingt in den heutigen Tagen sicherlich etwas angestaubt und in die Jahre gekommen. Dabei wird ihm doch seit jeher, nicht nur in der Philosophie, große Bedeutung zugesprochen. Wahrhaftigkeit gilt vielen seit Jahrhunderten als Merkmal persönlicher Integrität und als eine bedeutende Tugend, die oftmals mit Ausdrücken wie Ehrlichkeit oder Aufrichtigkeit umschrieben wird. Im Allgemeinen wird unter Wahrhaftigkeit die Liebe zur Wahrheit verstanden:

»Wahrhaftig ist, wer stets die Wahrheit sagt und nicht lügt; wer die Wahrheit stets ausspricht und nichts verschweigt oder verschleiert; wer schließlich in seinem ganzen Verhalten sich selbst und anderen gegenüber sich nicht verstellt und stets mit offenen Karten spielt […] Wahrhaftigkeit entspringt […] dem Fehlen einer Täuschungsabsicht« (Zwenger 2003).

Bedeutende Philosophen wie Aristoteles (384–322 v. Chr.) definieren Wahrhaftigkeit als eine unverzichtbare Tugend. Die geforderte Wahrheitsliebe geht folgerichtig einher mit der Ablehnung der Lüge (vgl. 2000). Ein anderer großer Philosoph, Immanuel Kant (1724–1804), hat zu dieser Frage eine bekanntermaßen sehr rigorose Position bezogen; denn bei der Wahrheit und der Wahrhaftigkeit geht es ihm um nichts Geringeres als um die Würde der Person. Die Lüge widerspricht dem Gebot der Selbstachtung, die Kant mit Blick auf den Menschen als Vernunftwesen für unabdingbar hält. Daher gibt es bei ihm die Pflicht zur unbedingten Wahrhaftigkeit, die keine Ausnahme verträgt oder duldet. Selbst die Notlüge gilt ihm als verwerflich: »[Die Lüge] schadet jederzeit einem anderen, wenn gleich nicht einem andern Menschen, doch der Menschheit überhaupt, indem sie die Rechtsquelle unbrauchbar macht.« (1983 [1797]) Mit Blick auf die Fragestellung dieses Beitrages muss jedoch die Frage gestellt werden, ob der Mensch einen solchen rigorosen Wahrhaftigkeits- und Aufrichtigkeitsanspruch überhaupt erfüllen kann. Ist es immer und in allen Situationen gut, aufrichtig zu sein und die Lüge zu meiden?

Nein, lautet die Antwort des Schweizer Schriftstellers und Staatstheoretikers Benjamin Constant (1767–1830): »Der sittliche Grundsatz: es sei eine Pflicht, die Wahrheit zu sagen, würde, wenn man ihn unbedingt und vereinzelt nähme, jede Gesellschaft zur Unmöglichkeit machen« (1797). Für Constant, aufgrund von dessen Aussagen sich Kant überhaupt erst zur Formulierung seiner rigoros-absoluten Ablehnung der Lüge hatte motivieren lassen, gibt es kein Recht darauf, auch dann absolut wahr zu sprechen, wenn man einem anderen dadurch Schaden zufügt. Das sieht der britische Philosoph und Ethiker Bernard Williams (1929–2003) ebenso. In seinem Buch *Wahrheit und Wahrhaftigkeit* (2003) hat er den Versuch unternommen, den scheinbar verstaubten Begriff der Wahrhaftigkeit für die heutige Zeit zu rehabilitieren. Gleichwohl gibt er in Abgrenzung zu Kant zu bedenken, dass bei aller Notwendigkeit von Aufrichtigkeit im Umgang der Menschen miteinander stets auch die Wirkung von Aussagen auf den Hörer und die konkreten Umstände der Situation zu berücksichtigen sind. Praktisch könne das beispielsweise bedeuten, dass es in einer Bewerbungssituation für eine Frau durchaus sinnvoll sein kann, auf die Frage nach ihren Kinderwünschen nicht völlig offen zu antworten, wenn ihr in diesem Fall absolute Aufrichtigkeit zum Schaden gereichen würde.

Falsch kann es demnach auch sein, einem Todkranken den Ernst seines Zustandes ungeschminkt mitzuteilen, wenn dieser psychisch nicht in der Lage ist, diese Information zu verkraften. Der Philosoph und Pädagoge Otto Friedrich Bollnow (1903–1991) geht noch einen Schritt weiter. Wahrhaftigkeit ist für ihn vor allem eine innere Haltung des Menschen, die das Lügen nicht per se und kategorisch ausschließt. Auch der innerlich wahrhaftige Mensch kann lügen:

»Eine ehrliche Lüge ist etwas anderes als eine Unwahrhaftigkeit. Eine ehrliche Lüge, das bedeutet, daß der Mensch sich nichts darüber vormacht, daß er lügt, daß er weiß, daß er damit etwas Unrechtes tut, und trotzdem die Verantwortung für diese Lüge auf sich nimmt. Die Unwahrhaftigkeit aber setzt da ein, wo der Mensch sich selber etwas vormacht, wo er sich auch sich selbst gegenüber nicht zugibt, daß er lügt, sondern sich die Verhältnisse so zurechtlegt, daß er auch sich selbst gegenüber den Schein der Ehrlichkeit bewahrt.« (Bollnow 1947)

Die ›ehrliche Lüge‹, die Bollnow hier als Begriff einführt, könnte für das Thema dieses Beitrages von Interesse sein. Ähnelt sie nicht dem, was heutzutage als ›therapeutische Lüge‹ diskutiert und von mancher Seite befürwortet wird? – Bis vor kurzer Zeit hätte man mit gutem Grund relativ sicher behaupten können, dass es eine im Detail zwar differenzierte, im Kern aber übereinstimmende gesellschaftliche Haltung zur Frage von Aufrichtigkeit und Unaufrichtigkeit geben würde. Diese hätte dann in etwa so gelautet: Niemand ist in jeder Situation zu absoluter Aufrichtigkeit und Wahrheitsliebe verpflichtet. *Prinzipiell* ist es aber richtig und für das Funktionieren sozialer Beziehungen auch unbedingt notwendig, aufrichtig zu sein und die Lüge zu meiden. Aufrichtigkeit wäre dann weiterhin eine erstrebenswerte Tugend und Erfordernis und Nicht-belogen-zu-Werden etwas, worauf jedermann einen Anspruch hätte. Aktuell erleben wir jedoch eine Erosion dieser Gewissheiten, die unter dem Terminus der postfaktischen Ära diskutiert wird. Unwahrhaftigkeit, Lügen, das Ignorieren von Tatsachen und deren Ersetzung durch ›alternative Fakten‹ sind für bestimmte politische Eliten zu handlungsleitenden Prinzipien geworden. Es ist ihnen gelungen, hierfür in weiten Teilen der Gesellschaft Akzeptanz zu generieren. Offenes, gezieltes und ständiges Lügen und Täuschen scheinen hoffähig, Wahrheit und Aufrichtigkeit zu Ladenhütern degradiert worden zu sein. In diesem Kontext mag eine Debatte um Wahrhaftigkeit im Umgang mit demenziell veränderten Bürgerinnen und Bürgern für eine Luxusdiskussion gehalten werden. Gleichwohl ist sie zu führen.

Bei Personen mit einer demenziellen Veränderung scheinen von jeher Aspekte von Wahrheit und Aufrichtigkeit anders behandelt zu werden als bei anderen Menschen. Für sie scheinen bestimmte Ansprüche, die wir als bisher mehr oder weniger gesellschaftlich akzeptiert bezeichnet haben, nicht (mehr) zu gelten. Die zentralen Fragen, die in diesem Zusammenhang von Bedeutung sind, lauten:

- Ist es zulässig, diese Personen zu belügen und zu täuschen?
- Darf man diese Personen mit virtuellen Angeboten und Scheinelementen beschäftigen oder vielleicht auch nur ruhigstellen?

Lügen und Täuschungen

Wir haben gesehen, dass die Akzeptanz, die die Lüge (nicht nur) in Teilen des zeitgenössischen Politikgeschehens und Diskurses errungen hat, von philosophisch-ethischer Seite kaum goutiert wird. Doch was ist eine Lüge überhaupt? Eine Lüge, so der Philosoph Peter Rippe, liegt dann vor, wenn eine Person etwas anderes sagt oder schreibt, als sie glaubt oder weiß (vgl. 2010). Wenn einer demenziell veränderten Person, die in ein Pflegeheim aufgenommen wird, von den Pflegekräften mitgeteilt wird, es handele sich hierbei nur um einen zeitlich befristeten Kuraufenthalt, haben wir es mit einer Lüge zu tun. Denn die Pflegekräfte wissen ja, dass das Heim keine Kureinrichtung ist und die Person auf Dauer in ihm leben soll; sie sagen also bewusst etwas, von dem sie wissen, dass es nicht zutrifft. Wenn eine Person zum Besuch beim Arzt verleitet werden soll, indem man ihr einen Stadtbummel vorgaukelt, handelt es sich um eine Lüge und um Irreführung. Um Irreführung handelt es sich auch, wenn sogenannte Scheinelemente zum Einsatz kommen oder ganze Schweinwelten inszeniert werden. Laut Duden bedeutet Schein etwas aufgrund einer Täuschung für wirklich Gehaltenes.

In der Altenhilfe, speziell in stationären Pflegeeinrichtungen in der Schweiz, in Deutschland und in einigen anderen Ländern, haben in den zurückliegenden Jahren mancherorts Scheinelemente und Scheinangebote Einzug gehalten. Bekannt sind hier vor allem künstliche Bushaltestellen. Künstlich bzw. nur Schein sind diese, weil sie niemals wirklich von einem Bus angefahren werden, sondern Heimbewohner dazu bringen sollen, sich an ihnen niederzulassen und (auf etwas nie Kommendes) zu warten. Aus der Schweiz hörte man vor einigen Jahren zum ersten Mal von einem virtuellen Bahnabteil in einer stationären Einrichtung. Während man es sich in einem nachgebauten Zugabteil bequem macht, rauschen scheinbar Landschaften und Bahnhöfe an den Fenstern vorbei – tatsächlich werden sie per Video eingespielt. In einer Einrichtung in den Niederlanden hat man einen Pseudostrand in einem Kellerraum eingerichtet. Echter Sand auf dem Boden, Strandkörbe, das Meer als Großwandtapete und Möwenschreie vom Band, während Ventilatoren Wind erzeugen – das sind die Elemente dieser Inszenierung.

Seitdem Scheinelemente und virtuelle Angebote in der Pflege und Betreuung zum Einsatz kommen, werden sie kontrovers diskutiert. Die Befürworter führen in ihrer Argumentation vor allem den Aspekt des Wohlergehens der pflegebedürftigen und demenziell veränderten Personen an. Demnach dienen sowohl Lügen als auch der Einsatz von Scheinelementen dem Ziel, die genannten Personen von Leid zu entlasten und ihnen mehr Wohlbefinden zu ermöglichen. Die Frau, die nicht versteht, warum sie plötzlich ohne ihr Zutun und gegen ihren Willen in einer ihr fremden und unsympathischen Umgebung lebt, würde demzufolge durch die von Pflegekräften vorgebrachte Lüge, sie befände sich nur vorübergehend in einer Kureinrichtung, emotional entlastet und von Leid befreit. Oder die Heimbewohner, die an einer Pseudohaltestelle auf einen nie kommenden Bus warten, werden dadurch in ihrem unruhigen Umherirren unterbrochen und können entspannen. Diese Argumente wirken auf den ersten Blick überzeugend und sollten ernsthaft betrachtet werden. Wenn es um die Linderung von Leid und das Ermöglichen von Wohlbefinden geht – was spricht dann gegen den Einsatz von Scheinelementen, Lügen und Täuschungsstrategien?

Klaus Peter Rippe hat sich entschieden gegen die Argumentation der Befürworter gewandt. Diese würden stets nur auf Pseudovorteile für die Betroffenen verweisen. Diese Vorteile seien zum einen nur behauptet, zum anderen aber stellten sie Täuschungen dar, deren Problematik die Befürworter ignorieren würden (vgl. 2015: 28). Ebenso wie Rippe wenden sich auch andere Experten diesem Täuschungsaspekt zu und untersuchen ihn mit Blick auf seine ethische Zulässigkeit. Die Schweizer Ethikerin Janine Graf-Wäspe führt dabei eine begriffliche Differenzierung in den Diskurs ein. Sie unterscheidet zwischen einer Lüge, einer nur in Kauf genommenen und einer intendierten Irreführung (alle weiteren Ausführungen beziehen sich auf 2016: 5–19). Auch Graf-Wäspe lehnt die Lüge im Umgang mit anderen Menschen ab. In der Praxis würde das bedeuten, dass man zum Beispiel einer alten Dame eben nicht erzählen dürfe, sie befinde sich in einer Kureinrichtung statt in einem Pflegeheim usw. Anders als eine Lüge beurteilt Graf-Wäspe aber die Irreführung. Während die Lüge mit bewussten, unwahren Aussagen täuscht, tut die Irreführung dies im Prinzip auch, aber ohne die Verwendung explizit falscher Informationen. Aus einer utilitaristischen Sicht kann die Irreführung daher nach Auffassung der Schweizer Ethikerin durchaus zulässig sein. Für den Fall nämlich, dass es sich nur um eine in Kauf genommene Irreführung handelt.

Wenn in einem Heim in einer Ecke des Raums zwei Sessel stehen und auf einer Leinwand Landschaften vorüberziehen, dann kann das dazu führen, dass einzelne Bewohner glauben, in einem realen Zug zu sitzen. Wenn diese Illusion aber nicht gezielt herbeigeführt werden soll – also intendiert ist –, kann das Pseudobahnabteil zulässig sein. Die meisten Bewohner, die sich dort niederlassen, werden sich – so die Vermutung oder Voraussetzung – darüber im Klaren sein, dass es sich hier nur um eine Inszenierung handelt. Im besten Fall wird schon durch die konkrete Ausgestaltung des scheinbaren Bahnabteils oder der Pseudohaltestelle die Inszenierung deutlich. Ein einzelnes Haltestellenschild an der Wand des Heimflurs mit zwei Plastikstühlen davor vermag vermutlich kaum die Illusion einer realen Haltestelle zu erzeugen (es ergibt sich dann allerdings auch die Frage, wozu es seiner überhaupt bedarf). Eine intendierte Täuschung kann nach Graf-Wäspe vor allem an der Detailtreue des jeweiligen Pseudoelements identifiziert werden.

Wird beispielsweise ein Bahnabteil (oder ein Teil davon) möglichst realistisch nachgestaltet, unterstützt eine Betreuungskraft durch ihre Äußerungen die Illusion des Bahnfahrens oder werden echt klingende Haltestellenansagen von einem Band eingespielt, dann darf man getrost davon ausgehen, dass eine Täuschung beabsichtigt wird. Und eine solche intendierte Täuschung ist für Graf-Wäspe nicht akzeptabel – außer in Ausnahmefällen. Und solche Ausnahmefälle zeichnen sich durch das Ziel aus, Not und Leid zu mindern. Eine Täuschung, die allein der Vermehrung von Freude oder einer entspannenden Alltagsgestaltung dienen soll, wird eine klare Absage erteilt. Bezogen auf unsere Beispiele bedeutet das: Ein Zugabteil, das möglichst authentisch nachgebildet wird und das den Bewohnern einzig und allein Freude machen soll, wäre danach unzulässig. Eine fiktive Bushaltestelle, die nachweislich Not und Leid von Bewohnern mindert, könnte hingegen prinzipiell erlaubt sein. Für Graf-Wäspe reicht es jedoch nicht aus, eine Leid- und Stressverringerung schlicht zu unterstellen. Sie müssten wissenschaftlich belegt werden, was noch nirgendwo geschehen sei. Doch selbst, wenn in einem konkreten Fall tatsächlich eine Leidreduzierung nachweisbar wäre, müsste dennoch geprüft werden, ob diese nicht auch durch andere, nicht auf Täuschung beruhende Maßnahmen erzielt werden könnte.

Auch Klaus Peter Rippe kommt zu einer differenzierten Einschätzung von Lügen und Scheinelementen. Diese müssen nicht immer und absolut falsch sein. In den Mittelpunkt seiner Überlegungen stellt Rippe die Person, die belogen wird, und die Beziehung zwischen ihr und den anderen Menschen, die Pflegenden, die Angehörigen und die anderen Kümmerer. Unbestritten ist, dass der Beziehungsaspekt insbesondere für den Bereich der Pflege und der Betreuung von zentraler Bedeutung ist. Rippe betrachtet Lügen und vorsätzliche Täuschung als äußerst zweischneidige Schwerter. Sie können durchaus in speziellen Situationen dazu beitragen, eine Notsituation zu entschärfen und Leid zu verringern. Doch es gibt eine gefährliche Kehrseite:

Sie können auch einen fatalen Vertrauensbruch zum Ergebnis haben. Weil in der pflegerischen Begegnung die Beziehungsgestaltung das zentrale Element darstellt (oder darstellen sollte), wäre ein solcher Vertrauensbruch katastrophal. Wenn Rippe also vorsätzliche Täuschung und Lügen für bestimmte Situationen nicht pauschal ausschließt, muss er die Hürde für deren Einsatz sehr hoch legen. Konkret: Die Lüge oder das Scheinelement ist für ihn nur dann zulässig, wenn ohne sie oder ohne es eine freiheitseinschränkende Maßnahme die Alternative für die betroffene Person wäre (vgl. 2010: 4). Freiheitseinschränkende Maßnahmen stellen einen erheblichen Eingriff in das Selbstbestimmungsrecht der betroffenen Person dar. Wenn ein solch erheblicher Eingriff durch eine im Vergleich dazu moderate Täuschungsmaßnahme verhindert werden könne, dann sollte sie angewendet werden dürfen.

Lässt sich ein desorientierter Heimbewohner scheinbar durch nichts davon abhalten, das Haus zu verlassen und eine stark befahrene Straße zu überqueren, dann wäre es zulässig, ihn durch eine Lüge davon abzuhalten zu versuchen, zum Beispiel zu sagen: ›Ihre Tochter kommt jetzt gleich und möchte sie besuchen.‹ Wenn die Person nämlich hochgradig verwirrt und nicht in der Lage wäre, die Situation des Straßenverkehrs adäquat einzuschätzen, könnte die Pflegekraft andernfalls ja genötigt sein, sie körperlich am Verlassen des Hauses zu hindern. Ihr aber in einer anderen Situation zu erzählen, ihre (längst verstorbene) Tochter käme bald, weil man glaubt, sie dadurch emotional entlasten zu können, wäre unzulässig. Denn die Alternative bestünde in diesem Fall nicht in einer unvermeidlichen freiheitseinschränkenden Maßnahme. Und weiter: Aber auch beim ersten Beispiel bliebe die Frage zu stellen, ob es keine Alternative zu der freiheitseinschränkenden Maßnahme, aber auch zu der verwendeten Lüge gibt. So könnte die Pflegekraft die Person gegebenenfalls auch begleiten und anschließend sicher zurückbringen. Rippe formuliert also mit Blick auf den Einsatz von Lügen und Täuschungsmaßnahmen hohe Hürden. Die üblichen Rechtfertigungen bei fiktiven Zugabteilen, Paro-Robben oder gar sogenannten Demenzdörfern führen aus seiner Sicht in die Irre, weil sie sich darauf beschränken, mit dem Wohlergehen und der Zufriedenheit der jeweiligen Bewohner zu argumentieren. Weder trifft es zu, dass eine Selbstschädigung der Menschen droht, die nur durch die entsprechenden Scheinelemente verhindert werden kann, noch ist es richtig, dass das intendierte Wohlbefinden einzig und allein durch Scheinelemente erreicht werden kann.

Wie wir gesehen haben, werden Lügen und Täuschungsmaßnahmen in der Regel damit begründet, dass man der Person Leid ersparen will. Die Wahrheit würde für sie Leid bedeuten, die Lüge – für die man sogar den Begriff der *therapeutischen Lüge* geschaffen hat – könne hingegen Leid verhindern, wäre dem anderen daher also dienlich. Mit demselben Argument begründet nun aber oftmals auch ein untreuer Ehemann die Tatsache, dass er zum Teil über viele Jahre seiner Frau die Beziehung zu einer anderen Frau verschweigt und ihr Tag für Tag etwas vortäuscht. Denn das Wissen darum, so sein Argument, würde bei ihr doch nur großes Leid erzeugen, dieses wolle er ihr aber ersparen. Ein solches Argument wird im Falle des untreuen Ehemanns vermutlich nur bei wenigen Menschen und wohl nicht einmal bei betrogenen Ehefrauen Akzeptanz finden, sondern als unmoralisch, respektlos und entmündigend zurückgewiesen werden. Warum aber wird ein Belogen- und Getäuscht-Werden, wenn es um Menschen mit eingeschränkter kognitiver Fähigkeit geht, von vielen Menschen nicht ebenfalls als entwürdigend und respektlos, sondern als hilfreich und legitim betrachtet? Die betrogene Ehefrau ernst zu nehmen und zu respektieren bedeutet auch, ihr nicht durch Lügen und Unaufrichtigkeit Leid ersparen zu wollen. Denn Leid ist manchmal unvermeidlich und wird fast immer der Entwürdigung durch ein Belogen-Werden vorgezogen werden. Doch wird es vermutlich in den wenigsten Fällen ehelicher oder sexueller Untreue, bei denen zum Mittel der Lüge gegriffen wird, tatsächlich um das Motiv der Leidvermeidung gehen, sondern eher um die Feigheit des Betrügenden und um seine Bequemlichkeit. Bei Menschen mit demenzieller Veränderung ist das vermutlich nicht anders. Es ist fast immer bequemer, zu Unwahrheiten zu greifen, als sich dem Leid des anderen zu stellen und nach alternativen Wegen zu suchen, mit ihm umzugehen.

Kritische Stimmen

Die Kritik, wie sie von Ethikern wie Janine Graf-Wäspe und Klaus Peter Rippe vorgebracht wird, wird auch von vielen Experten aus der Pflegepraxis geteilt. So hält es beispielsweise der langjährige Leiter des Hauses Sonnweid in der Schweiz, Michael Schmieder, für würdelos und auch unnötig, pflegerische Beziehungen auf Lügen aufzubauen. Dies genau geschieht aber seiner Meinung nach bei Scheinelementen wie den bisher genannten (vgl. 2014). Auch der Medizinische Dienst des Spitzenverbandes der Krankenkassen hatte bereits 2009 Kritik an Elementen wie fiktiven Bushaltestellen geäußert. Demenzbetroffene würden bei deren Einsatz nicht ernst genommen, und es sei zudem gefährlich, in das Wahnerleben der Personen einzusteigen, weil man es damit sogar verstärken könne (vgl. MDS 2009). Immer wieder geht es bei den kritischen Einwänden um die Gefahren für die Beziehung zu Menschen mit Demenz. Auch diejenigen, die unter gewissen Umständen den Einsatz von Scheinelementen befürworten, formulieren für diesen eine spezielle Bedingung. Stellvertretend sei an dieser Stelle das Votum von 14 Demenzbetroffenen angeführt, die sich im Rahmen einer qualitativen Studie zu dieser Frage geäußert haben. Als unabdingbare Voraussetzung für den Einsatz von Scheinelementen formulierten sie, dass die Betroffenen auf gar keinen Fall erkennen dürften, dass sie getäuscht werden (vgl. Day u. a. 2011).

Das hat einen guten Grund. Entlarvte Lügen üben einen stark negativen Einfluss auf das Selbstbild der Person aus. Und es wäre ein Irrtum zu glauben, Menschen mit Demenz würden eine ausgesprochene Lüge schnell vergessen. Die Vorstellung, dass Demenzbetroffene zwar emotional sensibel seien, aber negative Erlebnisse aufgrund kognitiver Einschränkung rasch vergessen würden, führt in der Praxis oft dazu, dass man meint, auch respektlose Dinge sagen oder tun zu können, ohne dass dies zu schädlichen Konsequenzen führen würde. Reaktionen, die Demenzbetroffene beim Sichtbarwerden von Lügen und Täuschungen zeigen, können uns nach Klaus Peter Rippe Aufschluss darüber geben, wie diese selbst solche Verhaltensweisen beurteilen. Diese Reaktionen seien nämlich identisch mit denen aller anderen Menschen. So werden beispielsweise Gefühle von Wut und Gekränktheit zum Ausdruck gebracht. Das bedeutet aber nichts anderes als: Niemand möchte belogen und getäuscht werden.

Dass fast alle Befürworter von Täuschungsstrategien die Unaufdeckbarkeit der Täuschung durch die Getäuschten als unabdingbar fordern, weist auf einen heiklen Punkt hin, der derartige Strategien ins Zwielicht rückt. Denn worin gründet die Sicherheit, dass die Täuschung funktioniert? Der Altenpfleger und Theologe Christian Müller-Hergl sagt, dass die Befürworter ein zu starres Bild vom Verlust der gemeinsamen Wirklichkeit mit Blick auf Demenzbetroffene haben. In diesem Zusammenhang spricht er vom fluktuierenden Bewusstsein und Zeithorizont bei den betroffenen Menschen (vgl. 2014). Damit stimmt er mit dem Schweizer Gerontopsychiater Christoph Held überein. Für diesen stellen nicht Gedächtnisverluste oder Störungen von Orientierung und Sprache das Kernproblem einer Demenz dar, sondern die Veränderungen im Selbsterleben der Betroffenen. Diese nennt er dissoziatives Erleben. Gemeint ist damit der Verlust der zentralen Kontrolle über die eigenen Handlungen. Es kommt zu einer Art ›Filmriss‹ im eigenen Gedankenstrom, und die Betroffenen verlieren für Momente oder für längere Zeit das natürliche Gefühl: Ich bin es, der etwas denkt, empfindet oder handelt. Der ›Überblick über sich selbst‹ geht verloren (vgl. 2013). Und das hat für Christoph Held Konsequenzen mit Blick auf Strategien und Umgangsweisen, die wir als Lügen und Täuschung bezeichnet haben. Denn Menschen mit dissoziativem Selbsterleben nehmen auf getrennten Kanälen viel mehr wahr als das, was sie zum Ausdruck bringen können. Sie sind bezüglich Vorgaukeln und Lügen deutlich sensibler als andere Menschen.

Nicht vergessen werden darf laut Christoph Held, »dass Demenz kein gleichbleibender neuropsychologischer Zustand ist […]. Kognitive Fehl- und Höchstleistungen wechseln sich permanent ab« (vgl. 2012). Wenn das zutrifft, dann sind alle Vorgaukelstrategien mehr als fragwürdig. Leicht kann es dann nämlich geschehen, dass Personen durch Scheinweltaktivitäten in ihrem Erleben stark verunsichert werden oder dass sie diese in bestimmten Situationen als Betrogen-Werden, als Ausdruck eines Nicht-ernst-genommen-Werdens und als Respektlosigkeit empfinden. Noch einmal Christoph Held: »Mich stört das Menschenbild dahinter. Es zeugt von Respektlosigkeit« (ebd.). Und es kann das Fundament der Beziehung zu anderen Menschen massiv oder gar irrreversibel zerstören. Richard Taylor, 2015 verstorbener Alzheimerbetroffener, hat es so ausgedrückt:

> »Jede Person mit einer Demenz weiß, dass sie von Menschen angelogen wird. Daraufhin denken wir, wer es einmal getan hat, wird uns auch bei diesem oder jenem belügen. Menschen lügen, um Auseinandersetzungen und Streit zu vermeiden. Ich denke also, es wäre klug, die Wahrheit vor demenzkranken Menschen auszubreiten und sie wählen zu lassen, ob sie sie annehmen« (Taylor 2009: 16).

Exkurs: Demenzdörfer

Wenn von Scheinelementen und Täuschungsstrategien die Rede ist, geraten schnell sogenannte Demenzdörfer in den Fokus der Betrachtung. Befürworter betonen auch hier die hohe Lebensqualität, die diese den dort lebenden Bewohnerinnen und Bewohnern bieten würden. Um noch einmal mit Klaus Peter Rippe zu argumentieren: Der Aspekt der Täuschung wird dabei fast immer komplett ausgeblendet. Und die Täuschung beginnt bereits bei der euphemistischen bzw. völlig unzutreffenden Bezeichnung ›Dorf‹, die in diesem Fall für nichts anderes als für große stationäre Pflegeeinrichtungen steht.

Kritisch betrachtet werden muss auch, dass zur Untermauerung des behaupteten einzigartigen Charakters dieses Einrichtungstyps häufig Elemente benannt werden, die keineswegs ein Spezifikum der ›Dörfer‹ darstellen. Beispielsweise sind das Leben und die Betreuung in kleinteiligen Wohngruppen sowie die Alltagsbegleitung der Bewohnerinnen und Bewohner seit vielen Jahren in einer Reihe von herkömmlichen stationären Pflegeeinrichtungen Praxis. Was hingegen eine größere Rolle im Konzept der ›Dörfer‹ spielt, sind Scheinelemente wie künstliche Einkaufsläden, mit denen demenziell veränderten Menschen Normalität vorgespielt werden soll. Kritiker sehen darin vor allem die Gefahr, dass durch die Installierung von Scheinelementen erst gar nicht mehr versucht wird, das Leben im Heim stärker mit den Gegebenheiten des Umfeldes und der ›Normalität‹ zu verknüpfen. Stattdessen würden Parallelwelten geschaffen wie Einkaufengehen im inszenierten Laden statt im ›normalen‹ Geschäft oder auf dem Wochenmarkt des Ortes (vgl. Wißmann 2015a: 54f.).

Es ist kaum zu erwarten, dass sogenannte Demenzdörfer sich im größeren Maßstab im deutschsprachigen Raum durchsetzen werden, schon deshalb nicht, weil derartige Großinstitutionen enorme Flächen und logistischen Aufwand benötigen. Gleichwohl sind sie weiterhin Ziel der Kritik, weil in ihnen die Frage nach wahrhaftiger Sorge versus künstlichem Umgang mit Menschen mit Demenz wie unter einem Brennglas fokussiert zu sein scheint:

> »Es geht in der Diskussion nicht um eine einzelne Einrichtung. ›Demenzdörfer‹ werden aber von interessierter Seite – Investoren, potenzielle Betreiber, Architekten, Träger stationärer Einrichtungen u. a. – ausdrücklich als ein Modell propagiert und anempfohlen, das eine Antwort auf die demografische Herausforderung und die wachsende Zahl der Menschen mit kognitiven Beeinträchtigungen darstellen soll. Solch ein Modell muss jedoch […] klar abgelehnt werden« (ebd. 54).

Denn dieses Modell steht nicht allein für die Legitimierung täuschungsbasierter Strategien, sondern auch für ein Mehr an Exklusion von Menschen mit kognitiven Beeinträchtigungen. So haben Beschäftigte aus dem sogenannten Demenzdorf in Hogeweyk diese Einrichtung mit einer Theaterbühne und ihr Tun als das von Schauspielern bezeichnet. Wenn man bedenkt, dass es sich beim Pflegeberuf um eine Humandienstleistung handelt, in deren Zentrum die Beziehungsgestaltung steht (oder stehen sollte) und Begriffe wie Authentizität eine große Rolle spielen, muten solche Äußerungen befremdlich an. Passen Authentizität und Beziehungsgestaltung zu einer Schauspielerrolle?

Begleiter oder Schauspieler?

Im Diskurs über Täuschungsstrategien und den Einsatz von Scheinelementen wird, wie wir gesehen haben, mit dem Wohlbefinden der demenziell veränderten Menschen argumentiert, doch kaum jemand macht sich die Mühe, den Blick über die Getäuschten hinaus auf die Täuschenden zu richten. Gemeint sind die beruflich, familiär oder auch ehrenamtlich Pflegenden. Wie wirkt es sich auf sie aus, wenn sie in ihrer Praxis regelmäßig in Täuschungsstrategien und in die Inszenierung virtueller Situationen und Angebote eingebunden sind? Mit dieser Frage haben sich vor einiger Zeit Team und Kuratorium der *Demenz Support Stuttgart* auseinandergesetzt. Der Sympathie, die manche Pflegende täuschungsorientierten Interventionen und virtuellen Angeboten entgegenbringen, wird dabei durchaus Verständnis gezollt. Angesicht schwieriger Rahmenbedingungen der Arbeit (Personalmangel, zeitlich enge Taktungen usw.) und aus Respekt vor dem Bedürfnis nach Sicherheit und Orientierung im herausfordernden Alltag der Demenzpflege ist es nachvollziehbar, wenn das Versprechen von Entlastung, welches in Täuschungskonzepten enthalten ist, Anklang findet.

Gleichwohl kommen die Autorinnen und Autoren der Stellungnahme zu einem kritischen Fazit (vgl. Demenz Support Stuttgart o.J.). Befürchtet wird, dass sich durch eine intensive Täuschungspraxis die Beziehung zu den betreuten und begleiteten Personen im Sinne einer Verdinglichung verändert: Das Verhältnis zu einer Person entwickelt sich immer mehr zu einem Objektverhältnis. Die Person wird immer stärker als ›anders‹, als ›abweichend‹ gesetzt, der Umgang mit ihr aus den ansonsten geltenden Normen herausgenommen. Wer täglich eine Art Spezialkommunikation praktiziert, virtuelle Situationen inszeniert und sich Täuschungstechniken bedient, wird dies über kurz oder lang mit Blick auf die als ›anders‹ markierte Person für völlig ›normal‹ und legitim halten. An die Stelle der im Pflegekontext stetig postulierten Augenhöhe, Aufrichtigkeit und Echtheit in der Interaktion und Begegnung wird dann ein Sonderblick auf dieses Gegenüber treten. Damit droht die Gefahr, dass manipulative Techniken zum Standard werden:

> »Zu befürchten steht, dass das Ziel eines am Prinzip der Normalität orientierten Alltags für Menschen mit Demenz verloren geht und einer fortschreitenden Therapeutisierung des Umgangs wie des Alltags weiter Auftrieb gegeben wird. Dies alles verändert letztendlich auch die Person des/der Pflegenden – und zwar in eine Richtung, wie er/sie es sich auf dem Hintergrund des eigenen Berufsverständnisses wohl nicht vorgestellt hat« (ebd.: 5).

Der Wahrhaftigkeitsdiskurs und die Diskussion um Täuschungsstrategien kann in einem weiteren Schritt von der Ebene des Umgangs zwischen Personen – den getäuschten demenziell veränderten Menschen und den sich der Täuschung bedienenden Kümmerern – auf die übergeordnete Ebene des gesellschaftlichen Umgangs mit dem Phänomen der sogenannten Demenz übertragen werden. Auch hier müssen Unaufrichtigkeit und Täuschung konstatiert werden. So ist es unaufrichtig, wenn den von demenziellen Veränderungen betroffenen Menschen sowie der Öffentlichkeit permanent einzureden versucht wird, das Phänomen kognitiver Beeinträchtigungen, vor allem im Alter, sei eine vorübergehende Erscheinung, die mit den Mitteln der Medizin und der Wissenschaft über kurz oder lang zu besiegen sei. Mit Blick auf die jahrzehntelange Geschichte des Scheiterns der Alzheimerforschung und ihrer Versprechen würde Aufrichtigkeit in diesem Kontext bedeuten, die dauerhafte Existenz dieses Phänomens als Begleiterscheinung der Gesellschaft des langen Lebens anzuerkennen und den Menschen einen Rahmen anzubieten, der eine Akzeptanz, Annahme und aktive Auseinandersetzung mit seinen Beeinträchtigungen ermöglicht – und nicht Angst, Abwehr und Verleugnung erzeugt.

Im Kontext von Täuschung und fehlender Wahrhaftigkeit ist auch die weitverbreitete Praxis in der Altenhilfe und Pflege zu betrachten, die konzeptionell Normalität propagiert, Menschen mit demenzieller Beeinträchtigung diese Normalität aber verweigert, indem ihr Leben rundum in einen therapeutischen Rahmen gesetzt und therapeutischen Zielsetzungen unterworfen wird. Normalität würde beispielsweise bedeuten: Natur genießen, mit Tieren interagieren, Spaß haben oder seiner Lust an der Bewegung nachgehen zu können. Bei Vorliegen einer demenziellen Beeinträchtigung wird daraus jedoch Gartentherapie, tiergestützte Therapie bzw. Humortherapie gemacht. Sogar Bewegungsaktivitäten müssen sich therapeutisch legitimieren, sprich: kognitive und andere Funktionsverbesserungen in Aussicht stellen (vgl. Wißmann 2015b).

Fazit

Menschen mit Demenz in die Mitte der Gesellschaft zu holen und am Leben der Gemeinschaft teilhaben zu lassen sind Zielsetzungen, die seit geraumer Zeit breite Zustimmung finden. Die Praxis zeigt jedoch, dass in der Realität selten gesellschaftliche Inklusion stattfindet, es wird vielmehr kontinuierlich an einer Parallelwelt voller spezieller Angebote gebaut, die Menschen mit kognitiver Behinderung eher von der Gesellschaft fernhält. Aufrichtigkeit würde bedeuten, die propagierten Leitsätze von Normalität und Teilhabe ernst zu nehmen, Menschen Begegnungsmöglichkeiten in der Gesellschaft zu ermöglichen, Menschen nicht in Spezialangeboten auszugrenzen und quasi aus dem Fokus der Öffentlichkeit herauszunehmen. Das schließt selbstverständlich auch die Existenz von Schutzräumen für diejenigen Menschen, die aufgrund ihrer Beeinträchtigung solcher Schutzräume bedürfen, nicht aus. Doch wirkt in der Praxis ein nicht weiter hinterfragter Automatismus, der generell auf Spezialisierung und Separierung setzt und der das Gegenteil der proklamierten Ziele bedeutet. Unaufrichtig ist, wenn offiziell Teilhabe und Inklusion als Leitideen propagiert werden, sie in Wirklichkeit aber weitgehend verwehrt werden. Menschen mit demenzieller Beeinträchtigung sind fast vollständig aus dem Inklusions- und Teilhabediskurs und aus dem entsprechenden politischen Handeln ausgeschlossen. Eine demenzielle Behinderung wird weiterhin fast durchweg den Sphären von Pflege und Pflegebedürftigkeit zugeordnet. Teilhabe und Inklusion scheinen einer anderen Wirklichkeit anzugehören.

Aktuell sind wir von einer wahrhaftigen Interaktion und Art des Umgangs mit demenziell veränderten Bürgerinnen und Bürgern nicht nur deutlich entfernt, sondern es droht sogar die Gefahr, dass künstliche Umgangsformen, die sich gezielt verschiedener Täuschungsstrategien bedienen, immer stärker Akzeptanz finden und von interessierter Seite durch Verweise auf das Wohlbefinden der Betroffenen zu legitimieren versucht werden. Die Folgen einer solchen Entwicklung hätten jedoch sowohl für die Menschen mit Beeinträchtigung als auch für die Pflegenden und anderen Kümmerer als auch für die ganze Gesellschaft weitreichende Konsequenzen.

Literatur

Aristoteles (2000), *Nikomachische Ethik*, München.

Bollnow, Otto Friedrich (1947), Wahrhaftigkeit, *Die Sammlung*, Jg. 2, H. 5/6, S. 234–245 5, zitiert nach: http://www.otto-friedrich-bollnow.de/getmedia.php/_media/ofbg/201504/824v0-orig.pdf

Constant, Benjamin (1797), Von den politischen Gegenwirkungen, in: Karl Friedrich Cramer (Hg.), *Frankreich im Jahr 1797. Aus den Briefen deutscher Männer in Paris*, Bd. 2, 6. Stück, Nr. 1, Altona, S. 123–127.

Day, Anna M./James, Ian A./Meyer, Homas D./Lee, David R. (2011), Do people with dementia find lies and deception in dementia care acceptable? *Aging Ment Health*, Jg. 15, H. 7, S. 822–829.

Demenz Support Stuttgart (o.J), *Virtuelle Welten und Alltagswelt*. Online verfügbar unter: http://www.demenz-support.de/Repository/Stellungnahme_Virtuelle_Welten_Dess_und_Kuratorium.pdf

Graf-Wäspe, Janine (2016), The Real Truman Show? Über die Legitimität von Scheinelementen in der Betreuung von Menschen mit Demenz, *Ethik in der Medizin*, Jg. 28, H. 1, S. 5–19.

Held, Christoph (2012), Demenzkranke nicht täuschen, *NZZ*. Online verfügbar unter: http://www.nzz.ch/aktuell/zuerich/uebersicht/demenz-krankheit-zuerich-1.17298672

Held, Christoph (2013), *Was ist »gute« Demenzpflege. Demenz als dissoziatives Erleben – Ein Praxis-handbuch für Pflegende*, Bern.

Kant, Immanuel (1983 [1797]), Über ein vermeintes Recht aus Menschenliebe zu lügen, in: Ders., *Werke in sechs Bänden*, Bd. 6: *Schriften zur Ethik und Religionsphilosophie*, hg. von Wilhelm Weischedel, Darmstadt, S. 637–643.

MDS (2009), Medizinischer Dienst des Spitzenverbandes Bund der Krankenkassen e.V. (Hg.), *Grundsatzstellungnahme Pflege und Betreuung von Menschen mit Demenz in stationären Einrichtungen*, Köln.

Müller-Hergl, Christian (2014), *Wahrheit und Wahrhaftigkeit. Reflexionen zum therapeutischen Lügen*. Online verfügbar unter: http://www.careum-weiterbildung.ch/angebot/pdf/tagung_2014-04-24_mueller-hergl.pdf

Rippe, Klaus Peter (2010), Richtig Lügen?! Zum Umgang mit Lügen im Pflegealltag, *ProAlter*,, S. 2–6.

Rippe, Klaus Peter (2015), Es fährt ein Zug nach nirgendwo, *ProAlter*, 9/10, S. 28–31.

Schmieder, Michael (2014), Die sind nicht bescheuert! *Der Spiegel*, H. 11. Online verfügbar unter: http://www.spiegel.de/spiegel/print/d-125443824.html

Taylor, Richard (2009), Ich spüre, wenn man mich anlügt. Interview mit Richard Taylor, Autor, Demenzbetroffener und Aktivist, *Pflegen: Demenz*, H. 11, S. 15–18.

Williams, Bernard (2003), *Wahrheit und Wahrhaftigkeit*, Frankfurt/M.

Wißmann, Peter (2015a), Ein Dorf ist ein Dorf ist kein Dorf, *demenz. Das Magazin*, H. 27/28, S. 54–55.

Wißmann, Peter (2015b), *Nebelwelten. Abwege und Selbstbetrug in der Demenz-Szene*, Frankfurt/M.

Zwenger, Thomas (2003), *Wahrhaftigkeit*. Online verfügbar unter: http://www.philosophie-woerterbuch.de/online-woerterbuch

24-Stundenpflege: Wenn sich europäische Wohlfahrtsstaaten globale Dienstboten halten

Marianne Egger de Campo

Vertikal versus horizontal

Der Titel und die Hauptaussage dieses Beitrags stehen in gewisser Hinsicht orthogonal zum Titel des Bandes *Kulturen der Sorge*. – Was ist damit gemeint? Die kulturwissenschaftliche Perspektive in der Alternsforschung betont für mich mit dem Begriff Sorge-*Kultur* die Gleichwertigkeit unterschiedlicher *Care*-Arrangements. Dadurch werden auf einer horizontalen Dimension Unterschiede in den Vordergrund gestellt, und die verschiedenen Varianten der Pflege und Versorgung alter Menschen als Ausdruck verschiedener Mentalitäten und Traditionen betrachtet, was einen kulturrelativistischen Akzent setzt. Mein Forschungsansatz nimmt dagegen die vertikale Dimension von Herrschaftsverhältnissen in den Blick. Ich zeige, dass die Verschiedenartigkeit der Sorgekulturen wesentlich von Herrschaftsverhältnissen geprägt ist, die sich etwa in der Beziehung zwischen Gepflegtem und Pflegendem ausmachen lassen, die sich aber auch innerhalb der Population der zu Pflegenden zeigen; denn nicht jeder Haushalt hat die Ressourcen für eine im Haushalt lebende *Care*-Arbeiterin aus Osteuropa.

Der folgende Beitrag betrachtet Pflege- und Betreuungsarrangements, die in den letzten 25 Jahren in Deutschland, Österreich, der Schweiz und Italien gehäuft auftreten – und in Österreich immerhin aktuell etwa 5 Prozent der Pflegebedürftigen betreffen dürften: die Rund-um-die-Uhr-Betreuung von alten, gebrechlichen Menschen durch osteuropäische Frauen. Dieses Arrangement scheint das Problem unserer gealterten Gesellschaft zu lösen, dass nämlich die Anforderungen unserer Erwerbsarbeit zunehmend diejenige Arbeit, die in der und für die Familie unbezahlt geleistet wird, erschweren. Daher bietet für viele Familien der oberen Mittelschicht eine im Haushalt des gebrechlichen, alten Menschen lebende Pflegerin eine leistbare und komfortable Alternative zur institutionellen Pflege. Wie gängig und weitverbreitet dieses *Care*-Arrangement in Österreich mittlerweile ist, zeigt der Umstand, dass Postwurfsendungen in einer Großstadt für das schönere und leichtere

Leben in den eigenen vier Wänden im Alter werben, was sich mithilfe einer slowakischen Personenbetreuerin verwirklichen lässt (Abb. 1). Ähnlich wie die Postwurfsendungen für die diversen Essenszusteller von Pizza bis Sushi verheißt das slowakische Unternehmen hier, menschliche Bedürfnisse billig und bequem vor Ort in Österreich zu erfüllen.

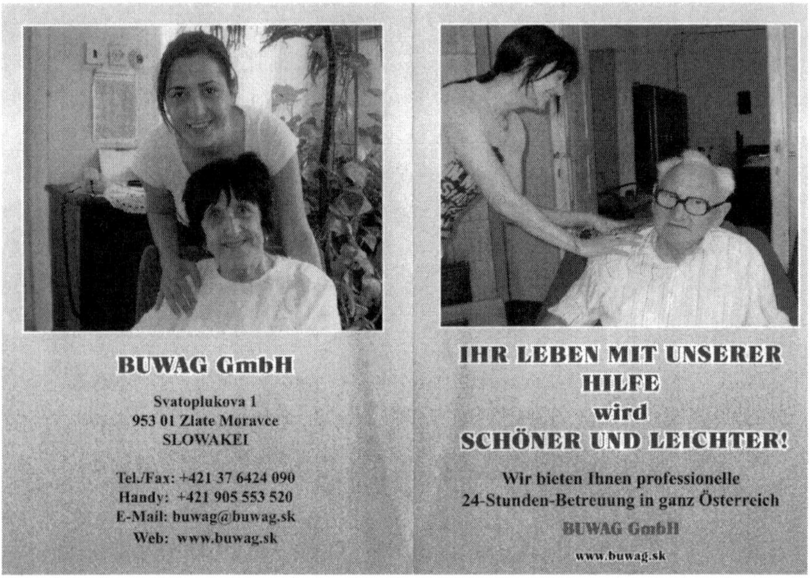

Abbildung 1: Postwurfsendung der slowakischen BUWAG GmbH an einen österreichischen Haushalt 2010.

Quelle: BUWAG 2010

Die amerikanische Politikwissenschaftlerin Joan Tronto befasste sich 2010 mit der von ihr diagnostizierten Wiederkehr des Phänomens von Dienstboten in Europa und den USA des späten 20. Jahrhunderts und lotete die Implikationen dieser Arbeitsverhältnisse für unsere Demokratie aus. Dabei stellte sie zuerst fest, dass *Care*-Verhältnisse keine Beziehungen unter Gleichen schaffen: »Many care relationships are not relationships of equality.« (2010: 71) Schließlich haben diejenigen, die *Care*-Arbeit leisten, die Macht zu definieren, welche Aufgaben sie als *Care* verstehen und wie sie diese ausführen. Der Gepflegte und Versorgte ist dem Wohlwollen des Pflegers und Versorgers ausgeliefert. Das Prinzip der Gleichheit der Akteure ist auch durch den Umstand verletzt, dass die unterschiedlichen Fähigkeiten der Menschen sie unterschiedlich abhängig von *Care* machen; insbesondere die ganz Jungen, die Kranken oder die ganz alten Gebrechlichen erfahren ihr Anderssein als Abhängigkeit von *Care*. Hinzu kommt, wie Julia Reuter gezeigt hat, dass *Care* in privaten Haushalten geleistet wird, meist unbezahlt und von Frauen:

»Während offensichtliche weil formale Ungleichheiten und Ungerechtigkeiten [zwischen den Geschlechtern] nahezu verschwunden sind, haben sie in den weniger sichtbaren, weil informellen Bereichen unverändert überlebt: […] dies [gilt] vor allem für die Fürsorge- und Haushaltstätigkeiten im Privathaushalt. Sie sind auch heute noch vor allem eines: Frauensache und das unabhängig von der Erwerbstätigkeit, dem Bildungsniveau und dem Einkommen der Frau« (2004: 166f.).

Um den Widerspruch zwischen dem allgemeinen Gleichheitspostulat und der Ungleichheit der Arbeitsteilung bei *Care*-Arbeit zu verschleiern, wird Letztere auch als Nichtarbeit umgedeutet – als Ausdruck der Zuneigung und Liebe. Wird diese *Care*-Arbeit an Dienstboten ausgelagert, wird häufig »die Strategie der sozialen Vereinnahmung der Beschäftigten im Haushalt« angewendet,

»um die eigentliche Arbeit zu verschleiern und die ›Unprofessionalität‹ der Beschäftigten hervorzuheben: So werden bezahlte Putzhilfen gerne als ›unsere Perle‹, *Au Pairs* eher als ›Familienmitglied‹ denn ›professionelle Erzieherin‹ bezeichnet. Damit werden bewusst wie unbewusst die Arbeitsverhältnisse unkenntlich gemacht und eine nicht konfliktfreie ›*sit-in* Konstellation‹ geschaffen. Denn die soziale und emotionale Eingebundenheit in den Privathaushalt macht es den Beschäftigten schwer, einen Standpunkt zu beziehen und sich gegen Anordnungen im gegebenen Fall zu widersetzen.« (Hess 2002 zit. nach Reuter 2004: 174)

Tronto weist in ihrem Aufsatz über das Dienstbotenproblem im 21. Jahrhundert darauf hin, dass mit der Dienstbotenbeziehung automatisch auch eine Herrschaftsbeziehung entsteht: »The service relationship not only creates a servant, it also creates a master« (2010: 82). Und wie Lewis Coser erkennt, der die Haushalte mit Dienstboten als gierige Institutionen bezeichnete, stellte

»[…] die Herr-Diener-Beziehung eine der ursprünglichen Beziehungen in der westlichen Kultur dar. Es handelt sich dabei um die prototypische Beziehung zwischen dem Übergeordneten und dem Untergebenen. […] In der modernen Gesellschaft, wo formell freie Erwerbsarbeitsverhältnisse die traditionale Zuordnung zu Arbeitsrollen abgelöst haben, […] weicht die Dienstbotenrolle stark von allen anderen Berufsrollen ab. Sie wurzelt im vormodernen Typus von Beziehungen, in denen […] Zuschreibung vor Leistung kommt.« (Coser/Egger de Campo: 2015 75f.)

Diese Zuschreibung von Status unserer neuen Dienstboten im 21. Jahrhundert wird auch durch den zugeschriebenen Status ihrer migrantischen Herkunft unterstrichen, der als Stigma wirkt und die Arbeit und die mitgebrachte formale Qualifikation zu entwerten hilft und zudem als Rechtfertigung für die besondere Eignung für *Care*-Arbeit genutzt wird. So preist eine Internetseite für osteuropäische *Care*-Arbeiterinnen, die den Titel »gute Wesen« trägt (die Parallele zu »unsere Perle« dürfte auffallen), deren besondere Qualitäten folgendermaßen an: »Pflegehelferinnen aus Polen und anderen EU-Ost-Ländern sind nicht nur preisgünstiger, sondern können sich auch besser um Sie kümmern, wenn sie mit Ihnen unter einem Dach wohnen. Es liegt in ihrer Natur, fürsorglich, warmherzig und liebevoll zu sein.« (www.gute-wesen.de)

Care-Defizit und *Care*-Migranten in der Schweiz

Auch in der Schweiz besteht ein *Care*-Defizit (vgl. Hochschild 2003: 214), das die »guten Wesen« kompensieren. Das beginnt damit, dass aufgrund des demografischen Wandels die Zahl der Älteren auch hier gestiegen ist. So wurden 2010 über 125.000 ältere Pflegebedürftige in der Schweiz gezählt. Die Schweizer Alzheimer-Gesellschaft geht dabei von ca. 64.000 Demenzkranken aus, von denen nicht einmal die Hälfte in Heimen versorgt wird. Bei 20.000 Demenzkranken gibt es auch keinen Familienangehörigen im Haushalt, der die Sorgearbeit und Betreuung übernehmen könnte (vgl. Schilliger 2013b: 148). Die Pflege wird in einem Patchworksystem abgedeckt, bei dem die *Spitex* (die von den Krankenkassen bezahlten Pflegedienste) die körperbezogenen Pflegeleistungen übernimmt. Der große Anteil der *Social-Care*-Aufgaben, die Sorgearbeit und Betreuung, verbleibt jedoch in privaten Händen und damit in der Verantwortung von Frauen. Zwei Drittel der pflegenden Angehörigen sind weiblich (vgl. Perrig-Chiello u.a. 2010, zit. nach Schilliger 2013b: 146). Und da es in den letzten Jahren zu vermehrten Rationalisierungs- und Taylorisierungsschritten im Gesundheitswesen gekommen ist und die einzelnen Tätigkeiten mit der Stoppuhr gemessen und abgerechnet werden müssen, bleiben viele Sorgebedürfnisse auf der Strecke bzw. müssen durch Mehrarbeit der Familien, also der Frauen, abgedeckt werden (vgl. ebd. 147).

Doch – und hier kommt es zum *Care*-Defizit oder Versorgungsengpass – die Frauen nehmen auch in der Schweiz zunehmend am Erwerbsarbeitsmarkt teil: Vor etwa 40 Jahren war die Erwerbsquote noch etwas über 40 Prozent, heute liegt sie bei über 60 Prozent (vgl. BFS 2016: 11). In einer Studie von Perrig-Chiello u.a. wurden pflegende Töchter befragt, wie sie die Erwerbsarbeit mit der Pflege- und Sorgearbeit vereinbaren. Über die Hälfte der Befragten gab an, dass die Arbeitszeit reduziert werden musste. Wobei die Teilzeitquote bei den Schweizer Frauen sehr hoch ist: Über drei Viertel trachten danach, auf bezahlte Erwerbsarbeit zu verzichten, um unbezahlte Sorgearbeit für die Familie erledigen zu können. Ganze 16 Prozent mussten die Erwerbstätigkeit zugunsten der Pflege eines Angehörigen aufgeben (vgl. Schilliger 2013b: 147). Dieser hohe private Einsatz bei der Lösung des *Care*-Problems spiegelt sich auch in internationalen Statistiken (der OECD) wider. Von den Ausgaben für Langzeitpflege (ausschließlich *Nursing Care*) sind 2008 in der Schweiz nur knapp 40 Prozent öffentlich und solidarisch von der Gesellschaft finanziert worden, der Rest kam von privaten Haushalten. Im OECD-Schnitt werden jedoch um die 85 Prozent der Ausgaben für Langzeitpflege von der Öffentlichkeit getragen (vgl. 2011).

Nun versuchen die privaten Haushalte in der Schweiz die hohen Kosten durch private Pflegearrangements mit migrantischen *Care*-Arbeiterinnen aus Osteuropa in den Griff zu bekommen, die für 1.500 bis 3.500 Franken im Monat rund um die Uhr zur Verfügung stehen (vgl. Schilliger 2013a). Laut Medienberichten sind 30.000 migrantische *Care*-Arbeiterinnen in der Schweiz tätig (vgl. Schilliger 2013b: 143). Diese Zahl mag zu hoch sein, doch da die Arbeitsverhältnisse irregulär oder gar schwarz – also illegal – sind, stehen keine genauen Zahlen zur Verfügung. Die Osteuropäerinnen haben dank des EU-Freizügigkeitsgesetzes einen Anspruch auf Aufenthaltsbewilligung in der Schweiz, sie dürfen auch auf dem Schweizer Arbeitsmarkt arbeiten (vgl. Schilliger/Medici 2012: 19). Wenn sie in Privathaushalten berufstätig sind, unterliegen sie nicht dem Arbeitsgesetz, sondern nur kantonalen Normalarbeitsverträgen, die jedoch nicht bindend sind und durch schriftliche Arbeitsverträge abgeändert werden können. Sie sind typischerweise Pendelmigrantinnen, das heißt, sie wechseln sich mit einer zweiten Betreuerin ab und verbringen nach einem Monat 24-Stunden-Betreuungsarbeit in der Schweiz dann wieder einen Monat bei ihren Familien im osteuropäischen Herkunftsland.

Im Rahmen dieser Normalarbeitsverträge dürfen jedoch keine pflegerischen, sondern nur hauswirtschaftliche Arbeiten verrichtet werden. Der Stundenlohn für ungelernte Kräfte liegt bei 18,20 Franken (vgl. ebd.). Arbeitszeiten oder gar Ruhezeiten und maximale Arbeitsdauer sind nicht geregelt, und so werden nach diesem Mindestlohn in der Regel zwischen fünf und acht Stunden am Tag legal entlohnt und der Rest wird schwarz dazu gearbeitet (wodurch sich der Monatslohn natürlich verringert). Die *Care*-Arbeiterinnen wohnen im Haushalt ihres Arbeitgebers und erfahren dadurch eine Entgrenzung der Arbeitszeiten: Sie sind 24 Stunden auf Abruf da. Viele der Sorgearbeitstätigkeiten, die sie verrichten müssen (zum Beispiel Gesellschaft leisten), werden nicht vergütet und zuungunsten der *Care*-Arbeiterin als Freizeit verbucht (vgl. ebd.: 20). Die *Care*-Arbeiterinnen aus Osteuropa arbeiten also in der Schweiz zu Bedingungen, die eine einheimische Arbeitnehmerin nicht bereit wäre, anzunehmen. Sie haben keinen Anspruch auf Krankengeld oder Urlaub, die Kündigungsfristen sind oft sehr kurz (denn der oder die zu Versorgende kann plötzlich versterben) und ihr Arbeitsalltag ist davon geprägt, dass sie über sehr wenig Rückzugsmöglichkeiten und Privatsphäre verfügen. Als Beschäftigte in Privathaushalten sind sie weitestgehend isoliert von Kolleginnen, die ein ähnliches Schicksal teilen (vgl. Schilliger 2013b: 152).

Motive der *Care*-Migration

Studien über die *Care*-Migrantinnen in der Schweiz kommen zu ähnlichen Ergebnissen wie jene über ihre Schicksalsgenossinnen in Österreich oder Deutschland: Sehr häufig handelt es sich um Frauen zwischen 40 und 60 Jahren,[1] die über relativ hohe formale Bildung verfügen. So ergab eine Befragung unter fast 600 Personenbetreuer/innen in Österreich, dass etwas mehr als die Hälfte über Abitur verfügen und nahezu ein Viertel einen Hochschulabschluss vorzuweisen haben (vgl. Pfandl 2013: 38; vgl. auch Bauer/Österle 2013: 75). Auch die von Schilliger porträtierten *Care*-Migrantinnen in der Schweiz waren zum Beispiel eine Ökonomin oder Psychotherapeutin aus Polen, die »schwierigen ökonomischen Verhältnissen in der postsozialistischen Transformationsgesellschaft, die durch hohe Erwerbslosigkeit und

1 Eine Erhebung des Hilfswerks Österreich (einer der großen gemeinnützigen Trägervereine, der Hauskrankenpflege und Altenbetreuung anbietet und auch einen eigenen Zweig mit der sogenannten Personenbetreuung unterhält) ergab, dass 2013 mehr als zwei Drittel der 1.254 Personenbetreuer/innen zwischen 40 und 60 Jahre alt waren (vgl. Pfandl 2013: 35). Ähnliches berichtet Sarah Schilliger (2013a) aus der Schweiz.

durch Prekarisierung der Arbeits- und Lebensverhältnisse geprägt ist«, entfliehen wollten (Schilliger 2013a: 103).

Mehr als vier Fünftel der Befragten in einer österreichischen Studie gaben 2013 an, dass es in ihrem Herkunftsland schwierig oder sehr schwierig sei, eine Arbeit zu finden (vgl. Pfandl 2013: 50). Zu den am häufigsten genannten Motiven für die Arbeit in der Pflege gehört daher für die hauptsächlich aus der Slowakei stammenden Personenbetreuerinnen in Österreich, dass sie die besseren Verdienstchancen nach Österreich locken würden (vgl. ebd.: 52f.). Sie haben meist keine professionelle Pflegeausbildung, verrichten aber zu einem sehr hohen Anteil (neben hauswirtschaftlichen Tätigkeiten und der Unterstützung bei der Körperpflege sowie dem Gesellschaft-Leisten) eindeutig auch pflegerische Arbeiten, darunter vor allem die Verabreichung von Medikamenten, doch auch recht häufig Verbandswechsel. 15 Prozent der befragten Personenbetreuerinnen gaben sogar an, Insulinspritzen zu verabreichen (vgl. ebd.: 16f.). Letzteres ist in Österreich mittlerweile unter Einhaltung geringer Auflagen legalisiert worden, für die Schweiz und Deutschland gilt dies allerdings nicht.

Die Herkunft der *Care*-Arbeiterinnen, die in Österreich tätig sind, lässt sich aus der Staatsangehörigkeit bei der Gewerbeanmeldung zur sogenannten Personenbetreuung erschließen: Der überwiegende Teil kommt aus der Slowakei (mit fast drei Vierteln), gefolgt von Rumänien und Ungarn (vgl. Kretschmann 2016: 81). Für die Osteuropäerinnen ist dieses *Care*-Arrangement – obwohl die Arbeit sowohl in Deutschland als auch in Österreich als auch in der Schweiz unter dem Tariflohn im Gesundheitswesen bezahlt wird – dennoch eine lukrative Möglichkeit, Geld zu verdienen (und eben während ihres Arbeitseinsatzes nicht auszugeben), das sie zu Hause in ihrem Herkunftsland in den Hausbau oder die Bildung ihrer Kinder investieren können (vgl. Schilliger 2013a). Die in Österreich befragten slowakischen Personenbetreuerinnen finden zum überwiegenden Teil (63 Prozent) durch Bekannte zur Personenbetreuung (vgl. Pfandl 2013: 52). Das Muster der Kettenmigration ist prominent in dieser Form des transnationalen Transfers von *Care*. Typisch ist auch die Pendelmigration der *Care*-Arbeiterinnen, die damit letztlich ihr Herkunftsland nicht verlassen müssen. In Österreich wechseln sich mehr als drei Viertel der befragten knapp 600 Personenbetreuerinnen in einem Zwei-Wochen-Turnus ab (vgl. ebd.: 25).

Das ist auch eine Besonderheit dieses Arrangements, das den Einheimischen vermutlich die Duldung leichter macht. Viele Schweizer/Deutsche/Österreicher/innen rufen Arbeitskräfte und nicht neue Mitbürger – in Anlehnung an Max Frisch, der einmal treffend über die sogenannten Gastarbeiter sagte: »Wir riefen Arbeitskräfte und gekommen sind Menschen.« Wie freiwillig die Frauen der Mittelschicht Osteuropas jedoch zu nach hiesigen Maßstäben eklatant unterbezahlten *Care*-Migrantinnen werden, muss angesichts der von den Betroffenen selbst genannten ökonomischen Motive und der sich vergrößernden globalen Ungleichheit infrage gestellt werden: »Migration has become a private solution to a public problem.« (Hochschild 2003: 187) Von dieser Ungleichverteilung des Wohlstands und den sich daraus ergebenden Zwangslagen profitieren Privathaushalte in der Schweiz, Deutschland und Österreich und mehr oder weniger direkt auch die Wohlfahrtsstaaten. Die ungeregelte *Care*-Arbeit, die unbezahlt von Partnerinnen, Töchtern und Schwiegertöchtern oder unterbezahlt von Personenbetreuerinnen verrichtet wird, entlastet die Pflegeversicherung und Sozialbudgets in Deutschland, Österreich und der Schweiz. So kann den österreichischen Sozialpolitikern unterstellt werden, mit der Legalisierung der 24-Stunden-Pflege in erster Linie das Ziel verfolgt zu haben, die öffentlichen und privaten Haushalte nicht mit höheren Ausgaben zu belasten (vgl. Bachinger 2010: 411; Egger de Campo 2013).

Legalize it – das Gewerbe der Personenbetreuung in Österreich

Nun könnte man meinen, dass die Problematik dieser migrantischen *Care*-Arbeit allein in ihrem Irregularitätsstatus liegt, dass sie also nur deshalb nicht in den herrschaftsfreien Diskurs von verschiedenen Kulturen passt, weil sie im arbeitsrechtsfreien Raum ausgeübt wird. Hierzu kann das Beispiel der Legalisierung dieser *Care*-Arrangements in Österreich Aufschluss geben: Ab 2006 wurden hier unterschiedliche rechtliche Schritte zur Legalisierung dieser Arrangements getan, die 2008 auf die Schaffung eines eigenen freien Gewerbes der selbstständigen Personenbetreuung hinausliefen (vgl. Kretschmann 2016: 58f.). Daneben hat man eine Anstellungslösung in Anlehnung an das sogenannte Hausbetreuungsgesetz entwickelt, die maximale Arbeitszeiten und Mindestlöhne regelt. Abgesehen davon, dass diese Arbeitsbedingungen nach dem Hausbetreuungsgesetz verglichen mit anderen ›Normalarbeitsverhältnissen‹ von sehr geringer Freizeit und fehlenden Ruhezeiten geprägt sind, spielt es in der Praxis der heutigen Personenbetreuung in Österreich jedoch ohnehin keine Rolle. Die meisten Personenbetreuerinnen arbeiten als Selbstständige, somit ohne Mindestlohn, Arbeitszeitengesetz, Urlaubsanspruch oder Entgeltfortzahlung bei Krankheit (vgl. Bauer/Österle 2013: 73). Unter Rechtswissenschaftlern wird die Immunisierung der Betreuungstätigkeit vor einer arbeitsrechtlichen Überprüfung durchaus kritisch gesehen (vgl. Mazal 2007). Handelt es sich nicht um Scheinselbstständigkeit, die mithilfe der Gesetzesnovellen in der Gewerbeordnung etc. verschleiert wird? Jedoch hat das Oberste Gericht in Österreich (im Gegensatz zu Deutschland) sich bisher nicht dazu durchgerungen, diese Gesetze zu kippen und bessere zu verlangen.

Im Zuge der Legalisierung wurde auch das Tätigkeitsspektrum, das die scheinselbstständige Personenbetreuerin legal abdecken darf, um pflegerische Arbeiten erweitert. So wurden 2008 im Gesundheitsberufe-Änderungsgesetz »pflegerische Tätigkeiten zu Unterstützungsleistungen umdefiniert« (Kretschmann 2016: 67). Personenbetreuerinnen sind nicht nur berechtigt, die unterstützenden und betreuenden Tätigkeiten auszuüben, die auch dem Kompetenzbereich der am niedrigsten qualifizierten Berufsgruppe in der Altenpflege (nämlich der Heimhelferinnen) entsprechen, sondern sie dürfen unter bestimmten Voraussetzungen auch pflegerische und im eigentlichen Sinn ärztliche Tätigkeiten wie Blutabnahme (zur Bestimmung des Blutzuckers) und das Anlegen von Verbänden vornehmen.

Mit der Legalisierung waren auch die Einführung diverser Amnestiegesetze für die ursprünglich illegal beschäftigenden Arbeitgeber verbunden: »Sämtliche arbeits- und sozialrechtliche Ansprüche der Rund-um-die-Uhr-Betreuungskräfte wurden rückwirkend außer Kraft gesetzt.« (Bachinger 2010: 406) Die Legalisierung geht einher mit einem Zuschuss in Höhe von monatlich 1.100 Euro, den das Sozialministerium auf Antrag allen Beschäftigern von zwei Personenbetreuerinnen bezahlt. Voraussetzung dafür ist, dass die Pflegebedürftigkeit des zu Versorgenden mit mindestens Stufe 3 eingeschätzt wurde (das entspricht einer Pflegebedürftigkeit von mindestens 120 Stunden monatlich und einem einkommensunabhängig ausgezahlten Betrag von 443 Euro/Monat). Laut einer aktuellen Statistik des österreichischen Sozialministeriums erhielten im Jahr 2014 über 22.700 Pflegebedürftige diese Förderung. Das sind immerhin 5 Prozent aller Pflegebedürftigen im Sinne des Pflegegeldgesetzes.[2] Diese rund 22.700 Rund-um-die-Uhr-Betreuten

2 Persönliche Mitteilung des Bundesministeriums für Arbeit, Soziales und Konsumentenschutz, Abt. IV/B/11.07.2015.

gehören mit ihrem Durchschnittsalter von über 82 Jahren der Gruppe der hochbetagten Österreicherinnen und Österreicher an.

Aus der Zahl der als Gewerbetreibende gemeldeten selbstständigen Betreuungskräfte lässt sich die Inanspruchnahme der 24-Stunden-Betreuung in Österreich schätzen: Per 31. März 2015 waren 51.954 selbstständige Personenbetreuer und Personenbetreuerinnen als aktive Mitglieder in den Wirtschaftskammern der österreichischen Bundesländer registriert.[3] Geht man vom typischen Betreuungsverhältnis (zwei Betreuerinnen für einen Senioren) aus, dürften in Österreich also ca. 25.000 alte Menschen in 24-Stunden-Betreuung sein. Interessanterweise klafft jedoch eine Lücke zwischen den angemeldeten Gewerben und der Anmeldung bei der Sozialversicherung der Selbstständigen, die sich nicht genau aufklären lässt. Zum Teil sind auch Vermittlungsagenturen in der Gewerbeordnung als Personenbetreuer erfasst, zum Teil hat die Sozialversicherungsstatistik einen *time lag* zur Gewerbestatistik und zum Teil werden wohl auch einige Personenbetreuerinnen als geringfügig Beschäftigte nur unfallversichert sein und somit nur ca. 32 Euro pro Tag bzw. maximal 415,72 Euro im Monat verdienen dürfen. Dass sie dem geringen Lohn entsprechend auch nur weniger *Care*-Arbeit leisten, darf bezweifelt werden. Vielmehr dürfte hier mit einem legalisierten geringfügigen Beschäftigungsverhältnis eine umfangreichere illegale Beschäftigung kaschiert werden. Üblicherweise aber verdient zurzeit in Österreich eine *Care*-Arbeiterin zwischen 50 und 65 Euro pro Tag für 24-Stunden-Personenbetreuung (vgl. Bauer/Österle 2013: 74).

Die meisten offiziell mit Hauskranken- und Altenpflege beauftragten gemeinnützigen Trägerorganisationen (Rotes Kreuz, Caritas, Volkshilfe und Hilfswerk) betreiben mittlerweile in eigenen Organisationen die Vermittlung der Personenbetreuerinnen, um den Markt nicht nur den zum Teil aus Osteuropa operierenden Agenturen zu überlassen, die oft noch in der Zeit der Irregularität gegründet worden waren. Entsprechend ist auch das Beispiel der »Musterberechnung« von einem Info-Folder der Volkshilfe. Die Gegenüberstellung zeigt, dass die Unterbringung in einem Pflegeheim, das öffentlich geregelten Tarifen unterliegt, wesentlich teurer ist, als das private *Care*-Arrangement der Personenbetreuung, das sich des Imports migrantischer Frauenarbeit bedient: »Die Inanspruchnahme einer 24-Stunden-Betreuung ist verglichen mit einem stationären Aufenthalt meist deutlich güns-

3 Persönliche Mitteilung der Wirtschaftskammer Österreich, Stabsabteilung Statistik, Juni 2015.

tiger. Trotzdem müssen erhebliche private finanzielle Mittel vorhanden sein, um diese Betreuungsform finanzieren zu können.« (Ebd.)

Vor allem wohlhabendere Familien haben ein wirtschaftliches Interesse, durch die Inanspruchnahme der Personenbetreuung den Zugriff der Sozialhilfeträger auf das Erbe zu verhindern, wenn diese die stationäre Unterbringung vorfinanzieren, weil die laufenden monatlichen Kosten das Einkommen (inklusive Pflegegeld) übersteigen. Somit kann keine Rede davon sein, dass die beiden unterschiedlichen Sorgekulturen Personenbetreuung und Pflegeheim in einem quasi egalitären Verhältnis allen Pflegebedürftigen nebeneinander zur Verfügung stünden. Die vertikale Dimension der sozialen Ungleichheit ist auch anhand einer Gegenüberstellung der Musterberechnungen für das *Care*-Arrangement der Personenbetreuung mit jenem eines Pflegeheims zu erkennen, wie sie die Steiermärkische Volkshilfe 2015 vorgenommen hat:

Tabelle 1: Rechenbeispiel des Steiermärkischen Volkshilfe (2015)

Rechenbeispiel Personenbetreuung		*Rechenbeispiel Pflegeheimplatz*	
Betreuung einer Person im Privathaushalt, Stand Januar 2015 – ohne Sachaufwand (= Unterbringung und Verpflegung der Personenbetreuerin) und ohne einmalige Vermittlungsgebühr und Bedarfseinschätzung in der Höhe von 817 Euro		Betreuung einer Person im Mehrbettzimmer nach Sozialhilfegesetz, Steiermark 2015	
Kosten (Personenbetreuerin inkl. Verwaltungskostenbeitrag)	2.190 Euro	Sogenannte Hotelkomponente = 63,30 Euro/Tag	1.899,00 Euro
Förderung durch das Sozialministerium	–550 Euro	Pflegezuschlag gem. Pflegestufe, bei Pflegestufe 4 = 50,12 Euro/Tag	1.503,60 Euro
Pflegegeld Stufe 4	–664,30 Euro	Pflegegeld Stufe 4	–664,30 Euro
Gesamt	*975,70 Euro*	*Gesamt*	*2.737,70 Euro*

Quelle: Steiermärkischen Volkshilfe, 2015

Die Frage, ob im Fall der Personenbetreuung eine Scheinselbstständigkeit vorliegt, die eigens für die Hausbetreuung andere Maßstäbe anlegt als für alle anderen unterstützenden Tätigkeiten, nur damit sie »dem politischen Wunsch nach Kostenreduktion« entspricht, wird in der rechtswissenschaftlichen Diskussion kritisch kommentiert. Dies gilt vor allem im Hinblick auf die »Homogenität der Rechtsanwendung und der Vorhersehbarkeit von Vollziehung« (Mazal 2007: 583).

Ein interessantes Urteil des steirischen Landesverwaltungsgerichts schließt den Kreis zu meiner Ausgangsfrage, inwieweit hier nicht gleichartige und gleichberechtigte *Care*-Arrangements, sondern vielmehr Herrschaftsverhältnisse legalisiert wurden: Einer demenzkranken Frau, die von Sachwalterinnen vertreten wurde, gestand das Gericht einen Rechtsanspruch auf 24-Stunden-Betreuung zu Hause zu. Sie wollte nicht in ein Heim umziehen und hätte mit den öffentlich geförderten ambulanten Altenpflegediensten nicht ausreichend versorgt werden können. So engagierte sie zwei legale Personenbetreuerinnen, die sie sich aber eigentlich nicht leisten konnte. Ihr Einkommen plus Pflegegeld plus Zuschuss vom Sozialministerium reichten nicht aus, weshalb sie die Gemeinde bzw. den Sozialhilfeverband um Unterstützung bat. Ihr Antrag wurde abgelehnt, aber vom Landesverwaltungsgericht nun als rechtmäßig erkannt, da schließlich auch ein von der Klägerin nicht gewünschter Heimaufenthalt öffentlich bezuschusst werden müsse und dies mit wesentlich höheren Beträgen (LVwG 47.11–3129/2015, Landesverwaltungsgericht Steiermark).

Demokratisierung von Sorgekulturen

Der amerikanische Soziologe Gary Marx erklärte einmal lapidar, dass bei der Gestaltung unseres Sozialstaates letztlich verhandelt werde, »what constitutes an acceptable level of human misery« (1981: 242). In Österreich sind Politiker (und Gerichte) offenbar der Meinung, dass man einem alten pflegebedürftigen Menschen die Misere einer Unterbringung in einem Pflegeheim nicht zumuten könne. Daher die Legalisierung der Personenbetreuung mithilfe allerlei juristischer Winkelzüge der Scheinselbstständigkeit, rückwirkenden Aufhebung von sozialrechtlichen Ansprüchen, Ausweitung von Befugnissen zur Ausübung von Pflegetätigkeiten ohne entsprechende Qualifikation. Daher auch die zusätzliche Förderung von Personenbetreuungsverhältnissen durch die öffentliche Hand, die von immerhin zurzeit etwa 5 Prozent der Pflegebedürftigen im Sinne des Pflegegeldgesetzes in Anspruch genommen wird. Dagegen scheint es Konsens zu sein, dass man osteuropäischen Frauen sehr wohl die Misere der prekären und nach inländischen Standards unterbezahlten *Care*-Arbeit als 24-Stunden-Pflegerinnen zumutet.

Wenn wir in einer Demokratie unsere Sozialpolitik verhandeln, dann nach Regeln der demokratischen Gleichheit. *One man – one vote* ist das Prinzip. Jede/r hat das gleiche Mitspracherecht. Allerdings befinden sich die *Care*-Arbeiterinnen aus Osteuropa im »doppelten Niemandsland« (Gather u. a. 2002: 10), sodass sie an diesen demokratischen Verhandlungen, welche Misere welchen oder wie vielen Menschen zumutbar ist, nicht teilnehmen können. Sie arbeiten in der Isolation des privaten Haushaltes und können sich daher schwer solidarisch organisieren, und sie haben keine Verbündeten. Die Vermittlungsagenturen nehmen sie nicht als Verbündete, sondern eher als Ausbeuter wahr (vgl. Kretschmann 2016: 79). Ihr Status als Scheinselbstständige vereitelt den Zugang zu den zunehmend international arbeitenden Gewerkschaften. Sie verfügen selten über ausreichende Sprach- oder Rechtskenntnisse, um ihre Position kompetent vertreten zu können. Und sogar der österreichische Rechtsstaat verweigert ihnen gleiche Arbeitnehmerrechte wie den Inländerinnen, indem er Regelungen der Scheinselbstständigkeit legalisiert und der Dequalifizierung der *Care*-Arbeit Vorschub leistet:

> »Insgesamt kann die Regulierung der 24-Stunden-Betreuung als Gewerbe als bedenkliche Aufweichung arbeits- und sozialrechtlicher Normen gedeutet werden. Mit dem Selbständigen-Modell, also der Ermöglichung der Personenbetreuung als Gewerbe, ist das unselbständige Normalarbeitsverhältnis in einem weiteren Bereich erodiert, und zwar gerade in einem, in dem es bislang kaum unselbständig Beschäftigte gab, weil die Arbeit unbezahlt und familiär oder informell und irregulär geleistet wurde.« (Bachinger 2010: 411)

Somit werden Arbeitnehmerrechte, die seit mehr als 100 Jahren gelten (und hart errungen wurden), offiziell außer Kraft gesetzt, damit der unter dem demografischen Wandel ächzende Wohlfahrtsstaat sich etwas Geld ersparen kann, indem er von der Globalisierung profitiert. Und so kehrt in vielen Haushalten und mit der Legalisierung ins gesamte Staatsgebiet Österreichs die Herr-Diener-Beziehung zurück. Wie wollen wir die Kompatibilität dieser vertikalen Dimension der Herrschaft mit unserer egalitären Dimension der Demokratie in Einklang bringen? Ähnlich wie Joan Tronto halte ich diese beiden Prinzipien für unvereinbar: »Whatever democracy might mean, it should not begin with the assumption that some are masters and some are servants.« (2010: 71) Die Herrschaft des Herren über den Diener widerspricht aber auch dem Fundament unserer Wohlfahrtsstaaten, wie ich mit Esping-Andersen argumentieren möchte: »The central question […] for the entire contemporary debate on the welfare state is whether and under what condition, the class divisions and social inequalities produced by capitalism can be undone by parliamentary democracy.« (1990: 11)

Die Gründung und Existenzberechtigung des Wohlfahrtsstaates leitet sich gerade davon ab, dass er dem demokratischen Prinzip gegenüber der sozialen Ungleichheit auf dem kapitalistischen Markt den Vorrang gibt, indem er im Wege der demokratischen Willensbildung umverteilende Maßnahmen und soziale Rechte in Kraft setzt. Mit der Tolerierung oder Legalisierung der migrantischen *Care*-Arrangements hält sich der Wohlfahrtsstaat billige globalisierte Dienstboten, die aus dem demokratischen Willensbildungsprozess ausgeschlossen werden. Das schafft koloniale Herrschaftsverhältnisse und nicht äquivalente Sorgekulturen.

Literatur und Quellen

Bachinger, Almut (2010), 24-Stunden-Betreuung – gelungenes Legalisierungsprojekt oder prekäre Arbeitsmarktintegration?, *SWS-Rundschau*, Jg. 50, H. 4, S. 339–412.

Bauer, Gudrun/Österle, August (2013), 24-Stunden-Betreuung für ältere Menschen, *Sozialer Fortschritt*, Jg. 62, H. 3, S. 71–77.

BFS (2016), Bundesamt für Statistik (Hg.), *Taschenstatistik der Schweiz*, Neuchatel.

BUWAG (2010), Ihr Leben mit unserer Hilfe wird schöber und leichter BUWAG GmbH, Postwurfsendung der slowakischen BUWAG GmbH, Svatoplukova 1, 953 01 Zlate Moravce, Slowakei, unter www.buwag.sk

Coser, Lewis A./Egger de Campo, Marianne (2015), *Gierige Institutionen: soziologische Studien über totales Engagement*, Berlin.

Egger de Campo, Marianne (2013), *Wie die »Rhetorik der Reaktion« das österreichische Modell der Personenbetreuung rechtfertigt*, Harriet Taylor Mill Discussion Paper, Berlin.

Esping-Andersen, Gøsta (1990), *The Three Worlds of Welfare Capitalism*, Princeton NJ.

Gather, Claudia/Geissler, Birgit/Rerrich, Maria S. (Hg). (2002), *Weltmarkt Privathaushalt: bezahlte Haushaltsarbeit im globalen Wandel*, Münster.

Hochschild, Arlie Russell (2003), *The commercialization of intimate life: notes from home and work*, Berkeley CA.

Kretschmann, Andrea (2016), *Regulierung des irregulären Carework und die symbolische Qualität des Rechts*, Weilerswist.

Marx, Gary (1981), Ironies of Social Control: Authorities as Contributors to Deviance through Escalation, Nonenforcement and Covert Facilitation, *Social Problems*, Jg. 28, H. 3, S. 221–46.
Mazal, Wolfgang (2007), Hausbetreuung – kritische Aspekte, *Ecolex – Fachzeitschrift für Wirtschaftsrecht*, H. 8, S. 580–583.
OECD (2011), Organisation for Economic Co-operation and Development (Hg.), *Help Wanted? Providing and Paying for Long Term Care*, Paris.
Pfandl, Eva-Maria (2013), *Analyse der optimalen 24-Stunden-Betreuung aus der Perspektive einer österreichischen Wohlfahrtsorganisation. Am Beispiel des Hilfswerk Österreichs*, Krems.
Reuter, Julia (2004), Die Ungleichheit der Geschlechter im Privathaushalt – Neue Perspektiven auf ein altes Problem, *Soziale Probleme*, Jg. 15, H. 2, S. 166–177.
Schilliger, Sarah (2013a), »Rund um die Uhr für Sie da«, *Terra Cognita. Schweizer Zeitschrift zu Integration und Migration* Jg. 23, S. 102–105.
Schilliger, Sarah (2013b), Transnationale Care Arbeit: Osteuropäische Pendelmigrantinnen in Privathaushalten von Pflegebedürftigen, in: Schweizerisches Rotes Kreuz (Hg.), *Who cares? Pflege und Solidarität in der alternden Gesellschaft*, Zürich, S. 142–161.
Schilliger, Sarah/Medici, Gabriele (2012), Arbeitsmarkt Privathaushalt – Pendelmigrantinnen in der Betreuung von alten Menschen, *Soziale* Sicherheit, H. 1, S. 17–20.
Steiermärkische Volkshilfe (2015), Musterberechnung, unter www.pflegen.at/Angebot_24_Stunden_Betreuung (20.06.2015)
Tronto, Joan (2010), »The Servant Problem« and Justice in Households, *Iris: European Journal of Philosophy and Public Debate*, Jg. 2, H. 3, S. 67–86.

Exploring Relational Citizenship at the Intersection of Creativity and Dementia[1]

Pia Kontos, Alisa Grigorovich, Alexis P. Kontos, Karen-Lee Miller

Introduction

Persons living with dementia are among the most stigmatized groups in society (ADI 2012; Mitchell et al. 2013). Stigma (e.g. stereotypes, prejudice, discriminatory practices) promotes social exclusion and marginalization, deprives persons of dignity and human rights, and threatens health, well-being, and quality of life (Burgener et al. 2015; Garand et al. 2009; Graham et al. 2003). Dementia stigma is related to the belief that persons with dementia are incapable of purposeful and meaningful communication and the pursuit of life-enhancing relationships and activities (Castillo Herskovits 2011; Dupuis et al. 2012; Garand et al. 2009; Kontos 2004a; 2012a; Milne 2010; Mitchell et al. 2013) based on an assumption that selfhood is fundamentally and irrevocably eroded by dementia. Thus, with the onset and progression of dementia, an individual's status as citizen – which denotes entitlement to connection to a community and country, rights and responsibilities as a community member, and freedom from discrimination (Bartlett/O'Connor 2007) – is denied.

To redress dementia stigma and the consequent social and structural disadvantages of people living with dementia, we argue for the need for a new model of citizenship – what we term *relational citizenship* – that fully supports their contributions to social life and what they can expect as citizens in return. It is a model that is premised on the importance of interdependence, reciprocity, and the support of persons with dementia as active partners in their own care (Dupuis et al. 2009; Nolan et al. 2002). Another foundational tenet of the model is that corporeality is an agential source of selfhood that is fundamental to self-expression, interdependence, and the reciprocal nature

1 The views expressed in this article by the co-author Alexis Kontos are in his personal capacity and are not necessarily shared by the Department of Justice Canada. This work was supported by the Canadian Institutes of Health Research Operating Grant (2012–2014, MOP–114953).

of engagement (Kontos 2006; 2012a; 2012b). As such, relational citizenship is a model that stands to advance the discourse on citizenship by offering an important rethinking of notions of selfhood, entitlement, and reciprocity, which are central to a sociology of dementia. – We begin by tracing and critiquing scholarship on citizenship, highlighting its limitations in guiding the support of persons with dementia in long-term residential care. To redress these limitations, we argue for the need for a new ontological foundation for citizenship, and, to this end, we explicate our relational model of citizenship (Kontos et al. 2017; Miller/Kontos 2016) and its foundationalist human rights ontology. To illustrate how relational citizenship can be supported at the micro-level of direct care, we utilize empirical evidence from a study that explored the interactions between elder-clowns and persons with dementia residing in a long-term care facility.

Citizenship and Human Rights

As Marshall (1950) described in *Citizenship and Social Class*, the meaning of citizenship has evolved from one tied to rights to liberty and property, to one including political participation, and then further still to welfare rights. It is a legal status based on nationality that is conferred by a state at birth, or through naturalization, which also confers specific rights and duties (Turner 1993; 2001; 2006) – civil (e.g. rights of association, to sell one's labor on a free market, and to justice), political (e.g. rights to vote, elect representatives etc.), and social rights (e.g. consumer rights of the modern welfare state). The rubric of citizenship has recently been expanded also to include such rights as cultural, economic, and indigenous rights (Lister 2007). A fundamental precept of this traditional conceptualization of citizenship is that the citizen is a competent rational adult with verbal communicative capacity who can work and organize one's life and formulate some vision of one's personal good, what Lanoix and Turner term the »active citizen« (Lanoix 2007; Turner 2006).

This active model of citizenship was adopted in the field of dementia, granting citizenship rights to individuals with dementia who had previously been excluded from the broader service user movement[2] because they were

2 Service user movement refers to »service user groups from various constituencies (e.g. disabled people, mental health service users) campaigning for change through activities such as self-organisation, direct action, demonstrating and lobbying« (Smith et al. 2012: 1466).

seen as antithetical to the notion of »the pro-active, rational consumer of services« (Smith et al. 2012: 1466). Campaigning activities repositioned individuals with mild dementia as citizen-workers, which yielded them social and psychological benefits associated with activism, self-advocacy, and the companionship of others with similar impairments (Bartlett 2014). However, the active model of citizenship is still premised on what Lanoix describes as »adulthood with mental competency« (2007: 115). This effectively deepens the social devaluation of those with more severe cognitive impairment who may not be able to make recognizable public contributions (Minkler/Holstein 2008).

One proposed corrective is the passive model of social citizenship which is concerned with »people getting what they are entitled to or have a right to expect as an equal citizen« (Bartlett/O'Connor 2010: 35) without having to make a public contribution. As Lanoix (2007) argues, everyone, regardless of ability, should be treated as having intrinsic worth. With this corrective to the ethical principle of »no rights without responsibilities« (Sevenhuijsen 2000: 8), citizenship is defined not by degree of participation but rather by the degree to which an individual's rights are recognized and upheld. In this sense, citizenship for passive citizens is not a set of formal rights to political participation or civil liberties but rather some provision for welfare (Lanoix 2007: 126). The guiding ideal of broadening citizenship in this way is to make the conception of the citizen accommodate everyone's worth. This is reflective of the general direction of the contemporary resurgent interest in citizenship, which has been to adopt more inclusive models of citizenship (Beasley/Bacchi 2000; Behuniak 2010; Lister 2007).

Yet there are scholars who are skeptical that citizenship discourse alone can achieve this more inclusive recognition and support (Somers/Roberts 2008; Turner 1993; 2001; 2006). For example, even with the expansion of citizenship to ensure the welfare of individuals who cannot make a public contribution through political or economic participation, this fails to recognize and accommodate other means of participation (public and private). As an alternative to the active/passive models of citizenship, feminist scholars have suggested that citizenship be reinterpreted to acknowledge private and unpaid forms of participation (Lister 2003; 2007; Sevenhuijsen 1998; 2003). Yet another alternative is caring citizenship which shifts the focus entirely from participation to relationality, by conceptualizing citizenship in terms of membership in networks of care (Sevenhuijsen 2000). While this broadens what counts as citizenship, it does not recognize the body as a source of agency and body-world relations, and therefore embodiment as an agential source of self-expression and relationality. Without consideration of embodied intentionality, which in the context of severe and persisting cognitive impairment is the primary means of engagement, such approaches to citizenship fall short of being inclusive and truly relational. This suggests the need for citizenship discourse to engage with critical insights of scholarship on dementia and embodiment (Beasley/Bacchi 2000; Kontos/Martin 2013; Kontos et al. 2017).

In order to make citizenship more inclusive and supportive, some scholars have argued for the need to draw upon human rights (Somers 2008; Somers/Roberts 2008; Turner 2006). Human rights are premised on fundamental principles such as universality, equality and non-discrimination, security and dignity (Boersema 2011; UN General Assembly 1948; United Nations 2006; WHO/UN 2008; Wronka 2007). These rights are considered to be indivisible and inalienable, implying that each human right is dependent upon the realization of other human rights and that such rights are »natural« by virtue of being human (Carozza 2003; Kiwan 2005; Somers/Roberts 2008). Human rights are also »naturally social« (Carozza 2003: 42), as, according to Carozza, the realization of one's inherent and inalienable worth can only be achieved in association with others. This relational basis of rights is why some citizenship scholars argue for the compatibility of citizenship and human rights. The practical application of human rights is realized through sociopolitical institutions and organizational practices at the local level of citizenship (ibid.; Isin/Turner 2007; Somers 2008; Somers/Roberts 2008; Turner 1993).

Turner (1993; 2006), in particular, argues that citizenship must be reconceptualized with an ontology of human rights premised on universal bodily frailty in a global system. While this importantly addresses the call to link citizenship with embodiment (Beasley/Bacchi 2000; Kontos/Martin 2013; Kontos et al. 2017), premising a theory of human rights on the »minimal criterion of commonality (frailty)« (Turner 1993: 505) falls short of capturing other important aspects of embodiment, specifically, capacities, senses, and socio-cultural dispositions of the body that are fundamental to self-expression, interdependence, and reciprocal engagement (Kontos et al. 2017; Kontos et al. 2015). We thus argue for an alternative human rights ontology that more broadly grants agential status to embodied self-expression and to body-world relations. This ontology is reflected in our new model of relational citizenship that incorporates the central tenets of relationality and embodied selfhood theory.

Model of Relational Citizenship

The first tenet of the model, embodied selfhood (Kontos 2004a; 2005; 2006; 2012a), has emerged from a subfield of dementia studies that puts the body and embodied practices at the center of explorations of how dementia is represented and experienced. This subfield takes as a starting point a critique of the self/body duality that is implicit in the efforts of scholars who have sought to reframe and reclaim the self in Alzheimer's disease (Hubbard et al. 2003; Sabat 2006; Sabat/Harré 1992). This has been accomplished via historical analyses (Katz 2012), as well as philosophical (Hughes 2001; Kontos 2004b; Matthews 2006; Millett 2011) and empirical explorations (Kontos 2004a; 2012b), which have deconstructed the Enlightenment's ›cerebral subject‹ that is based on the coupling of memory, mind, and selfhood (Katz 2012). Embodied selfhood takes its theoretical bearings from Merleau-Ponty's reconceptualization of perception (1962) and Bourdieu's concept of habitus (1977; 1990). This advances a notion of selfhood that considers both the pre-reflective body and its natural (pre-social) intercourse with the world (the body's power of natural expression) and the ongoing socio-cultural relationship between the pre-reflective body and the world (history, culture, power, and discourse). Embodied selfhood highlights that, with attention to propensities and movements of the body, one can discern coherence as well as distinctiveness amongst persons with dementia.

Relationality is the second core tenet of our relational citizenship model, which builds on relationship-centered care (Adams/Gardiner 2005; Nolan et al. 2002), a paradigm that seeks to redress the exclusive focus on persons with dementia and the consequent neglect of individuals who informally or formally provide their care (Ryan u. a. 2008). Relationship-centered care aims to more fully capture »the interdependencies and reciprocities that underpin caring relationships« (Nolan et al. 2002: 203). Since relationship-centered care has not engaged critical gerontology's emerging theoretical subfield of embodiment and dementia, we draw on embodied selfhood to capture the importance of primordial and socio-cultural dispositions of the body as agential sources of self-expression and relationality (see discussion of intercorporeality and social interconnectedness in Kontos 2012b; Kontos/Naglie 2009).

Here, we wish to argue that embodied self-expression must be recognized as fundamental to the human condition and thus supported through a matrix of human rights (e.g. rights to privacy, freedom of expression, liberty, health, and human dignity). The proposed model of relational citizenship is particularly pertinent for supporting the rights of individuals with dementia because it recognizes embodied self-expression as fundamental to being human. Such expressions are not typically valorized within traditional (instrumental) models of citizenship that prioritize self-sovereignty and public forms of engagement and are consequently not publicly supported through institutional policies, structures, and practices. Our proposed ontology of human rights underpinning our model of citizenship would redress this by recognizing embodied self-expression as central to citizenship. In so doing, relational citizenship more inclusively grants human rights entitlements to persons living with dementia who have long been marginalized and silenced.

Elder-Clowning: The Study

The most recent innovation in arts-based dementia care is the use of specialized red-nosed clowns. Since the late 1990s, elder-clowns have specifically adapted clown practice to the dementia population (Killick 2003; Warren/Spitzer 2011). These are trained artists who use clowning to empower persons living with dementia through opportunities for emotional expression, social interaction and personal control. Elder-clowns keep their faces natural with minimal make-up and wear clothing that evokes an earlier era such as 1950s swing dresses. Clowns rely upon information provided by healthcare staff and family members to tailor interactions to residents' adult context, which includes clinical, pharmaceutical, social, and familial details (Achcar 2007; Gervais et al. 2007; Warren 2009). They don a red-nose and practise physical and verbal humor, fantasy, surprise, dramatic movement, and storytelling (Blain et al. 2012; van Troostwijk 2007). They utilize improvisation and empathy, along with expressive tools such as song, musical instruments, and dance to individualize engagement with residents. They also use body language ranging from subtle muscular movements of the face to more obvious gestural movements of the hands. For example, within the context of severe dementia, where verbal communication is often limited and may be non-existent, elder-clowning utilizes physically-oriented question-and-answer tactics such as eye contact, smiling, short actions, and slow movements (Hendriks 2012).

The context for the study was a dementia care unit of a nursing home in urban central Canada, and the design was a mixed methods evaluation of a twelve week elder-clown program. Four elder-clowns were hired for the study; they had been professionally trained at recognized Canadian clown organizations and are identified here by pseudonym (Cherry, Aksom, Zazzie, and Mitsy). 23 residents participated (the mean age was 87.8 years; 16 were female). Over the course of the study we collected 66 hours of videotaped clown-resident interactions. Additionally, after each half-day of visits, the elder-clowns reflected on what transpired during visits (e.g. residents' active or passive verbal and non-verbal responses and the extent to which life history information was drawn upon to inform the visits) – we videotaped 48 hours of these reflections. And we conducted semi-structured interviews with each of the four elder-clowns. The methodological details of the study have been described elsewhere (Kontos/Miller et al. 2016; 2017; Miller/Kontos 2016).

Creativity

Research has explored how individuals with dementia express and interpret non-verbal and verbal communication of others (Hubbard et al. 2002). However, this research has focused on the instrumental aspects of communication without attention to the inventive, imaginative, and spontaneous dimensions of interactive and communicative practices. Creativity is a visible manifestation of relationality and embodied selfhood, both of which are the central tenets of the model of relational citizenship. This underscores the ongoing relational and embodied nature of engagement undertaken by individuals with dementia and the importance of extending citizenship to include these dimensions of engagement. To illustrate this, we explore creativity vis-à-vis clown practices and techniques to identify the ways in which relational citizenship was supported by the elder-clowns. Here, we focus on three dimensions of creativity: art, music, and playfulness.

Art

Artful engagement, with its creative-expressive focus (Basting 2009; Beard 2011; de Medeiros/Basting 2013), draws significantly on the body's potentiality for innovation and creative action and thus effectively supports non-verbal communication and affect. Therefore, it is an important example of how the relational citizenship of persons with dementia can be supported through engagement of the body's potential for innovation and creative action. This is powerfully illustrated in the following example where one of the elder-clowns utilizes her knowledge of a resident (called Joseph) as an artist to interpret his bodily movements as artistic expression. As one of the elder-clowns describes, this in turn prompted her to support his efforts, which evolved into a reciprocal creative game:

»When we [Zazzie and Mitsy] rounded the corner, Joseph was seated at a table with a [food] tray in front of him doing a movement with his orange juice [cups]. He took one cup and he moved it to the edge [of the food tray], moved it down, back here, back up like this, and was moving this orange juice around the perimeter [of the food tray], and even into the middle. When I saw that movement, immediately I thought, ›He's drawing right now!‹ […] I [opened] my little notebook to a blank page, got my big red oversized pen, and put them on the table in front of him […]. He took the pen and [drew] two eyes with eyebrows and [a] nose. He put the pen down. Mitsy took it and drew the mouth and the hair. Then it was my turn. Essentially, what was happening was a game of taking turns […]. He would draw, and then we would draw, and then he would add things, and then he would take [the pen] and hand it back to me, like there was a whole interactive thing going. He was totally in the game […]. So there you go, embodied self, like, right there.«

This is consistent with a fundamental premise of embodied selfhood in the context of creativity: that creative action is not an intellectual operation but rather it arises from practical involvement (Kontos 2003; 2014). Indeed, Joseph himself was tactually involved.

Music

It is not a rare phenomenon to express musicality when cognition is impaired, and examples of musicality in dementia abound in popular culture and empirical discourse (Cuddy/Duffin 2005a; Oppenheimer 2005; Pickles/Jones 2006). While conventional approaches to musicality emphasize cognition, embodied selfhood draws our attention to how musicality is tantamount to both the primordial source of existential expressiveness of the body and to the socio-cultural style or content of such expressiveness. As aptly illustrated in the following example, the elder-clowns drew on the socio-cultural aspects of the embodied nature of Betty's musical self to support her musical engagement:

»As Aksom and Mitsy walk down the hallway, Mitsy strums an improvised folk tune on her ukulele while singing the phrase, ›It doesn't get more real than this‹, with increasing volume as they approach Betty's room. Standing in the doorway with a broad smile, and to the beat of the music, Betty is moving her hands up and down and tapping her right foot. Upon seeing Betty, Mitsy changes the phrase of her impromptu song to, ›It doesn't get more real than Betty‹. Betty focuses her gaze on Aksom, and while keeping with the tempo of the music, she changes the rhythm of her movements so she is bobbing in double time. Betty's foot tapping evolves into a stomping of her right foot, akin to a hoedown [a lively country music square or line dance], coordinated with shoulder lifts. In response, Mitsy changes the phrase to ›let's all stomp our feet‹. Aksom follows Betty's lead and mirrors her foot stomping. Betty then takes steps towards the clown while stretching her mouth with exaggerated ›Oohs‹ and ›Ahhs‹ to the beat of the music. Aksom responds by playfully biting the air and puffing her cheeks in synchronicity with Betty's facial expressions.«

This example illustrates beautifully the techniques of communicative relating such as affect attunement (sharing an inner emotional state) and synchronization (mutual conformability regarding speed and frequency of movement), which are integral to traditional elder-clown practice (Linge 2008).

Humor

Although humor has been identified as an intentional form of communication used by persons with dementia (Moos 2011), the ability and desire to be deliberately playful with others is typically not a capacity ascribed to institutionalized individuals with dementia (for a critique see Behuniak 2011). Yet as the following video observation reveals, Doris was an active participant in creating not just receiving humor:

»At the doorway to her room, Doris is standing upright, leaning on her rollator walker. Before she permits Zazzie and Cherry to enter her room, as if charging an admission fee, she jokes, ›I would like half from your nose‹, commenting on the plastic cherry red ball that each clown has attached to their noses by a thin white elastic band that runs over their ears and under their hair. Zazzie dramatically gasps, ›Half from our nose?‹ while Cherry looks excitedly at her partner and says, ›You first!‹ […] Zazzie and Cherry face each other, and each pretends to wrench away half of their plastic red noses. They join the imaginary halves together, and, in a synchronized movement, pretend to transfer their combined clown nose to Doris. When their fingers touch her face, they simultaneously mimic the sound of an explosion. Doris' face animates, and she says ›Ah!‹ as if having received a magical gift. She looks at them directly and says of her imaginary clown nose, ›Now I can go to get marriage!‹ Reacting with surprise and delight, Cherry loudly echoes, ›You can get married now!‹ Doris leans in, as if sharing confidential information, and jokingly replies, ›With this kind of nose‹.«

Clowns are trained to believe in the transformative power of the red nose – to see it as a »magical object, one that allows [the clown] to enter into another realm of experience« (Butler 2012: 67). Clearly, this transformative, playful power of the red nose, was also accessible to Doris, as it gave her »a sort of permission to behave in a way that conventional social and cultural codes might not sanction« (ibid.).

Discussion and Conclusion

Current citizenship scholarship has not engaged embodiment discourse in the context of dementia and thus has disregarded a fundamental dimension of human existence that is essential to selfhood, intentionality, and mutuality with the world. We have argued that, for people living with dementia in long-term care facilities, incorporating a pre-reflective notion of agency into a relational approach to citizenship is critical to ensure that their citizenship status is supported. The significance of embodied self-expression is clear from this study of elder-clowning; with only embodied self-expression or limited verbal communication, residents would initiate, modify, and co-construct exquisite moments of engagement with the elder-clowns through art, music, and humor.

The implication of our analysis is that embodied self-expression must be recognized as fundamental to the human condition and thus supported through a matrix of human rights, such as freedom of expression and human dignity (Kontos/ Grigorovich et al. 2016). This must entail the mobilization of socio-cultural structures and economic resources to nurture and facilitate opportunities for the creative expression of persons living with dementia in long-term care settings. Introducing policy initiatives and organizational practices will be necessary to raise awareness of the body's potential for innovation and creative action. Arts-based approaches to dementia care such as active story-telling (Fritsch et al. 2009) and song-writing (Basting 2009) provide important program-based solutions to the »aesthetic deprivation« (Moss/O'Neill 2014) that plagues long-term care settings. However, with elder-clowning, an important difference is that the residents' expressions of creativity are recognized and supported *synchronously* with the clown-resident interactions and thereby emerge from organic, spontaneous co-constructions. Such spontaneity removes the normative and artificial strictures of structured therapeutic programming (Genoe/Dupuis 2014), which may inadvertently thwart creative expression.

Elder-clowns offer a distinct cultural/aesthetic competence to which reciprocity and relationship with/by persons with dementia is fundamental. Thus, clown practitioners are well positioned to support and nurture residents' embodied capacities and, in turn, their citizenship. Yet, creativity also needs to be supported outside of structured social programs by diffusing the responsibility for enabling the creative and emotional enrichment of the long-term care environment to ensure that residents' capacities are supported and nurtured in all aspects of institutionalized life and not exclusively through arts and leisure programming ibid.; Moss/O'Neill 2014). This will require fostering a social ecology and relational skills and practices (Jennings 2009) which enhance the meaning-making and relational human powers of the self so that they become part of the moral fabric of everyday life in long-term residential care settings.

Sir Ken Robinson, in an engaging TED Talk about the importance of creativity (2006), argued that we need to adopt a new understanding of human ecology, one in which we reconstitute our conception of the richness of human capacity. Here, we wish to extend his insight to argue that, in the context of long-term dementia care, such a conception of human capacity must accommodate both the embodied and relational nature of humanity and the structural support for »human flourishing« (Jennings 2009: 430). It is our hope that relational citizenship – with an emphasis on embodiment, selfhood, and relationality – is taken up by gerontologists and citizenship scholars equally committed to ensuring that persons with dementia are given equal opportunities to engage creatively in everyday life to the fullest extent possible. The human rights ontology of our relational model of citizenship is novel in that it identifies corporeality and relationality as fundamental to self-expression, interdependence, and reciprocal engagement. In the context of dementia, it is precisely such novelty that is needed in order to transcend the distinction in the citizenship discourse between individuals as active contributors to public life or passive recipients of welfare. We maintain that the relational model of citizenship obviates this distinction and uniquely affords insight into how the citizenship of individuals living with dementia in long-term care can be more inclusively and fully supported.

References

Achcar, Ana (2007), Clown language, performance and children's hospitals, in: Bernie Warren (ed.), *Suffering the slings and arrows of outrageous fortune: International perspectives on stress, laughter and depression*, New York, p. 149–153

Adams, Trevor/Gardiner, Paula (2005), Communication and interaction within dementia care triads: Developing a theory for relationship-centred care, *Dementia*, 4, p. 185–205.

ADI (2012), Alzheimer Disease International. Overcoming the stigma of dementia. Retrieved July 8, 2014, from http://www.alz.org/documents_custom/world_report_2012_final.pdf

Bartlett, Ruth (2014), Citizenship in action: The lived experiences of citizens with dementia who campaign for social change, *Disability & Society*, 29, p. 1291–1304.

Bartlett, Ruth/O'Connor, Deborah (2007), From personhood to citizenship: Broadening the lens for dementia practice and research, *Journal of Aging Studies*, 21, p. 107–118.

Bartlett, Ruth/O'Connor, Deborah (2010), *Broadening the Dementia Debate: Towards Social Citizenship*, Bristol.

Basting, Anne D. (2009), *Forget Memory: Creating Better Lives for People with Dementia*, Baltimore.

Beard, Renée L. (2011), Art therapies and dementia care: A systematic review, *Dementia: The International Journal of Social Research and Practice*, 11, p. 633–656.

Beasley, Chris/Bacchi, Carol (2000), Citizen Bodies: Embodying citizens – a feminist analysis, *International Feminist Journal of Politics*, 2, p. 337–358.

Behuniak, Susan M. (2010), Toward a political model of dementia: Power as compassionate care, *Journal of Aging Studies*, 24, p. 231–240.

Behuniak, Susan M. (2011), The living dead? The construction of people with Alzheimer's disease as zombies, *Ageing & Society*, 31(1), p. 70–92.

Blain, Stefanie/Kingsnorth, Shauna/Stephens, Lindsay/McKeever, Patricia (2012), Determining the effects of therapeutic clowning on nurses in a children's rehabilitation hospital, *Arts & Health*, 4, p. 26–38.

Boersema, David (2011), *Philosophy of Human Rights: Theory and Practice*, Boulder.

Bourdieu, Pierre (1977), *Outline of a Theory of Practice*, Cambridge.

Bourdieu, Pierre (1990), *The Logic of Practice*, Cambridge.

Burgener, Sandy C./Buckwalter, Kathleen/Perkhounkova, Yelena/Liu, M. Fang (2015), The effects of perceived stigma on quality of life outcomes in persons with early-stage dementia: Longitudinal findings: Part 2, *Dementia: The International Journal of Social Research and Practice*, 14, p. 609–632.

Butler, Laurel (2012), »Everything seemed new«: Clown as Embodied Critical Pedagogy, *Theatre Topics*, 22, p. 63–72.

Carozza, Paolo G. (2003), Subsidiarity as a structural principle of international human rights law, *The American Journal of International Law*, 97(38), p. 38–79.

Castillo Herskovits, Elizabeth (2011), Doing dementia better: Anthropological insights, *Clinics in Geriatric Medicine*, 27, p. 273–289.

Cuddy, Lola L./Duffin, Jacalyn (2005), Music, memory, and Alzheimer's disease: is music recognition spared in dementia, and how can it be assessed ? *Medical Hypotheses,* vol. 64, no.2, p. 229–235.

de Medeiros, Kate/Basting, Anne (2013), »Shall I compare thee to a dose of Donepezil?«: Cultural arts interventions in dementia care research, *The Gerontologist*, 54, p. 344–353.

Dupuis, Sherry L./Gillies, Jennifer/Carson, Jennifer/Whyte, Colleen/Genoe, M. Rebecca/Loiselle, Lisa/Sadler, Leah (2009), Moving beyond patient and client approaches: Mobilizing ›authentic partnerships‹ in dementia care, support and services, *Dementia: The International Journal of Social Research and Practice*, 11, p. 427–452.

Dupuis, Sherry L./Wiersma, Elaine C./Loiselle, Lisa (2012), Pathologizing behavior: Meanings of behaviors in dementia care, *Journal of Aging Studies*, 26, p. 162–173.

Fritsch, Thomas/Kwak, Jung/Grant, Stacey/Lang, Josh/Montgomery, Rhonda R./Basting, Anne D. (2009), Impact of TimeSlips, a creative expression intervention program, on nursing home residents with dementia and their caregivers, *The Gerontologist*, 49, p. 117–127.

Garand, Linda/Lingler, Jennifer H./Conner, Kyaien O./Dew, Mary A. (2009), Diagnostic labels, stigma, and participation in research related to dementia and mild cognitive impairment, *Research in Gerontological Nursing*, 2, p. 112–121.

Genoe, M. Rebecca/Dupuis, Sherry L. (2014), The role of leisure within the dementia context, *Dementia*, 13, p. 33–58.

Gervais, Nicole/Warren, Bernie/Twohig, Peter (2007), »Nothing seems funny anymore«: Studying burnout in clown-doctors, in: Bernie Warren (ed.), *Suffering the slings and arrows of outrageous fortune: International perspectives on stress, laughter and depression*, New York, p. 175–189.

Graham, Nori/Lindesay, James/Katona, Cornelius et al. (2003), Reducing stigma and discrimination against older people with mental disorders: A technical consensus statement, *International Journal of Geriatric Psychiatry*, 18, p. 670–678.

Hendriks, Ruud (2012), Tackling indifference-clowning, dementia, and the articulation of a sensitive body, *Medical Anthropology*, 31, p. 459–476.

Hubbard, Gill/Cook, Alisa/Tester, Susan/Downs, Murna G. (2002), Beyond words: Older people with dementia using and interpreting non verbal behaviour, *Journal of Aging Studies*, 16, p. 155–167.

Hubbard, Gill/Tester, Susan/Downs, Murna G. (2003), Meaningful social interactions between older people in institutional care settings, *Ageing & Society*, 23, p. 99–114.

Hughes, Julian C. (2001), Views of the person with dementia, *Journal of Medical Ethics*, 27, p. 86–91.

Isin, Engin F./Turner, Bryan S. (2007), Investigating citizenship: An agenda for citizenship studies, *Citizenship Studies*, 11, p. 5–17.

Jennings, Bruce (2009), Agency and moral relationship in dementia, *Metaphilosophy*, 40, p. 425–437.

Katz, Stephen (2012), Embodied Memory: Ageing, Neuroculture, and the Genealogy of Mind, *Occasion: Interdisciplinary Studies in the Humanities*, 4. Online available: http://occasion.stanford.edu/node/97

Killick, John (2003), Funny and sad and friendly: A drama project in Scotland, *Journal of Dementia Care, vol.* 11, no.1, p. 24–26.

Kiwan, Dina (2005), Human rights and citizenship: An unjustifiable conflation?, *Journal of Philosophy of Education*, 39, p. 37–50.

Kontos, Pia (2003), ›The painterly hand‹: Embodied consciousness and Alzheimer's disease, *Journal of Aging Studies*, 17, p. 151–170.

Kontos, Pia (2004a), Embodied selfhood: Redefining agency in Alzheimer's disease, in: Emmanuelle Tulle (ed.), *Old age and agency*, Hauppauge, p. 105–121.

Kontos, Pia (2004b), Ethnographic reflections on selfhood, embodiment and Alzheimer's disease, *Ageing & Society*, 24, p. 829–849.

Kontos, Pia (2005), Embodied selfhood in Alzheimer's disease: Rethinking person-centred care, *Dementia: The International Journal of Social Research and Practice*, 4, p. 553–570.

Kontos, Pia (2006), Embodied selfhood: An ethnographic exploration of Alzheimer's disease, in: Annette Leibing/Lawrence Cohen (eds.), *Thinking about dementia: Culture, loss, and the anthropology of senility*, New Brunswick, p. 195–217.

Kontos, Pia (2012a), Alzheimer expressions or expressions despite Alzheimer's?: Philosophical reflections on selfhood and embodiment, *Occasion: Interdisciplinary Studies in the Humanities*, 4, p. 1–12. Online available: http://arcade.stanford.edu/sites/default/files/article_pdfs/OCCASION_v04_Kontos_053112_0.pdf

Kontos, Pia (2012b), Rethinking sociability in long-term care: An embodied dimension of selfhood, *Dementia*, 11, p. 329–346.

Kontos, Pia (2014), Musical embodiment, selfhood, and dementia, in: Lars-Christer Hydén/Jens Brockmeier/Hilde Lindemann (eds.), *Beyond loss*, New York, p. 107–119.

Kontos, Pia/Grigorovich, Alisa/Kontos, Alexis P./Miller, Karen-Lee (2016), Citizenship, human rights, and dementia: Towards a new embodied relational ethic of sexuality, *Dementia*, 15, p. 315–329.

Kontos, Pia/Martin, Wendy (2013), Embodiment and dementia: Exploring critical narratives of selfhood, surveillance, and dementia care, *Dementia,* 12, p. 288–302.

Kontos, Pia/Miller, Karen-Lee/Colobong, Romeo/Palma Lazgar, Luis Ivan/Binns, Malcolm/Low, Lee-Fay/Surr, Claire/Naglie, Gary (2016), Elder-clowning in long-term dementia care: Results of a pilot study, *Journal of the American Geriatrics Society*, 64, p. 347–353.

Kontos, Pia/Miller, Karen-Lee/Kontos, Alexis P. (2017), Relational citizenship: Supporting embodied selfhood and relationality in dementia care, *Sociology of Health & Illness*, 39, p. 182–198.

Kontos, Pia/Miller, Karen-Lee/Mitchell, Gail J./Stirling-Twist, Jan (2015), Presence redefined: The reciprocal nature of engagement between elder-clowns and persons with dementia, *Dementia,* 14, p. 46–66.

Kontos, Pia/Naglie, Gary (2009), Tacit knowledge of caring and embodied selfhood, *Sociology of Health & Illness*, 31, p. 688–704.

Lanoix, Monique (2007), The Citizen in question, *Hypatia*, 22, p. 113–129.

Linge, Lotta (2008), Hospital clowns working in pairs – In synchronized communication with ailing children, *International journal of qualitative studies on health and well-being*, 3, p. 27–38.

Lister, Ruth (2003), *Citizenship: Feminist perspectives*, New York.

Lister, Ruth (2007), Inclusive citizenship: Realizing the potential, *Citizenship Studies*, 11, p. 49–61.

Marshall, Thomas H. (1950), *Citizenship and social class and other essays*, Cambridge.

Matthews, Eric (2006), Dementia and the identity of the person, in: Juian C. Hughes/Stephen J. Louw/Steven R. Sabat (eds.), *Dementia: Mind, meaning and the person*, Oxford, p. 163–177.

Merleau-Ponty, Maurice (1962), *Phenomenology of perception*, London.

Miller, Karen-Lee/Kontos, Pia (2016), The use of elder-clowning to foster relational citizenship in dementia care, in: Jaber F. Gubrium/Tone A. Andreassen/Per K. Solvang (eds.), *Reimagining the human service relationship*, New York, p. 158–177.

Millett, Stephan (2011), Self and embodiment: A bio-phenomenological approach to dementia, *Dementia*, 10, p. 509–522.

Milne, Alison (2010), The ›D‹ word: Reflections on the relationship between stigma, discrimination and dementia, *Journal of Mental Health*, 19, p. 227–233.

Minkler, Meredith/Holstein, Martha B. (2008), From civil rights to… civic engagement? Concerns of two older critical gerontologists about a »new social movement« and what it portends, *Journal of Aging Studies*, 22, p. 196–204.

Mitchell, Gail J./Dupuis, Sherry L./Kontos, Pia (2013), Dementia discourse: From imposed suffering to knowing other-wise, *Journal of Applied Hermeneutics 2013*, p. 1–19.

Moos, Inger (2011), Humour, irony and sarcasm in severe Alzheimer's dementia – a corrective to retrogenesis?, *Ageing & Society*, 31, p. 328–346.

Moss, Hilary/O'Neill, Desmond (2014), Aesthetic deprivation in clinical settings, *The Lancet*, 383, p. 1032–1033.

Nolan, Mike/Ryan, Tony/Enderby, Pam/Reid, David (2002), Towards a more inclusive vision of dementia care practice, *Dementia*, 1, p. 193–211.

Oppenheimer, Catherine (2005), I am, thou art: Personal identity in dementia, in: Julian C. Hughes,, Stephen J. Louw, and Steven R. Sabat (eds.), *Dementia: mind, meaning, and the person*, edited by, Oxford, p. 93–203.

Pickles, Vernon/Jones, Raya A. (2006), The person still comes first: the continuing musical self in dementia, *Journal of Consciousness Studies,* vol.13, no.3, p. 73–93.

Robinson, S. Ken (2006). Do schools kill creativity? *TED Talks*. Retrieved Janary 1, 2014, from http://www.ted.com/talks/ken_robinson_says_schools_kill_creativity/transcript?language=en

Ryan, Tony/Nolan, Mike/Reid, David/Enderby, Pam (2008), Using the Senses Framework to achieve relationship-centred dementia care services: A case example, *Dementia*, vol.7, no.1, p. 71–93.

Sabat, Steven (2006), Mind, meaning, and personhood in dementia: The effects of positioning, in: Juian C. Hughes/Stephen J. Louw/Steven R. Sabat (eds.), *Dementia: Mind, meaning and the person*, Oxford, p. 287–302.

Sabat, Steven/Harré, Rom (1992), The construction and deconstruction of self in Alzheimer's disease, *Ageing & Society*, 12, p. 443–461.

Sevenhuijsen, Selma (1998), *Citizenship and the ethics of care: Feminist considerations on justice, morality, and politics*, London.

Sevenhuijsen, Selma (2000), Caring in the third way: the relation between obligation, responsibility and care in Third Way discourse, *Critical Social Policy*, 20, p. 5–37.

Sevenhuijsen, Selma (2003), The place of care: The relevance of the feminist ethic of care for social policy, *Feminist Theory*, 4, p. 179–197.

Smith, Mark/Gallagher, Michael/Wosu, Helen/Wilkinson, Heather (2012), Engaging with involuntary service users in social work: Findings from a knowledge exchange project, *British Journal of Social Work*, 42, p. 1460–1477.

Somers, Margaret R. (2008), *Genealogies of Citizenship: Knowledge, Markets, and the Right to Have Righta*, Cambridge.

Somers, Margaret R./Roberts, Christopher N. J. (2008), Toward a new sociology of rights: A genealogy of »buried bodies« of citizenship and human rights, *Annual Review of Law and Social Science*, 4, p. 385–425.

Turner, Bryan S. (1993), Outline of a theory of human rights, *Sociology*, 27, p. 489–512.

Turner, Bryan S. (2001), The erosion of citizenship, *British Journal of Sociology*, 52, p. 189–209.

Turner, Bryan S. (2006), *Vulnerability and Human Rights*, University Park, Pennsylvania.

UN General Assembly (1948), *Universal Declaration of Human Rights*, New York.

United Nations (2006), *Convention on the Rights of Persons with Disabilities*, New York.

van Troostwijk, Tom D. (2007), The hospital clown: A cross boundary character, in: Bernie Warren (ed.), *Suffering the slings and arrows of outrageous fortune: International perspectives on stress, laughter and depression*, New York, p. 137–148.

Warren, Bernie (2009), Spreading sunshine down memory lane: How clowns working in healthcare help promote recovery and rekindle memories, in: Nehama T. Baum (ed.), *Come to your senses: Creating supportive environments to nurture the sensory capital within*, Toronto, p. 37–45.

Warren, Bernie/Spitzer, Peter (2011), Laughing to longevity – the work of elder clowns, *The Lancet*, vol. 378, no. 9791, p. 562–563.

WHO/UN (2008), World Health Organization & United Nations Office of the High Commissioner for Human Rights, *Human rights, health and poverty reduction strategies*, Geneva.
Wronka, Joseph (2007), *Human rights and social justice: social action and service for the helping and health professions*, Thousand Oaks.

Autorinnen und Autoren

Prof. Dr. Renée L. Beard
College of the Holy Cross, Worcester, Massachusetts, USA
E-Mail: rbeard@holycross.edu

Susanne K. Christ
Justus-Liebig-Universität Gießen,
Graduiertenzentrum Kulturwissenschaften, Deutschland
E-Mail: susanne.k.christ@gcsc.uni-giessen.de

Prof. Dr. Marianne Egger de Campo
Hochschule für Wirtschaft und Recht, Berlin, Deutschland
E-Mail: marianne.egger@hwr-berlin.de

Cordula Endter, M.A.
Universität Hamburg, Institut für Volkskunde/Kulturanthropologie,
Deutschland
E-Mail: cordula.endter@uni-hamburg.de

Dr. Esther Gajek
Universität Regensburg, Lehrstuhl für Vergleichende Kulturwissenschaft,
Deutschland
E-Mail: esther.gajek@sprachlit.uni-regensburg.de

Prof. Dr. Irene Götz
Ludwig-Maximilians-Universität München,
Institut für Volkskunde/Europäische Ethnologie, Deutschland
E-Mail: i.goetz@vkde.fak12.uni-muenchen.de

Heinrich Grebe, M.A.
Universität Zürich, Institut für Sozialanthropologie und Empirische Kulturwissenschaft, Schweiz
E-Mail: grebe@isek.uzh.ch

Dr. Alisa Grigorovich, PhD
Dalla Lana School of Public Health, University of Toronto, Toronto, Canada
E-Mail: alisa.grigorovich@uhn.ca

Prof. Dr. Dr. Reimer Gronemeyer
Justus-Liebig-Universität Gießen, Institut für Soziologie, Deutschland
E-Mail: reimer.gronemeyer@sowi.uni-giessen.de

Prof. Dr. Thomas Klie
Evangelische Hochschule Freiburg, Deutschland
E-Mail: klie@eh-freiburg.de

Alexis P. Kontos, BA, LLB, LLM
Counsel, Human Rights Law Section, Department of Justice Canada
E-Mail: alexiskontos@yahoo.co.uk

Prof. Dr. Pia Kontos, PhD
Toronto Rehabilitation Institute – University Health Network, Toronto, Canada
Dalla Lana School of Public Health, University of Toronto, Toronto, Canada
E-Mail: pia.kontos@uhn.ca

Prof. Dr. Ulla Kriebernegg
Karl-Franzens-Universität Graz, Zentrum für Inter-Amerikanische Studien, Österreich
E-Mail: ulla.kriebernegg@uni-graz.at

Prof. Dr. Dr. h. c. Andreas Kruse
Ruprecht-Karls-Universität Heidelberg, Institut für Gerontologie, Deutschland
E-Mail: andreas.kruse@gero.uni-heidelberg.de

Prof. Dr. Ralph Kunz
Universität Zürich, Theologisches Seminar, Schweiz
E-Mail: ralph.kunz@theol.uzh.ch

Prof. Dr. Annette Leibing
Université de Montréal, Faculté des sciences infirmières, Canada
E-Mail: annette.leibing@umontreal.ca

Dr. Christine Matter
Fachhochschule Nordwestschweiz/Hochschule für Soziale Arbeit, Olten, Schweiz
E-Mail: christine.matter@fhnw.ch

Dirk H. Medebach, M.A.
Justus-Liebig-Universität Gießen, Institut für Soziologie, Deutschland
E-Mail: dirk.medebach@sowi.uni-giessen.de

Dr. Karen-Lee Miller, PhD
Toronto Rehabilitation Institute – University Health Network, Toronto, Canada
E-Mail: karenlee.miller@mail.utoronto.ca

Dr. Andrea Newerla
Justus-Liebig-Universität Gießen, Institut für Soziologie, Deutschland
E-Mail: Andrea.Newerla@sowi.uni-giessen.de

Dr. Heinz Rüegger
Institut Neumünster, Zollikerberg bei Zürich, Schweiz
E-Mail: heinz.rueegger@institut-neumuenster.ch

Hans Rudolf Schelling, lic. phil.
Universität Zürich, Zentrum für Gerontologie, Schweiz
E-Mail: h.r.schelling@zfg.uzh.ch

Prof. Dr. Klaus R. Schroeter
Fachhochschule Nordwestschweiz/Hochschule für Soziale Arbeit, Olten, Schweiz
E-Mail: klaus.schroeter@fhnw.ch

PD Dr. Mark Schweda
Institut für Ethik und Geschichte der Medizin, Universität Göttingen, Deutschland
E-Mail: mark.schweda@medizin.uni-goettingen.de

Petra Schweiger, M.A.
Ludwig-Maximilians-Universität München,
Institut für Volkskunde/Europäische Ethnologie, Deutschland
E-Mail: pet.schweiger@gmail.com

Dr. Mone Spindler
Eberhard Karls Universität Tübingen,
Internationales Zentrum für Ethik in den Wissenschaften, Deutschland
E-Mail: mone.spindler@izew.uni-tuebingen.de

Dr. Malte Völk
Universität Zürich, Institut für Sozialanthropologie
und Empirische Kulturwissenschaft, Schweiz
E-Mail: malte.voelk@gmx.net

Peter Wißmann, Dipl. Soz.
Demenz Support Stuttgart, Zentrum für Informationstransfer, Deutschland
E-Mail: p.wissmann@demenz-support.de

Nina Wolf, M.A.
Universität Zürich, Institut für Sozialanthropologie
und Empirische Kulturwissenschaft, Schweiz
E-Mail: ninabwolf@gmail.com

Prof. Dr. Eberhard Wolff
Universität Basel, Seminar für Kulturwissenschaft
und Europäische Ethnologie, Schweiz
E-Mail: eberhard.wolff@unibas.ch

Yelena Wysling, M.A.
Universität Zürich, Institut für Sozialanthropologie
und Empirische Kulturwissenschaft, Schweiz
E-Mail: yelena.wysling@gmail.com

Prof. Dr. Harm-Peer Zimmermann
Universität Zürich, Institut für Sozialanthropologie
und Empirische Kulturwissenschaft, Schweiz
E-Mail: harm-peer.zimmermann@uzh.ch